Ramamurthy/Rogers (Hrsg.)

Schmerztherapeutische Entscheidungen

Die Original Decision Making-Reihe

Berman:
Pediatric Decision Making

Bready, Smith:
Decision Making in Anesthesiology

Bucholz, Lippert, Wenger, Ezaki:
Orthopaedic Decision Making

Callaham, Barton, Schumaker:
Decision Making in Emergency Medicine

Cibis, Tongue, Stass-Isern:
**Decision Making
in Pediatric Ophthalmology**

Cohn, Doty, McElvein:
Decision Making in Cardiothoracic Surgery

DeCherney, Polan, Lee, Boyers:
Decision Making in Infertility

Greene, Johnson, Maricic:
Decision Making in Medicine

Karlinsky, Lau, Goldstein:
Decision Making in Pulmonary Medicine

Korones, Bada-Ellzey:
Neonatal Decision Making

Levine:
Decision Making in Gastroenterology

Marsh:
Decision Making in Plastic Surgery

Nichols, Hyslop, Bartlett:
Decision Making in Surgical Sepsis

Ramamurthy, Rogers:
Decision Making in Pain Management

Resnick, Caldamone, Spirnak:
Decision Making in Urology

Schein:
Decision Making in Oncology

van Heuven, Zwaan:
Decision Making in Ophthalmology

Weisberg, Strub, Garcia:
Decision Making in Adult Neurology

In deutscher Übersetzung liegen bei
Ullstein Mosby vor:

Greene, Johnson, Maricic:
Medizinische Entscheidungen

Ramamurthy, Rogers:
Schmerztherapeutische Entscheidungen

Weisberg, Strub, Garcia:
Neurologische Entscheidungen

Alleinvertrieb für Mosby in den deutschsprachigen Ländern durch Ullstein Mosby, Wiesbaden.

Ramamurthy/Rogers (Hrsg.)

Schmerz-therapeutische Entscheidungen

Deutsche Ausgabe herausgegeben von
Johannes M. Ribbat

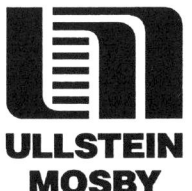

Somayaji Ramamurthy, M.D.
Professor
Department of Anesthesiology
Director, Pain Management Clinic
The University of Texas Health Science Center
at San Antonio
San Antonio, Texas

James N. Rogers, M.D.
Assistant Professor
Department of Anesthesiology
The University of Texas Health Science Center
at San Antonio
San Antonio, Texas

Übersetzer und Herausgeber der deutschen Ausgabe:
Dr. med. Johannes M. Ribbat
DRK-Schmerzzentrum
Mainz

Die Deutsche Bibliothek – CIP-Einheitsaufnahme

Schmerztherapeutische Entscheidungen / Ramamurthy/Rogers. -
Dt. Ausg./ hrsg. von Johannes M. Ribbat. [Übers.: Johannes M. Ribbat]. -
Berlin ; Wiesbaden : Ullstein Mosby, 1995
   (Die original Decision-making-Reihe)
   Einheitssacht.: Decision making in pain management <dt.>
   ISBN 3-86126-059-X
NE: Ramamurthy, Somayaji [Hrsg.]; EST

Das vorliegende Buch ist die Übersetzung aus dem Englischen des Werkes:
„Decision Making in Pain Management" von Somayaji Ramamurthy und James N. Rogers

© Mosby-Year Book Inc., St. Louis, Missouri, USA 1993
A B.C. Decker imprint of Mosby-Year Book, Inc.

© Ullstein Mosby GmbH & Co. KG, Berlin/Wiesbaden, 1995

Die Verfasser haben größte Mühe darauf verwandt, daß die Angaben von Medikamenten, ihren Dosierungen und Applikationen dem jeweiligen Wissensstand bei Fertigstellung des Werkes entsprechen. Da jedoch die Medizin als Wissenschaft ständig im Fluß ist, da menschliche Irrtümer und Druckfehler nie völlig auszuschließen sind, übernimmt der Verlag für derartige Angaben keine Gewähr.

Jeder Anwender ist daher dringend aufgefordert, alle Angaben in eigener Verantwortung auf ihre Richtigkeit zu überprüfen. Die Wiedergabe von Gebrauchsnamen, Handelsnamen oder Warenbezeichnungen in diesem Werk berechtigt auch ohne besondere Kennzeichnung nicht zu der Annahme, daß solche Namen im Sinne der Warenzeichen-Markenschutz-Gesetzgebung als frei zu betrachten wären und daher von jederman benutzt werden dürfen.

Dieses Werk einschließlich aller seiner Teile ist urheberrechtlich geschützt. Jede Verwertung außerhalb der engen Grenzen des Urheberrechtes ist ohne Zustimmung des Verlages unzulässig und strafbar. Das gilt insbesondere für Vervielfältigungen, Übersetzungen, Mikroverfilmungen und die Einspeicherung und Verarbeitung in elektronischen Systemen.

Lektorat: Karin Helleport
Herstellung: Annette Meeser
Satz: Mitterweger Satz GmbH, Plankstadt
Druck und buchbinderische Weiterverarbeitung: Freiburger Graphische Betriebe

Printed in Germany

ISBN 3-86126-059-X

VORWORT

Mit diesem praktischen Wegweiser der Schmerztherapie wird erstmals ein operationalisiertes Buch vorgelegt, in dem der Schmerz in seiner ursprünglichen Bedeutung als „goldener Weg zur richtigen Diagnose" und damit Therapie fungiert.

Die einzelnen Schritte der aufgezeigten Entscheidungswege dienen nicht so sehr der Vertiefung oder grundlegenden Erläuterung des jeweiligen Krankheitsbildes, sondern sollen vielmehr verhindern, daß der Leser und Benutzer unnütze Zeit an Nebenschauplätzen verliert und stattdessen geradlinig zur Lösung des Problems geführt wird.

Dabei werden nicht nur medizinische, sondern auch psychologische und soziale Problemstellungen mit in Betracht gezogen, wie es von einer modernen Schmerztherapie gefordert wird.

Eine weitere Besonderheit der amerikanischen Originalausgabe besteht darin, daß dem Facettenreichtum der Schmerztherapie durch den multidisziplinären Ansatz verschiedener Autoren Rechnung getragen wurde. Eine andere Gliederung des Buches richtet sich nach der Untersuchung von Schmerzsyndromen, akutem und chronischem Schmerz, regionalem Schmerz, therapeutischen Möglichkeiten und diagnostischen Nervenblockaden.

Dieser individuelle Ansatz bringt es mit sich, daß unterschiedliche Autoren nicht immer ein und dieselbe Meinung vertreten, sondern den für sie jeweils richtigen Lösungsansatz anbieten. Auch sind manche Therapieverfahren hier (noch) nicht so gebräuchlich, trotzdem wurden sie zur Bereicherung im Text belassen.

Der unterschiedliche Sprachduktus und Schreibstil der einzelnen Autoren machte eine einheitliche Übersetzung schwierig. Ich bin daher Frau Eike Schneider für die Rohübersetzung und meinem Kollegen Dr. Andre Ljutow für die gemeinsame redaktionelle Überarbeitung und Übersetzung dankbar. Ein besonderer Dank gilt auch Frau Sigrid Hofmeister, die bei der Erstellung des Manuskripts hilfreich war, und Frau Helleport vom Ullstein Mosby Verlag in Wiesbaden, ohne deren unendliche Geduld diese Übersetzung nie zustande gekommen wäre.

Mainz, im Februar 1995   Johannes M. Ribbat

AUTORENVERZEICHNIS

Jeffery J. Baeuerle, M.D.
Clinical Assistant Professor, Department of Anesthesiology,
University of Texas Health Science Center, San Antonio, Texas

Douglas Barber, M.D.
Attending Physician, St. Rose Rehabilitation Hospital,
San Antonio, Texas

Richard Barohn, M.D.
Assistant Professor of Medicine (Neurology),
University of Texas Health Science Center, San Antonio, Texas

Bari Bennett, M.D.
Assistant Professor, Department of Anesthesiology,
University of Texas Health Science Center, San Antonio, Texas

Timothy Castro, Jr., M.D.
Clinical Assistant Professor, University of Texas Health
Science Center and Northwest Medical Center, Houston, Texas

Douglas E. Chapman, M.D.
Staff Anesthesiologist, Fitzsimons Army Medical Center,
Aurora, Colorado

Tara L. Chronister, M.D.
Resident Anesthesiologist, Brooke Army Medical Center,
San Antonio, Texas

Raymond M. Costello, Ph.D.
Professor, Department of Psychiatry, and Director,
Psychodiagnostic and Neuropsychology Laboratory,
University of Texas Health Science Center, San Antonio, Texas

Robert D. Culling, D.O.
Director, Lovelace Center for Pain Management, Albuquerque,
New Mexico

Susan J. Dreyer, M.D.
Associate, Georgia Spine and Sports Physicians, Atlanta,
Georgia

Paul Dreyfuss, M.D.
Private Practice, The Neuro-Skeletal Center, Tyler, Texas

J. P. Ducey, M.D.
Clinical Assistant Professor of Medicine and Surgery,
Uniformed Services University of the Health Sciences,
Bethesda, Maryland

Jay S. Ellis, Jr., M.D.
Chairman, Department of Anesthesiology, Wilford Hall
Medical Center, and Clinical Associate Professor,
University of Texas Health Science Center, San Antonio, Texas

Norman G. Gall, M.D.
Associate Professor, Department of Rehabilitation Medicine,
University of Texas Health Science Center; Chief of
Rehabilitation Medicine, Veterans' Administration Hospital,
San Antonio, Texas

Diane Gilbert, M.D.
Assistant Professor, Department of Rehabilitation Medicine,
University of Texas Health Science Center, San Antonio, Texas

James Griffin, P.T., A.T.C.
Department of Anesthesiology, University of Texas Health
Science Center, San Antonio, Texas

Mary Ann Gurkowski, M.D.
Assistant Professor, Department of Anesthesiology,
University of Texas Health Science Center, San Antonio, Texas

Marc B. Hahn, D.O.
Department of Army, Walter Reed Army Medical Hospital,
Washington, D.C.

Nancy E. Hambleton, R.N., B.S.N.
Senior Research Nurse, Department of Anesthesiology,
University of Texas Health Science Center, San Antonio, Texas

Rosemary Hickey, M.D.
Associate Professor, Department of Anesthesiology,
University of Texas Health Science Center, San Antonio, Texas

Joan Hoffman, R.N., M.S.N.
Instructor, Department of Anesthesiology, University of Texas
Health Science Center, San Antonio, Texas

W. Corbett Holmgreen, D.D.S., M.D.
Associate Professor, Department of Anesthesiology,
University of Texas Health Science Center, San Antonio, Texas

Paul T. Ingmundson, Ph.D.
Clinical Assistant Professor of Psychiatry and Medicine
(Neurology), University of Texas Health Science Center, and
Audie L. Murphy Memorial Veterans Hospital, San Antonio,
Texas

Kevin L. Kenworthy, M.D., C.P.T., M.C.
Staff Anesthesiolgist, Tripler Army Medical Center, Honolulu,
Hawaii

Laurie G. Kilbourn, M.D.
Staff Anesthesiologist, Brazos Port Memorial Hospital,
Lake Jackson, Texas

John King, M.D.
Medical Director, Chronic Pain Management Program,
Rehabilitation Institute of San Antonio, San Antonio, Texas

Kelly Gordon Knape, M.D.
Assistant Professor, Director of Analgesia Management
Service, and Director of Obstetric Anesthesia, Department
of Anesthesiology, University of Texas Health Science Center,
San Antonio, Texas

Eric B. Lefever, M.D.
Staff Anesthesiologist, Naval Hospital, Oakland, California

Ellen Leonard, M.D.
Assistant Professor, Department of Rehabilitation Medicine,
University of Texas Health Science Center, San Antonio, Texas

Jonathan P. Lester, M.D.
Associate, Georgia Spine and Sports Physicians, Atlanta,
Georgia

Jonathan P. Lester, M.D.
Associate, Georgia Spine and Sports Physicians, Atlanta,
Georgia

Alfonso Maytorena, M.D.
Clinical Assistant Professor, Department of Anesthesiology,
University of Texas Health Science Center, San Antonio, Texas

John S. McDonald, D.D.S., M.S., F.A.C.D.
Professor of Clinical Otolaryngology and Maxillofacial
Surgery, and Associate Professor of Clinical Anesthesia and
Pain Control, University of Cincinnati College of Medicine,
Cincinnati, Ohio

Emil J. Menk, M.D.
Chief of Anesthesiology, Brooke Army Medical Center,
San Antonio, Texas

Gregory J. Meredith, M.D., M.P.H.
Resident Anesthesiologist, University of Texas Health Science
Center, San Antonio, Texas

John D. Merwin, M.D.
Assistant Professor, Louisiana State University School
of Medicine, Shreveport, Louisiana

Robert E. Middaugh, M.D.
Staff Anesthesiologist and Director of Pain Management
Service, St. Vincent's Infirmary Medical Center, Little Rock,
Arkansas

Scott D. Murtha, M.D.
Staff Anesthesiologist, Walter Reed Army Medical Center,
Washington, D.C.

Anthony Pellegrino, M.D.
Staff Anesthesiologist, David Grant United States Air Force
Medical Center, Travis Air Force Base, California

James C. Phero, D.M.D., F.A.C.D.
Chief, Section of Head and Neck Pain, University Pain Control
Center, University of Cincinnati College of Medicine,
Cincinnati, Ohio

Jeffrey Priest, M.D.
Staff Anesthesiologist, Tripler Army Medical Center,
Honolulu, Hawaii

Somayaji Ramamurthy, M.D.
Director of Pain Management Clinic, and Professor,
Department of Anesthesiology, University of Texas Health
Science Center, San Antonio, Texas

Roland Reinhart, M.D.
Staff Anesthesiologist, Eisenhower Memorial Hospital,
Rancho Mirage, California

James N. Rogers, M.D.
Assistant Professor, Department of Anesthesiology, University
of Texas Health Science Center, San Antonio, Texas

Mark E. Romanoff, M.D.
Clinical Assistant Professor, Department of Anesthesiology,
University of Texas Health Science Center; Director,
Pain Clinic, Wilford Hall Medical Center, San Antonio, Texas

Richard Rosenthal, M.D.
Resident Anesthesiologist, Department of Anesthesiology,
University of Texas Health Science Center, San Antonio, Texas

Dominique Schiffer, M.D.
Resident Anesthesiologist, Brooke Army Medical Center,
San Antonio, Texas

Lawrence S. Schoenfeld, Ph.D.
Professor, Department of Psychiatry, Anesthesiology, and
Rehabilitation Medicine, University of Texas Health Science
Center, San Antonio, Texas

Dale Solomon, M.D.
Assistant Professor, Department of Anesthesiology,
University of Texas Health Science Center, San Antonio, Texas

Robert Sprague, M.D.
Chief of Anesthesia, Blanchfield Army Community Hospital,
Fort Campbell, Kentucky

Jeffery E. Stedwill, M.D.
Resident, Department of Rehabilitation Medicine,
University of Texas Health Science Center, San Antonio, Texas

William E. Strong, M.D.
Staff Anesthesiologist, Brooke Army Medical Center,
San Antonio, Texas

Jeffery T. Summers, M.D.
Director of Pain Management, University of Mississippi
Medical Center, Jackson, Mississippi

Donald B. Tallackson, M.D.
Resident Anesthesiologist, Brooke Army Medical Center,
San Antonio, Texas

Linda Tingle, M.D.
Assistant Professor, Department of Anesthesiology,
University of Texas Health Science Center, San Antonio, Texas

David Vanos, M.D.
Staff Anesthesiologist, Fairchild Air Force Base, Washington

Dawn E. Webster, M.D.
Assistant Professor, Department of Anesthesiology,
University of Texas Health Science Center, San Antonio, Texas

Roger L. Wesley, M.D.
Staff Anesthesiologist, and Director, Pain Clinic,
Brooke Army Medical Center, San Antonio, Texas

INHALT

Bewertung von Schmerzzuständen

Primäre Behandlung akuter Schmerzen 2
Kelly Gordon Knape

Beurteilung von Patienten mit chronischen
Schmerzen 4
James N. Rogers

Psychologische Beurteilung 6
Lawrence S. Schoenfeld
Raymond M. Costello

Posttraumatische Belastungsstörungen 8
Paul T. Ingmundson

Schlafstörungen und chronische Schmerzen 10
Paul T. Ingmundson

Schmerzmessung 12
Joan Hoffman

Thermographie 14
Nancy E. Hambleton
James N. Rogers

Thiopentaltest 16
Roger Wesley

Untersuchung und Behandlung mit intravenöser
Lokalanästhesie 18
J.P. Ducey

Differentialdiagnostische Anwendung epiduraler/spinaler
Blockaden 20
William E. Strong

Diagnostische neurale Blockade 22
William E. Strong

Akute Schmerzen

Patientenkontrollierte Analgesie 26
Nancy E. Hambleton
James N. Rogers

Akuter Herpes zoster 28
Robert Sprague

Akute Schmerzen der oberen Extremitäten 30
Marie-Anne Gurkowsky

Akute Schmerzen der unteren Extremitäten 32
Kelly Gordon Knape

Akute thorakale Schmerzen 34
John D. Merwin

Akute abdominale Schmerzen 36
Kelly Gordon Knape

Akute Pankreatitis 38
Robert Sprague

Geburtshilfliche Schmerzen 40
Bari Bennett

Chronische Schmerzsyndrome

Myofaziale Schmerzsyndrome 46
Robert D. Culling
Laurie G. Kilbourn

Postherpetische Neuralgie 48
Robert Sprague

Sympathische Reflexdystrophie 50
Mark E. Romanoff

Schmerzen bei Krebsmetastasen 54
Jeffrey Priest

Diabetische Neuropathie 56
Richard Barohn

Chronische Pankreasschmerzen 58
Robert Sprague

Neurogene Schmerzen 60
Mark E. Romanoff

Zentrales Schmerzsyndrom 64
David Vanos

Phantomschmerzen 66
Norman G. Gall

Schmerzen beim rückenmarkverletzten Patienten 68
Douglas Barber

Fibromyalgie 70
Jeffery E. Stedwill

Rheumatoide Arthritis (chronische Polyarthritis) 72
Ellen Leonard

Arthrose 74
Ellen Leonard

Nichtsomatische Schmerzen 76
Lawrence Schoenfeld

Kopf- und Halsschmerzen

Vorgehen bei Patienten mit Kopfschmerzen 80
Richard Barohn

Vaskuläre Kopfschmerzen 82
Richard Barohn

Trigeminusneuralgie 84
Richard Barohn

Kraniomandibulare Erkrankungen 86
John S. McDonald
James C. Phero
W. Corbett Holmgreen

Schmerzen im Gesicht 88
Jeffery T. Summers
Emil J. Menk

Tortikollis 90
Eric B. Lefever

Schleudertrauma 92
Paul Dreyfuss

Zervikale Facettenschmerzen 96
Paul Dreyfuss

Schmerzen in den oberen Extremitäten

Sympathische Reflexdystrophie der Hand 102
Dominique Schiffer

Schulter-Hand-Syndrom 104
Mark E. Romanoff

Thoracic-Outlet-Syndrom 106
Paul Dreyfuss

Karpaltunnelsyndrom 108
Somayaji Ramamurthy

Thoraxschmerzen

Chronische Thoraxschmerzen 112
John D. Merwin

Postmastektomie-Schmerz 114
Scott D. Murtha

Postthorakotomie-Schmerzsyndrom 116
John D. Merwin

Kompressionsfrakturschmerzen im Rücken 118
Diane Gilbert

Rückenschmerzen

Akute Kreuzschmerzen 124
Jonathan P. Lester

Chronische Kreuzschmerzen 126
John King

Lumbosakrale Nervenwurzelerkrankungen 130
Jonathan P. Lester

Wirbelsäulenstenose 132
Susan J. Dreyer

Wirbelsäuleneinsteifung 134
Ellen Leonard

Syndrom der mißlungenen Laminektomie 136
Mark E. Romanoff

Facettensyndrom 140
Emil J. Menk

Schmerzen im Sakroiliakalgelenk 142
James Griffin

Schmerzen in den unteren Extremitäten

Ischiasschmerz 146
Jonathan P. Lester

Piriformissyndrom 148
Jonathan P. Lester
Kevin L. Kenworthy

Sympathische Reflexdystrophie der unteren
Extremitäten 150
David Vanos

Schmerzen im Fuß 152
James Griffin

Beurteilung einer Claudicatio intermittens 154
Susan J. Dreyer

Schmerztherapie bei Kindern

Akute Schmerzen bei pädiatrischen Patienten 158
Dawn E. Webster

Durchführung schmerzhafter Verfahren bei
pädiatrischen Patienten 160
Dawn E. Webster

Chronische und wiederkehrende Schmerzen
in der Kindheit 162
Dawn E. Webster

Schmerzen bei pädiatrischen Krebspatienten 166
Dawn E. Webster

Pharmakologie

Wechselwirkungen zwischen Medikamenten 172
Eric B. Lefever

Anaphylaxie 174
Eric B. Lefever

Lokalanästhetikumstoxizität 176
Rosemary Hickey

Steroidfreie entzündungshemmende
Medikamente 178
Kevin L. Kenworthy

Antidepressiva 182
Roland Reinhart

Opioide 184
Roland Reinhart

Therapeutische Modalitäten

Opioidentzug 188
David Vanos

Physikalische Behandlung 190
James Griffin

Berufliche Rehabilitation 192
Paul T. Ingmundson

Transkutane elektrische Nervenstimulation 194
James Griffin

Psychologische Interventionen 198
Lawrence S. Schoenfeld

Hypnose 200
Lawrence S. Schoenfeld

Biofeedback 202
Paul T. Ingmundson

Plazebo-Analgesie 204
Joan Hoffman

Akupunktur 206
Gregory J. Meredith
Richard Rosenthal

Kontinuierlicher Nervenblock 208
Rosemary Hickey

Intravenöser Regionalblock 210
James N. Rogers

Epidurale Steroidinjektionen 212
Jeffery J. Baeuerle

Intrathekale Narkotika 214
Kelly Gordon Knape

Neurolytischer Nervenblock 216
Richard Rosenthal

Komplikationen neurolytischer Blocks 218
Anthony Pellegrino

Implantierbare Infusionspumpen 220
Mark E. Romanoff

Stimulation der Hintersäule 224
Marc B. Hahn

Cryoanalgesie 226
Donald B. Tallackson
Robert E. Middaugh

Neurochirurgische Verfahren zur
Schmerzbekämpfung 228
Somayaji Ramamurthy

Spezifische Blocks

Kontraindikationen für eine Regionalanästhesie 232
Robert Sprague

Periphere Nervenstimulatoren 234
Jay S. Ellis, Jr.

Röntgenkontrastmittel 236
Scott D. Murtha

Epiduralblock 238
Dale Solomon

Spinale Blockade 240
Dale Solomon

Stellatumblock 242
Linda Tingle

Thorakaler Sympathikusblock 244
Linda Tingle

Block des Plexus coeliacus 246
Linda Tingle

Lumbaler Sympathikusblock 248
Linda Tingle

Interpleurale Analgesie 250
Eric B. Lefever

Interkostaler Nervenblock 252
Jay S. Ellis, Jr.

Block der Spinal-Nervenwurzeln 254
Jay S. Ellis, Jr.

Trigeminusblock 256
David Vanos

Block des Ganglion pterygopalatinum 258
Jeffrey T. Summers
Emil J. Menk

Block des Plexus brachialis 260
Rosemary Hickey

Block des Nervus accessorius spinalis 262
Tara L. Chronister

Block des Nervus thoracicus longus 264
Rosemary Hickey

Gelenkfacetteninjektion 266
Emil J. Menk

Sakroiliakalgelenkinjektion 268
Timothy Castro, Jr.

Trigger-Point-Injektion 270
Robert D. Culling

Block des Nervus ischiadicus 272
Mary Ann Gurkowski

Block des Nervus femoralis 274
Alfonso Maytorena

Block des Nervus cutaneus femoris lateralis 276
Alfonso Maytorena

Block des Nervus obturatorius 278
Alfonso Maytorena

Block des Nervus tibialis 280
Alfonso Maytorena

Handgelenkblock 282
Douglas E. Chapman

Knöchelblock 284
Douglas E. Chapman

Anhang

1: Definition gebräuchlicher Termini 289

2: Opioide 290

3: Nebenwirkungen von Opioiden und ihre
   Behandlung 291

4: Antidepressiva 292

5: Nichtsteroidale entzündungshemmende
   Medikamente 293
   Kevin L. Kenworthy

BEWERTUNG VON SCHMERZZUSTÄNDEN

Primäre Behandlung akuter Schmerzen
Beurteilung von Patienten mit chronischen
   Schmerzen
Psychologische Beurteilung
Posttraumatische Belastungsstörungen
Schlafstörungen und chronische Schmerzen
Schmerzmessung

Thermographie
Thiopentaltest
Untersuchung und Behandlung mit intravenöser
   Lokalanästhesie
Differentialdiagnostische Anwendung
   epiduraler/spinaler Blockaden
Diagnostische neurale Blockade

PRIMÄRE BEHANDLUNG AKUTER SCHMERZEN

Kelly Gordon Knape

Patienten mit einem neuen oder akuten Ausbruch von Schmerzen müssen umgehend behandelt werden. Es muß zuerst eine gründliche Anamnese erhoben werden. Sowohl die Ursache als auch das Symptom kann dann behandelt werden, um eine wirksame Therapie sicherzustellen. Es gibt viele weit verbreitete Ursachen für akute Schmerzen: Traumata, Infektionen, Entzündungen und Verschlimmerung chronischer Krankheitsprobleme, aber auch postoperative Schmerzen. Psychologische Ursachen sind selten. In der Vergangenheit sind akute Schmerzen aus vielen Gründen nicht ausreichend behandelt worden, ohne daß erkannt wurde, daß dies zu sekundärer Morbidität führen kann. Es liegt daher im Interesse des Patienten, daß sowohl bei der Diagnose als auch bei der Behandlung sorgfältig und schnell vorgegangen wird.

A. Es sollte eine vollständige Anamnese aufgenommen werden. Dabei sollten auch mögliche systemische und lokale Ursachen berücksichtigt werden. Als Beispiel seien hier Schmerzen in einem einzelnen Gelenk als Manifestation einer Wirbelsäuleneinsteifung oder akute Bauchschmerzen genannt. Der Ausbruch, die Dauer, die Intensität und die Art der Schmerzen sollten genau dokumentiert werden. Jede vorausgegangene Verwendung von Analgetika sollte festgehalten werden. Häufig wird vorher eine Selbstbehandlung vorgenommen, die schon frühzeitig Informationen über die Wirksamkeit der Behandlung liefert. Sie kann jedoch auch die Intensität der Schmerzen und andere Symptome, wie beispielsweise Fieber, verschleiern. Gleichgültigkeit oder Ängste auf Seiten des Patienten können die Beschwerden entsprechend mindern oder verstärken.

B. Die weitere Bewertung schließt eine vollständige Allgemeinuntersuchung sowie eine genaue Untersuchung der schmerzenden Region ein. Die Beobachtungen sollten sich auf Begleiterscheinungen wie Verhärtungen, Hautrötungen und Ödeme konzentrieren. Mittels einer Palpation lassen sich sowohl harte und krepitierende Bereiche ermitteln als auch die Schmerzen auslösen oder betonen. Eine Auskultation ist bei der Bewertung von Schmerzen im Brustkorb und in der Bauchgegend wichtig. Bei gelenkbezogenen Beschwerden ist auch die passive und die aktive Bewegungsfähigkeit zu beurteilen. Es sind jegliche neurologischen Störungen zu erfassen, auch Bezirke, in denen eine Hypalgesie oder eine Hyperalgesie und eine damit verbundene Schwäche vorliegen. Dies ist besonders bei Schmerzen in einer Extremität zu beachten. Häufig erweist sich eine röntgenologische Untersuchung als nützlich. Die üblichen Blutuntersuchungen (Zellzählung, Elektrolyte) können dazu beitragen, eine systemische Diagnose einzugrenzen. Es können zusätzliche serologische Untersuchungen erforderlich sein.

C. Eine quantitative Bestimmung der Schmerzen ist erforderlich, um den Grad der nötigen Intervention festzulegen. Die Lokalisierung der Schmerzen ist ein vorläufiger Anhaltspunkt, der mit der vom Patienten berichteten Intensität übereinstimmen sollte. Mindestens 60 % der Patienten in der Chirurgie leiden unter mäßigen bis starken Schmerzen. Es sind Punktesysteme entwickelt worden, um den Intensitätsverlauf besser quantitativ bestimmen und verfolgen zu können. Zu diesen Systemen zählen die visuelle Analogskala und die verbale 10-Punkte-Skala. Eine visuelle Skala, in der verschiedene Gesichtsausdrücke verwendet werden (lächelnd bis finster), hat sich bei Kindern und anderen Patienten als hilfreich erwiesen, die Schwierigkeiten im Umgang mit den anderen Skalen haben. Bei Patienten, die nicht kommunizieren können (Kleinkinder), müssen andere Verfahren angewandt werden. So sollte man beispielsweise das Schneiden von Grimassen und Schlaflosigkeit genauer beobachten. Anzeichen verstärkter sympathischer Störungen (Tachykardie, Hypertonie, Schwitzen), Unruhe und Agitiertheit können signifikante Beschwerden andeuten.

D. Zu den Behandlungszielen zählt nicht nur eine Schmerzlinderung, sondern auch die Minderung von Ängsten, die Erhaltung der Funktion und ein Vermeiden von Komplikationen. Wenn die zugehörige Krankheit oder Verletzung schwer ist, steht die Erhaltung von Leib und Leben an erster Stelle, ohne jedoch andere Zielsetzungen völlig auszuschließen. Wenn die Ursache identifiziert worden ist, wird die Schmerzbekämpfung häufig gleichzeitig mit der Behandlung des zugrundeliegenden Prozesses eingeleitet. Wo immer es möglich ist, sollte während der primären Untersuchung mit einer Analgetikagabe begonnen werden, vorausgesetzt, sie beeinträchtigen nicht die Hauptbehandlung oder verzögern die Diagnose. Wenn die Pathophysiologie der jeweiligen Schmerzursache bekannt ist, wird die Auswahl von vornherein auf die wirkungsvollste Therapie gelenkt. Entzündungsschmerzen sprechen beispielsweise besser auf NSARs an, viszerale Schmerzen auf Narkotika. Bei der Auswahl einer bestimmten analgetischen Maßnahme, deren Wirkung bekannt ist, sollte die Zielsetzung wie folgt aussehen: Es sollte die niedrigste wirksame Dosis bei der längsten Wirkungsdauer und den geringsten Nebenwirkungen verabreicht werden.

E. Es kann sich eine sichere und wirkungsvolle Analgesie einstellen, wenn die Dosis anfänglich titriert wird. Dies ist zwar in der Regel arbeitsintensiv, kann jedoch spätere Probleme minimieren. Orale Verabreichungen sind zeitaufwendiger, aber eine Titration kann sogar vom Patienten zu Hause durchgeführt werden, wenn er gründlich unterwiesen wird und anfangs sorgfältige und häufige Nachuntersuchungen erfolgen. Intravenöse oder ständige Regionalblocks werden gewöhnlich nur bei stationären Patienten angewandt und schneller auf die gewünschte Wirkungsdosis titriert. Patientengesteuerte Verfahren, einschließlich intravenöser bzw. epiduraler Analgesieverfahren, ermöglichen es den Patienten, die Analgesie auf ein Niveau zu titrieren, das sie für ein erträgliches Niveau mit einem akzeptablen Maß an möglichen Nebenwirkungen halten (S. 26). Es ist wichtig, die Patienten einzubeziehen, um ihr Gefühl eines Verlusts der Einflußnahme zu minimieren.

F. Es können sich trotz sorgfältiger Titration Nebenwirkungen einstellen. Häufig stehen diese Nebenwirkungen in Zusammenhang mit einer relativ hohen Dosis. Zu diesen Nebenwirkungen zählen gewöhnlich Sedierung und Übelkeit, vor allem dann, wenn Narkotika verwendet werden. Wenn die Dosis nicht herabgesetzt werden kann, ohne daß sich die Schmerzen verstärken, sollten die Nebenwirkungen behandelt werden. Zur Behandlung der Übelkeit kann Promethazin verwendet werden, das gleichzeitig die Analgesie verstärken kann. Es können weitere Adjuvantien wie beispielsweise NSARs hinzugefügt werden, damit die Dosierung des Hauptanalgetikums herabgesetzt

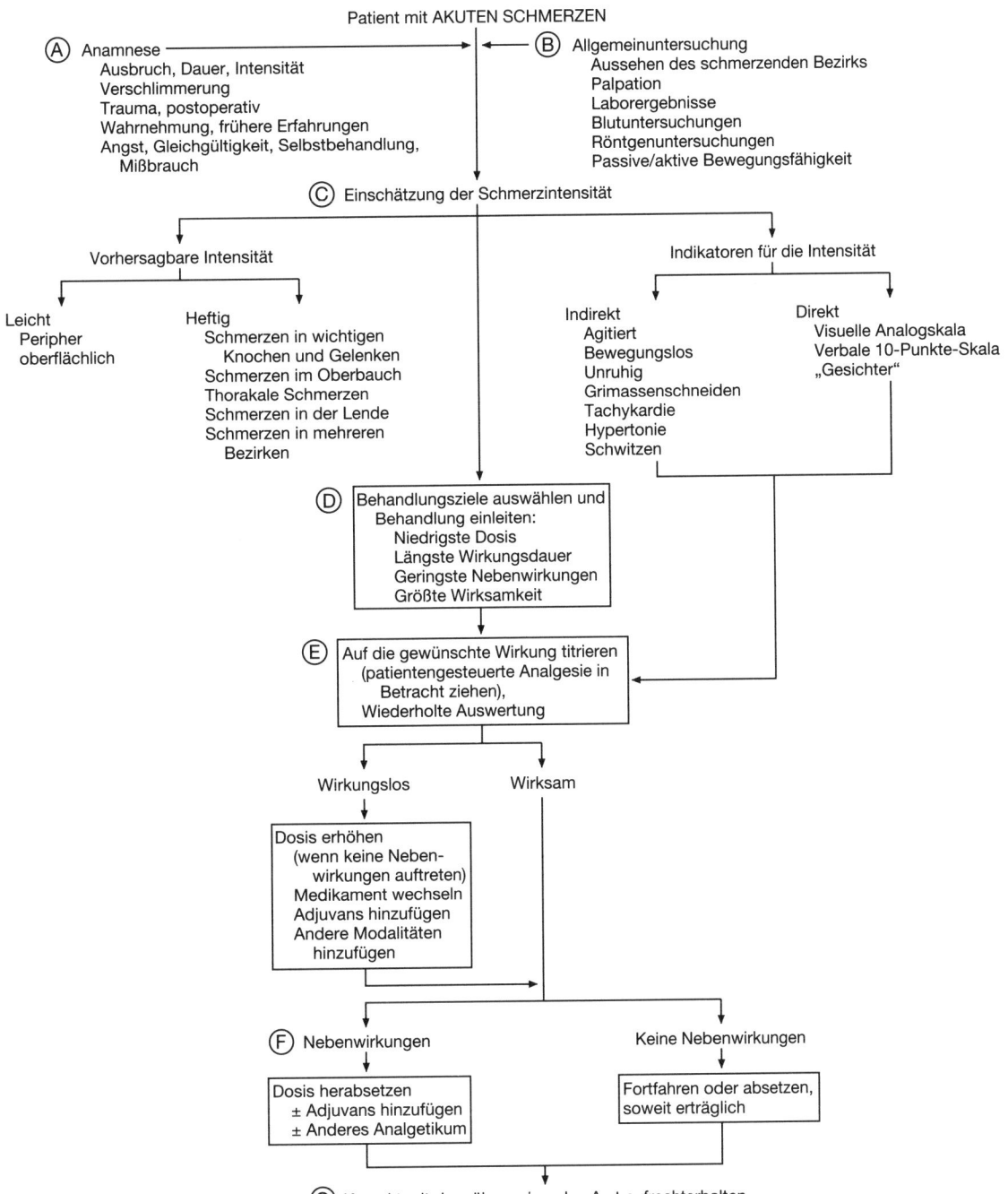

werden kann. Das betroffene Analgetikum muß unter Umständen ganz ausgetauscht werden, wenn die Nebenwirkungen anhalten. Regionale Dauerblocks können durch geringe Konzentrationen von Lokalanästhetika mit lipidlöslichen Narkotika wie Fentanyl die Analgesie optimieren und Nebenwirkungen minimieren. Ihre Anwendbarkeit ist jedoch durch ihre Invasivität und die spezifischen Risiken eingeschränkt.

G. Die Kommunikation mit den Patienten, deren Familien und den überweisenden Ärzten muß aufrechterhalten werden, damit die Behandlung nicht zu kompliziert oder zu verwirrend wird. Das Einbeziehen einer Schmerzambulanz kann dabei helfen, die Behandlung und die Aufklärung des Patienten zu koordinieren und ein breites Spektrum analgetischer Instrumente anzubieten.

Literatur

Bonica JJ. General considerations of acute pain. In: Bonica JJ, Loeser JD, Chapman CR, Fordyce WE, eds. The management of pain. 2nd ed. Philadelphia: Lea & Febiger, 1990:159.

Egan KJ. What does it mean to a patient to be „in control"? In: Ferrante FM, Ostheimer GW, Covino BG, eds. Patient-controlled analgesia. Boston: Blackwell Scientific Publications, 1990:17.

Mackersie RC, Karagianes TG. Pain management following trauma and burns. In: Oden RV, Benumof JL, eds. Management of postoperative pain. Anesthesiol Clin North Am 1989; 7:211.

Ready LB. Acute pain services: An academic asset. Clin J Pain 1989; 5 (Suppl 1): S28.

BEURTEILUNG VON PATIENTEN MIT CHRONISCHEN SCHMERZEN

James N. Rogers

Chronische Schmerzen sind der Definition zufolge Schmerzen, die auch nach der Heilung der Krankheit bzw. Verletzung noch andauern oder seit mehr als 3 Monaten auftreten. Die Auswertung chronischer Schmerzen kann sich als schwierig erweisen. Dies zeigt sich schon an der Tatsache, daß viele Patienten sich ausgedehnten diagnostischen Maßnahmen unterzogen haben und dennoch als Diagnose immer nur „einfache Rückenschmerzen" hören. Zur Beurteilung solcher Patienten eignet sich ein multidisziplinärer Ansatz am besten, an dem Anästhesisten, Psychologen und entsprechende andere Spezialisten beteiligt sind.

A. Schmerzen stellen für den Patienten eine subjektive Erfahrung dar. Sie lassen sich vom Arzt nur schwer objektiv quantifizieren. Der Arzt muß sich auf die Anamnese stützen, die sich auf die Dauer, die Intensität und das Wesen der Schmerzen wie auch auf mögliche aggravierende oder lindernde Faktoren konzentrieren sollte. Die Lokalisierung und genaue Beschreibung jeglicher Ausstrahlung der Schmerzen ist wichtig. Die Allgemeinuntersuchung sollte sich sowohl auf mögliche neurologische Funktionsstörungen konzentrieren als auch Provokationsproben einschließen, die die schmerzhaften Symptome reproduzieren. Das Vorhandensein bzw. Fehlen von Temperatur und Abweichungen bei der Schweißproduktion sollten festgehalten werden.

B. Psychologische Untersuchungen können dazu beitragen, das Vorhandensein psychischer Faktoren zu ermitteln, die sich auf die weitere Behandlung auswirken können. Es sollten Information zur Person selbst, zum sozialen Umfeld, zum Arbeitsplatz und zur Familie gesammelt werden. Klagen und andere Formen der Entschädigung können einen erheblichen Einfluß auf den Erfolg der Behandlung haben. Bei bestimmten Patienten kann bereits eine psychologische Intervention oder eine Verhaltensänderung ausreichen, um die Schmerzen zu bekämpfen.

C. Wenn Provokationsproben wie das Anheben des gestreckten Beins in Rückenlage die Schmerzen reproduzieren, kann ein Thiopentaltest (S. 16) angewandt werden, um somatisch bedingte Schmerzen von zentralen Schmerzsyndromen abzugrenzen. Er kann auch dazu genutzt werden, um eine Simulation festzustellen, indem die Provokationsprobe während der Sedierung wiederholt wird.

D. Wenn sich die Schmerzen während des Thiopentaltests nicht durch die Provokationsprobe reproduzieren lassen, sollte eine differentialdiagnostische Blockade in Form eines Spinalblocks oder eines Epiduralblocks ausgeführt werden, um die Ursache genauer zu identifizieren. Wenn sich trotz einer vollständigen motorischen und sensorischen Blockade keine Schmerzlinderung einstellt, ist ein zentraler Schmerz, ein hysterischer Schmerz oder eine Simulation anzunehmen. In diesem Fall ist eine weitere psychologische Beurteilung erforderlich, um zwischen diesen drei Krankheitsbildern zu unterscheiden.

E. Wenn die Anzeichen auf sympathisch bedingte Schmerzen hindeuten, sollte der Sympathikus in der betroffenen Region zu Diagnosezwecken blockiert werden. Eine Schmerzlinderung bei einem dokumentierten Sympathikusblock und das Ausbleiben einer motorischen oder sensorischen Blockade bestätigen die Diagnose einer sympathischen Reflexdystrophie (SRD). Gleichzeitig erfolgt so eine erste Behandlung.

F. Wenn sich in dieser ersten Beurteilung bestätigt hat, daß somatisch bedingte Schmerzen vorliegen, sollte sich das weitere Vorgehen bei der Diagnosestellung und der Behandlung an den Ausführungen in den folgenden Kapiteln orientieren.

Literatur

Bonica JJ. Treatment of cancer pain: Current status and future needs. In: Fields HL, et al, eds. Advances in pain research and therapy. Vol 9. New York: Raven Press, 1985:589.

Fordyce WE. The validity of pain behavior measurement. In: Melzack R. ed. Pain measurement and assessment. New York: Raven Press, 1983.

Mendelsson G. Compensation, pain complaints and psychological disturbances. Pain 1984; 20:169.

Merskey H, ed. Classification of chronic pain. Description of chronic pain syndromes and definitions of pain terms. Pain 1986; 3 (Suppl):1

Savitz D. Medical evaluation of the chronic pain patients. In: Aronoff GM, ed. Evaluation and treatment of chronic pain. Baltimore: Urban & Schwarzenberg, 1985:39.

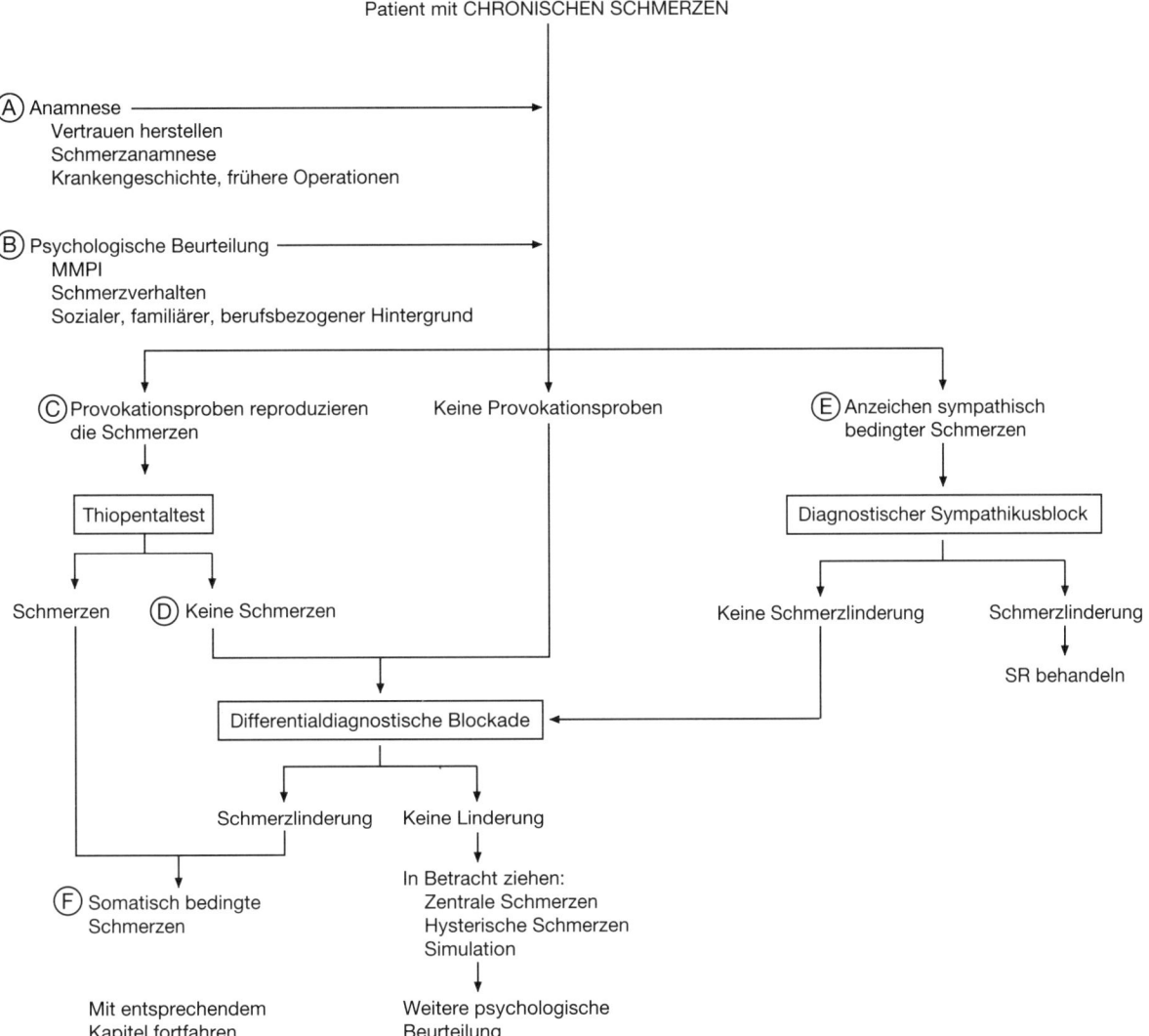

PSYCHOLOGISCHE BEURTEILUNG

Lawrence S. Schoenfeld
Raymond M. Costello

Chronischen Schmerzen liegt ein psychobiologischer Prozeß mit affektiven, kognitiven, motivationsbezogenen und somatischen Komponenten zugrunde. Eine psychologische Beurteilung ist daher ein wesentlicher Bestandteil einer umfassenden Untersuchung von Patienten mit chronischen Schmerzen. Das Beurteilungsverfahren schließt häufig sowohl ein Gespräch als auch die Anwendung selektiver psychometrischer Instrumente ein. In manchen Fällen werden psychophysische Maßstäbe des Schmerzerlebens herangezogen. Eine erfolgreiche Behandlung von Patienten mit chronischen Schmerzen wird durch die Klärung der psychosozialen Faktoren ermöglicht, die zum Schmerzerleben beitragen. Es können dann psychologische Interventionen angeboten und invasive somatische Prozeduren vermieden werden.

A. Ein umfassendes psychodiagnostisches Gespräch mit dem unter chronischen Schmerzen leidenden Patienten erfordert einen Spezialisten, der sowohl den Patienten geschickt befragen kann als auch auf dem Gebiet der chronischen Schmerzen bewandert ist. Eine gründliche Kenntnis der Fachliteratur auf diesem Gebiet hilft dem Kliniker, die entsprechenden Daten zusammenzutragen, die zur Integration psychologischer, soziologischer und wirtschaftlicher Faktoren von Bedeutung sind. Eine detaillierte Anamnese der Schmerzen und der Entwicklung erzeugt häufig einen Kontext, in dessen Rahmen die Chronizität der Schmerzen verständlich wird.

B. Es stehen verschiedene psychophysische Verfahren zur Verfügung, mit denen die Intensität der erlebten Schmerzen und die Toleranzgrenze gegenüber den Schmerzen eingeschätzt werden kann. Kältedrucktests haben gezeigt, daß die Toleranzgrenze gegenüber Schmerzen in jeder Altersstufe bei Männern in der Regel höher liegt als bei Frauen.

C. Für die psychometrische Beurteilung stehen standardisierte Verfahren zur Einschätzung der Stimmung, des Erkennungsvermögens, der Motivation, des Persönlichkeitsstils, des Ausmaßes der Behinderung und des Krankheitsverhaltens zur Verfügung. Die gewählten Instrumente müssen mit dem Bildungsstand des jeweiligen Patienten übereinstimmen. Patienten mit chronischen Schmerzen stehen Persönlichkeitstests häufig ablehnend gegenüber. Die Tests sollten im Kontext umfassender interdisziplinärer Auswertungen erfolgen.

D. Die visuelle Analogskala besteht gewöhnlich aus einer 10 cm langen Linie mit Endpunkten, die als „keine Schmerzen" und „heftige Schmerzen" definiert sind. Der Patient wird aufgefordert, die Intensität der Schmerzen entsprechend zu markieren. Die Endpunkte können auch in bezug auf eine Besserung („keine Besserung" / „vollständige Besserung") und den Grad der Behinderung („keine Behinderung" / „vollkommene Behinderung") oder andere wichtige Dimensionen definiert werden. Dies ist ein einfaches, allgemein angewandtes Instrument, das dem Patienten die Möglichkeit gibt, entsprechend einem Standardschema zu kommunizieren.

E. Der MMPI wird weitaus häufiger als jedes andere psychologische Instrument zur Beurteilung von Persönlichkeitsfaktoren herangezogen, die zum Erleben chronischer Schmerzen beitragen. Eine Reihe von MMPI-Typologien basieren auf Untersuchungen, die sich mit der empirischen Häufung von MMPI-Schmerzmustern zu Prototypen befassen. Die MMPI-Typologie „P-A-I-N" scheint wichtige klinische und demographische Korrelationen zu haben. Es sind Klassifizierungsregeln vorgeschlagen worden, um eine Typisierung der Patienten ohne Computer zu ermöglichen.

Literatur

Costello RM, Hulsey TL, Schoenfeld LS, Ramamurthy S. P-A-I-N: A four cluster MMPI typology for chronic pain. Pain 1987; 30:199.

Costello RM, Schoenfeld LS, Ramamurthy S, Hobbs-Hardee B. Sociodemographic and clinical correlates of P-A-I-N. J Psychosom Res 1989; 33:315.

Melzack R, ed. Pain measurement and assessment. New York: Raven Press, 1983.

Walsh NE, Schoenfeld LS, Ramamurthy S. Normative model for cold pressor test. Am J Phys Med Rehabil 1989; 68:6.

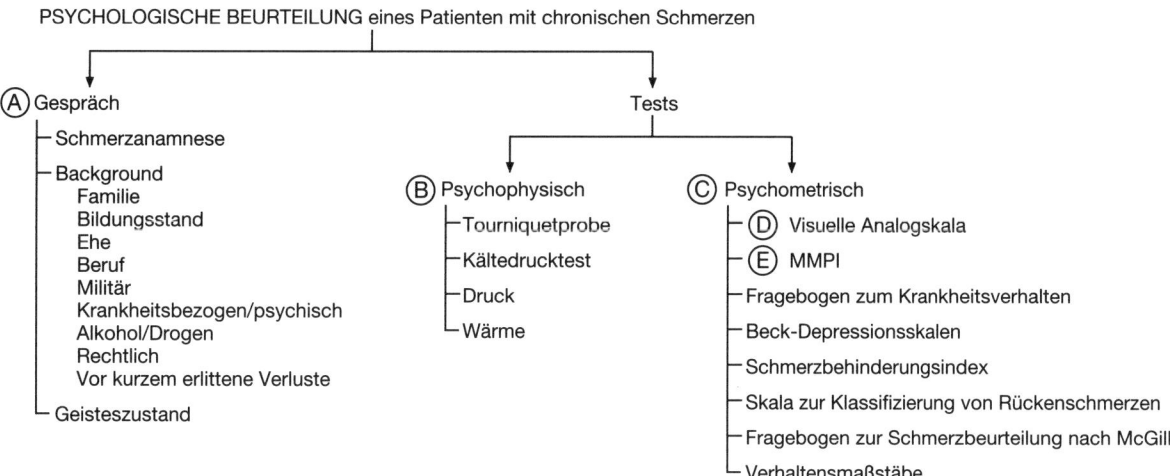

POSTTRAUMATISCHE BELASTUNGSSTÖRUNGEN

Paul T. Ingmundson

Posttraumatische Belastungsstörungen umfassen psychiatrische Symptome, die manchmal nach einer psychologischen Traumatisierung beobachtet werden. Das Syndrom wird offiziell als Angststörung klassifiziert, obwohl die Patienten, bei denen die Diagnose gesichert ist, auch andere mentale Störungen einschließlich einer Depression (major depression) und dissoziative Störungen zeigen können. Das Syndrom wird bei Kriegsveteranen, Unfallopfern und Personen beobachtet, die Naturkatastrophen erlebt haben. Die Prävalenz wird auf ungefähr 1 % für die Allgemeinbevölkerung geschätzt, auf 3,5 % bei Opfern von Überfällen und ungefähr 20 % bei verwundeten Kriegsveteranen (Vietnamkrieg). Die Diagnosestellung dieses Syndroms ist von großer Wichtigkeit für die klinische Evaluierung einer Schmerzangabe, weil oft beobachtet wird, daß Angst- und Schmerzsymptome nach traumatischen Verletzungen zusammenkommen und manche Patienten die Tendenz haben, psychologische Störungen in Form von Schmerzangaben darzustellen.

A. Das essentielle auslösende Moment des Syndroms ist das Erleben eines traumatischen Ereignisses, das außerhalb des normalen Erfahrungsumfanges des Menschen liegt, wie z. B. Naturkatastrophen, ein tätlicher Angriff, Vergewaltigung oder Krieg. Diese Erfahrung kann mit dem intensiven Gefühl von Angst, Wut oder Hilflosigkeit assoziiert sein. Einfache Todesfälle, finanzielle Katastrophen oder Partnerkonflikte werden generell als innerhalb des normalen Erfahrungsspielraums liegend betrachtet und erlauben keine so weitreichende Diagnosestellung. Oft, wenn auch nicht notwendigerweise, ist der auslösende Moment lebensbedrohend.

B. Das traumatische Erlebnis wird beständig in Form von Erinnerungen und Alpträumen wieder erlebt, oder der Patient verhält sich oder empfindet zeitweise so, als würde er den Vorfall erneut durchleben („flashback"). Symbolische Erinnerungen an den Vorfall belasten ihn stark.

C. Stimuli, die mit dem Vorfall assoziiert werden, werden konsequent vermieden. Die Vermeidungsstrategien können mit einer Unfähigkeit, sich an bestimmte Details des Vorfalles zu erinnern, verbunden sein (psychogene Amnesie) und können allgemein zu sozialem Rückzug, Isolation, dem Gefühl des Verlassenseins oder der Entfremdung, eingeschränkter Fähigkeit, Gefühle zu empfinden (z.B. Unfähigkeit, fürsorgliche Gefühle für einen Partner oder ein Kind zu empfinden), und zu fatalistischer Hilflosigkeit gegenüber der Zukunft führen.

D. Eine erhöhte autonome Wachsamkeit kann sich in Symptomen äußern wie Einschlaf- oder Durchschlafstörungen, leichte Erregbarkeit oder/und Ärger, Konzentrationsstörungen, Schlaflosigkeit, übertriebene Schreckreaktionen und physiologische Reaktionsbereitschaft auf Stimuli, die den traumatischen Vorfall symbolisieren oder daran erinnern.

E. Die Symptome müssen für mindestens einen Monat vorhanden sein. Syndrome kürzerer Dauer werden als akute Reaktionen auf die aktuelle Situation oder Anpassungsstörungen gewertet und können durch unterstützende und prophylaktische Maßnahmen gebessert werden.

F. Es wurde auch eine verzögerte Form des Syndroms beschrieben, in der sich die Symptome erst sechs Monate nach dem traumatischen Ereignis entwickeln. Dies ist wahrscheinlich weniger häufig.

G. Eine individuelle Psychotherapie, bei der der Patient die Erinnerung an den Vorfall und die damit verbundenen Gefühle von Schuld oder Hilflosigkeit aufarbeitet ist oft als hilfreich beschrieben worden, kann aber lange dauern und kostenintensiv sein.

H. Erfolgreich sind auch verhaltenstherapeutische Maßnahmen. Diese können eine abgestufte Reexposition gegenüber dem traumatischen Stimulus (systematische Desensitivierung), eine übertriebene Reexposition (Flutung) oder eine imaginelle Reexposition in Kombination mit gleichzeitiger Relaxierung und Restrukturierung der assoziierten negativen Gedanken und Gefühle („eye movement desensitization") umfassen. Diese Therapien sind generell kürzer (1 bis 10 Sitzungen) als analytisch orientierte Psychotherapien.

I. Gruppenbehandlung ist eine beliebte und oft effektive Form der Psychotherapie, speziell bei Patienten (z.B. Kriegsveteranen, Holocaust-Überlebende), deren Gruppenidentifikation mit dem Eintreten der traumatischen Ereignisse gekoppelt war.

J. Die Pharmakotherapie hat ebenfalls hilfreiche Aspekte, reicht aber selten aus und wird im allgemeinen zur gezielten Symptombehandlung eingesetzt. Trizyklische Antidepressiva werden am häufigsten angewandt; darüber hinaus gibt es auch Berichte über erfolgreiche Anwendungen anderer Antidepressiva (Monoaminoxydasehemmer, Fluoroxidine). Benzodiacepine werden ebenfalls häufig benutzt und von den Patienten oft als angenehm empfunden, jedoch gibt es hier die bekannte Problematik von Gewöhnung und Abhängigkeit, die die Anwendung bei chronischen Formen der Erkrankung besonders problematisch erscheinen läßt. Cyproheptadin wird meist gut toleriert und soll eine spezifische Wirksamkeit bei der Behandlung von Schlafstörungen bei Alpträumen haben.

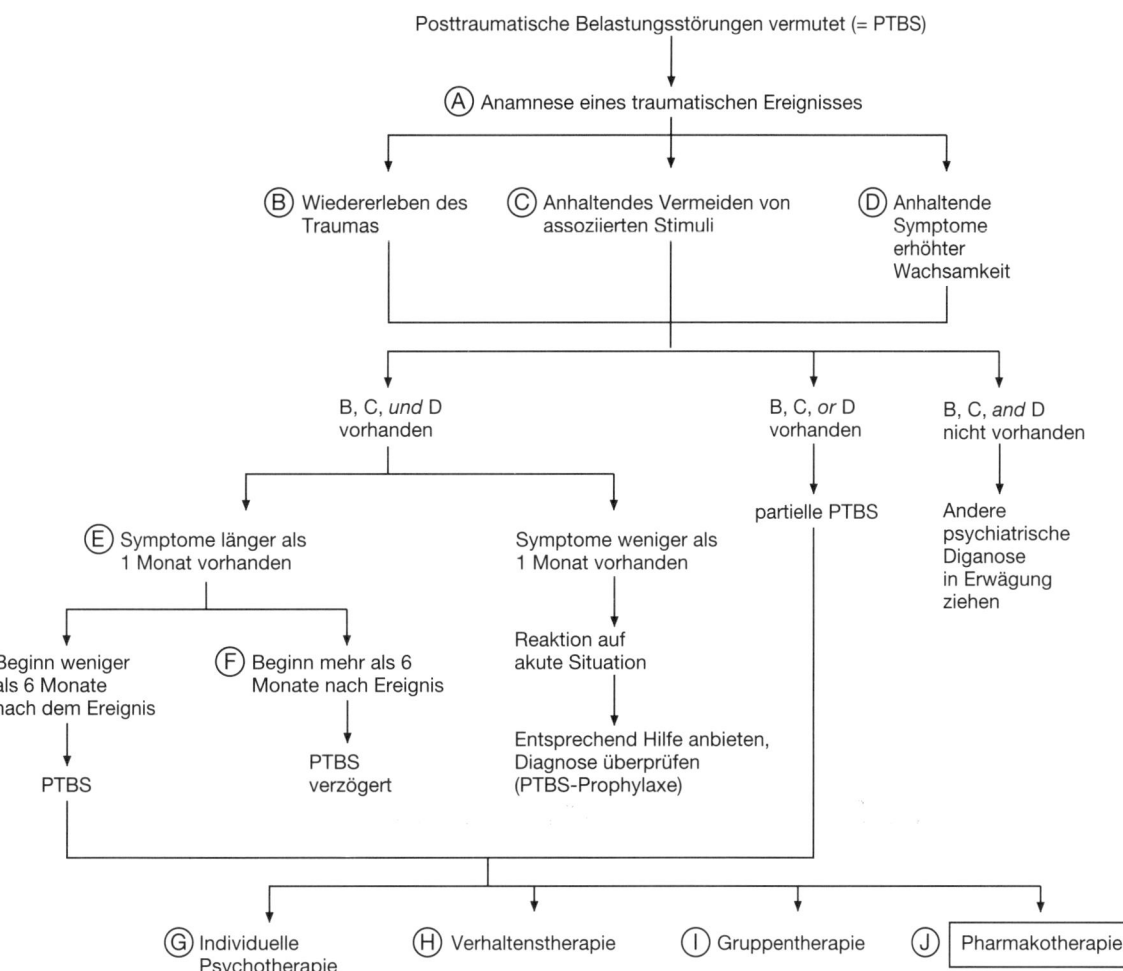

Literatur

American Psychiatric Association. Diagnostic and statistical manual of mental disorders. 3rd ed, revised. Washington, DC: American Psychiatric Association, 1987.

Brophy MH. Cyproheptadine for combat nightmares in post-traumatic stress disorder and dream anxiety disorder. Milit Med 1991; 156:100.

Fairbank JA, Brown T. Current behavioral approaches to the treatment of post-traumatic stress disorder. Behav Ther 1987; 3:57.

Friedman M. Toward rational pharmacotherapy for post-traumatic stress disorder: An interim report. Am J Psychiatry 1988; 145:281.

Helzer JE, Robins LN, McEvoy L. Post-traumatic stress disorder in the general population. N Engl J Med 1987; 317:1630.

Shapiro F. Eye movement desensitization: A new treatment for post-traumatic stress disorder. J Behav Ther Exp Psychiatry 1989; 20:211.

Wolpe J, Abrahams J. Post-traumatic stress disorder overcome by eye-movement desensitization: A case report. J Behav Ther Exp Psychiatry 1991; 22:39.

SCHLAFSTÖRUNGEN UND CHRONISCHE SCHMERZEN

Paul T. Ingmundson

Chronische Schmerzpatienten klagen häufig über Schlafstörungen (bis zu 70 % der Patienten). Eine Vielzahl von Schlafstörungen sind mit den Schmerzbeschwerden assoziiert.

A. Wichtig für die Diagnose einer Schlafstörung ist eine sorgfältige Anamnese der berichteten Schlafstörungen. Eine Anamnese bezüglich der medizinischen und psychiatrischen Vorgeschichte und der angewandten Medikation sollte erhoben werden. Eine begleitende Anamneseerhebung des „Bettpartners" mit Informationen über die Häufigkeit und die Art der Bewegungen, über das Aufwachen und jegliche Atemänderungen sind unerläßlich für die Erstellung einer ersten Arbeitsdiagnose. Ein Schlafkalender, der die im Bett verbrachten Stunden, die geschlafene Zeit, außerdem aber die Ruhephasen und Schlafzeiten während des Tages erfaßt, kann auch wertvolle Daten für die anfängliche Diagnostik liefern.

B. Eine Vielzahl von äußeren Faktoren muß ebenfalls erfaßt werden, um die Schlafstörung zu evaluieren. Laute Umgebung, Alkoholmißbrauch, Stimulantien oder sedative Medikationen, schlechte Schlafhygiene, Zeitverschiebung bei Reisen und Schichtarbeit sind Beispiele für externe Faktoren, die zu Schlafstörungen beitragen können.

C. Störungen, die mit ausgeprägter Schläfrigkeit am Tage einhergehen, werden als Hypersomnien definiert. Die Klage einer Hypersomnie, die mit lautem irregulärem Schnarchen einhergeht, erweckt den Verdacht einer obstruktiven Schlafapnoe. Dies muß in einem Schlaflabor verifiziert werden. Bluthochdruck, Fettleibigkeit und morgendliche Kopfschmerzen können begleitende Faktoren sein.

D. Störungen, die mit wiederholten Bewegungen während des Schlafes einhergehen, können mit Schmerzen und Müdigkeit nach dem Erwachen verbunden sein. Das Restless-Leg-Syndrom (RLS) umfaßt brennende schmerzhafte Empfindungen in den unteren Extremitäten, die nur durch Bewegungen gelindert werden können und mit Einschlafstörungen verbunden sind. Periodische Beinbewegungen während des Schlafs (PBBS) sind stereotype wiederholte Bewegungen der unteren Extremitäten, die während des Schlaf auftreten. Fast alle Patienten mit RLS haben PBBS, jedoch nicht umgekehrt. Die Inzidenz der PBBS steigt mit dem Alter und kann ohne andere damit verbundene Beschwerden oder Schlafstörungen auftreten. Clonazepam 0,5 bis 2 mg oder Temazepam 30 mg haben sich bei entsprechenden Beschwerden bewährt. Berichte über erfolgreiche Behandlungen mit Bromocriptin und L-Dopa weisen auf einen dopaminergen Mechanismus in der Ätiologie der Störung hin.

E. Nächtliches Kieferpressen oder Zähneknirschen ist oft mit der Klage über Gesichtsschmerzen vergesellschaftet und kann zu Schädigungen der Zahnsubstanz oder zu Kiefergelenkstörungen führen. Die Ursache ist unbekannt, obwohl psychologische Stressoren oft als Triggerfaktoren angeschuldigt werden. Die Behandlung besteht generell in einer Okklusionsschiene. Biofeedback oder Selbstentspannungsverfahren können in einigen Fällen hilfreich sein, jedoch muß die klinische Wirksamkeit dieser Methoden noch nachgewiesen werden.

F. Psychiatrische Krankheitsbilder, speziell Angst und Depression, gehen oft mit Schlafstörungen einher. Das Vorliegen solcher psychiatrischen Symptome sollte jedoch die Suche nach anderen möglichen Ursachen nicht ausschließen.

G. Chronische muskuloskelettäre Schmerzen bei fehlenden Laborveränderungen oder fehlendem Nachweis von Bindegewebs- oder Stoffwechselerkrankungen sind als Fibrositis, Fibromyalgie oder myofasziell Schmerzen klassifiziert worden. Die Störung geht oft mit Schlafstörungen einher. Nächtliche Polysomnographien bei diesen Patienten haben oft Alphafrequenzen (8 bis 11,5 Herz) im EEG oder Nicht-REM (rapid eye movement)-Schlaf gezeigt. Die Alpha-EEG-Befunde werden ebenfalls während febriler Erkrankungen und postviraler Syndrome beobachtet, sind aber normalerweise bei Schlaflosigkeit oder depressiven Störungen nicht vorhanden. Die Behandlung besteht in einer trizyklischen Medikamentengabe (z. B. Amitryptilin) in Kombination mit nichtsteroidalen Antiphlogistika. Die Verwendung von Benzodiazepinen mit kurzer Halbwertzeit ist generell wenig effektiv, obwohl Benzodiazepine mit mittellangen Halbwertszeiten (z.B. Nitrazepam) sich in einigen Fällen als wirksam erwiesen haben. Verhaltenstherapeutische Behandlungsansätze können ebenfalls oft wirksam sein.

H. Die idiopathische Schlafstörung ist eine Einschlaf- oder Durchschlafstörung, die im Kindesalter beginnt und keinem anderen psychiatrischen oder medizinischen Krankheitsbild zugeschrieben werden kann. Psychophysiologische oder „erlernte" Schlaflosigkeit beginnt meist im Erwachsenenalter und ist mit Überaktivität und somatisierter Spannung verbunden. Patienten in beiden Gruppen werden oft Benzodiazepine verschrieben, obwohl die Chronizität der Beschwerden zu Gewöhnungsproblemen oder Abhängigkeit von Benzodiazepinen führen kann. Die Beseitigung der Störung bedarf oft verhaltenstherapeutischer Maßnahmen.

I. Chronische Schmerzpatienten berichten typischerweise über viel im Bett verbrachte Zeit oder zumindest lange Ruhezeiten, obwohl sie ihren Schlaf als gestört und oft nicht erholsam beschreiben. Verhaltenstherapeutische Ansätze für Schlafstörungen zielen in erster Linie auf eine Modifikation des schlechten Schlafverhaltens. Die Stimuluskontrollmethode zielt darauf, die Faktoren im Schlafumfeld zu ändern, die eher zu Wachsein als zu Schlaf führen. Die Schlafrestriktionsmethode begrenzt die Zeit, die im Bett verbracht wird auf die Zeit, die der Patient effektiv zum Schlafen braucht. Beide Ansätze oder Kombinationen davon können die Schlafphase konsolidieren und die subjektive Qualität des Schlafes verbessern.

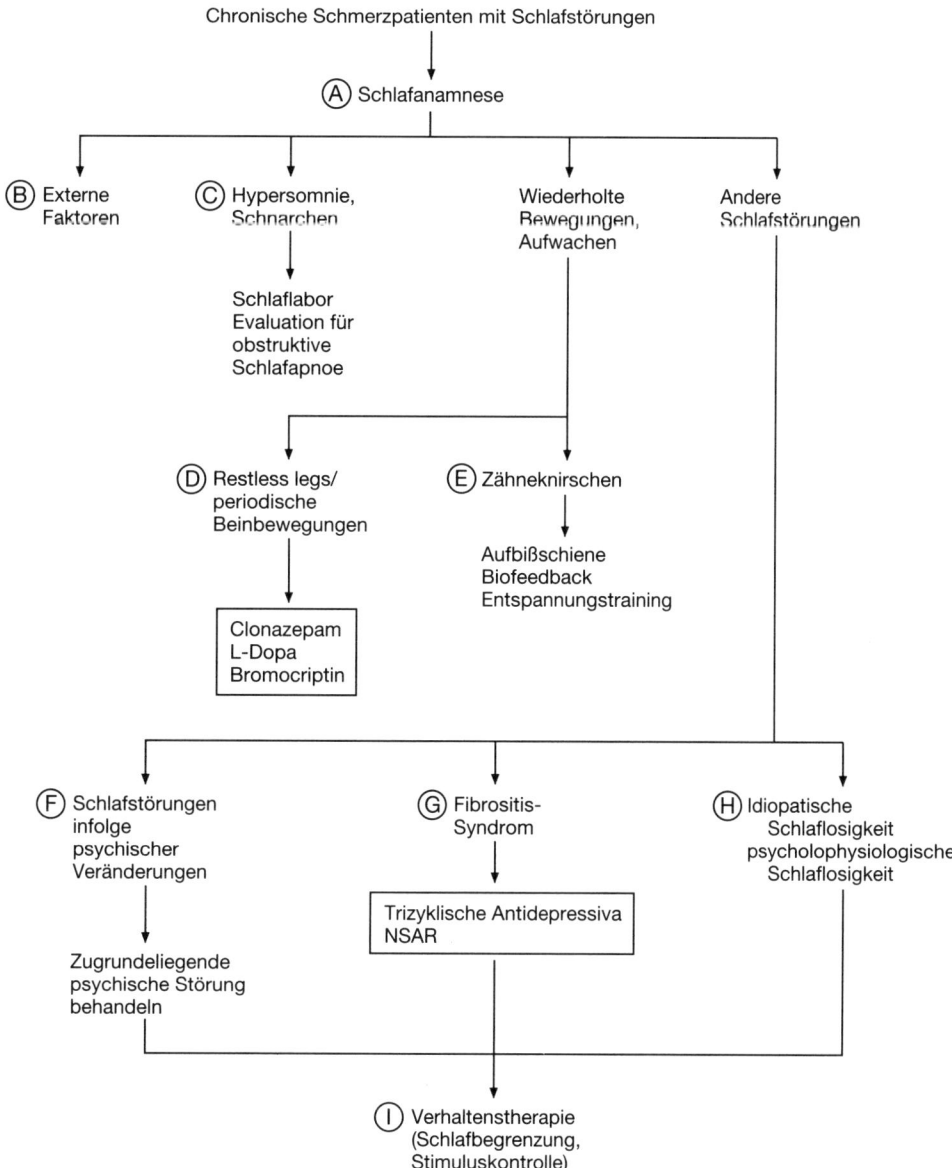

Literatur

American Sleep Disorders Association. The international classification of sleep disorders. Lawrence, KS: Allen Press, 1990.

Moldofsky H. Sleep and fibrositis syndrome. Rheum Dis Clin North Am 15:91.

Montplaisir J, Godbout R. Restless legs syndrome and periodic movements during sleep. In: Kryger MH, Roth T, Dement WC, eds. Principles and practice of sleep medicine. Philadelphia: WB Saunders, 1989.

Morin CM, Kowatch RA, Wade JB. Behavioral management of sleep disturbances secondary to chronic pain. J Behav Ther Exp Psychiatry 1989; 20:295.

Pilowsky I, Crettendon I, Townley M. Sleep disturbance in pain clinic patients. Pain 1985; 23:27.

SCHMERZMESSUNG

Joan Hoffman

Aufgrund der Variationsbreite der individuellen Reaktion auf schmerzhafte Stimuli und der subjektiven Natur von Schmerzen ist die Messung von Schmerzen schwierig. Trotzdem wurden viele Methoden der Schmerzmessung entwickelt. Die verbreitetsten Methoden werden hier beschrieben. Bei der Auswahl einer Methode muß man die Art der Messung, die Einfachheit der Anwendung und Messung und die Patientenpopulation mit ihren speziellen Charakteristika wie z. B. dem Bildungsstand berücksichtigen. Man muß außerdem die Validität und Reliabilität des spezifischen Meßinstrumentes kennen, besonders in der Forschung.

A. Verbalbeschreibende Skalen messen Schmerzintensitäten mit Hilfe von drei bis fünf numerisch abgestuften Wörtern (Abb. 1). Der Grad der Schmerzlinderung kann gemessen werden, indem man Kategorien wie „keine Linderung" bis „komplette Linderung" benutzt. Verbalbeschreibende Skalen sind leicht anzuwenden und auszuwerten.

B. Die visuelle Analogskala (VAS), die für die Messung einer Vielzahl von verschiedenen subjektiven Symptomen benutzt werden kann, wird am häufigsten eingesetzt, um die Schmerzintensität zu messen. Die VAS besteht aus einer 10 cm langen Linie mit verbalen Endpunkten (Abb. 2). Eine Variante der VAS hat zusätzlich deskreptive Wörter entlang der Linie. Wie die verbalbeschreibenden Skalen ist auch die VAS sehr leicht anzuwenden und auszuwerten. Ein kleiner Prozentsatz von Patienten hat Schwierigkeiten, die Schmerzen zu beschreiben und ihre Intensität auf einer geraden Linie zu markieren. Die „Ankerwörter" machen die Skala zwar leichter verständlich, ihr Nachteil besteht jedoch darin, daß die Antworten immer in der Nähe der Ankerwörter plaziert werden.

C. Eine numerische Bewertungsskala von 0 bis 100 oder von 0 bis 10 kann ebenfalls angewandt werden, um Schmerzintensitäten zu messen. Diese Skala ist wahrscheinlich für eine verbale Anwendung am einfachsten und deshalb für die klinische Anwendung sehr brauchbar. Normalerweise repräsentiert die Zahl 0 keine Schmerzen und 10 die stärksten vorstellbaren Schmerzen, obwohl 10 auch als der stärkste Schmerz definiert werden kann, den der Patient vor der Behandlung empfunden hat. Die Endpunkte müssen unbedingt konstant bleiben, so daß sich Patienten und Ärzte einig darüber sind, was die Zahlen bedeuten.

D. Im McGill-Schmerzfragebogen werden 20 Wörterlisten aufgeführt, die sensorische, affektive und wertende Dimensionen des Schmerzes beinhalten. Die Wörter in jeder Gruppe reichen von geringsten bis zu stärksten Schmerzen. Der Patient wird aufgefordert, ein Wort aus jeder Liste auszuwählen, das seine Schmerzen beschreibt. Das Ausfüllen wie auch das Auswerten dieser Liste kostet mehr Zeit als andere Meßverfahren. Die beschreibenden Worte sind für manche Patienten schwer verständlich, speziell für Patienten mit niedrigem Bildungsstand oder schlechten Sprachkenntnissen (ausländische Arbeitnehmer und deren Angehörige); damit wird die Anwendung dieses Fragebogens begrenzt.

E. Bei chronischen Schmerzpatienten hilft die Messung von Schmerzverhalten zusammen mit der eigentlichen Schmerzmessung, den Erfolg der Behandlung festzustellen. Die Aufzeichnung von körperlichen Aktivitäten, Medikamentenbedarf, Schmerzintensität etc. im Stundentakt in Form eines Tagebuches wurde von Fordyce beschrieben. Es wurden auch Methoden der direkten Beobachtungen von Schmerzverhalten ent-

———— 1. Keine

———— 2. Gering

———— 3. Mäßig

———— 4. Stark

———— 5. Unerträglich

Abbildung 1 Verbale Beschreibungsliste für die Messung der Schmerzintensität

Kein Schmerz ———————————————————————————— Stärkster vorstellbarer Schmerz

Kein Schmerz   wenig   mäßig   stark   Stärkster vorstellbarer Schmerz

Abbildung 2 Visuelle Analogskalen für die Messung der Schmerzintensität

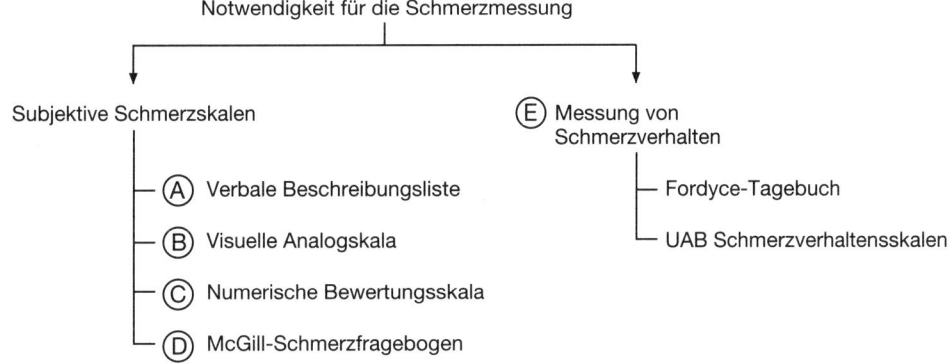

wickelt. Die Universität Alabama, Birmingha (UAB), hat eine Schmerzverhaltensskala entwickelt, die die objektive Beurteilung der folgenden Schmerzverhaltensweisen ermöglicht: Verbale Beschwerden, nonverbale Beschwerden, die Zeit, die liegend verbracht wird, schmerzbedingtes Grimassieren, Stehen, Körperhaltung, Bewegung, Körpersprache, Benutzung von Hilfsmitteln, die Form der Bewegungsabläufe und die Medikation. Sowohl das Fordyce-Tagebuch als auch der UAB-Index sind relativ einfach anzuwenden und können wichtige Informationen für die klinische Behandlung chronischer Schmerzpatienten liefern.

Literatur

Fordyce WE, Lansky S, Calsyn DA, et al. Pain measurement and pain behavior. Pain 1984; 18:53.

Melzack R. The McGill Pain Questionnaire: Major properties and scoring methods. Pain 1975; 1:275.

Richards JS, Nepomuceno C, Riles M, et al. Assessing pain behavior. The UAB Pain behavior scale. Pain 1982; 14:393.

THERMOGRAPHIE

Nancy E. Hambleton
James N. Rogers

Die Thermographie ist ein Verfahren zur Bestimmung regionaler Hauttemperaturen entweder über Konduktion oder über die Aufzeichnung der Infrarotstrahlung, die von der Körperoberfläche abgegeben wird. Sie wird in erster Linie als diagnostisches Instrument und als physiologischer Test benutzt, um einen Zusammenhang mit pathologischen Vorgängen zu finden. Die Thermographie zeichnet keinen Schmerz auf, weil Schmerz eine Empfindung ist. Sie ersetzt andere diagnostische Verfahren nicht, aber sie liefert Informationen, die vorher mit anderen Meßinstrumenten nicht verfügbar waren. Diese Abbildungstechnik sollte eine objektive Dokumentation liefern und mit den Beschwerden des Patienten, der Anamnese, dem klinischen Befund und/oder Laborresultaten in Zusammenhang gebracht werden. In der Praxis ist es lediglich sinnvoll, Hauttemperaturen über eine große Körperoberfläche zu messen.

A. Zwei Arten der Thermographietechnik werden zur Zeit benutzt: (1) Flüssigkristall- oder Kontaktthermographie; und (2) Infrarot- und Teleelektronikthermographie. Die Flüssigkristallthermographie benutzt cholestrische Kristalle, die ihre Farbe mit der Änderung der Hauttemperatur verändern. Der unterste Temperaturabschnitt wird als dunkelbraune Farbe angezeigt und wechselt mit ansteigender Temperatur über rotbraun, gelb, grün, blau bis hin zu dunkelblau. Es werden derzeit 11 Thermoflexdetektoren, die fortlaufend von 24 bis 35 numeriert sind, angeboten. Die Numerierung entspricht der medialen Celsiustemperatur des jeweiligen Meßbereiches der Flüssigkristall-Flexithermblätter. Jeder Detektor hat einen ungefähren Temperaturbereich von 4 bis 5 °C, dies ergibt insgesamt einen Meßbereich von 19 bis 40 °C. Die Reproduzierbarkeit ist im Durchschnitt ± 2 °C. Über eine auf einem Rahmen befestigte Polaroidkamera kann eine Dokumentation leicht erfolgen. Die Infrarottthermographie besteht aus einer fernsehkameräähnlichen Einrichtung, die die Infrarotstrahlung, die von jeder Körperoberfläche ausgeht aufnimmt. Die hochauflösende Infrarotkamera wird auf den Patienten focusiert und die Hitzeausstrahlung der Körperoberfläche wird auf einen Infrarotdetektor projiziert, in elektrische Signale umgewandelt und auf einem Farbmonitor dargestellt. Eine Polaroidkamera oder eine 35 mm-Kamera können dieses Bild zur Dokumentation erfassen. Einige Scanning-Kameras können direkt an einen Computer oder an einen Printer angeschlossen werden. Zur Verlaufsbeobachtung können die Daten auf einem Disc-System elektronisch gespeichert werden.

B. Zu den Vorteilen der Kontaktthermographie gegenüber der Infrarottthermographie gehört der geringere Preis, die kleinere, handlichere Ausrüstung, die auch leichter transportiert werden kann, die Einfachheit der Anwendung sowie ein höherer Farbkontrast. Die Vorteile der Infrarottthermographie bestehen darin, daß bei jedem Meßvorgang größere Körperzonen gemessen werden können und daß der Kontakt mit der Haut des Patienten nicht notwendig ist. Die Thermographie ist ein nicht-invasives und schmerzfreies diagnostisches Verfahren, und es wird keine möglicherweise schädliche Strahlung produziert. Es ist auch bei schwangeren Frauen und Kindern sicher in der Anwendung. Chronische Schmerzpatienten, die schon viele invasive und z. B. schmerzhafte diagnostische Verfahren hinter sich haben, zeigen bei diesem Verfahren meist eine gute Compliance. Die Thermographie kann in jeder Körperregion angewandt werden.

C. Die Thermographie ist ein extrem sensitiver Test, der unter sorgfältig kontrollierten Bedingungen durchgeführt werden muß. Zwei Hauptstörfaktoren sind bekannt: einerseits umweltbedingte Einflüsse, andererseits patientenbedingte Einflüsse. Die Umgebung sollte zugfrei sein, bei einer Temperatur von ca. 20–22 °C, ohne direkte Sonneneinstrahlung oder reflektierende Oberflächen (Tabelle 1).

D. Zusammen mit anderen Untersuchungen erlaubt die Thermographie eine präzisere Diagnosestellung und Therapieplanung.

E. Die Hauptindikation zur Nutzung der Thermographie ist die Diagnostik. In manchen Arbeiten heißt es, daß die Thermographie dem Kliniker Neuropathien, myofaziale, durchblutungsbedingte und muskuloskelettale Schmerzsyndrome zeigen kann. Temperaturveränderungen, die infolge von Durchblutungsveränderungen bei Nerven-, Bahn-, Muskel- oder Gelenkverletzungen auftreten, werden durch die Thermographie gezeigt. Bei der sympathischen Reflexdystrophie wird meist über die gesamte Extremität eine verringerte Temperatur mit distal stärkerer Betonung angezeigt. Die Thermographie kann helfen, ein Karpaltunnelsyndrom, chronische Rückenschmerzen und Nervenwurzelirritationen festzustellen, wobei sie Temperaturveränderungen im entsprechenden Dermatom aufzeigt. Da durch die Thermographie Infrarotstrahlung von Gelenken dargestellt wird, wird sie auch zur Untersuchung entzündlicher Gelenkerkrankungen eingesetzt.

F. Die qualitative und quantitative Evalution der sympathischen Funktion nach einem Sympathikusblock oder nach Sympathektomien ist ein weiteres Einsatzgebiet der Thermographie. Das Verfahren kann hierbei Informationen darüber liefern, ob

Tabelle 1 Patientenvorbereitung für die Thermographie

Vier Stunden vor der Untersuchung nicht rauchen
keine Anwendung von Puder, Kosmetika, Hautlotionen auf den
 darzustellenden Körperoberflächen
keine physikalische Therapie 24 Stunden vor der Untersuchung
keine Anwendung von TENS, Akupunktur oder EMG-Untersuchungen
 24 Stunden vor der Untersuchung
kein Tragen von Schienen oder Gipsverbänden in der betroffenen
 Region 6 Stunden vor der Untersuchung
kein Sonnenbrand 10 Tage vor der Untersuchung
Dokumentieren Sie frühere Frakturen, chirurgische Maßnahmen,
 oberflächliche Wunden, Gicht, Diabetes, Arthritis und alle
 Medikationen, vor allem topische Anwendungen.
Dokumentieren Sie alle Veränderungen seit der letzten Thermographie (insbesondere Injektionen, Prellungen, Quetschungen,
 Insektenstiche, Verletzungen, etc.).

TENS, transkutane elektrische Nervenstimulation

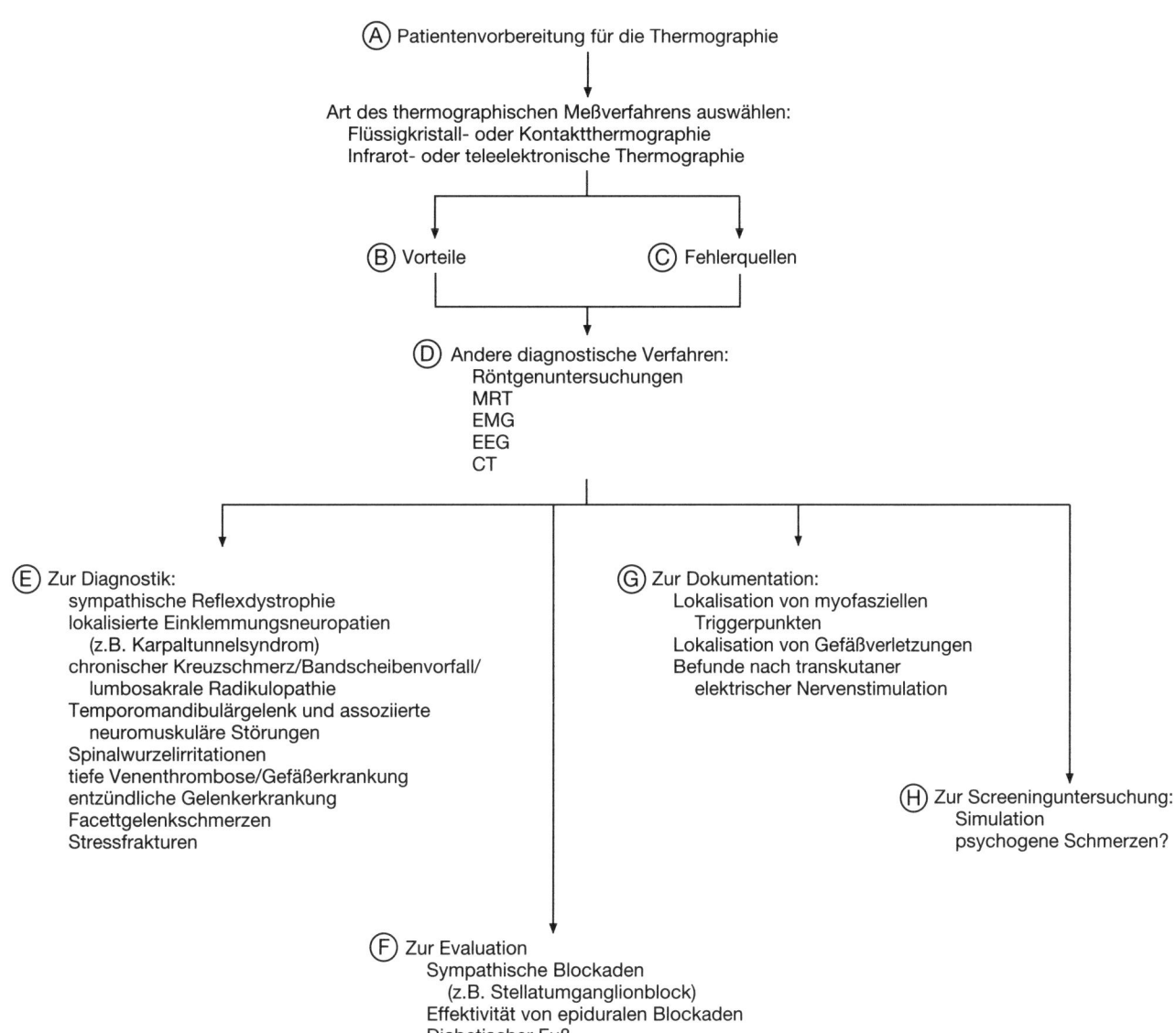

die entsprechenden Fasern erfolgreich blockiert und chirurgisch denerviert wurden. Die Effizienz einer solchen Maßnahme wird in Thermographiebildern durch eine dramatisch ansteigende Temperatur der betroffenen Extremität als Ausdruck eines verstärkten Blutdurchflusses dargestellt.

G. Die Objektivität der thermographischen Messung und Dokumentation bei Schmerzsyndromen kann leicht aufgezeigt werden. Myofaziale Schmerzsyndrome zeigen meist Triggerzonen ab 0,5 bis 1 °C Temperaturerhöhung. Diese Triggerpunkte sind auf dem Thermogramm typischerweise ein im Durchmesser 5 bis 10 cm großer Bezirk und oft unregelmäßig begrenzt.

H. Es ist oft behauptet worden, daß die Thermographie dem Kliniker ein nützliches Werkzeug zur Screeninguntersuchung von Simulation und psychogenen Schmerzsyndromen bietet.

Diese Behauptungen sind nicht durch überzeugende Studien belegt worden.

Literatur

Edwards BE, Hobbins WB. Pain management and thermography. In: Raj PP, ed. Practical management of pain. 2nd ed. St. Louis: Mosby-Year Book, 1992:168.

Flexitherm. A subsidiary of E-Z-EM, Inc New York: The Flexitherm System.

LeRoy PL, Filasky R. Thermography. In: Bonica JJ, ed. The management of pain. 2nd ed. Vol I. Philadelphia: Lea & Febiger, 1990:610.

Mahoney L, McCulloch J, Csima A. Thermography in back pain. Thermology 1985; 1:43.

Newman R, Seres J, Miller E. Liquid crystal thermography in the evaluation of chronic back pain. Pain 1984; 20:298.

Pochaczevsky R. Assessment of back pain by contact thermography of extremity dermatomes. Orthop Rev 1983; 12:45.

THIOPENTALTEST

Roger Wesley

Oft sehen wir Patienten mit „komplexen Schmerzbildern", die uns diagnostische oder therapeutische Schwierigkeiten bereiten. Diese Patienten haben Schmerzen multifaktorieller, unsicherer oder unbekannter Ätiologie mit einem verwirrenden oder inkonstantem Verlauf; der Schmerz spricht möglicherweise auf die konventionelle Behandlung nicht an; es können mehr und ausgeprägtere Symptome vorliegen, als die organische Ätiologie erwarten lassen würde. In solchen Fällen kann auf psychosoziale Überlagerungen zurückgeschlossen werden, denn schließlich ist Schmerz eine subjektive Erfahrung, die oft stark durch kulturelle Lernprozesse, psychologische und soziale Variabeln und sekundäre Krankheitsgewinne beeinflußt ist. Bevor diese Patienten teuren und invasiven diagnostischen Verfahren oder intensiven oder gefährlichen Behandlungsregimen zugeführt werden oder möglicherweise chirurgisch interveniert wird, sollte abgeklärt werden, in welchen Fällen eine eher psychologische Ätiologie der Schmerzen vorliegt. Der Thiopentaltest ist ein nützliches diagnostisches Instrument für diese Patienten.

A. Traditionell werden bei der Diagnostik für diese Patienten psychologische Testverfahren wie das MMPI oder der Eysenck-Personalinventar angewandt, um nicht-organische Ätiologien für Schmerzen frühzeitig auszumachen. In ähnlicher Form werden diagnostische neurale Blockaden (siehe Seite 22) angewandt, um den Einfluß der organischen und psychosozialen Faktoren bei chronischen Schmerzpatienten abzuschätzen.

B. Der Thiopentaltest ist eine Modifikation des „sodium amytal Interviews", das erstmalig 1961 entwickelt und danach genauer bei Soichet beschrieben wurde, bei dem bei steigender Sedierung eine ausführliche psychologische und klinische Untersuchung durchgeführt wird. Es wird behauptet, daß eine Barbituratsedierung den Einfluß der Simulation oder psychosozialen Überlagerung auf die Untersuchung eliminieren kann. Der Thiopentaltest besteht darin, daß vorher schmerzvolle Untersuchungen unter Thiopental-Sedierung durchgeführt werden. Die Grundlage des Tests ist die Tatsache, daß ein Patient unter leichter Sedierung eine primitive Schmerzreaktion produzieren kann, aber nicht in der Lage ist, eine supratentorielle Antwort zu zeigen.

C. Der Patient bleibt in der Nacht nüchtern und gibt nach einer ausführlichen Aufklärung seine Einwilligung für die Untersuchung. Nach Legen eines intravenösen Zuganges werden Überwachungen wie z. B. EKG-Monitoring, Pulsoxymetrie und Blutdruckmessung installiert. Darüber hinaus sollte ein Notfallkoffer mit einer Ausrüstung zur Freihaltung der Atemwege und Intubations- und Beatmungsmöglichkeiten sowie entsprechende Notfallmedikamente bereitgehalten werden.

D. Die Antwort auf ein vorher schmerzvolles Manöver, z. B. eine Grimasse oder ein Wegziehen als Antwort auf ein Lasegue-Manöver, wird dokumentiert.

E. Thiopental wird in 50 mg-Dosen gegeben, bis ein Verlust der sprachlichen Antwort und ein Nachlassen der Reflexe erreicht ist.

F. Ein Stimulus, der sicherlich schmerzhaft ist (Kneifen in die Achillessehne oder 50 Hz Ministim Muskeltetanus) wird appliziert und ein Grimassieren oder ein Wegziehen als Schmerzantwort dokumentiert.

G. Das vorher schmerzvolle Manöver wird wiederholt und die Antwort oder die fehlende Antwort dokumentiert. Das Auftreten einer Antwort gilt als Bestätigung einer peripheren Pathologie; damit wird eine Fortsetzung der konventionellen Therapie, neurolytische Blockaden, falls indiziert chirurgische Maßnahmen etc. geplant. Das Fehlen einer Schmerzantwort legt den Verdacht auf eine nichtperiphere Ätiologie der Schmerzen nahe; es zeigt einen zentralen oder psychogenen Schmerz an, oder daß der Patient möglicherweise simuliert. Damit sind invasive diagnostische Verfahren, neurolytische Blockaden oder auch chirurgische Maßnahmen überflüssig, da sie dem Patienten wahrscheinlich nicht nützen. Hier ist sicherlich dann eine psychologische Diagnostik und Therapie indiziert.

Literatur

Krempen JF, Silver RA, Hadley J. An analysis of differential epidural spinal anesthesia and pentothal pain study in the differential diagnosis of back pain. Spine 1979; 4:452.

Soichet RP. Sodium amytal in the diagnosis of chronic pain. Can Psychiatr Assoc J 1978; 23:219.

Walters A. Psychogenic regional pain alias hysterical pain. Brain 1961; 84:1.

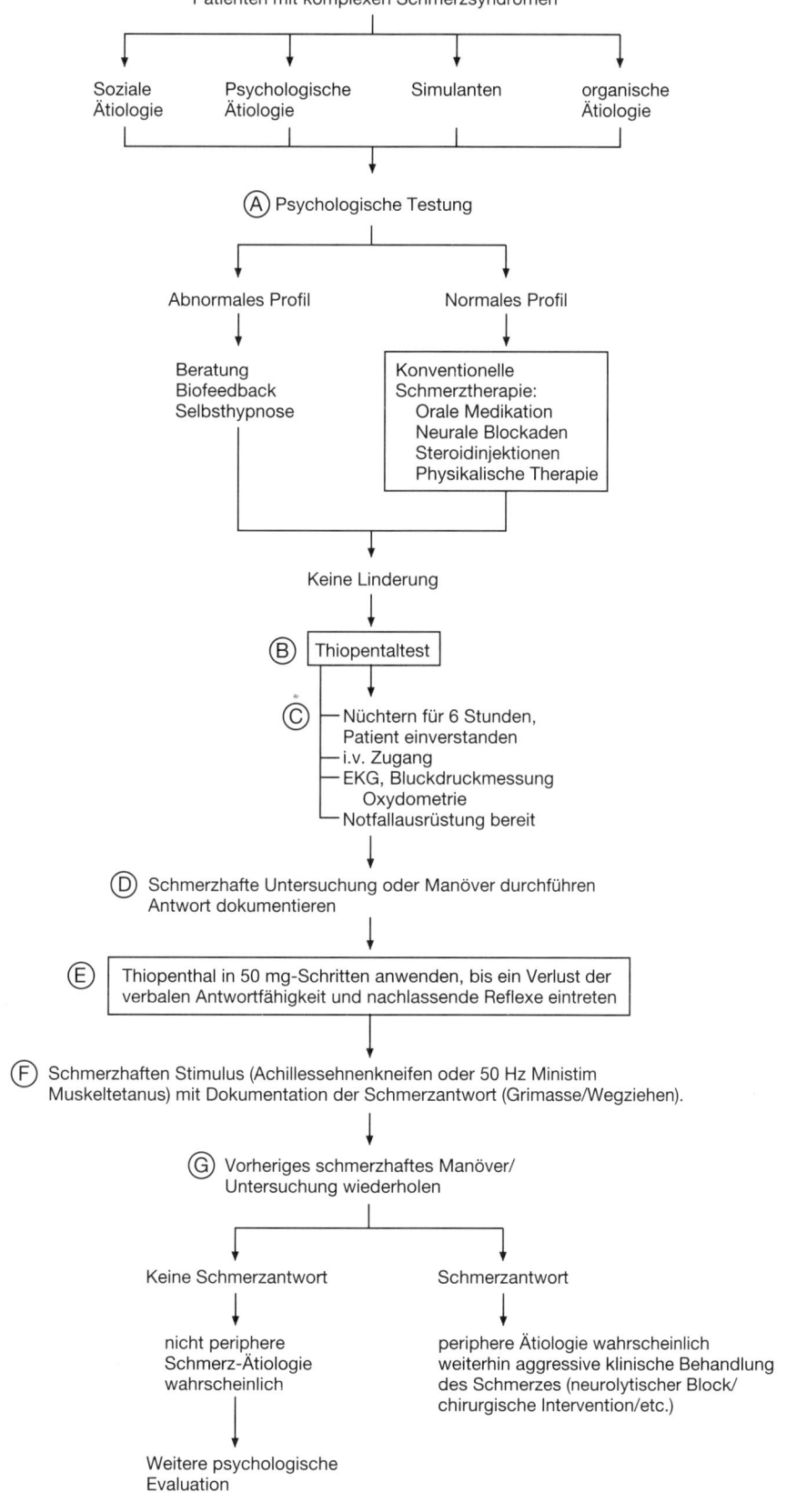

UNTERSUCHUNG UND BEHANDLUNG MIT INTRAVENÖSER LOKALANÄSTHESIE

J.P. Ducey

Bereits 1938 berichteten Leriche und Fonotaine über die intravaskuläre Anwendung von Lokalanästhetika zur Behandlung chronischer Schmerzen. Seitdem haben viele Berichte die intravaskuläre Gabe von Procain, Lidocain, Chloroprocain und sogar Tetracain zur Behandlung von zentralen Schmerzen, Deafferenzierungssyndromen, sympathischen (vegetativen) Schmerzsyndromen, Neuropathien, myofasziellen Schmerzen und anderen chronischen Schmerzsyndromen befürwortet. Der Wirkmechanismus ist vielfach diskutiert worden; er besteht wahrscheinlich sowohl in der Anästhesie der kleinen Nervenendigungen in den verletzten Regionen (Geweben) als auch in der Unterbrechung der c-Faser-Aktivität (der synaptischen C-Faserübermittlung) im Rückenmark bei Deafferenzierungssyndromen.

A. Schmerzsyndrome, für die die Anwendung intravenöser Lokalanästhetika sinnvoll sein kann, umfassen zentrale Schmerzen, Deafferenzierungssyndrome, Phantomschmerzen, Neuritis/Neuropathie, sympathikusvermittelte Schmerzen, postherpetische Neuralgien und myofaszielle Schmerzen.

B. Die i.v.-Lidocaingabe als Untersuchung sollte angewandt werden, um die Wirksamkeit der Behandlung zu testen. Der Patient muß darüber informiert werden, daß ihm im Falle einer Schmerzlinderung mehrere Injektionen in Serie gegeben werden, um einen dauerhaften Erfolg zu erzielen. Vor Beginn der Untersuchung sollte eine Schmerzintensitätsmessung mittels visueller Analogskala durch den Patienten erfolgen. Nach entsprechendem Monitoring (EKG, Pulsoxymetrie, Blutdruckmessung) erfolgt die erste Injektion normaler Kochsalzlösung über 5 Minuten. Weitere 5 Minuten nach Beendigung der Injektion füllt der Patient erneut die visuelle Analogskala aus. Wenn die Schmerzlinderung weniger als 50 % des Gesamtschmerzlevels beträgt, sollte eine zweite Injektion normaler Kochsalzlösung erfolgen. Beträgt die Besserung des Schmerzes mehr als 50 %, ist der Effekt auf die Plazebowirkung zurückzuführen und es sollten keine weiteren Injektionen erfolgen. Liegt die Verbesserung unter 50 %, sollte langsam eine dritte Injektion erfolgen. Diese besteht aus 1,5 bis 2 mg Lidocain pro Kilogramm Körpergewicht, das in 40 mg-Teilgaben injiziert wird. Der Patient muß während 90 Minuten nach der Behandlung beobachtet werden. Alternativ kann man 2-Chloroprocain verwenden.

C. Falls Unverträglichkeitsreaktionen des Patienten auf das Anästhetikum auftreten, wird die Infusion sofort gestoppt, und es müssen die notwendigen Schritte zur Beseitigung der Reaktion unternommen werden. Tritt eine zentralnervöse Toxizität in Form von Krampfanfällen auf, muß ebenfalls sofort die weitere Gabe des Lokalanästhetikums gestoppt werden. Außer einer Fixierung des Patienten ist hier eine Sauerstoffgabe mit Freihalten der Atemwege weitgehend ausreichend. Sollte der Krampfanfall längere Zeit anhalten, läßt er sich mit einer Benzodiazepingabe und weiterer Atemwegskontrolle in der Regel beherrschen. Falls die Unverträglichkeitsreaktion auf ein Esteranästhetikum in Form einer Allergie auftritt, sollte eine erneute Untersuchung mit Lidocain an einem anderen Tag erfolgen. Im Falle einer ZNS-Wirkung (Krampfanfall) kann an einem anderen Tag eine erneute Untersuchung mit einer geringeren Dosis und einer langsameren Gabe erwogen werden.

D. Wird mit der ersten Infusion eine ausreichende Schmerzlinderung erzielt, sollte die Anwendung wöchentlich 3 bis 4 mal wiederholt werden. Lidocain kann mit 4 mg pro Minute über 60 Minuten oder 5 mg/kg Körpergewicht über 30 bis 60 Minuten infundiert werden. Jede Infusion sollte eine bessere, weitergehende und längeranhaltende Schmerzlinderung erzielen. Wenn die Wirkung nur vorübergehend besteht, d. h. die Besserung nicht anhält oder von Infusion zu Infusion geringer wird, sollte man dieses Vorgehen beenden.

E. Erweist sich die i. v.-Anwendung von Lokalanästhetika als erfolgreich, sollte eine orale Dauertherapie mit Tocainid oder Mexiletin, Wirkstoffe mit sehr ähnlichem Wirkmechanismus wie Lidocain, erwogen werden. Die Serumspiegel dieser Substanzen sollten sorgfältig kontrolliert werden, um toxische Erscheinungen zu vermeiden. Nach den Ergebnissen einer Studie kann die Reaktion auf orale Antiepileptika durch die initiale Reaktion auf i. v.-Anästhetika vorausgesagt werden. Deshalb können auch Phenytoin und Carbamazepine für eine Dauerbehandlung nach erfolgreicher i. v.-Gabe zur Untersuchung eingesetzt werden.

F. Bietet eine i. v.-Anästhetikagabe keine adäquate Schmerzlinderung, sollten Anxiolytika wie Alprazolam oder die Anwendung von Opioiden erwogen werden. Die Wirksamkeit dieser Substanzen kann in gewissem Maße auch durch eine i. v.-Testung vorausgesagt werden. Konventionelle Methoden der Schmerzbehandlung wie die Gabe nichtsteroidaler Antiphlogistika, physikalische Therapie, Lokalanästhetikainjektionen, etc. können wie indiziert fortgesetzt werden.

Literatur

Ackerman WE, Phero JC, McDonald JS. Analgesia with intravenous local anesthetics. In: Raj PP, ed. Practical management of pain. 2nd ed. St. Louis: Mosby -Year Book, 1992:851.

Boas RA, Covino BG, Shahnarian A. Analgesic responses to IV lignocaine. Br J Anaesth 1982; 54:501.

Edwards WT, Farajallah H, Burney RG, et al. Intravenous lidocaine in the management of various chronic pain states. Reg Anaesth 1985; 10:1.

Phero JC, McDonald JS, Raj PP, et al. Controlled intravenous administration of chloroprocaine for intractable pain management. Reg Anesth 1984; 9:50.

Woolf CJ, Wiesenfled-Hallin Z. The systemic administration of local anaesthetics produces a selective depression of C-afferent fibre evoked activity in the spinal cord. Pain 1985; 23:361.

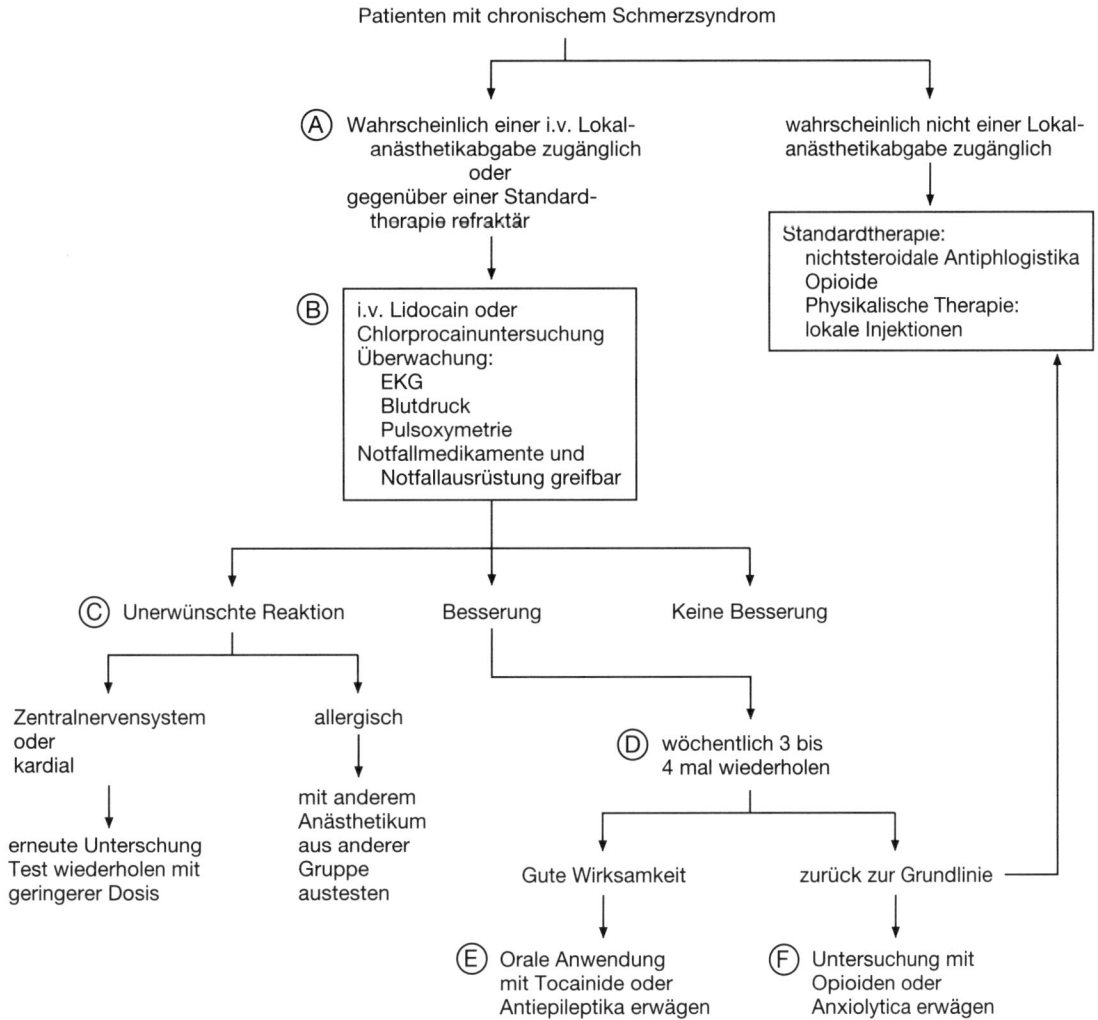

DIFFERENTIALDIAGNOSTISCHE ANWENDUNG EPIDURALER/SPINALER BLOCKADEN

William E. Strong

Viele Patienten mit chronischen Schmerzen, deren Genese trotz umfangreicher bereits durchgeführter Untersuchungen unklar ist, werden an Schmerzkliniken überwiesen. Eine Differentialuntersuchung mit epiduralem/spinalem Block kann bei der Identifizierung des Schmerzmechanismus hilfreich sein. Die Wirksamkeit basiert auf der differenten Sensitivität der Nervenfasern auf Lokalanästhetika (Tabelle 1). Diese Untersuchung ist bei Patienten mit Schmerzen in den unteren Extremitäten, dem unteren Abdomen, dem Becken und den unteren Wirbelsäulenanteilen nützlich. Der epidurale Block kann außerdem bei thorakalen Schmerzen angewandt werden. Das Ziel der Blockade ist es zu definieren, ob der Schmerzmechanismus sympathischer, somatischer oder zentraler Genese ist. Die Untersuchung ist für Diagnosestellung und Prognose sinnvoll und kann gleichzeitig auch therapeutisch wirksam sein.

A. Eine sorgfältige Anamnese und gründliche Untersuchung ist bei der Eingangsuntersuchung aller Patienten einer Schmerzklinik notwendig. Falls indiziert, sollten zusätzliche Untersuchungen wie Röntgen und EMG oder andere durchgeführt werden. Diese Untersuchungen wurden jedoch in den meisten Fällen schon durchgeführt. Eine psychologische Screening-Untersuchung incl. psychometrischer Tests vervollständigt die Basisuntersuchung. An diesem Punkt kann meist eine vorläufige Diagnose gestellt und die Behandlung begonnen werden. Wenn die Ursache der Schmerzen immer noch unklar ist, kann eine Nervenblockade der geeignete nächste Schritt sein.

B. Der Nervenblock zur Differentialdiagnose kann als „single shot", als kontinuierlicher spinaler oder kontinuierlicher epiduraler Block (Kathetertechnik) durchgeführt werden. Ein Vorteil der Kathetertechnik oder der kontinuierlichen Technik ist, daß der Patient nicht lange mit einer Nadel im Rücken auf der Seite liegen muß. Die Nachteile der epiduralen Technik sind der langsamere Beginn und individuell unterschiedliche Wirkdauer. Es muß nochmals betont werden, daß die Patienten einen zentralen neuraxialen Block bekommen und deshalb ein ausreichendes Monitoring wie i. v.-Zugang, Notfallmedikamente und Beatmungsmöglichkeiten vorhanden sein muß.

C. Der spinale oder epidurale Block sollte in typischer Technik durchgeführt werden. Für die spinale Technik (nicht kontinuierlich) muß der Patient auf der Seite liegen, wobei die Nadel während der gesamten Dauer der Untersuchung unverändert im Subachnoidalraum verbleibt. Alle Injektionen sollten mit der gleichen Spritze, dem gleichen Volumen und Aussehen vorgenommen werden, so daß der Patient nicht weiß, welcher Wirkstoff getestet wird. Die Untersuchung der Sensibilität mit dem Nadelrad und die Untersuchung der sympathischen Funktion mit Hauttemperaturmessung oder sympathogalvanischen Untersuchungen sollten vor und 5 Minuten nach jeder Injektion durchgeführt werden. Die initiale Injektion sollte immer mit 0,9 % Kochsalzlösung als Plazebo erfolgen, ungeachtet dessen, ob eine epidurale oder spinale Technik gewählt wird. Wird durch diese Injektion der Schmerz bereits gelindert, ist dieser Effekt als Plazeboeffekt einzuschätzen. Dies schließt eine organische Ursache der Schmerzen nicht aus, denn 30 bis 35 % der Patienten mit organischen Schmerzen empfinden eine Linderung auf Plazebogabe (Seite 204). Dieser Effekt ist jedoch meistens nur von kurzer Dauer. Die Patienten, bei denen durch die Kochsalzinjektion eine länger anhaltende Schmerzlinderung erreicht wird, leiden meist unter psychogenen Schmerzen.

D. Erfährt der Patient keine Schmerzlinderung durch das Plazebo, sollte eine niedrige Konzentration eines Lokalanästhetikums (0,25 % Procain für die spinale Injektion oder 0,5 % Lidocain für die epidurale Injektion) injiziert werden, um eine sympathische Blockade der schmerzhaften Region zu erzielen. Tritt eine Schmerzlinderung bei nachgewiesener sympathischer Blockade, jedoch intakter Sensibilität ein, ist der Schmerz wahrscheinlich sympathikusvermittelt. Diese Patienten können auf eine Serie von Sympathikusblockaden gut ansprechen.

Tabelle 1 Klassifikation der Nervenfasern auf Basis der Fasergröße (Zuordnung der Fasergröße zur Faserfunktion und Sensitivität auf Lokalanästhetika).

	Gruppe	Faserdurchmesser	Leitungsgeschwindigkeit	Funktion	Sensitivität auf Lokalanästhetika (subrachnoidale Procaingabe)
A	(myelinisiert)				
	Alpha	20 μ	100 mps	Große Motorik, Propriozeption (Reflexaktivität)	1 %
	Beta	20 μ	100 mps	kleine Motorik, Berührung und Druck	1 %
	Gamma	20 μ	100 mps	Muskelspindelfasern (Muskeltonus)	1 %
	Delta	4 μ	5 mps	Temperatur und scharfer Schmerz, möglicherweise Berührung	0,5 %
B	(myelinisiert)	3 μ	3 - 14 mps	Präganglionäre autonome Fasern	0,25 %
C	(unmyelinisiert)	0,5 - 1 μ	1,2 mps	dumpfer Schmerz, Temperatur, Berührung (wie Deltafasern aber langsamer)	0,5 %

mps = Meter pro Sekunde
Aus: Ramamurthy S, Winnie AP. Regional anesthetic techniques for pain relief. Semin Anesth 1985; 4:237; mit freundlicher Genehmigung.

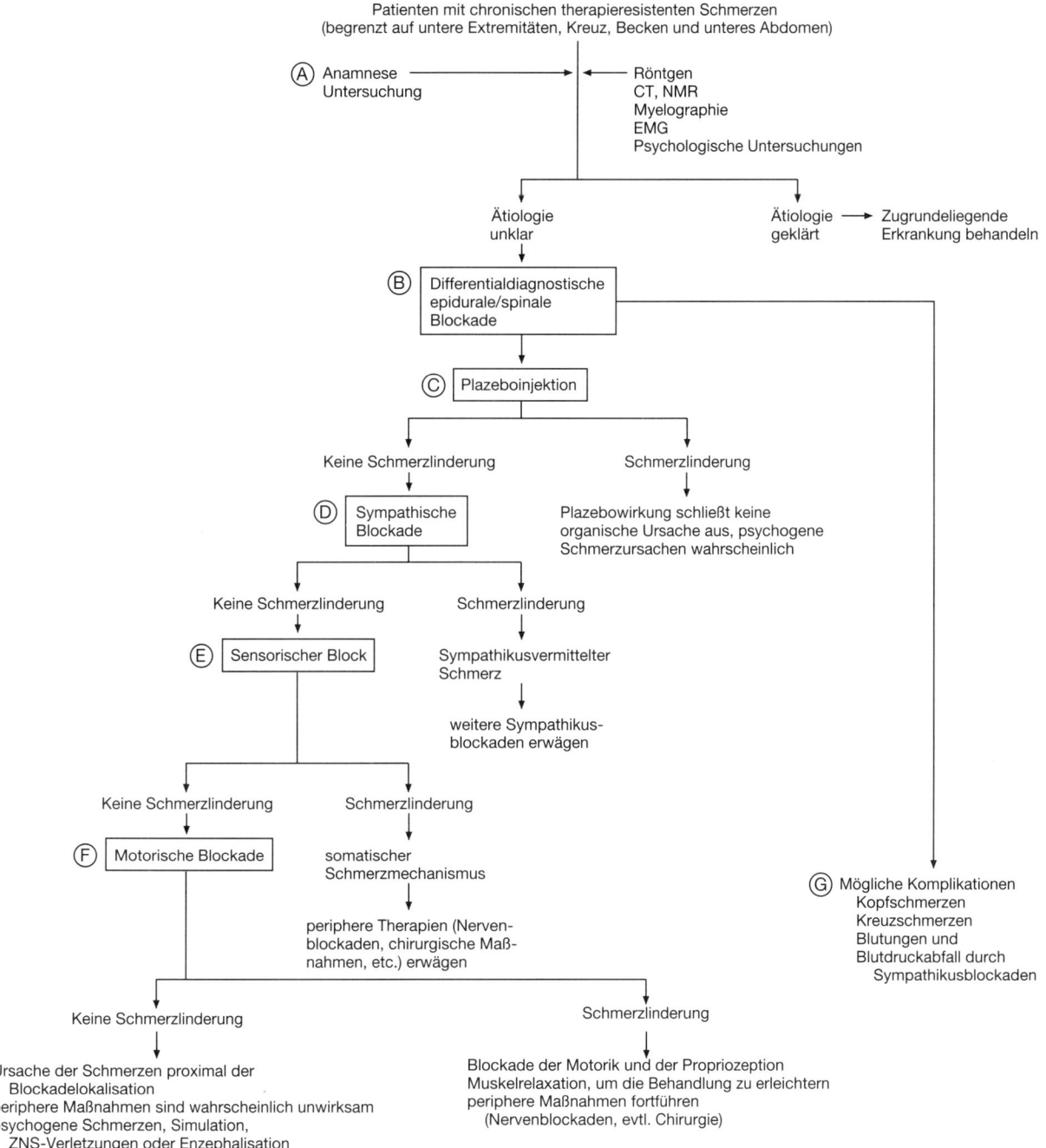

E. Empfindet der Patient auch bei gut sitzender Sympathikusblockade noch unverändert Schmerzen, sollte eine höhere Konzentration eines Lokalanästhetikums injiziert werden (0,5 % Procain zur spinalen und 1 % Lidocain zur epiduralen Anwendung). Wenn der Patient bei Nachweis eines regelrecht sitzenden Nervenblocks (Nadelraduntersuchung) und entsprechender Anästhesie schmerzfrei wird, so ist eine somatische Schmerzursache wahrscheinlich und eine Serie von Blockaden oder eventuell auch eine chirurgische Intervention indiziert.

F. Wird der Schmerz bei einer sensorischen Blockade nicht gelindert, sollte eine höhere Konzentration eines Lokalanästhetikums (1 % oder höhere Konzentration von Procain für die spinale und 2 % Lidocain für die epidurale Anwendung) injiziert werden, um eine vollständige Blockade der sensiblen und motorischen Fasern zu erreichen. Kann der Schmerz gelindert werden, ist eine somatische Ursache wahrscheinlich. Eine periphere Nervenblockade oder gegebenenfalls chirurgische Maßnahmen können hilfreich sein. Erfährt der Patient mit einem kompletten somatischen Nervenblock keine Schmerzlinderung, ist die Ursache des Schmerzes proximal der Blockade und weder periphere Blockaden noch eine chirurgische Intervention in dieser Region helfen hier weiter. Fehlende Schmerzlinderung bei dieser Untersuchung kann bei ZNS-Läsionen, Enzephalisation, psychogenen Schmerzen oder Simulation auftreten.

G. Beim differentialdiagnostischen epiduralen/spinalen Block können die gleichen Komplikationen wie bei anderen epiduralen oder spinalen Blockaden oder Anästhesien auftreten. Diese schliessen Kopfschmerzen (am wahrscheinlichsten von Duralpunktionen), Kreuzschmerzen, Blutungen (eingeschlossen epidurale Hämatome) und Hypotension durch die sympathische Blockade ein. Der Patient sollte über diese möglichen Komplikationen aufgeklärt werden.

DIAGNOSTISCHE NEURALE BLOCKADE

William E. Strong

Nervenblockaden werden häufig bei der Behandlung von schmerzhaften Zuständen angewandt. In vielen Fällen kann eine Nervenblockade jedoch auch zur korrekten Diagnosestellung und zur Prognose bei verschiedenen schmerzhaften Störungen sinnvoll sein. Dies gilt besonders für Patienten, deren schmerzhafte Störungen undiagnostiziert sind oder deren Ätiologie nach dem üblichen diagnostischen Procedere ungeklärt bleibt. Der hier beschriebene Vorgang ist ausführlich durch Ramamurthy und Winnie erläutert worden.

A. Die Untersuchung aller Patienten, die für eine Nervenblockade in Frage kommen, sollte eine vollständige Anamnese, eine klinische Untersuchung und, soweit indiziert, Labor- und Röntgenuntersuchungen beinhalten. Eine psychologische Untersuchung mit psychometrischen Tests kann zusätzliche Informationen liefern (siehe S. 6). Falls keine Ursache für die Schmerzen festgestellt werden kann, sollte nach Abschluß der Untersuchungen eine Nervenblockade erwogen werden.

B. Eine differentialdiagnostische Untersuchung mittels epiduralem/spinalem Block kann zur Diagnose mancher schmerzhafter Zustände führen (siehe S. 20). Diese Methode ist jedoch auf Schmerzen in den unteren Extremitäten, dem unteren Abdomen, Becken und Kreuz begrenzt. Eine diagnostische neurale Nervenblockade kann bei Schmerzen in jeder Körperregion angewandt werden. Zusätzlich können die sympathischen Fasern getrennt von den somatischen Nerven blockiert werden. Das Ergebnis des diagnostischen Nervenblocks kann Hinweise darauf geben, ob eine länger andauernde Unterbrechung dieser Nervenbahn langfristige Schmerzlinderung bringt.

C. Die Wahl des Ortes der Blockade basiert auf der wahrscheinlichen Schmerzursache (Tabelle 1). So können z. B. Gesichtsschmerzen, die über das sympathische Nervensystem vermittelt werden, durch einen Ganglion stellatum-Block blockiert werden; somatische Schmerzen mit Trigeminusneuralgien können durch Blockade des Trigeminusganglions oder der einzelnen Nervenäste ausgeschaltet werden.

D. Die initiale Injektion sollte eine Plazebogabe von 0,9 %-iger Kochsalzlösung sein. Schmerzlinderung durch Plazebogabe schließt eine organische Ursache nicht aus, denn 30 bis 35 % aller Patienten mit organischen Schmerzen erfahren eine gewisse Linderung ihrer Schmerzen durch Plazeboinjektionen (S. 204). In der Regel werden jedoch Patienten mit organischer Schmerzursache nur eine kurzzeitige Schmerzlinderung durch die Plazeboinjektion erfahren, wohingegen Patienten mit langandauernder Schmerzlinderung durch Plazebogabe meistens psychogene Schmerzen haben.

E. Erfährt der Patient keine Linderung durch die Plazeboinjektion, wird als nächstes eine Sympathikusblockade versucht. Zum Beispiel wird eine Blockade des Ganglion stellatum selektiv die sympathische Nervenversorgung des Kopfes, des Nackens und der oberen Extremität auf der jeweiligen Seite blockieren. Diese Blockade hat in der Regel keine somatische Nervenblockade zur Folge (siehe S. 242). Bevor irgendeine Aussage über die Wirkung der Blockade gemacht werden kann, muß die Wirksamkeit der Sympathikusblockade dokumentiert werden (erhöhte Hauttemperatur, Verlust der sympathogalvanischen Antwort etc.), wohingegen die sensorische Nervenversorgung intakt bleiben muß. Erfährt der Patient eine Schmerzlinderung durch einen Sympathikusblock, können weitere Sympathikusblockaden eine anhaltendere und weitergehende Schmerzlinderung ermöglichen.

F. Erfährt der Patient keine Schmerzlinderung durch einen sympathischen Block, sollte ein somatischer Nervenblock der Nerven, die die betroffene Region versorgen, erfolgen. Z. B. können Handschmerzen, die durch einen Stellatumblock unbeeinflußt geblieben sind, durch einen Plexus brachialis-Block oder die Blockade eines einzelnen peripheren Nerven (z. B. N. medianus) gelindert werden. Wird der Schmerz durch eine somatische Nervenblockade gelindert, können weitere Nervenblockaden oder entsprechende chirurgische Interventionen indiziert sein. Es sei daran erinnert, daß periphere Nerven sympathische und somatische Fasern enthalten. Dies erklärt

Tabelle 1 Vorgehensweise: Differentialdiagnostische Nervenblockaden

	Injektionslösungen		
Schmerz- lokalisation	physiologische Kochsalzlösung	sympathische Lokalanästhesie	somatische Lokalanästhesie
Kopf	Plazeboblock	Ganglion stellatum-Block	Blockaden C2, Block der Trigeminusäste (oder einzelne Äste)
Nacken	Plazeboblock	Ganglion stellatum-Block	Plexus cervikalis-Block (oder einzelne Nerven)
Arm	Plazeboblock	Ganglion stellatum-Block	Plexus brachialis-Block (oder individuelle Nerven)
Thorax	Plazeboblock	thorakale epidurale Blockade, paravertebrale Blockade, intercostale Blockade in geringer Konzentration	die gleichen Blockaden mit höheren Konzentrationen
Abdomen	Plazeboblock	Plexus celiacus-Block	Paravertebralblock, Interkostalblock
Bein	Plazeboblock	lumbaler paravertebraler Sympathikusblock	paravertebraler lumbaler somatischer Block (oder einzelne Nervenwurzeln)

Aus: Ramamurthy S, Winnie AP. Regional anesthetic techniques for pain relief. Semin Anesth 1985; 4:237; mit freundlicher Genehmigung.

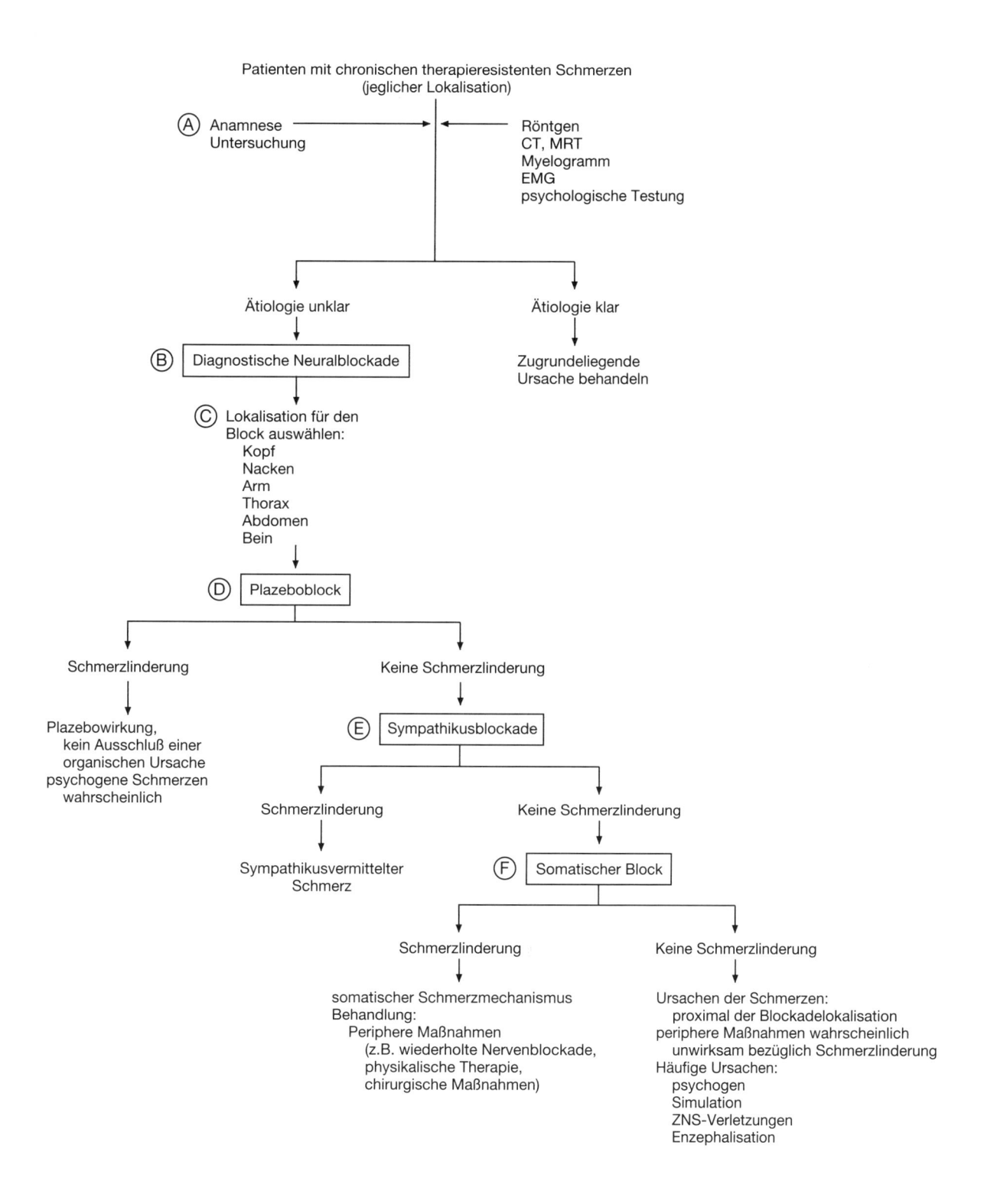

```
                    Patienten mit chronischen therapieresistenten Schmerzen
                                    (jeglicher Lokalisation)
    Ⓐ  Anamnese ──────────────→    ←────────── Röntgen
        Untersuchung                             CT, MRT
                                                 Myelogramm
                                                 EMG
                                                 psychologische Testung
                            │
            ┌───────────────┴───────────────┐
            ↓                               ↓
        Ätiologie unklar                Ätiologie klar
            │                               │
    Ⓑ  ┌────────────────────────┐       Zugrundeliegende
       │ Diagnostische Neuralblockade │    Ursache behandeln
       └────────────────────────┘
            ↓
    Ⓒ  Lokalisation für den
        Block auswählen:
            Kopf
            Nacken
            Arm
            Thorax
            Abdomen
            Bein
            ↓
    Ⓓ  ┌──────────────┐
       │ Plazeboblock │
       └──────────────┘
        ┌──────┴──────────────────┐
        ↓                         ↓
  Schmerzlinderung         Keine Schmerzlinderung
        │                         │
  Plazebowirkung,           Ⓔ ┌──────────────────┐
  kein Ausschluß einer        │ Sympathikusblockade │
  organischen Ursache         └──────────────────┘
  psychogene Schmerzen         ┌──────┴──────────────┐
  wahrscheinlich               ↓                     ↓
                         Schmerzlinderung    Keine Schmerzlinderung
                               │                     │
                         Sympathikusvermittelter  Ⓕ ┌──────────────────┐
                         Schmerz                    │ Somatischer Block │
                                                    └──────────────────┘
                                             ┌──────┴──────────────┐
                                             ↓                     ↓
                                      Schmerzlinderung    Keine Schmerzlinderung

                                  somatischer Schmerzmechanismus    Ursachen der Schmerzen:
                                  Behandlung:                          proximal der Blockadelokalisation
                                    Periphere Maßnahmen                periphere Maßnahmen wahrscheinlich
                                    (z.B. wiederholte Nervenblockade,    unwirksam bezüglich Schmerzlinderung
                                    physikalische Therapie,          Häufige Ursachen:
                                    chirurgische Maßnahmen)             psychogen
                                                                        Simulation
                                                                        ZNS-Verletzungen
                                                                        Enzephalisation
```

nochmals die Notwendigkeit, zunächst eine selektive sympathische Nervenblockade durchzuführen, um den exakten Schmerzmechanismus zu identifizieren. Zusätzlich kann in manchen Fällen der Mechanismus sehr komplex sein und sowohl sympathische als auch somatische Nervenfasern betreffen. Erfährt der Patient keine vollständige Schmerzlinderung mit einem kompletten Sympathikus- und somatischen Nervenblock, hat der Schmerz seine Ursache proximal der Lokalisation des Nervenblocks. Keine Schmerzlinderung durch Nervenblockaden dieser Art können bei ZNS-Verletzung, Enzephalisation*, psychogenen Schmerzen oder Simulation vorkommen. Weitere Nervenblockaden oder chirurgische Interventionen sind in diesem Falle nicht indiziert, da sie wahrscheinlich nicht zu einer Schmerzlinderung führen.

---

* unter Enzephalisation wird ein starker Schmerz verstanden, der zunächst peripher wahrgenommen wird, jedoch nach längerer Zeit zentral fixiert wird.

AKUTE SCHMERZEN

Patientenkontrollierte Analgesie
Akuter Herpes zoster
Akute Schmerzen der oberen Extremität
Akute Schmerzen der unteren Extremität

Akute thorakale Schmerzen
Akute abdominelle Schmerzen
Akute Pankreatitis
Geburtshilfliche Schmerzen

PATIENTENKONTROLLIERTE ANALGESIE

Nancy E. Hambleton
James N. Rogers

Über patientenkontrollierte Schmerztherapie oder Analgesie (PCA) wurde zuerst Anfang der 70er Jahre berichtet. Seitdem ist sie weltweit zu einer breiten Anwendung gekommen. Die patientenkontrollierte Schmerztherapie berücksichtigt die individuellen pharmakodynamischen und pharmakokinetischen Besonderheiten, die bei den unterschiedlichen in der Schmerztherapie benötigten Dosierungen auftreten. Sie ermöglicht die klare Festlegung der Medikamentendosierungen, die jeder Patient braucht, um körperliches Wohlbefinden zu erreichen. Darüber hinaus übernimmt der Patient eine aktive Rolle in der Behandlung seiner Schmerzen. Das Ziel ist, daß der Patient sich ohne wesentliche Sedierungseffekte wohlfühlt.

A. Die patientenkontrollierte Schmerztherapie kann bei i. v.-Gabe, subkutaner Gabe, epiduraler oder intrathekaler Medikamentengabe angewandt werden. Sie hat sich bei der Behandlung akuter postoperativer Schmerzen, Belastungsschmerzen, Tumorschmerzen und Schmerzen aufgrund von Verbrennungen als erfolgreich erwiesen. Sie wurden nicht nur bei kontinuierlich überwachten Intensivpatienten angewandt, sondern auch bei stationären und ambulanten Patienten. Sogar Kinder können angeleitet werden, die Pumpe zu bedienen, um Schmerzlinderung zu erzielen. Bei sehr kleinen Kindern können die Eltern in die Anwendung des Pumpensystems eingewiesen werden. Dadurch können sie aktiv an der Schmerzbehandlung teilnehmen.

B. Die patientenkontrollierte Schmerztherapie hat viele Vorteile. Sie ermöglicht eine schnelle Behandlung von starken Schmerzen und die Festlegung der bei kontinuierlicher i. v.-Gabe benötigten Stundendosis. Die Plasmakonzentration wird aufrechterhalten. Die patientenkontrollierte Analgesie macht schmerzhafte i.m.-Injektionen überflüssig und erfordert weniger Pflegezeit. Der individuelle Analgetikabedarf bleibt fast konstant, der Bedarf ist geringer als bei i.m.-Injektionen.

C. Ein Nachteil kann in den anfänglichen Anschaffungskosten für die Pumpe liegen. Opioide, die regelmäßig gegeben werden, rufen unabhängig von der Applikationsform Nebenwirkungen hervor. Obstipation, Brechreiz, Schwindel, Sedierung und Atemdepression sind die häufigsten Nebenwirkungen. Die meisten Patienten erreichen ein Gleichgewicht zwischen Wohlbefinden und Nebeneffekten. Wenn die Nebenwirkungen den Patienten stark beeinträchtigen, sollten sie konsequent behandelt werden.

D. Die patientenkontrollierte Schmerztherapiepumpe ist eine Infusionspumpe gekoppelt mit einem Mikroprozessor. Der Patient kann über einen Druckknopf eine vorher festgelegte Dosis des Medikamentes applizieren. Die Pumpe sollte in der Lage sein, über eine kontinuierliche Basisinfusion hinaus, bei Bedarf eine Bolusinjektion abzugeben. Nach der Abgabe eines Bolus wird der Mechanismus für eine zusätzliche Medikamentengabe für eine bestimmte Zeit blockiert; auch diese Zeit wird vorher festgelegt. Alle patientenkontrollierten Schmerzsysteme haben einen Datenspeicher. Ein Display zeigt, wie lange das System bereits arbeitet, die Zahl der zusätzlichen Bolusinjektionen, die Zahl der Bolusanforderungen durch den Patienten und die übrige Restmenge des Medikamentes. Sicherheitsvorrichtungen wie ein Schlüssel und eine Codekombination verhindern Mißbrauch.

E. Die Aufklärung des Patienten ist Voraussetzung für die sachgerechte und optimale Anwendung der patientenkontrollierten Schmerztherapie über Infusionspumpen. Die Aufklärung und Anleitung des Patienten sollte Informationen über Opioide (insbesondere Nebenwirkungen) und die Erläuterung der realistischerweise zu erwartenden Schmerzbefreiung umfassen. Die Patienten, die eine eigenständige Kontrolle über die Bedienung der Pumpe haben, sollten wissen, wie oft sie eine zusätzliche Bolusinjektion abrufen können, ob sie bei jeder Anforderung eine zusätzliche Dosis erhalten und welches Medikament sie in welcher Dosierung bekommen. Der Patient sollte angewiesen werden, eine zusätzliche Medikation abzurufen, sobald der Schmerz wiederkommt oder stärker wird, oder vor einer schmerzauslösenden Tätigkeit. Gut informierte Patienten behandeln ihre Schmerzen effektiver.

F. Ein effektives Vorgehen, welches sich speziell in der Behandlung postoperativer Schmerzen bewährt hat, beginnt mit einer initialen i.v.-Bolusgabe eines zentralwirksamen Analgetikums, in der Dosis ausgelegt für eine Wirkdauer von 20 bis 30 Minuten. Dann erhält der Patient die patientenkontrollierte Schmerzpumpe, und es wird ein i.v.-Zugang angeschlossen. Bei Erwachsenen werden bei jeder Anforderung 1 bis 2 mg Morphin mit einer Refraktärzeit von 10 bis 15 Minuten abgegeben. Nach den ersten acht Stunden wird der Opioidverbrauch bilanziert und die stündlich benötigte Dosis bestimmt. Eine kontinuierliche Infusion kann dann mit der PCR-Pumpe begonnen werden, wobei dann Bolus-i. v.-Gaben für Schmerzexazerbationen angewandt werden.

G. Eine PCA-neuroaxiale Schmerzfreiheit kann über den epiduralen oder subrachnoidalen (periduralen) Weg erreicht werden. Diese Anwendungsweise kann hilfreich sein, um postoperative Schmerzen nach thorakalen orthopädischen oder abdominalchirurgischen Eingriffen und bei Tumorschmerzen, die durch andere Maßnahmen unzureichend kontrolliert werden, zu behandeln. Kontraindikationen sind spinale Abnormitäten, Infektionen, Gerinnungsstörungen, fehlende Patientencompliance oder fehlende pflegerische Hilfsmöglichkeiten im häuslichen oder stationären Bereich.

Literatur

Forrest WH, Smethurst PWR, Kienetz ME. Self-administration of intravenous analgetics. Anesthesiology 1970; 33:363.

Lehmann KA. Practical experience with demand analgesia for postoperative pain. In: Harmer M, Rosen M, Vickers MD, eds. Patient-controlled analgesia. Oxford: Blackwell, 1985.

Sechzer PH. Studies in pain with the analgesic demand system. Anesth Analg 1971; 50:1.

Tamsen A, Sjoestroem S, Hartvig P. The Uppsala experience of patient-controlled analgesia. In: Foley KM, Inturrisi CE, eds. Advances in pain - research and therapy. Vol 8. New York: Raven Press, 1986.

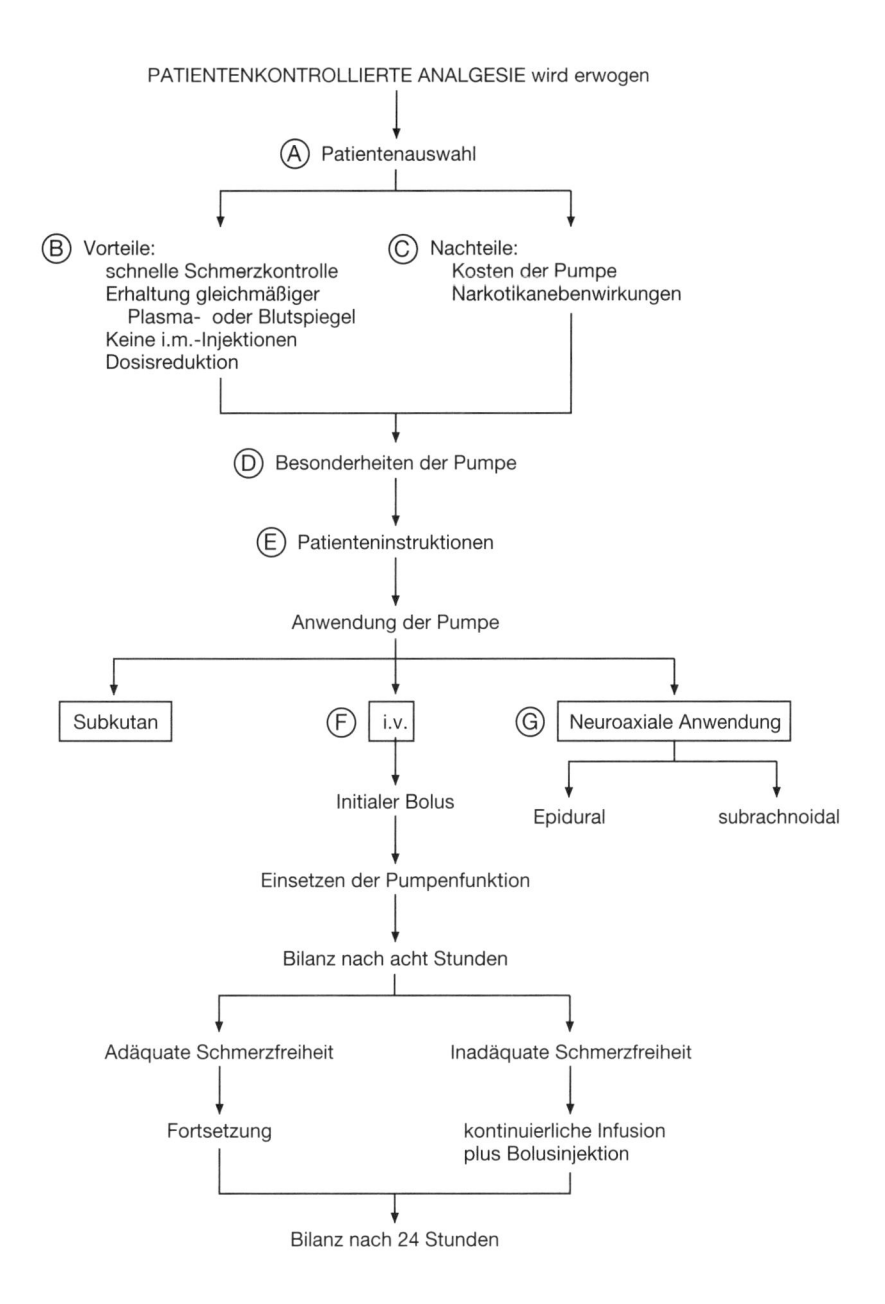

PATIENTENKONTROLLIERTE ANALGESIE wird erwogen

(A) Patientenauswahl

(B) Vorteile:
- schnelle Schmerzkontrolle
- Erhaltung gleichmäßiger Plasma- oder Blutspiegel
- Keine i.m.-Injektionen
- Dosisreduktion

(C) Nachteile:
- Kosten der Pumpe
- Narkotikanebenwirkungen

(D) Besonderheiten der Pumpe

(E) Patienteninstruktionen

Anwendung der Pumpe

- Subkutan
- (F) i.v.
- (G) Neuroaxiale Anwendung
  - Epidural
  - subrachnoidal

Initialer Bolus

Einsetzen der Pumpenfunktion

Bilanz nach acht Stunden

- Adäquate Schmerzfreiheit → Fortsetzung
- Inadäquate Schmerzfreiheit → kontinuierliche Infusion plus Bolusinjektion

Bilanz nach 24 Stunden

AKUTER HERPES ZOSTER

Robert Sprague

Herpes Zoster (HZ) ist ein alltägliches Problem in der Schmerzklinik. Es ist ein kräftezehrendes Schmerzsyndrom, das diagnostische Schwierigkeiten bereiten kann. Außerdem kann es zu dem chronischen Problem der postherpetischen Neuralgie (PHN) führen. HZ ist eine Reaktivierung des Varizellenvirus, das eine intensive hämorrhagische Entzündung im dorsalen Wurzelganglion hervorruft, die sich bis zum peripheren Nerv hin erstreckt. Häufig werden immungeschwächte Patienten von dieser Krankheit befallen (d. h. junge und ältere Patienten). Kinder von weniger als zwei Jahren machen 5 bis 8 %, die Gruppe der 50–70jährigen Patienten dagegen 40 % der Fälle aus. PHN ist in erster Linie eine Krankheit von Patienten über 50 Jahren.

A. Eine sorgfältige Anamneseerhebung und Untersuchung sind wichtig, um die Dermatomzuordnung festzulegen (siehe Tabelle 1). Diese Untersuchung kann außerdem die zugrunde liegende Ursache der Immunschwäche aufdecken, z. B. eine bisher nicht diagnostizierte maligne Erkrankung.

B. Okularer Herpes Zoster kann zur Erblindung führen und sollte von einem Augenarzt behandelt werden. Eine Blockade des Ganglion stellatum kann hilfreich sein (siehe Seite 242).

C. Obwohl es willkürlich erscheint, dient eine Zweimonatsgrenze ab Ausbruch des Schmerzsyndromes zur Differenzierung zwischen PHN und HZ. Dies ist außerordentlich wichtig für die Wahl der weiteren Behandlung.

D. Alle therapeutischen Maßnahmen zielen auf eine Schmerzbefreiung und die Verhütung der PHN hin.

Tabelle 1 Dermatom-Verteilung des Herpes zoster

Kranial (einschließlich N. trigeminus)	25%
Zervikal	12%
Thorakal	55%
Lumbal	14%
Sakral	3%
Generalisiert	1%

E. Schmerzlinderung ist der vordringlichste Wunsch des Patienten, da diese Erkrankung extrem schmerzhaft ist. Orale Betäubungsmittel kombiniert mit nicht-steroidalen Antirheumatika können Schmerzlinderung oder -freiheit erzielen, jedoch nicht die Entwicklung einer PHN verhindern. In klinischen Studien hat sich gezeigt, daß die Applikation von oralen oder intraläsionalen Steroiden den Schmerz reduziert und möglicherweise eine PHN verhindert.

F. Antivirale Substanzen wie Aciclovir verringern durch HZ verursachte Schmerzen und beschleunigen die Abheilung der Effloreszenzen, können eine PHN jedoch nicht verhindern.

G. Sympathikusblockaden bieten Schmerzlinderung und beschleunigen die Heilung in der Behandlung des HZ, ihre Rolle in der Verhütung einer PHN ist jedoch noch ungeklärt. Wird der Patient in einem frühen Stadium der Erkrankung gesehen, neigt man aufgrund der Hoffnung auf positive klinische Erfahrungen und das relativ geringe Risiko dieser Behandlung zur Anwendung dieser Therapie.

H. Adjuvante Therapien sowie transkutane elektrische Nervenstimulation (TENS) und topische Anwendungen von Pharmaka (z. B. Lidocain, Aspirin/Chloroform-Mischung) haben nur begrenzte Erfolge gezeigt.

Literatur

Eaglestein WH, et al. The effects of early corticosteroid therapy on the skin eruption and pain of herpes zoster. JAMA 1979; 211:168.

Epstein E. Corticisteroid therapy of zoster: Oral vs sublesional injection. Hawaii Med J 1982; 41:420.

Portenoy RK, et al. Acute herpes zoster and postherpetic neuralgia: Clinical review and current management. Ann Neurol 1986; 20:1.

Portenoy RK, et al. Postherpetic neuralgia: A workable treatment plan. Geriatrics 1986; 41:34.

Watson CP. Postherpetic neuralgia: Postmortem analysis of a case. Pain 1988; 34:129.

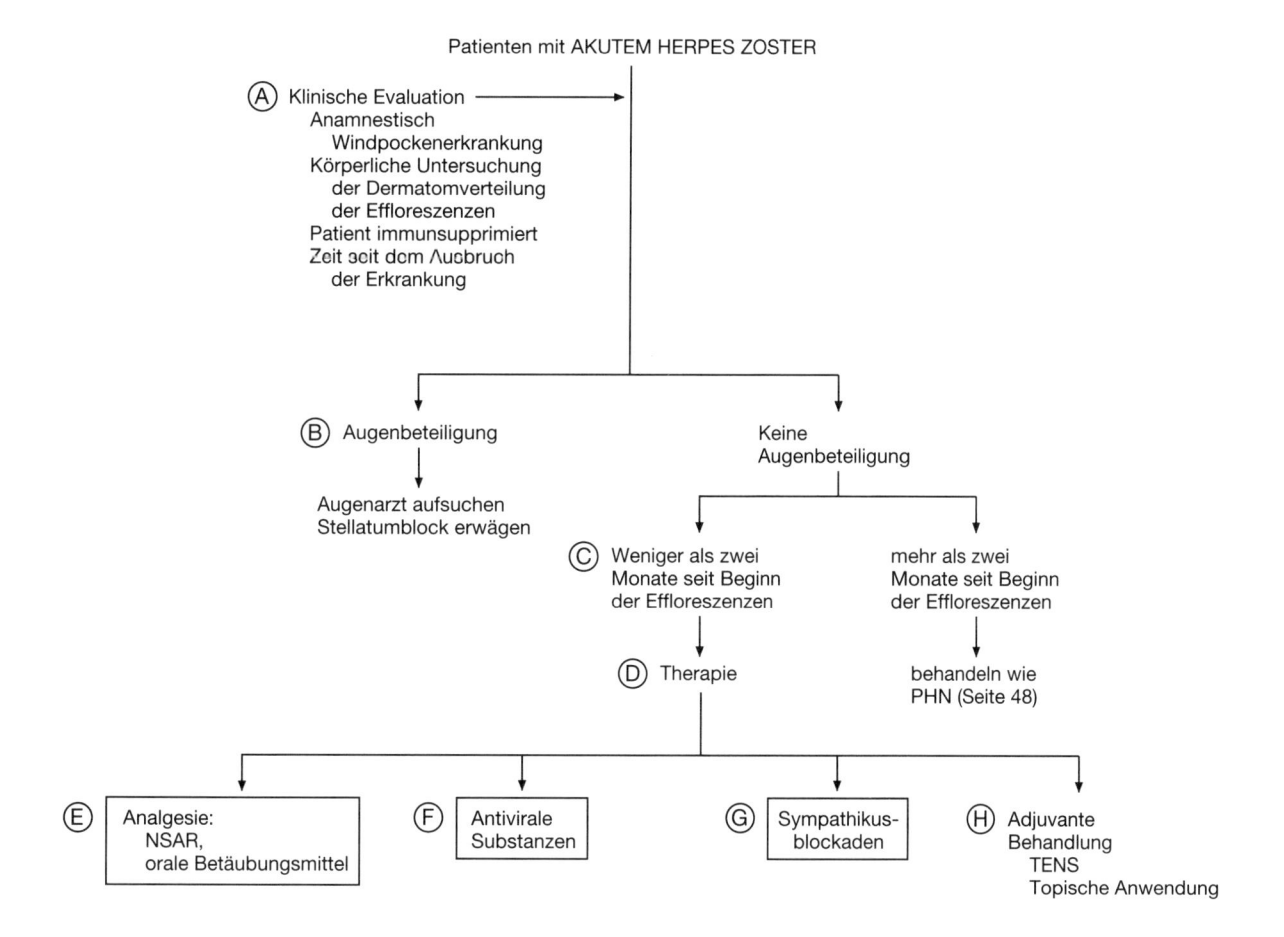

Patienten mit AKUTEM HERPES ZOSTER

- (A) Klinische Evaluation
  - Anamnestisch
    - Windpockenerkrankung
  - Körperliche Untersuchung
    - der Dermatomverteilung
    - der Effloreszenzen
  - Patient immunsupprimiert
  - Zeit seit dem Ausbruch
    - der Erkrankung

- (B) Augenbeteiligung
  - Augenarzt aufsuchen
  - Stellatumblock erwägen

- Keine Augenbeteiligung
  - (C) Weniger als zwei Monate seit Beginn der Effloreszenzen
    - (D) Therapie
      - (E) Analgesie: NSAR, orale Betäubungsmittel
      - (F) Antivirale Substanzen
      - (G) Sympathikusblockaden
      - (H) Adjuvante Behandlung TENS Topische Anwendung
  - mehr als zwei Monate seit Beginn der Effloreszenzen
    - behandeln wie PHN (Seite 48)

AKUTE SCHMERZEN DER OBEREN EXTREMITÄTEN

Marie-Anne Gurkowsky

Die meisten Schmerzen der oberen Extremitäten sind Folge von Traumen oder Ischämien. Hierunter fallen Knochenbrüche, Gewebszerreißungen, Schnitt- und Punktionswunden und Embolien. Regionalanästhesietechniken und analgetische Medikation sind die Hauptbehandlungsstrategien bei Akutschmerzen der oberen Extremitäten.

A. Die Wahl der Blockade an der oberen Extremität sollte sich nach der Innervation der verletzten Gewebebezirke und der Lokalisation der Verletzung richten. Es kommen der Plexus-Brachialis-Block, der Block des N. musculo cutaneus, des N. suprascapularis, des N. radialis, des N. ulnaris, des N. medianus und der Digitalnerven in Frage. Der Plexus brachialis kann über vier verschiedene Zugänge blockiert werden: Interskalenär, supraklavikulär, infraklavikulär und axillär (siehe Seite 260).

B. Die Hauptindikation eines dieser Nervenblöcke ist die Schmerzbefreiung. Dies führt zu einem besseren Allgemeinbefinden des Patienten und macht ihn kooperativer für Manipulationen, Wundreinigung, Reposition und Gipsruhigstellungen des Armes. Andere Indikationen ergeben sich aus dem Wunsch nach einer Sympathikus- oder motorischen Blockade. Die sympathische Blockade fördert den Blutfluß in die verletzte Region. Der Vorteil der Nervenblockade liegt in der gezielten Schmerzbefreiung nur in dem betroffenen Gebiet. Wenn keine sonstige dämpfende Medikation gegeben wird, ist der Patient wach und kooperativ.

C. Kontraindikationen (relative und absolute) für regionale Blockaden sind die Ablehnung durch den Patienten, Infektionen am Ort der Blockade, Gerinnungsstörungen, Nervenverletzungen und Kompartmentsyndrome. Nachteilig kann auch sein, daß der Patient kooperieren muß und die Durchführung der Blockade möglicherweise schmerzhaft ist. Das Risiko eines Kompartmentsyndroms ist ein weiterer Nachteil.

D. Zu den häufigsten Komplikationen regionaler Blockaden zählen intravaskuläre Injektionen, Krampfanfälle, fehlgeschlagene Blockaden, lokale Toxizität des Anästhetikums, Nervenverletzungen, Infektionen und Blutungen. Das Risiko einer intravaskulären Injektion kann reduziert werden, wenn Epinephrin (1 : 200 000) als Zusatz zum Lokalanästhetikum gegeben wird, wenn eine Testdosis gegeben wird, wenn die Gesamtdosierung fraktioniert appliziert wird und wenn vor jeder Injektion aspiriert wird.

E. Als alternative Methoden zur Schmerzlinderung können die patientenkontrollierte Analgesie (Seite 26) oder nach Zeitschema gegebene intravenöse oder nach Bedarf gegeben orale, intramuskuläre oder i. v.-Medikationen gelten. Diese Medikationen sind entweder Sedativa, Betäubungsmittel, NSAR oder gemischte agonistische Pharmaka. Kontraindikationen für Schmerzmedikation sind Allergien oder allergische Reaktionen und die Ablehnung des Patienten. Nachteile sind das Risiko der übermäßigen Sedierung, Atemdepression und unzureichende Schmerzlinderung. I.m.-Injektionen brauchen ca. 20 bis 30 Minuten, um ihre Wirkung zu entfalten und sind oft schmerzhaft bei der Injektion. Die Komplikationen von Schmerzmedikationen beinhalten Überdosierung, die Gabe falscher Medikamente, anaphylaktische Reaktion, Atemdepression, Übelkeit und Erbrechen.

Literatur

Blumberg H, Griessen HJ, Hornyak ME. Mechanisms and role of peripheral blood flow dysregulation in pain sensation and edema. In: Stanton-Hicks M, Jänig W, Boas RN, eds. Reflex sympathetic dystrophy. Boston: Kluwer Academic, 1989.

Dolene VV. Contemporary treatment of peripheral nerve and brachial plexus lesions. Neuro Surg Rev 1986; 9:149.

Wall PD. The prevention of postoperative pain (editorial). Pain 1988; 33:289.

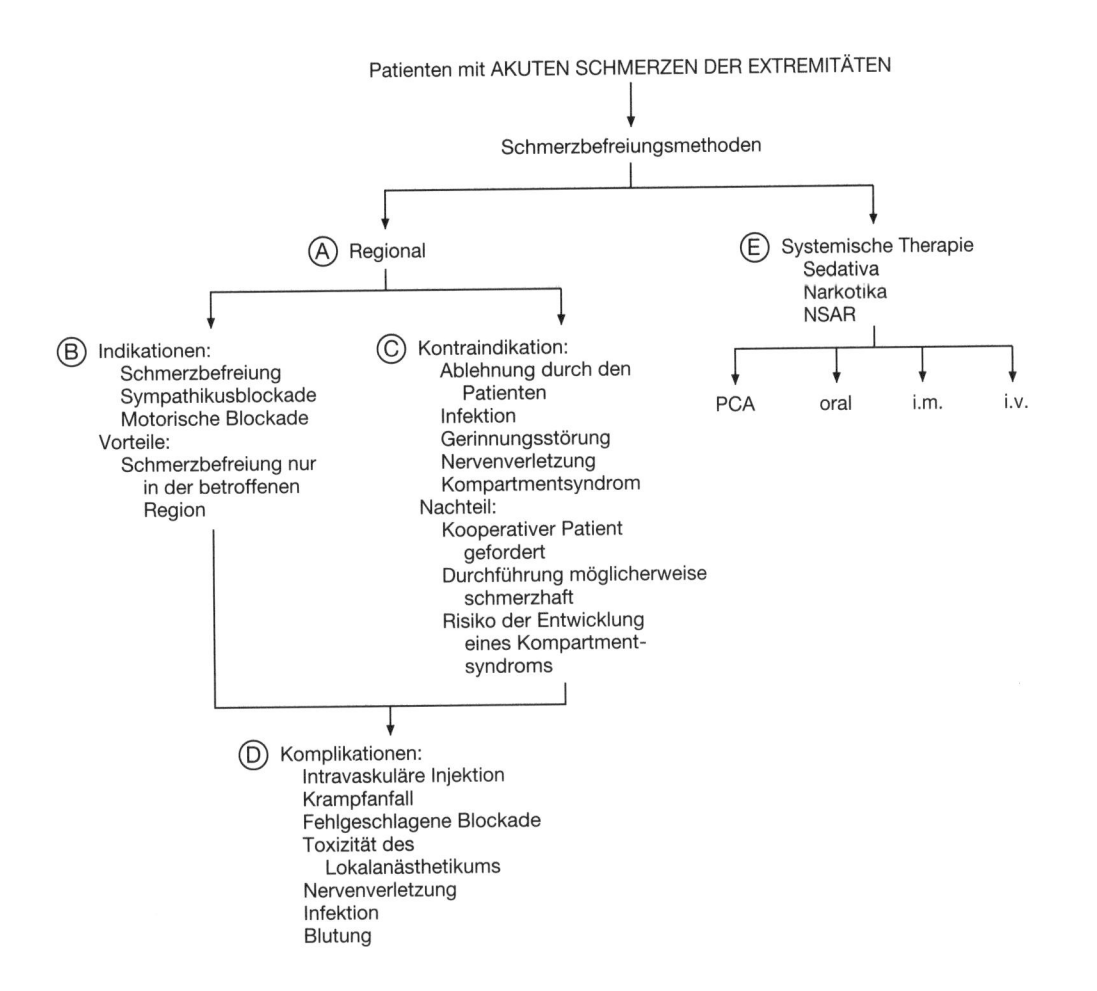

Patienten mit AKUTEN SCHMERZEN DER EXTREMITÄTEN
↓
Schmerzbefreiungsmethoden

- Ⓐ Regional
  - Ⓑ Indikationen:
    - Schmerzbefreiung
    - Sympathikusblockade
    - Motorische Blockade
    - Vorteile:
      - Schmerzbefreiung nur in der betroffenen Region
  - Ⓒ Kontraindikation:
    - Ablehnung durch den Patienten
    - Infektion
    - Gerinnungsstörung
    - Nervenverletzung
    - Kompartmentsyndrom
    - Nachteil:
      - Kooperativer Patient gefordert
      - Durchführung möglicherweise schmerzhaft
      - Risiko der Entwicklung eines Kompartmentsyndroms
  - Ⓓ Komplikationen:
    - Intravaskuläre Injektion
    - Krampfanfall
    - Fehlgeschlagene Blockade
    - Toxizität des Lokalanästhetikums
    - Nervenverletzung
    - Infektion
    - Blutung

- Ⓔ Systemische Therapie
  - Sedativa
  - Narkotika
  - NSAR
    - PCA
    - oral
    - i.m.
    - i.v.

AKUTE SCHMERZEN DER UNTEREN EXTREMITÄTEN

Kelly Gordon Knape

Die Behandlung akuter Schmerzen der unteren Extremitäten ähnelt der Behandlung anderer Formen akuter Schmerzen. Die Schmerzursache muß festgestellt und genauso wie das Symptom Schmerz behandelt werden. Die Schmerzen der unteren Extremitäten, speziell die muskulo-skelettalen Schmerzen, gehören zu den häufigsten Schmerzen. Frakturen sind hier wiederum sehr häufig und verursachen mäßige bis heftige Schmerzen; Schienbein-Wadenbeinfrakturen findet man häufiger bei jüngeren, aktiveren Patienten, Oberschenkelhalsfrakturen mehr bei Patienten über 50 Jahren. Neue Beschwerden sind nicht immer akute Beschwerden, deshalb müssen chronische oder systemische Erkrankungen ebenfalls in die differentialdiagnostischen Überlegungen einbezogen werden.

A. Eine vollständige Anamneseerhebung muß zur Differenzierung zwischen systemischen oder lokalen Ursachen erfolgen. Destruierende Arthritiden sollten in Erwägung gezogen werden, wenn die Gelenkschmerzen weniger als einen Monat lang bestehen. Vaskuläre Insuffizienz verursacht belastungsabhängige Schmerzen. Der Beginn, die Dauer, die Intensität und die Qualität des Schmerzes sollten immer sehr spezifisch erfragt werden. Die Schwierigkeit, einen Schmerz genauer zu lokalisieren, kann auf die Beteiligung tieferliegender Strukturen oder auf einen chronischen Prozeß hinweisen. Der frühe Gebrauch von Analgetika sollte sorgfältig protokolliert werden. Auch vorangegangene Selbstbehandlungen müssen erfragt werden. Sie geben vorläufige Informationen über die Effizienz der vorangegangenen Behandlung, die Intensität der Schmerzen und andere Symptome wie z. B. Fieber. Übertragene Schmerzen können das führende Symptom sein. Hier sei als Beispiel der gleichseitige Knieschmerz als Symptom bei einer Hüftgelenkaffektion genannt. Entsprechende Fachdisziplinen (Orthopäden, Rheumatologen, Gefäßchirurgen) sollten hinzugezogen werden, um Diagnose, Behandlung und Verlaufsbeobachtung abzusichern.

B. Die weitere Abklärung umfaßt eine komplette Untersuchung incl. einer sorgfältigen Inspektion des schmerzhaften Bezirkes. Man sollte immer mit der nicht-schmerzhaften oder nicht-befallenen Seite vergleichen. Sorgfältig ist auf Induration, Erytheme, Hautrötung, Schwellung und Ödeme zu achten. Die Palpation läßt die Gewebekonsistenz und Krepitation abschätzen, provoziert oder verstärkt den Schmerz. Speziell bei Frakturen sollte ein verborgener Blutverlust und die Gefahr eines Kompartmentsyndromes bedacht werden, insbesondere wenn man eine Regionalanästhesie in Betracht zieht. Der neurologische Status mit genauer Dokumentation der hypo- oder hyperalgetischen Bezirke und der damit verbundenen Muskelschwäche muß erstellt werden. Darüber hinaus müssen die passive und aktive Beweglichkeit, die Belastbarkeit und die Auswirkungen von Bewegungen geprüft werden.

C. Die klinischen Untersuchungen beinhalten Röntgenaufnahmen und Blutuntersuchungen. Die Röntgenaufnahmen in zwei Ebenen, ggf. im Seitenvergleich mit der nicht betroffenen Seite, zeigen knöcherne Verletzungen, Stellungsänderungen und nach längerer Zeit chronisch-entzündliche Veränderungen und Tumoren. Erhöhte Leukozytenzahlen, besonders in Kombination mit Fieber, legen den Verdacht auf eine Infektion nahe. Zusätzliche serologische Untersuchungen (Blutsenkungsgeschwindigkeit, Rheumafaktoren, etc.) können notwendig sein. Die Synovialflüssigkeit sollte bei isolierten Gelenkbeschwerden zum Nachweis einer Infektion, Arthritis, rheumatologischen Erkrankung oder Gicht analysiert werden.

D. Ist der Schmerz nicht länger zur Diagnosefindung nützlich, sollte sofort eine Analgesie herbeigeführt werden; dieses erleichtert die weiteren Untersuchungen. Die Untersuchung eines Gelenkes bezüglich der passiven Beweglichkeit ist beispielsweise unter einer regionalen Blockade, durch die Schmerzfreiheit und die Muskelrelaxation erheblich leichter durchzuführen. Jede Art einer Immobilisation oder Lagerung wie Extension, Gipsverband oder vorübergehende Lagerungen bis zur chirurgischen Intervention sind therapeutische Maßnahmen, die unter adäquater Anästhesie erheblich leichter durchzuführen sind.

E. Die Regionalanästhesie für Manipulation oder kurzdauernde chirurgische Eingriffe kann auch eine postoperative Analgesie oder andere Vorteile bieten. Nichtsdestotrotz muß immer an die Gefahr des Kompartmentsyndromes gedacht werden. Wird ein langwirksames Lokalanästhetikum (z. B. Bupivacain) für eine Nervenblockade benutzt, kann die Analgesie ungefähr 12 Stunden anhalten. Kontinuierliche epidurale Infusionen von Anästhetika, Lokalanästhetika oder Kombination von beiden können über einige Tage fortgeführt werden. Lokalanästhetika erzielen auch eine Sympathikusblockade und verbessern dadurch die Perfusion der betroffenen Region. Dies verringert die Wahrscheinlichkeit von thromboembolischen Komplikationen. Andererseits kann durch maximale Weitstellung der Gefäße an den unteren Extremitäten eine orthostatische Dysregulation eintreten, und die aktive Beweglichkeit des Patienten kann aufgrund der muskulären Blockade eingeschränkt oder aufgehoben sein. Eine Pumpe für eine patientenkontrollierte Schmerztherapie (PCA) kann ebenso an einen epiduralen Katheter angeschlossen werden. Peridurale oder intrathekale Gabe von konservierungsfreiem Morphin erzielen für ca. 24 Stunden weitgehende Schmerzfreiheit; die häufigsten Nebenwirkungen wie Pruritus und Harnverhalt können leicht beherrscht werden. Postoperative peridurale Analgesie kann eine Lungenkomplikation bei Risikopatienten verhindern.

F. Die Instillation von Lokalanästhetika in Gelenke ist eine Alternative, um eine adäquate Analgesie zu erreichen, speziell für ambulante Patienten, die sich einer diagnostischen Arthroskopie unterziehen. Durch die Injektion von 30 ml 0,5 %-igem Bupivacain können sich weitere anästhesiologische Maßnahmen erübrigen; die Mobilisation kann gefördert werden. Auch die Injektion von 0,5 bis 1 mg Morphin soll wirksam sein.

G. Die parenterale Gabe von Betäubungsmitteln ist am wirksamsten, wenn eine PCA-Pumpe benutzt wird. PCA-Pumpen geben dem Patienten eine gewisse Kontrolle und Unabhängigkeit. Eine „Hintergrundinfusion" kann hinzugefügt werden. Alternativ kann Fentanyl transdermal appliziert werden. Die ausgewogene Analgesie kann durch zusätzliche i.m.- oder orale

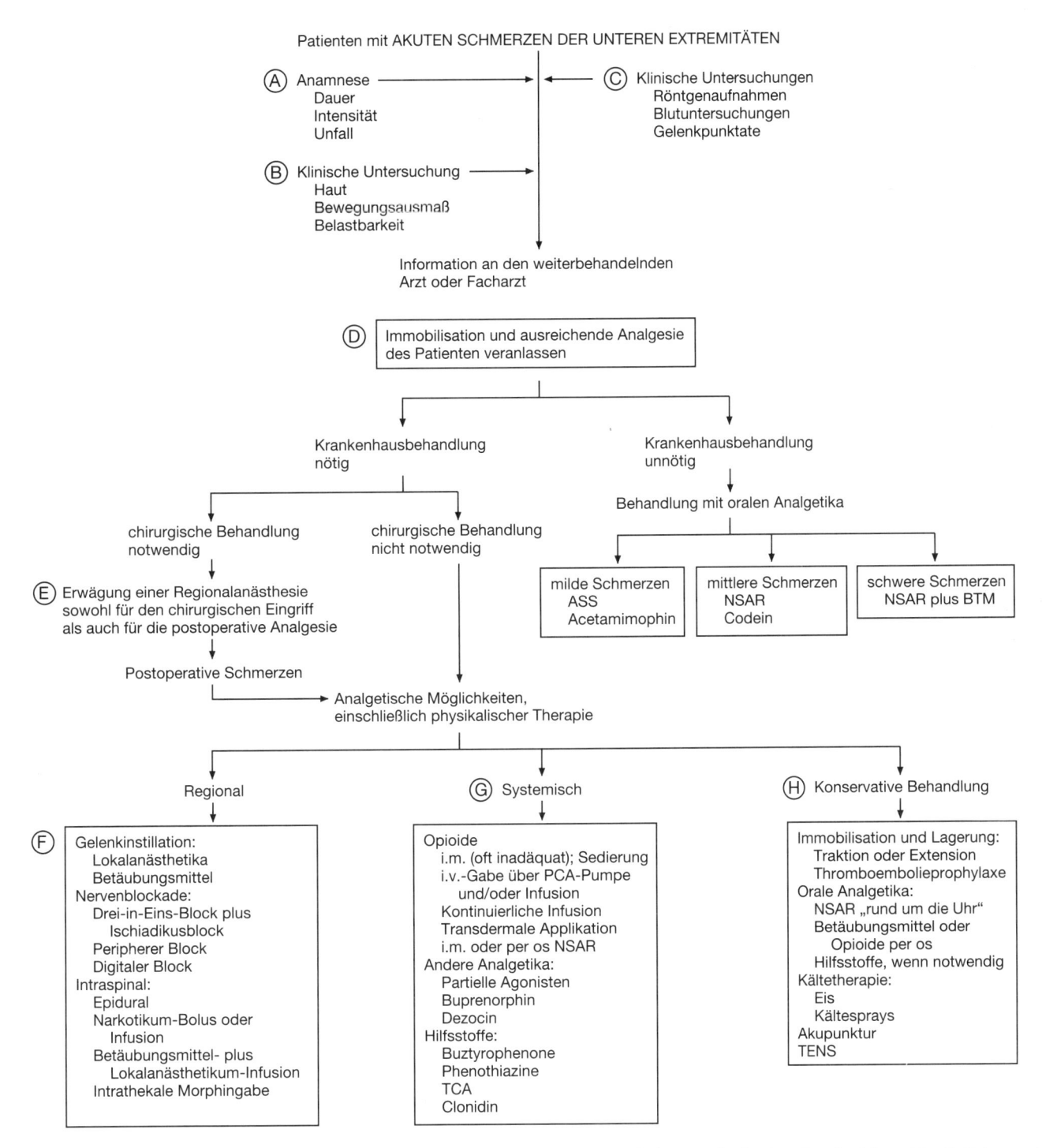

Patienten mit AKUTEN SCHMERZEN DER UNTEREN EXTREMITÄTEN

- (A) Anamnese
  - Dauer
  - Intensität
  - Unfall
- (B) Klinische Untersuchung
  - Haut
  - Bewegungsausmaß
  - Belastbarkeit
- (C) Klinische Untersuchungen
  - Röntgenaufnahmen
  - Blutuntersuchungen
  - Gelenkpunktate

Information an den weiterbehandelnden Arzt oder Facharzt

(D) Immobilisation und ausreichende Analgesie des Patienten veranlassen

Krankenhausbehandlung nötig:
- chirurgische Behandlung notwendig
  - (E) Erwägung einer Regionalanästhesie sowohl für den chirurgischen Eingriff als auch für die postoperative Analgesie
  - Postoperative Schmerzen
- chirurgische Behandlung nicht notwendig

Krankenhausbehandlung unnötig:
- Behandlung mit oralen Analgetika
  - milde Schmerzen: ASS, Acetamimophin
  - mittlere Schmerzen: NSAR, Codein
  - schwere Schmerzen: NSAR plus BTM

Analgetische Möglichkeiten, einschließlich physikalischer Therapie

Regional
(F) Gelenkinstillation:
- Lokalanästhetika
- Betäubungsmittel

Nervenblockade:
- Drei-in-Eins-Block plus Ischiadikusblock
- Peripherer Block
- Digitaler Block

Intraspinal:
- Epidural
- Narkotikum-Bolus oder Infusion
- Betäubungsmittel- plus Lokalanästhetikum-Infusion
- Intrathekale Morphingabe

(G) Systemisch
Opioide
- i.m. (oft inadäquat); Sedierung
- i.v.-Gabe über PCA-Pumpe und/oder Infusion
- Kontinuierliche Infusion
- Transdermale Applikation
- i.m. oder per os NSAR

Andere Analgetika:
- Partielle Agonisten
- Buprenorphin
- Dezocin

Hilfsstoffe:
- Buztyrophenone
- Phenothiazine
- TCA
- Clonidin

(H) Konservative Behandlung
Immobilisation und Lagerung:
- Traktion oder Extension
- Thromboembolieprophylaxe

Orale Analgetika:
- NSAR „rund um die Uhr"
- Betäubungsmittel oder Opioide per os
- Hilfsstoffe, wenn notwendig

Kältetherapie:
- Eis
- Kältesprays

Akupunktur
TENS

Gabe von NSAR erzielt werden, die vorwiegend eine periphere Wirkung entfalten und den Bedarf an zentralwirkenden Betäubungsmittel senken. Die partiellen Opioidagonisten (Buprenorphin) können mit ähnlichem Effekt eingesetzt werden wie Morphin, jedoch mit einem Ceilingeffekt für Nebenwirkungen. Zusätzliche Substanzen wie Promethacin können die Analgesie potenzieren und Nebenwirkungen wie Übelkeit reduzieren, jedoch wirken sie gleichzeitig sedierend. Die abendliche Gabe von trizyklischen Antidepressiva oder Clonidin kann den Schlaf erleichtern und die analgetische Wirkung fördern.

H. Konservative Behandlungen sind generell am einfachsten, aber weniger effektiv. Immobilisierung und Lagerung können gewisse Schmerzen lindern, mit einer begleitenden Hochlagerung des Beines auch abschwellend wirken. Zusätzliche analgetische Maßnahmen sind meistens notwendig, um die Mobilisation des Patienten zu erleichtern und frühe Probleme wie z. B. partielle Gelenksteifen, sympathische Reflexdystrophien, Muskelatrophien oder tiefe Venenthrombosen mit Emboliegefahr zu verhindern. Eine Kältebehandlung ist als zusätzliche Maßnahme hilfreich. Ebenso haben sich die transkutane elektrische Nervenstimulation (TENS) und Akupunktur hier bewährt.

Literatur

Bonica JJ. General considerations of acute pain. In: Bonica JJ, ed. The management of pain. 2nd ed. Philadelphia: Lea & Febiger, 1990:163.

Modig J, Borg T, Karlstrom G, et al. Thromboembolism after anesthesia. Anesth Analg 1983; 62:174.

AKUTE THORAKALE SCHMERZEN

John D. Merwin

Es gibt viele Gründe für das Einsetzen akuter thorakaler Schmerzen, meistens sind sie leicht zu diagnostizieren. Gelegentlich ist die Ursache schwer zu differenzieren, besonders weil die afferenten Nerven des Herzens, der Aorta, des Ösophagus, der Lungen und der Thoraxwand eine gemeinsame Leitungsbahn im Rückenmark nutzen und verschiedene Läsionen ähnliche Schmerzen hervorrufen können. Akute thorakale Schmerzen sollten nur nach der Diagnosestellung behandelt werden, so daß die erreichte Analgesie die klinische Diagnose der Grunderkrankung nicht beeinträchtigt.

A. Eine sorgfältige Anamneseerhebung und klinische Untersuchung sind unabdingbar für die Feststellung der Schmerzursache. Die Anamnese sollte sich auf Geschwindigkeit und Zeitpunkt des Schmerzbeginnes, Schmerzlokalisation, Ausstrahlung, Qualität und Intensität der Schmerzen konzentrieren. Es ist wichtig, alle schmerzverstärkenden Faktoren oder schmerzlindernde Maßnahmen zu erfassen: z. B. Atmung, Nahrungsaufnahme, Lagerung oder Bewegung. Die Angabe einer heftigen Schmerzverstärkung bei tiefer Atmung oder Husten weist auf die Schmerzursache im Bereich der Pleura, des Perikards oder der Thoraxwand hin. Begleitende Symptome wie Palpitation, Dyspnoe, Husten, Expektoration, Hämoptyse, Nausea oder Erbrechen sowie Meteorismus helfen bei der Diagnosestellung. Laboruntersuchung, EKG und bildgebende Verfahren können als zusätzliche Maßnahmen hilfreich sein.

B. Lebensbedrohende Zustände wie ein akuter Myokardinfarkt sollten in einer intensivmedizinischen Einrichtung mit adäquaten Therapiemöglichkeiten behandelt werden. Durch einen infektiösen Prozeß bedingte Schmerzen werden am besten mit antimikrobiellen Pharmaka, chirurgischer Intervention oder einer Kombination aus beiden behandelt.

C. Viszerale Brustschmerzen können vom Ösophagus, dem Myokard, der Trachaea, den Bronchien, dem Perikard, den Pulmonalarterien und der Aorta ausgelöst werden (in absteigender Häufigkeit). Viszerale Schmerzen sind meistens nur schlecht zu lokalisieren, haben krampfende, kolikartige, dumpfe und drückende Qualität und strahlen oft aus. Die Intensität und Qualität des Stimulus ist wichtig. Die systemische Gabe von Opioiden oder zervikothorakale Sympathikusblockaden der viszeralen afferenten Neurone können Schmerzfreiheit erzielen.

D. Akute Schmerzen der lateralen Thoraxwand lenken den Verdacht auf Muskelverletzungen oder Rippenfrakturen, doch es müssen auch Lungenembolien oder ein Pneumothorax differentialdiagnostisch bedacht werden. Segmentale Schmerzen mit Hauteffloreszenzen weisen auf einen akuten Herpes Zoster hin (siehe Seite 28). Postoperative Schmerzen nach Mammachirurgie oder Thorakotomie können sehr heftig sein. Systemische oder epidurale Gabe von Opioiden können eine ausreichende Analgesie bieten. Interkostale (Seite 252), paravertebrale (Seite 254), oder intrapleurale Nervenblockaden (Seite 250) sollten erwogen werden. Entzündliche Reaktionen, wie z. B. eine Reizung der kostochondralen Übergänge, sprechen gut auf NSAR an.

E. Plötzliche, akute Thoraxschmerzen können Angst, Besorgnis und Beklemmung auslösen, speziell bei Patienten, die an eine Herzattacke glauben. Emotionale Begleitreaktionen oder vegetative Reaktionen sollten sorgfältig untersucht und behandelt werden. Akute Angstanfälle, Depressionen, Konversionsreaktionen und hypochondrische Verhaltensweisen können die Ursache von thorakalen Schmerzen sein. Der Ausschluß einer organischen Erkrankung und der Nachweis von psychologischen Faktoren legen den Verdacht auf eine psychogene Auslösung der Thoraxschmerzen nahe.

Literatur

Conacher ID. Pain relief after thoracotomy. Br J Anaesth 1990; 65:806.
Cousins MJ. Acute pain and the injury response: Immediate and prolonged effects. Reg Anesth 1989; 14:162.
Ramamurthy S. Thoracic and low back pain. In: Raj PP, ed. Practical management of pain. Chicago: Year Book, 1986:470.

Patienten mit AKUTEN THORAKALEN SCHMERZEN

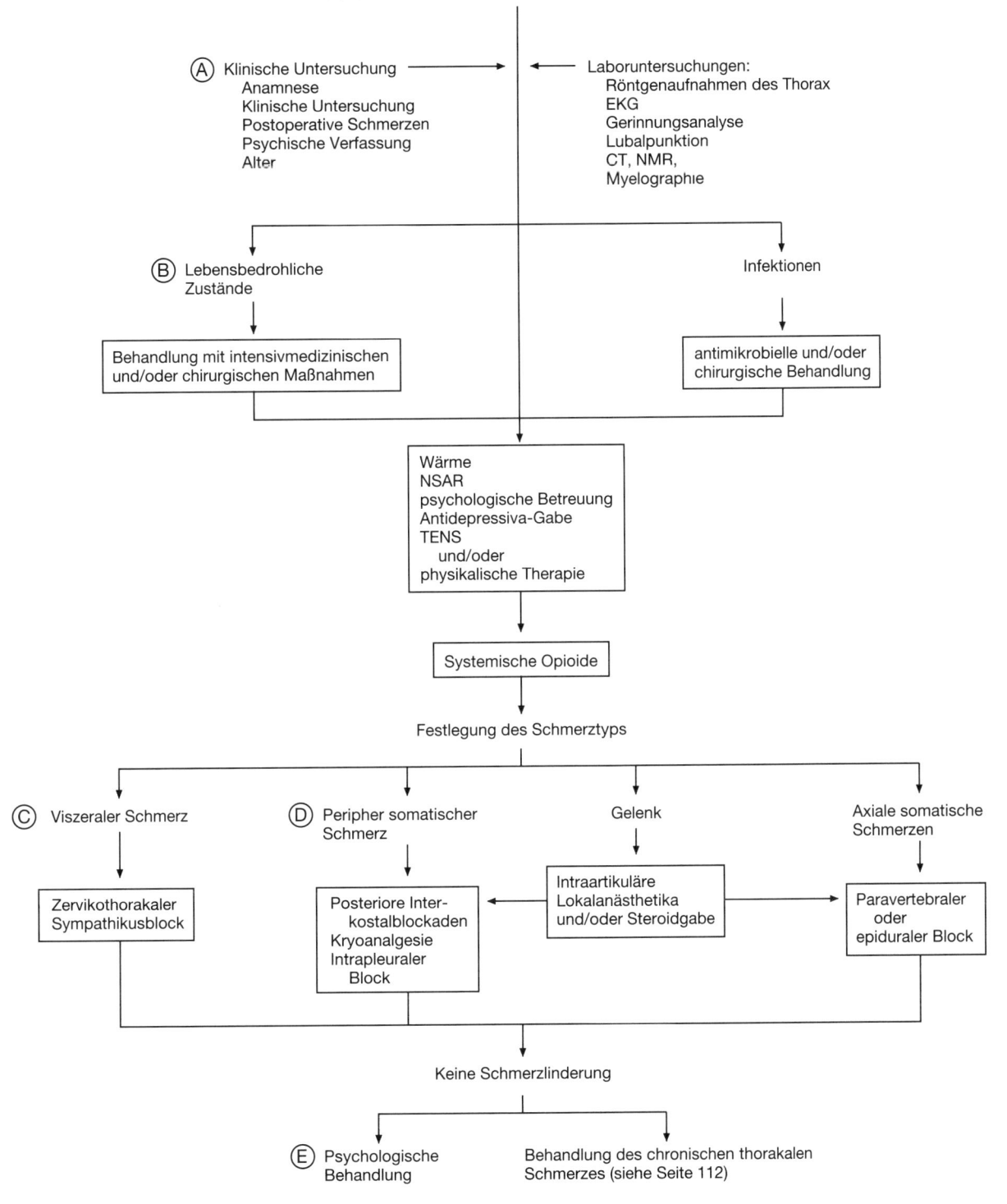

(A) Klinische Untersuchung
  Anamnese
  Klinische Untersuchung
  Postoperative Schmerzen
  Psychische Verfassung
  Alter

Laboruntersuchungen:
  Röntgenaufnahmen des Thorax
  EKG
  Gerinnungsanalyse
  Lubalpunktion
  CT, NMR,
  Myelographie

(B) Lebensbedrohliche Zustände

Infektionen

Behandlung mit intensivmedizinischen und/oder chirurgischen Maßnahmen

antimikrobielle und/oder chirurgische Behandlung

Wärme
NSAR
psychologische Betreuung
Antidepressiva-Gabe
TENS
  und/oder
physikalische Therapie

Systemische Opioide

Festlegung des Schmerztyps

(C) Viszeraler Schmerz

(D) Peripher somatischer Schmerz

Gelenk

Axiale somatische Schmerzen

Zervikothorakaler Sympathikusblock

Posteriore Interkostalblockaden
Kryoanalgesie
Intrapleuraler Block

Intraartikuläre Lokalanästhetika und/oder Steroidgabe

Paravertebraler oder epiduraler Block

Keine Schmerzlinderung

(E) Psychologische Behandlung

Behandlung des chronischen thorakalen Schmerzes (siehe Seite 112)

AKUTE ABDOMINALE SCHMERZEN

Kelly Gordon Knape

Abdominelle Beschwerden treten häufig auf. Sie werden in der Regel vom viszeralen oder parietalen Peritonealblatt hervorgerufen, außerdem können intrathorakale Erkrankungen ausstrahlende Schmerzen in das Abdomen hervorrufen. Das erschwert die Differentialdiagnose. Ausstrahlende Schmerzen können in der Haut oder im Rumpf, als inguinale oder testikuläre Schmerzen empfunden werden. Echte viszerale Schmerzen werden früh wahrgenommen, sind dumpf und drückend, unklar begrenzt, diffus und schwierig zu lokalisieren. Sie werden meist in der Mittellinie und als tief beschrieben, egal wo das auslösende Organ lokalisiert ist. Viszerale Schmerzen können durch Spasmen der glatten interstenalen Muskulatur der Hohlorgane hervorgerufen werden. Kontraktion gegen ein Hindernis, plötzliche oder übermäßige Dehnung eines Organs oder seiner Kapsel, Entzündung oder Ischämie, ischämische oder mechanische Irritation von entzündeten Membranen, Dehnung, Traktion, Verdrehung des Mesenteriums und/oder der Bänder oder Gefäße und Nekrosen können auslösend sein. Parietale Schmerzen sind scharf und stechend, sie können lokalisiert oder ausstrahlend sein. Beide Schmerzauslöser (parietal und viszeral) werden begleitet von Hyperalgesie, Überempfindlichkeit, Schonhaltung und in schweren Ausprägungen Übelkeit und/oder Erbrechen. Sympathische Stimulation oder Übererregungen wie Schwitzen oder auch vagale Stimulationen mit Bradykardien sind ebenfalls möglich.

A. Die Anamnese muß vollständig und sorgfältig erhoben werden, um systemische und extraabdominale Erkrankungen wie Diabetes, Urämie, Porphyrie, Vergiftungen, tiefe Rippenfrakturen oder Dislokationen der kostochondralen Knorpel, akute Myokardinfarkte, Pulmonalembolie, Pneumothorax, Tabes dorsales, spinale Nervenkompression, herpetische Probleme und psychologische Störungen zu erfassen. Die Dauer der Schmerzen ist wichtig: Schwere Schmerzen, die länger als sechs Stunden bei einem vorher gesunden Patienten anhalten, gelten als akutes Abdomen und sollten schnell diagnostiziert werden; möglicherweise ist auch eine chirurgische Intervention erforderlich. Der Beginn der Schmerzen sollte klassifiziert werden: plötzlich (Ruptur, Perforation, Embolie); schnell (akute Entzündung, Kolik, Torsion, Obstruktion, toxische oder metabolische Erkrankung) oder schleichend (chronische Entzündung, Bauchhöhlenschwangerschaft, Tumor, Infarkt). Die Qualität wird verschieden beschrieben: als scharf (kutaner oder somatischer Schmerz, eingeschlossene Nervenwurzelkompression); brennend (Neuralgie, Entzündungen des oberen Gastrointestinaltraktes oder muköser Membran); zerreißend (Aortenaneurysma, Analfissur) und dumpf (viszerale Erkrankung). Der zeitliche Ablauf (kontinuierlich: Peritonitis, Steinkoliken, Hernien; konstant: Krebs, wandernd: emotional), Faktoren, die den Schmerz lindern oder verstärken, die Auswirkungen auf oder Zusammenhänge mit anderen Körperfunktionen (Menstruation, Defäkation), und begleitende Zeichen und Symptome (Nausea, Diarrhoe, segmentale Verteilung, Rektusspasmus, Blähungen) sollten auch beachtet werden. Bei Frauen muß stets nach der letzten Regel gefragt werden. Jede vorhergehende Benutzung von Analgetika und anderen Medikamenten, auch in Bezug auf die Begleitsymptome, muß erfaßt werden. Vorhergehende Behandlungen können die Intensität der Schmerzen und andere Symptome wie Fieber beeinflussen oder verdecken. Vertreter entsprechender Fachdisziplinen (Innere Medizin, Gynäkologie, Allgemeinchirurgie) sollten hinzugezogen werden, um die Diagnose abzusichern und um die Behandlung und den weiteren Verlauf zu planen.

B. Eine komplette Untersuchung ist unabdingbar. Größte Aufmerksamkeit sollte den Zeichen einer beginnenden Sepsis geschenkt werden (Fieber, Tachykardie, Hypotension). Lähmungen, Hernien, Hypo- oder Hyperperistaltik, begleitendes Schwitzen und/oder Blässe müssen registriert werden. Die Untersuchung muß vorsichtig erfolgen, bewußte oder unbewußte Abwehrspannungen und das Auftreten von Schmerzverstärkungen durch die Untersuchungen müssen sorgfältig beachtet werden. Die Perkussion deckt Organvergrößerungen, Aszites oder Tumoren auf. Die Auskultation zeigt Stille oder Hyperperistaltik. Auch eine rektale Untersuchung sollte erfolgen.

C. Die klinisch-technischen Untersuchungen beinhalten Blut- und Urinuntersuchungen und Röntgenaufnahmen. Die Serumelektrolyte, Urinketone und das spezifische Gewicht geben Auskunft über den Grad der Dehydrierung. Eine erhöhte Leukozytenzahl, besonders in Kombination mit Fieber, legen den Verdacht auf eine Infektion nahe; ein niedriger Hämatokrit weist auf einen nicht akuten Blutverlust hin. Stuhlproben sollten auf okkultes Blut hin untersucht werden. Röntgenaufnahmen sollten nicht nur vom Brustkorb, sondern auch vom Abdomen gemacht werden. Ein EKG ist sicherlich sinnvoll. Weitere Tests können eine Peritoneallavage (nach Trauma), CT und/oder NMR-Untersuchungen beinhalten.

D. Wenn der Schmerz nicht mehr zu weiterer Diagnostik oder Lokalisation des Fokus nützlich ist, sollte sofort eine Analgesie eingeleitet werden. Diese erleichtert die weitere Untersuchung, weil sie die Kooperation des Patienten fördert. Durch Schmerz verursachte Übelkeit und Erbrechen können durch adäquate Schmerzbefreiung ebenfalls beseitigt werden. Analgetika, speziell Opioide, maskieren zusammenhängende Befunde nicht. Der obstipierende Effekt ist im Verhältnis zur Schmerzlinderung zweitrangig. Die Immobilisierung des Patienten kann zu einer kurzfristigen Schmerzlinderung führen. Eine Volumensubstitution und Rehydrierung muß ebenfalls veranlaßt werden und die Vitalfunktionen müssen überwacht werden. Auch sollte frühzeitig eine Atemtherapie begonnen werden. Dadurch wird gleichzeitig die Effektivität der Analgesie kontrolliert.

E. Eine Infiltration von Lokalanästhetikum am Ende der Untersuchung ist eine effektive Alternative zur Analgetikagabe, speziell bei ambulanten Patienten (z.B. Wundinfiltration). Eine langwirksame Substanz wie Bupivacain kann den Bedarf an Analgetika verringern und die Mobilität fördern.

F. Eine Regionalanästhesie kann auch postoperative Analgesie und andere mögliche Vorteile bieten. Die kontinuierlich epidurale und peridurale Medikamentengabe kann für einige Tage mit Lokalanästhetika, Opioiden oder Kombinationen von beiden durchgeführt werden. Ein Lokalanästhetikum bietet gleichzeitig einen sympathikolytischen Effekt und fördert damit die

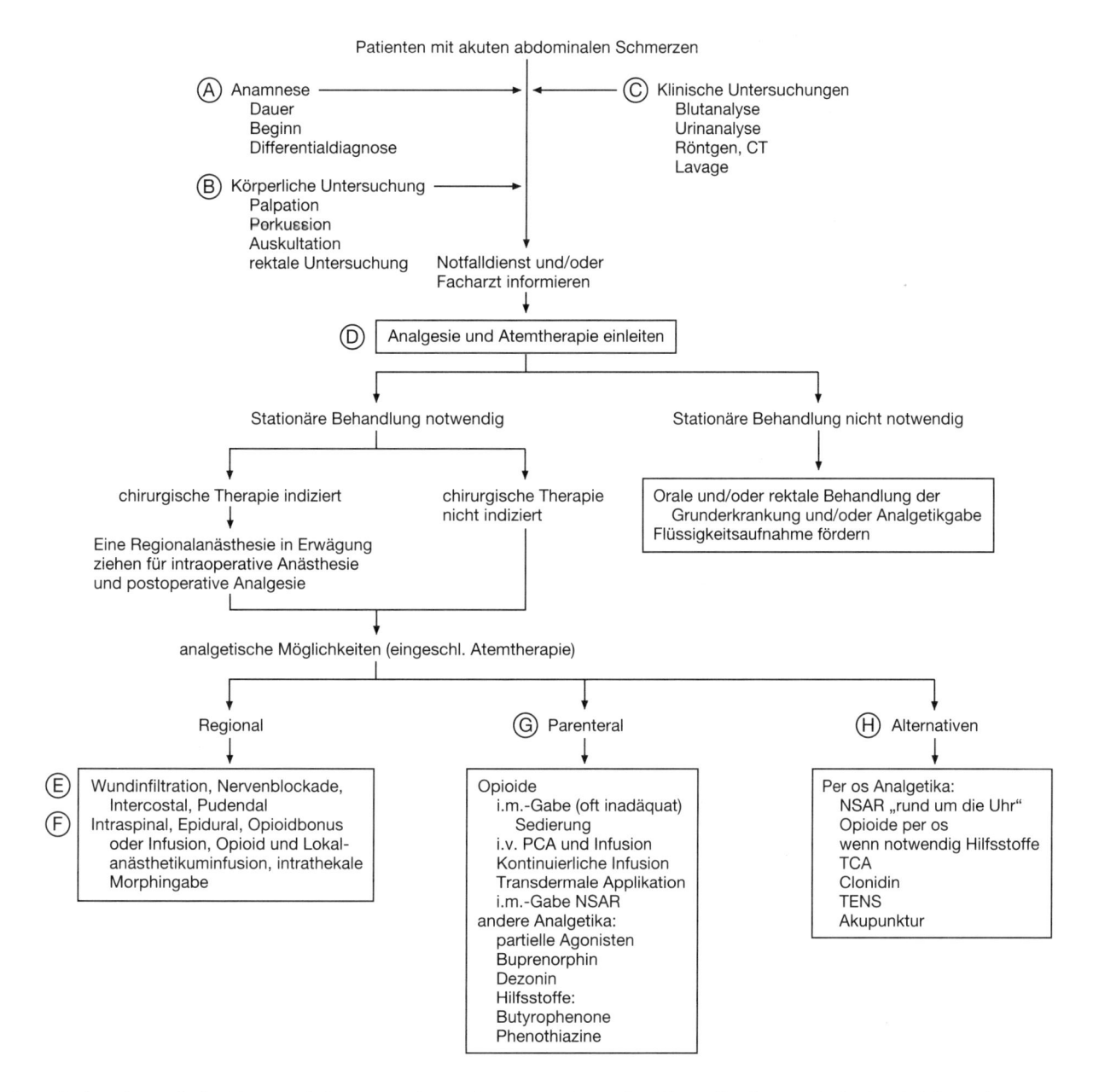

```
                    Patienten mit akuten abdominalen Schmerzen
                                        │
        Ⓐ  Anamnese          ───────────┼───────────  Ⓒ  Klinische Untersuchungen
              Dauer                     │                    Blutanalyse
              Beginn                    │                    Urinanalyse
              Differentialdiagnose      │                    Röntgen, CT
                                        │                    Lavage
        Ⓑ  Körperliche Untersuchung  ───┤
              Palpation                 │
              Perkussion                │
              Auskultation              │
              rektale Untersuchung      │
                                        │
                              Notfalldienst und/oder
                              Facharzt informieren
                                        │
                                        ▼
                          Ⓓ  Analgesie und Atemtherapie einleiten
                                        │
              ┌─────────────────────────┴─────────────────────────┐
    Stationäre Behandlung notwendig              Stationäre Behandlung nicht notwendig
              │                                                   │
    ┌─────────┴─────────┐                        ┌────────────────────────────────────┐
chirurgische Therapie  chirurgische Therapie     │ Orale und/oder rektale Behandlung  │
indiziert              nicht indiziert           │ der Grunderkrankung und/oder       │
    │                                            │ Analgetikagabe                     │
Eine Regionalanästhesie in Erwägung              │ Flüssigkeitsaufnahme fördern       │
ziehen für intraoperative Anästhesie             └────────────────────────────────────┘
und postoperative Analgesie
              │
              ▼
    analgetische Möglichkeiten (eingeschl. Atemtherapie)
              │
    ┌─────────┼────────────────┬─────────────────┐
 Regional              Ⓖ  Parenteral        Ⓗ  Alternativen
```

Regional:
Ⓔ Wundinfiltration, Nervenblockade, Intercostal, Pudendal
Ⓕ Intraspinal, Epidural, Opioidbonus oder Infusion, Opioid und Lokalanästhetikuminfusion, intrathekale Morphingabe

Parenteral:
Opioide
  i.m.-Gabe (oft inadäquat)
  Sedierung
  i.v. PCA und Infusion
  Kontinuierliche Infusion
  Transdermale Applikation
  i.m.-Gabe NSAR
andere Analgetika:
  partielle Agonisten
  Buprenorphin
  Dezonin
Hilfsstoffe:
  Butyrophenone
  Phenothiazine

Alternativen:
Per os Analgetika:
  NSAR „rund um die Uhr"
  Opioide per os
  wenn notwendig Hilfsstoffe
  TCA
  Clonidin
  TENS
  Akupunktur

Perfusion. Auf orthostatische Dysregulationen muß geachtet werden. Außerdem können höhere Konzentrationen von Lokalanästhetika die Gehfähigkeit des Patienten beeinträchtigen. Die intraspinale Anwendung von Opioiden (epidural oder intrathekal) ist gut wirksam, besonders bei viszeralen Schmerzen. Wenn Opioide mit Lokalanästhetika gemischt werden, kann die Qualität der Analgesie speziell für die Mobilisation und für Husten optimiert werden, die jeweils benötigte Dosierung wird in den meisten Fällen verringert. Als Dosierungen werden 0,03125 % bis 0,0625 % Bupivacain mit 2 bis 4 Mikrogramm/ml Fentanyl bei einer Gabe von 0,5 bis 1 Mikrogramm/kg/Körpergewicht/Stunde empfohlen. Eine patientenkontrollierte Analgesiepumpe kann an einen epiduralen Katheter angeschlossen werden. Epidurale oder intrathekale Gabe von konservierungsmittelfreiem Morphin bietet ungefähr 24 Stunden Schmerzfreiheit. Die häufigsten Nebenwirkungen wie Juckreiz und Harnverhalt sind leicht beherrschbar. Dosierungen sind 0,05 mg/kg/KG und 0,002 bis 0,005 mg/kg/KG. Die Zugabe von Fentanyl (100 Mikrogramm) kann den langsamen Beginn der epiduralen Morphinwirkung beschleunigen. Postoperative epidurale Analgesie kann perioperative pulmonale Komplikationen bei Hochrisikopatienten verringern.

G. Die Gabe von parenteralen Opioiden ist am effektvsten, wenn eine PCA-Pumpe verwendet wird. PCA-Pumpen bieten dem Patienten ein gewisses Maß an eigenständiger Kontrolle und Unabhängigkeit. Eine Hintergrundinfusion kann zusätzlich verwandt werden. Transdermale Fentanylgabe ist eine andere mögliche Narkotikagabe. Eine „balancierte Analgesie" kann herbeigeführt werden, indem nicht-steridoidale Antirheumatika in Kombination verwandt werden, um den Bedarf an Opioiden zu reduzieren. Ein partieller Opioidantagonist kann bei vergleichbaren Wirkungen wie Morphin verwandt werden, jedoch mit einem Ceilingeffekt für Nebenwirkungen. Hilfsstoffe wie Promethazin können die Analgesie potenzieren und Übelkeit reduzieren, wirken jedoch oft sedierend.

H. Orale Hilfsstoffe können hinzugefügt werden (trizyklische Antidepressiva oder Clonidin). Bei abendlicher Gabe verbessern sie den Schlaf und bieten nächtliche Schmerzfreiheit. TENS und Akupunktur können ebenfalls eingesetzt werden.

AKUTE PANKREATITIS

Robert Sprague

Die akute Pankreatitis ist eine relativ häufige Erkrankung. Die Anästhesisten werden zur Behandlung hinzugezogen, um die Schmerzen zu beherrschen. Die akute Pankreatitis ist oftmals Folge eines exzessiven Alkoholabusus, kommt jedoch auch als sekundäre Erkrankung bei Gallensteinen, nach Traumen und metabolischen Störungen vor oder kann iatrogen durch Medikamentengabe induziert werden. Der abdominelle Schmerz, der bei dieser Erkrankung auftritt, ist oft so heftig und schwer beherrschbar, daß er zu einer respiratorischen Insuffizienz führen kann.

A. Die medizinische Behandlung, zu der der Anästhesist meist nicht direkt hinzugezogen wird, richtet sich auf eine Entlastung des Pankreas, mit Absaugung über die Magensonde, intravenöse Flüssigkeitsgabe und die Korrektur der metabolischen Entgleisung. Narkotische Opioidanalgetika sind meistens Teil dieses Behandlungsregimes.

B. Ein Plexus-Coeliacus-Block kann durchgeführt werden, um die heftigen Schmerzen dieser Erkrankung zu beherrschen (siehe Seite 246). Es wird jedoch nicht nur eine Schmerzlinderung oder -freiheit erzielt, sondern der Krankheitsverlauf kann beeinflußt werden. Man nimmt an, daß Spasmen der Gallen- und Pankreasgänge und des Sphinkters die Ursachen des Schmerzes bei der akuten Pankreatitis sind. Eine PCB mit Lokalanästhetikalösungen kombiniert mit Methylprednisolon lindert die Heftigkeit der Schmerzattacken, wahrscheinlich über eine Erniedrigung des intraduktalen Druckes. Der Block sollte mit 20 bis 25 cm^3 0,25 %igem Bupivacain pro Seite durchgeführt werden, hinzugefügt werden 80 bis 160 mg Methylprednisolon in Depotform. Bevor der PCB durchgeführt wird, ist es extrem wichtig, den Status des Patienten und seine oder ihre Fähigkeiten, den physischen Streß dieser Blockade durchzustehen, abzuschätzen. Diese Patienten sind oft hypovolämisch als Folge des Krankheitsverlaufes und die Hypotension, die durch den PC-Block hervorgerufen wird, kann gefährlich werden. Deswegen ist eine vollständige Überwachung des Patienten einschließlich Blutdruckmessung während und nach der Blockade notwendig. Diese Patienten können auch eine geringgradige disseminierte intravasale Koagulopathie entwickeln, kombiniert mit respiratorischen Störungen als Folge der Ruhigstellung der Thoraxwände und pleuraler Ergüsse. Pankreatischer Aszites kann außerdem vorhanden sein, was die notwendige Lagerung für den Block erschweren kann.

C. Kontinuierliche epidurale Blockaden können den Schmerz der akuten Pankreatitis ähnlich wie ein Plexus-coeliacus-Block lindern, wobei die ductalen Spasmen ebenfalls nachlassen. Die Gefahren, die beim Legen eines epiduralen Katheters bei einem Patienten mit einer geringgradigen disseminierten intravasalen Koagulopathie bestehen, müssen berücksichtigt werden. Man muß das Risiko eines epiduralen Abszesses berücksichtigen, denn diese Patienten haben oft eine Bakteriämie. Wenn ein Katheter gelegt wird, sollte dieser 7 bis 10 Tage mit täglichen Injektionen von 10 cm^3 0,25 %igem Bupivacain als Injektion in den Katheter, welcher in die Nähe des 12. Brustwirbelkörpers gelegt wird, bedient werden. Die Wirkung auf den Sympathikus im Plexus coeliacus erreicht ungefähr diese Höhe.

D. Teil der Behandlung ist ebenfalls eine psychologische Untersuchung zur Aufdeckung von chronischen Mißbräuchen (Alkohol, Medikamente, Drogen). Natürlich muß vor allen Dingen der Alkoholmißbrauch behandelt werden, ansonsten wird sich mit großer Wahrscheinlichkeit das Krankheitsgeschehen wiederholen.

Literatur

Bridenbaugh PO, Cousins MJ. Neural blockade in clinical anesthesia and management of pain. 2nd ed. Philadelphia: JB Lippincott, 1988.

Greenberger NJ, Toskes PP. Approach to the patient with pancreatic disease. In: Wilson JD, et al (eds). Principles of internal medicine. 12th ed. New York: McGraw Hill, 1991.

Leung JWC, et al. Celiac plexus block for pain in pancreatic cancer and pancreatitis. Br J Surg 1983; 70:730.

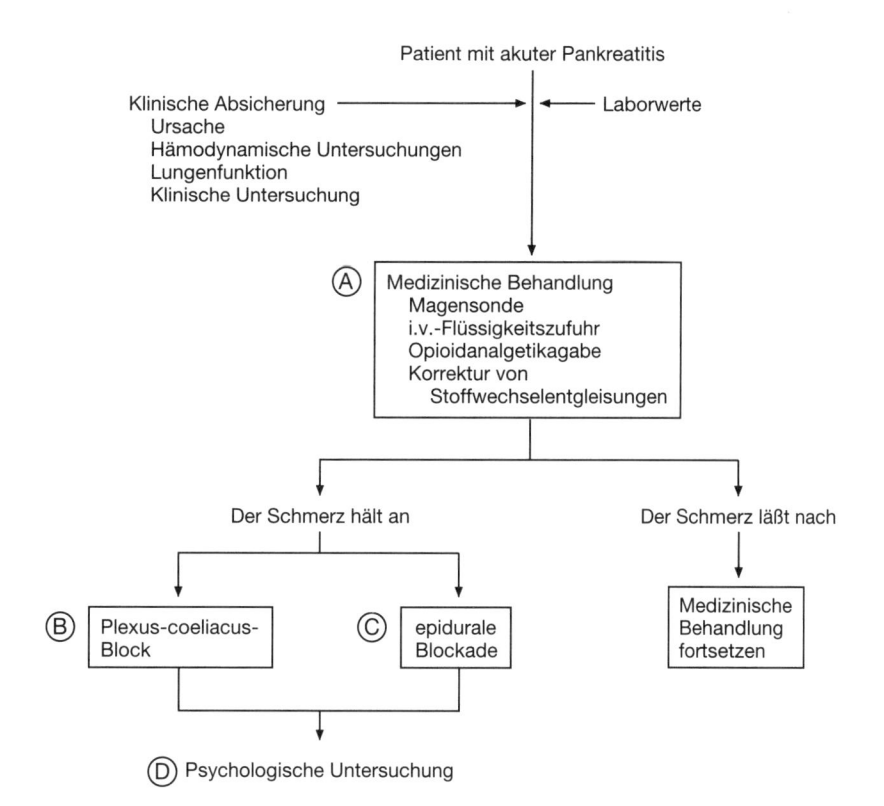

```
                        Patient mit akuter Pankreatitis
                                    |
    Klinische Absicherung ─────────►│◄───────── Laborwerte
       Ursache
       Hämodynamische Untersuchungen
       Lungenfunktion
       Klinische Untersuchung
                                    |
                                    ▼
                    ┌─────────────────────────────────┐
                 Ⓐ  │ Medizinische Behandlung         │
                    │   Magensonde                    │
                    │   i.v.-Flüssigkeitszufuhr       │
                    │   Opioidanalgetikagabe          │
                    │   Korrektur von                 │
                    │       Stoffwechselentgleisungen │
                    └─────────────────────────────────┘
                         │                      │
              ┌──────────┴──────────┐           │
              ▼                     ▼           ▼
     Der Schmerz hält an              Der Schmerz läßt nach
         │         │                          │
         ▼         ▼                          ▼
    ┌─────────┐ ┌──────────┐           ┌──────────────┐
 Ⓑ │ Plexus- │ │epidurale │ Ⓒ         │ Medizinische │
    │coeliacus│ │Blockade  │           │ Behandlung   │
    │-Block   │ │          │           │ fortsetzen   │
    └────┬────┘ └────┬─────┘           └──────────────┘
         │           │
         └─────┬─────┘
               ▼
        Ⓓ Psychologische Untersuchung
```

GEBURTSHILFLICHE SCHMERZEN

Bari Bennett

Die geburtshilfliche Patientin stellt eine Herausforderung für den Anästhesisten dar, denn das Wohlergehen beider, sowohl des mütterlichen als auch des fetalen Organismus, muß berücksichtigt werden. Die physiologischen Veränderungen in der Schwangerschaft machen die geburtshilfliche Patientin zu einer Hochrisikopatientin für die Narkose (Aspirationsgefahr, fehlgeschlagene Intubation), gleichzeitig verlangen oder benötigen mehr als 50 % der Patientinnen eine Anästhesie während der Wehen und der Geburt. Ein tiefgreifendes Verständnis der fetalen Physiologie und des Geburtsvorganges ist Voraussetzung dafür, daß ein Wohlbefinden der Mutter ohne Gefährdung des fetalen oder neonatalen Organismus erzielt wird.

A. Vorausgehen sollte eine Befunderhebung der Mutter, unter besonderer Beachtung von Risikofaktoren (z. B. Präeklampsie) und eine Begutachtung des fetalen Status. Es sollte festgelegt werden, ob Kontraindikationen für eine Regionalanästhesie bestehen (Gerinnungsstörung, Infektion, Hypovolämie, fehlendes Einverständnis der Patientin). Sind Risikofaktoren bekannt, sollte eine Gerinnungsanalyse gemacht werden (Präeklampsie, Fehlgeburt).

B. Schmerzen in der ersten Phase der Wehen treten als Folge der Dilatation der Zervix und des unteren Uterinsegmentes auf, aber auch aufgrund der Dehnung des Uterus. Schmerzimpulse aus der Zervix und dem Uterus werden durch afferente Nerven, die die sympathischen Fasern begleiten, fortgeleitet, passieren die lumbalen und unteren thorakalen Sympathikusganglien und führen über die „weißen Rami" und die dorsale Wurzel von T10 bis L1 in das Rückenmark. Zu Beginn der Wehentätigkeit sind nur die Wurzeln T11 bis 12 involviert, aber beim Fortschreiten werden auch die Segmente T10 und L1 betroffen. Die erste Phase der Wehentätigkeit wird in latente und aktive Phase unterschieden. Eine zervikale Dehnung auf 4 bis 5 cm bei Primigravidae oder 3 bis 4 cm bei Multigravidae fällt üblicherweise mit dem Übergang von der latenten in die aktive Phase zusammen. I.v.-Sedierungen oder epidurale/intrathekale Opiatgabe kann zum Zeitpunkt der ersten Phase mit unterschiedlichem Erfolg einer Schmerzlinderung und häufigem Auftreten von Nebeneffekten angewandt werden (Tab. 1). Die epidurale Anästhesie mit einem Lokalanästhetikum ist die sicherste Technik zur Erzielung einer vollkommenen Schmerzfreiheit während der Wehentätigkeit und der Geburt. Der Zusatz kleiner Dosierungen von Opiaten verstärkt die analgetische Wirkung und erlaubt somit die Verwendung niedrigerer Konzentrationen und verringert so das Auftreten motorischer Blockaden. Parazervikale Blockaden sind ebenfalls wirksam, sie haben jedoch in 8 bis 40 % eine fetale Bradykardie zur Folge. Sympathikusblockaden im Lumbalbereich verlangen eine bilaterale Injektion, sind technisch anspruchsvoller und bieten in der 2. Phase der Geburt keine Schmerzfreiheit.

C. Die 2. Phase der Geburt wird durch eine komplette zervikale Dilatation und das Tiefertreten des Fetus eingeleitet. Der Schmerz wird durch die Dehnung des Perineums hervorgerufen und durch die Pudendusnerven fortgeleitet, die aus den Segmenten S2 bis S4 entspringen. Ein Pudendusnervenblock oder eine weiterreichende Anästhesie werden meist für diese Phase der Geburt angewandt. Inhalationsanästhetika können angewandt werden, jedoch sprechen der Verlust der protektiven mütterlichen Atemwegsreflexe und die neonatale Atemdepression dagegen. Ketamin (weniger als 1 mg pro kg Körpergewicht) kann eine gute Analgesie ohne wesentliche neonatale Atemdepression erzielen.

D. Die meisten Nebeneffekte einer Anästhesie sind geringfügig und leicht zu behandeln. Eine Hypotension als Nebeneffekt eines Sympathikusblocks oder anderer regionalanästhesiologischer Techniken sind schwerwiegende Komplikationen und sollten entschieden behandelt werden; der plazentare Blutfluß ist nicht autoregulativ und deswegen direkt betroffen. Generell sollten geburtshilfliche Patientinnen mit ungefähr 1 l Kristalllösung vor einer Regionalanästhesie infundiert werden und in Linksseitenlage gelagert werden. Schwerwiegende Komplikationen, welche glücklicherweise selten sind, schließen die versehentliche i.v.-Gabe eines Lokalanästhetikums und hohe epidurale oder spinale Blockaden ein. Bei der Anwendung epiduraler oder kaudaler Regionalanästhesietechniken muß eine Testdosis des Lokalanästhetikums gegeben werden, um eine unbeabsichtigte i.v.- oder subarachnoidale Injektion zu verhindern. Die zusätzliche Gabe von Epinephrin als „Markersubstanz" ist bei geburtshilflichen Patientinnen in Frage gestellt worden; hier tritt oft eine Tachykardie als Folge der Wehentätigkeit auf, und Epinephrin kann fatale Folgen für den Fetus haben, indem es den uterinen Blutfluß reduziert. Eine Punktion der Dura wird im allgemeinen leicht erkannt, aber eine unbeabsichtigte vollständige Spinalanästhesie kann auftreten. Um schwerwiegenden Komplikationen vorzubeugen, sollte vor jeder Injektion eine Aspiration durchgeführt werden, kleine, steigende Dosen von 3 bis 5 ml injiziert werden und genügend lange zwischen den

Tabelle 1 Epidurale Dosierung für die erste Phase der Wehentätigkeit (Niveau T10 bis L1)

Substanz	Dosis	Infusion	Dosierung (ml/std)
Bupivacain	8-10 ml 0,25 %	0,25 %	7
	8-10 ml 0,25 %	0,125 %	12-14
	8-10 ml 0,25 % mit 50 µg Fentanyl	0,0625 -0,125 % mit 2 µg Fentanyl	10-12
Lidocain	8-10 ml 1 % mit 50 µg Fentanyl	0,75 % mit 2 µg Fentanyl	10
Chloroprocain	8-10 ml 2%	0,5 %	weniger als 30

```
                        Patientin mit Wehen- oder Entbindungsschmerzen
     Ⓐ  Klinische Untersuchung ─────────►        ◄───── Hämatokrit
         mütterlicher Status                             Gerinnungsstatus
         kindlicher Status                               (falls indiziert)
         Einverständniserklärung liegt vor
                                        │
                       ┌────────────────┴────────────────┐
                       ▼                                 ▼
                Vaginale Entbindung              operative Entbindung
                       │                                 │
                       │                          (Fortsetzung nächstes Schema)
         ┌─────────────┴─────────────┐
         ▼                           ▼
  Ⓑ Erste Phase der Wehentätigkeit   Ⓒ  Zweite Phase der Wehentätigkeit
                                          Pudendusblock (PD)
                                          epiduraler Block (EB)
                                          spinal (S)
                                          kaudal (C)
                                          Inhalationsanalgesie (IA)
                                          i.v.-Sedierung (Ketamin)
┌──────────────┐    ┌──────────────────┐
│ Latente Phase│    │ aktive Phase     │
│ i.v.-Sedierung│   │ epidurale (EA)   │
│ (IV)         │    │ kaudal (C)       │
│ epidurale/   │    │ Parazervikal (PC)│
│ subrachnoidale│   │ Lumbaler Symplexus│
│ Opioidgabe   │    │ (Sympathikus-    │
│ (EO/SO)      │    │ blockade) (LS)   │
└──────┬───────┘    └─────────┬────────┘
       ▼                      ▼
Ⓓ Potentielle Komplikationen  Ⓓ Mögliche Komplikationen
   nicht ausreichende             Sympathikusblockade (EA, C, S, LS)
   Schmerzlinderung               Kopfschmerz (S)
   (IV, SO, EO)                   fetale Bradikardie (PC)
   Atemdepression                 i.v.-Injektion (EA, C, PC, LS, PD)
   (IV, SO, EO)                   hohe Blockade (EA, C, S)
   Kopfschmerzen (SO)             Aspiration (IA)
   Pruritus (SO, EO)              Halluzination (IV)
   Harnverhalt (SO, EO)
   Übelkeit und Erbrechen
   (IV, SO, EO)
```

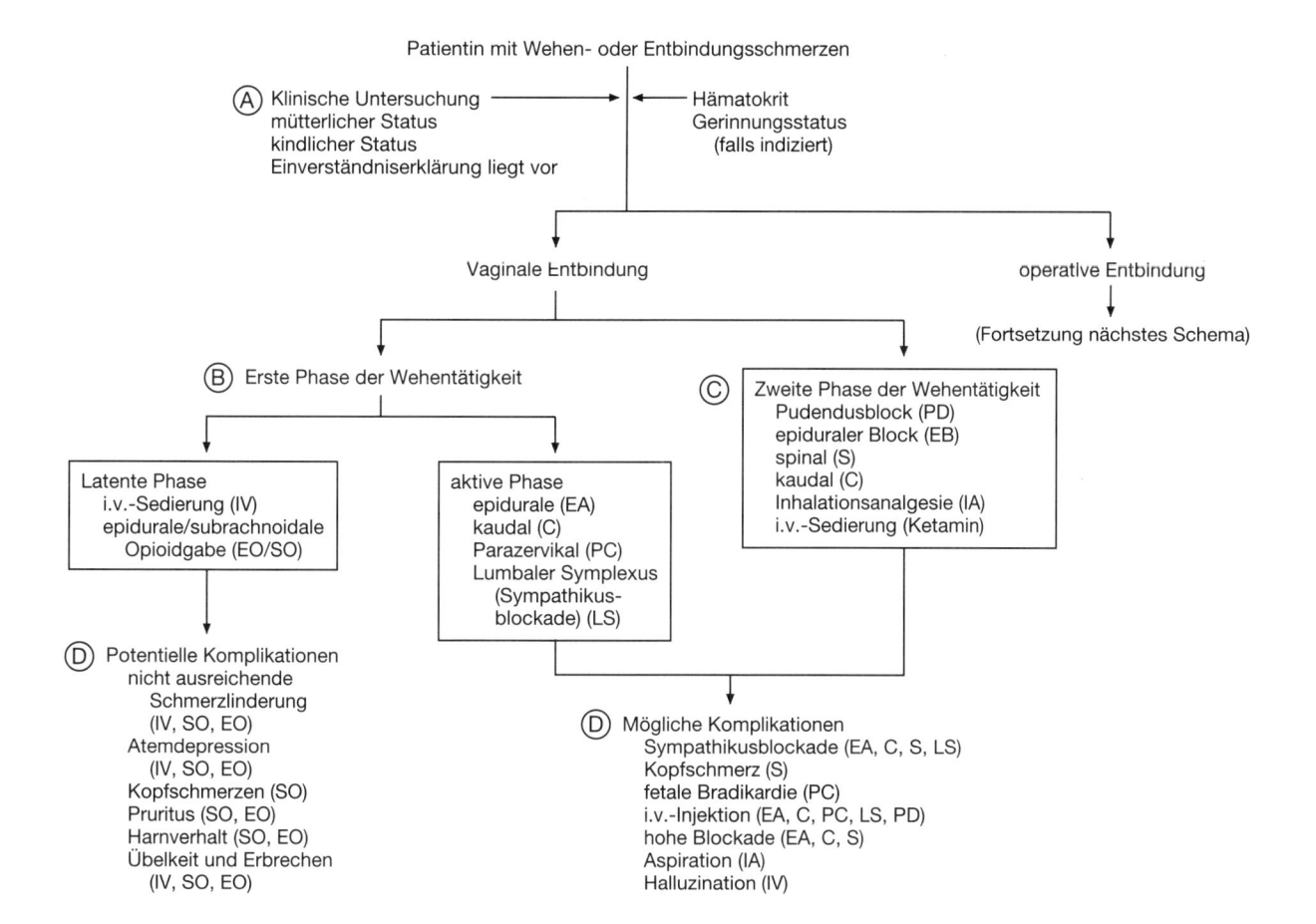

Tabelle 2: Dosierung von Anästhetika bei Kaiserschnitt (T4–S5)

Substanz	epidural	spinal
Bupivacain	20–30 ml 0,5 % ± 50–100 µg Fentanyl ± 1 : 200 000 Epinephrin	10–12,5 mg hyperbar
Lidocain	20–30 ml 2 % ± 50–100 µg Fentanyl ± 1 : 200 000 Epinephrin	60–75 mg hyperbar
Chloroprocain	20–30 ml 2 % ± 50–100 µg Fentanyl ± 1 : 200 000 Epinephrin	–
Tetracain	–	8–10 ml hyperbar

Injektionen gewartet werden, um versehentliche subarachnoidale oder i.v.-Injektionen rechtzeitig zu erkennen. Die notwendige Ausrüstung für eine Wiederbelebung sollte immer zur Hand sein, und eine kontinuierliche Kommunikation mit der Patientin ist nach wie vor die wichtigste Überwachungsmaßnahme.

E. Werden operative Maßnahmen notwendig, so ist die Gabe von 15 bis 30 ml eines klaren, dünnflüssigen Antacidums ungefähr 30 Minuten vor der geplanten chirurgischen Maßnahme notwendig. Bei ausreichend langer Vorlaufzeit kann ein H_2-Rezeptorantagonist ebenfalls gegeben werden, um den intragastralen PH-Wert zu heben. Metoclopramid wird zur Verkürzung der Magenentleerungszeit und zur Verringerung des unteren ösophagialen Sphinktertonus angewandt, aber seine Wirksamkeit bei Kaiserschnittpatientinnen ist nicht bewiesen. Daher kann die routinemäßige Anwendung nicht uneingeschränkt empfohlen werden. Sedativa und Narkotika sollten wegen der Gefahr der fetalen und neonatalen Depression vermieden werden.

F. Die Wahl der Anästhesietechnik basiert auf der Dringlichkeit der chirurgischen Intervention und dem mütterlichen und kindlichen Befinden. Die Regionalanästhesie senkt das Risiko einer mütterlichen Aspiration und einer neonatalen Atemdepression und sollte angewandt werden, wenn eine unmittelbare Entbindung nicht notwendig ist. Ein Subarachnoidalblock wirkt schnell, ist leicht anzuwenden und zuverlässig, aber schwieriger zu kontrollieren. Eine Blockade von T4-T6 bis S5 ist notwendig, um eine ausreichende Analgesie zu gewährleisten. Die Intubationsnarkose wird benötigt, wenn entweder Mutter, Fetus oder beide in unmittelbarer Gefahr sind.

G. Wird eine Allgemeinanästhesie benötigt, sollte die Patientin gelagert, die Hautdesinfektion und die sterile Abdeckung durchgeführt werden. Die Operateure sollten vor der Narkoseeinleitung eingriffsbereit sein, um eine verlängerte Anästhesiezeit bis zur Entbindung zu vermeiden. Eine schnelle Einleitung sollte mit Thiopental (3 bis 4 mg pro kg Körpergewicht), Ketamin (1 mg pro kg Körpergewicht) oder einer Kombination aus beiden erfolgen, gefolgt von einer Succinylocholingabe. Ist eine schwierige Intubation zu erwarten, sollten entsprechende Vorkehrungen bis zur Möglichkeit einer fiberendoskopischen Intubation getroffen werden. Die Anästhesie sollte mit 50 %-iger N_2O-Gabe aufrechterhalten werden. Nach der Entbindung können Narkotika und Muskelrelaxantia in den erforderlichen Dosen gegeben werden. Eine niedrige Konzentration von Inhalationsnarkotika kann ebenfalls angewandt werden, um die Narkose zu vertiefen, ohne die neonatale oder uterine Reaktionsfähigkeit oder Antwort auf oxytotoxische Substanzen zu beeinflussen. Die Patientinnen sollten vor Extubation vollständig wach sein.

H. Die postoperative Analgesie nach einem Kaiserschnitt kann durch epidurale Opiatgabe, intrathekale Opiatgabe oder patientenkontrollierte Analgesie (PCA-Pumpe) gewährleistet werden. Epidurale Morphine (konservierungsmittelfrei) in Dosierungen von 3 bis 5 mg bieten bei den meisten Patientinnen eine 16- bis 24stündige zufriedenstellende Analgesie. Die intrathekale Morphingabe in Dosierungen von 0,1 bis 0,25 mg bietet ebenfalls eine exzellente Analgesie für 18 bis 27 Stunden. Nebeneffekte sind in der Regel minimal, sie schließen Pruritus, Harnverhalt und Nausea ein. Eine Atemdepression kann sofort oder verzögert auftreten und stellt den schwerwiegendsten Nebeneffekt dar. Alle Patientinnen sollten deshalb für 24 Stunden überwacht werden, nachdem sie eine epidurale oder intrathekale Opiatgabe erhalten haben. Patientinnen, die eine Allgemeinanästhesie erhalten haben, bietet PCA eine gute Schmerzkontrolle. Sie ist einer intramuskulären Morphingabe überlegen und wird von den Patientinnen hervorragend akzeptiert.

Literatur

Eisenach JC, Grice SC, Dewan DM. Patient-controlled analgesia following cesarean section: A comparison with epidural and intramuscular narcotics. Anesthesiology 1988; 68:444.

Gibbs CP, Krischer J, Peckham BM, et al. Obstetric anesthesia: A national survey. Anesthesiology 1986; 65:298.

Leighton BD, Norris MC, Sasis M, et al. Limitations of an epinephrine b epidural anesthesia test dose in laboring patients. Anesthesiology 1987; 66:688.

Reisner LS. Obstetric anesthesia. Anesth Clin North Am 1990; 8:55, 157.

Shnider SM, Levinson G. Anesthesia for obstetrics. Baltimore: Williams & Wilkins, 1987: 109, 159.

Youngstrom P, Eastwood D, Patel H, et al. Epidural fentanyl and bupivacaine in labor: Double blind study. Anesthesiology 1984; 62: A414.

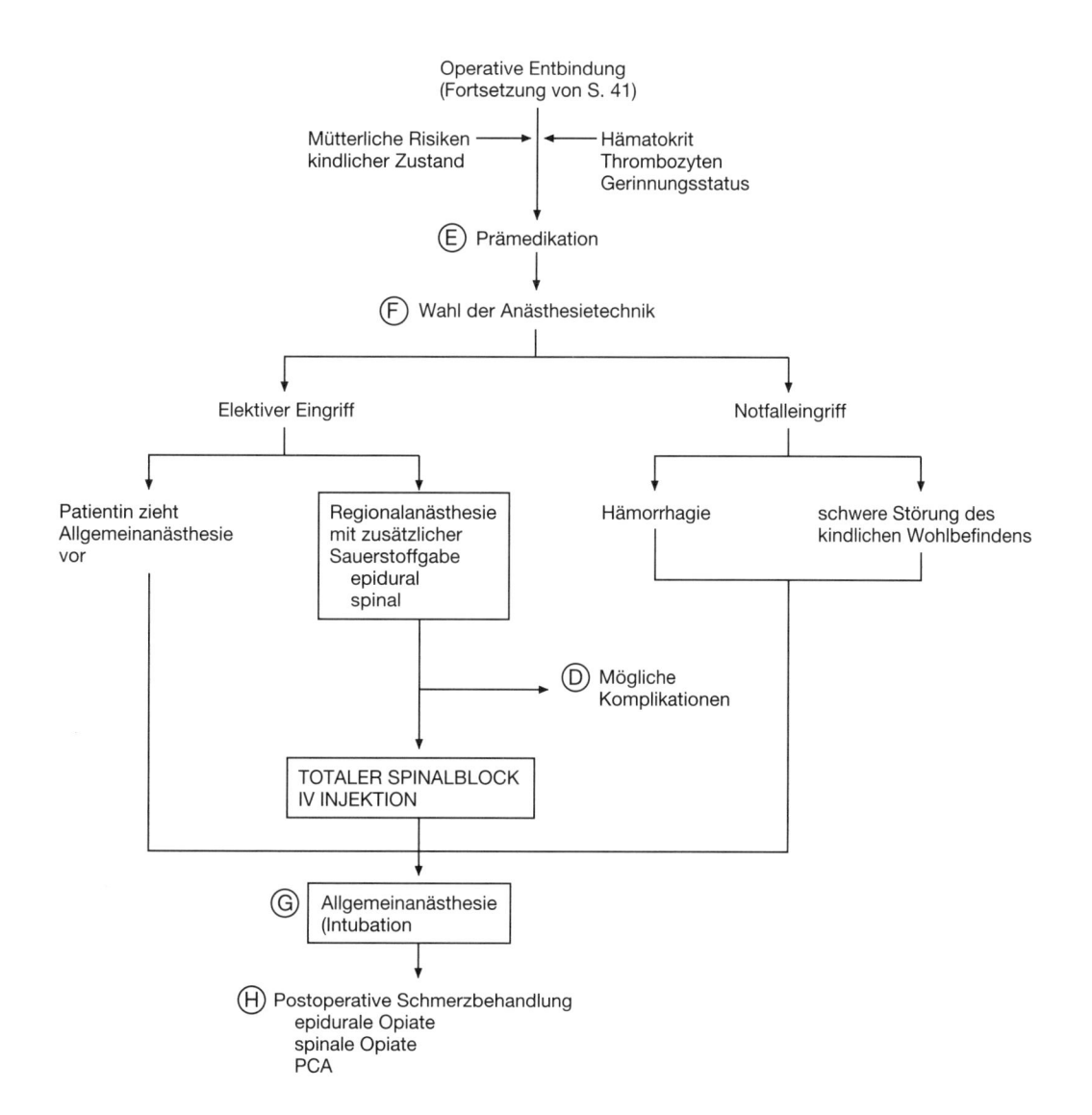

```
                    Operative Entbindung
                    (Fortsetzung von S. 41)
                              │
    Mütterliche Risiken ────→ │ ←──── Hämatokrit
    kindlicher Zustand        │       Thrombozyten
                              │       Gerinnungsstatus
                              ↓
                        Ⓔ Prämedikation
                              │
                              ↓
                        Ⓕ Wahl der Anästhesietechnik
                       ┌──────┴──────┐
                       ↓             ↓
                Elektiver Eingriff   Notfalleingriff
                  ┌────┴────┐         ┌────┴────┐
                  ↓         ↓         ↓         ↓
           Patientin zieht  Regional- Hämorrhagie  schwere Störung des
           Allgemein-       anästhesie              kindlichen Wohlbefindens
           anästhesie       mit zusätzlicher
           vor              Sauerstoffgabe
                            epidural
                            spinal
                              │
                              ├────→ Ⓓ Mögliche
                              │        Komplikationen
                              ↓
                        TOTALER SPINALBLOCK
                        IV INJEKTION
                              │
                              ↓
                        Ⓖ Allgemeinanästhesie
                          (Intubation
                              │
                              ↓
                        Ⓗ Postoperative Schmerzbehandlung
                          epidurale Opiate
                          spinale Opiate
                          PCA
```

CHRONISCHE SCHMERZSYNDROME

Myofasziale Schmerzsyndrome
Postherpetische Neuralgie
Reflektorische sympathische Dystrophie
Schmerzen bei Krebsmetastasen
Diabetische Neuropathie
Chronische Pankreasschmerzen
Neurogene Schmerzen

Zentrales Schmerzsyndrom
Phantomschmerzen
Schmerzen beim rückenmarkverletzten Patienten
Fibromyositis
Rheumatoide Arthritis
Arthrose
Nichtsomatische Schmerzen

MYOFAZIALE SCHMERZSYNDROME

Robert D. Culling
Laurie G. Kilbourn

„Myofaziale Schmerzen" ist ein deskriptiver Begriff für schmerzhafte Wahrnehmungen, die im Bereich eines oder mehrerer Skelettmuskeln und deren Faszien auftreten. Myofaziale Schmerzen gehören zu den häufigsten Ursachen akuter und chronischer Schmerzen. Sie treten bis zu einem gewissen Grad irgendwann bei fast jedem auf. Sie zählen außerdem zu den Fehldiagnosen und unzureichend behandelten Beschwerden. Angesichts der Tatsache, daß es sich hierbei um schmerzerzeugende Beschwerden handelt, die mit am effektivsten behandelt werden können, ist dies bedauerlich.

Andere Begriffe, die zur Beschreibung myofaszialer Schmerzen herangezogen werden, sind beispielsweise Muskelrheumatismus, Myalgie, Fibromyalgie, Myositis, Fibrositis, Myofibrositis und Myofasciitis. Myofaziale Schmerzen sind durch die Anwesenheit einer bzw. mehrerer verschiedener überempfindlicher Regionen (Trigger Points) in dem betroffenen Muskel oder der betroffenen Faszie gekennzeichnet, die lokalisierte und ausstrahlende Schmerzen verursachen.

Travell und Simons gehen von der Theorie aus, daß eine anfängliche Muskelverletzung oder -überbelastung zu einer Ruptur des sarkoplasmatischen Retikulums und einer Freisetzung ionisierten Kalziums führt, was wiederum eine anhaltende Kontraktion zur Folge hat. Dies reduziert das Adenosintriphosphat auf ein kritisches Niveau und verursacht eine Ischämie mit einer Freisetzung von Histamin, Kininen und Prostaglandinen. Die nozizeptiven Impulse werden zum ZNS weitergeleitet, was eine erhöhte Muskelspannung, Sympathikusaktivität und lokale Ischämie zur Folge hat. Dies kann einen Teufelskreis von Schmerzen und Spasmen hervorrufen.

A. Die Diagnose myofazialer Schmerzen erfordert eine sorgfältige Anamneseerhebung und eine vollständige Allgemeinuntersuchung. Myofaziale Schmerzen können akut nach einem eindeutigen auslösenden Vorfall eintreten; sie können sich jedoch auch schleichend infolge von chronischer Muskelermüdung oder -überbeanspruchung entwickeln. Die Beschreibung des Schmerzmusters bildet einen wichtigen Hinweis auf den Sitz der Trigger Points. Es stehen verschiedene Trigger-Point-Handbücher zum Nachschlagen zur Verfügung.

B. Myofaziale Beschwerden können die Hauptursache der Schmerzen sein; sie können jedoch auch als Folge anderer Krankheitsprozesse auftreten, beispielsweise bei Facettendysfunktionen. Sekundäre myofaziale Schmerzen treten wieder ein, wenn die Hauptursache nicht erkannt und behandelt wird. Andere Störungen der Skelettmuskulatur (Arthritis, Bursitis, Myopathien) sollten von der Diagnose ausgeschlossen werden.

C. Myofaziale Trigger Points sind in der Regel mit ständigen, tiefen Schmerzen verbunden. Aktive Trigger Points sind stets empfindlich und reproduzieren beim Palpieren die ausgestrahlten Schmerzsymptome. Latente Trigger Points verursachen bei den normalen täglichen Aktivitäten keine Schmerzen, erweisen sich jedoch beim Palpieren als empfindlich.

D. Beim Palpieren eines Trigger Points mit den Fingerspitzen läßt sich ein gestrafftes Band von Muskelfasern ermitteln. Das Ausüben von Druck auf einen aktiven Trigger Point reproduziert das ausgestrahlte Schmerzmuster, verursacht Schmerzen in dem Trigger Point und löst häufig das „Jump Sign" aus, ein Aufschrei, Zusammenzucken oder Aufschrecken des Patienten. Die Empfindlichkeit eines Trigger Points kann mit Hilfe eines Druckschwellenmeßgeräts (auch als Algometer bezeichnet) quantitativ ermittelt werden. Standardlaborverfahren, Röntgenuntersuchungen, Nervenleitungstests und Elektromyographie bieten beim Diagnostizieren myofazialer Schmerzen keine Hilfestellung.

E. Die Behandlung myofazialer Schmerzen zielt darauf ab, die Funktionen des Patienten zu verbessern, die Schmerzen zu vermindern und eine Behinderung zu vermeiden. Als Therapie sollte in erster Linie das von Travell und Simons beschriebene Spray- und Dehnverfahren angewandt werden. Das Ziel dieses Verfahrens besteht darin, die Trigger Points durch vollständiges Dehnen der betroffenen Muskeln zu inaktivieren. Das Kältespray verringert dabei die Beschwerden, so daß der aktive Bereich der Bewegungsübungen ausgeführt werden kann.

F. Ein Durchstechen des Trigger Points mit einer Nadel reproduziert das Schmerzmuster. Das Ziel besteht darin, den Trigger Point mit der Nadel zu stören. Gute Ergebnisse konnten mit „dry needling" sowie Kochsalz-, Lokalanästhetikums- und Steroidinjektionen erzielt werden. Eine Lokalanästhesie wird gewöhnlich angewandt, um die Beschwerden zu verringern und den Schmerzzyklus zu unterbrechen (S. 270). Der Patient unterzieht sich dann Dehn- und Bewegungsübungen.

G. Zusätzliche Behandlungsverfahren sind Tiefenmassage, feuchtwarme Packungen, Ultrasonographie, Eismassage, Biofeedback sowie transkutane elektrische Nervenstimulationen. Der Patient sollte in Dehnübungen unterwiesen werden, die zuhause ausgeführt werden können.

H. Für eine erfolgreiche Behandlung ist es äußerst wichtig, alle eventuell vorhandenen aufrechterhaltenden Faktoren (korrigierbare oder ausgleichbare anatomische Unzulänglichkeiten, schlechte Körperhaltung, gemütsbedingte Streßreaktionen, Depression) zu erkennen und zu korrigieren. Der Erfolg hängt davon ab, inwieweit das chronische Schmerzverhalten ausgelöscht werden kann.

Literatur

Fischer AA. Documentation of myofascial trigger points. Arch Phys Med Rehabil 1988; 69:286.
Fricton JR, Esam AA. Advances in pain research and therapy: Myofascial pain and fibromyalgia. New York: Raven Press, 1990.
Travell JG, Simons DG. Myofascial pain and dysfunction: The trigger point manual. Baltimore: Williams & Wilkins, 1983.

Patient mit MYOFASZIALEN SCHMERZEN

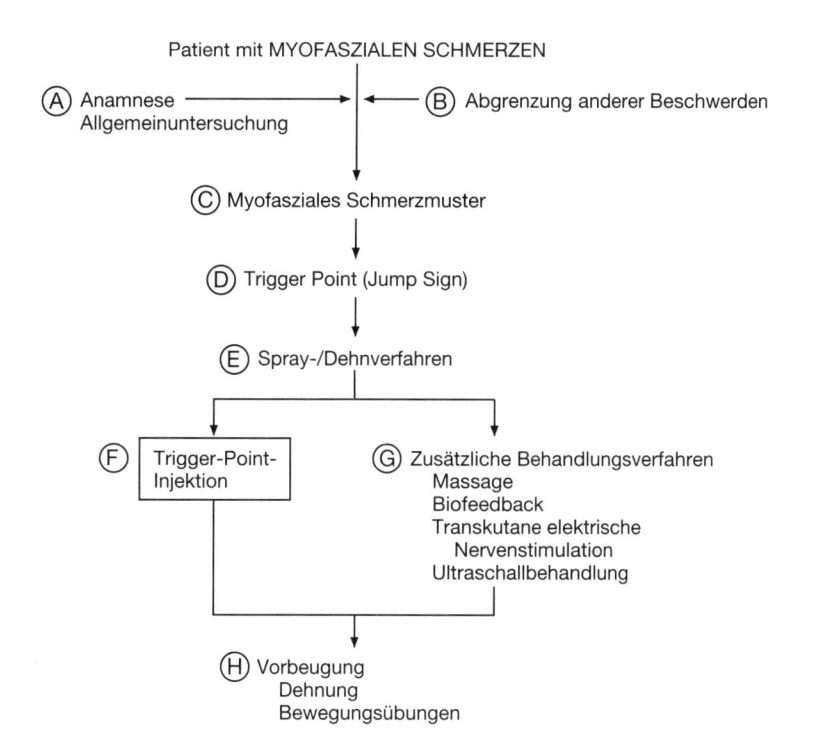

- (A) Anamnese, Allgemeinuntersuchung
- (B) Abgrenzung anderer Beschwerden
- (C) Myofasziales Schmerzmuster
- (D) Trigger Point (Jump Sign)
- (E) Spray-/Dehnverfahren
- (F) Trigger-Point-Injektion
- (G) Zusätzliche Behandlungsverfahren
  - Massage
  - Biofeedback
  - Transkutane elektrische Nervenstimulation
  - Ultraschallbehandlung
- (H) Vorbeugung
  - Dehnung
  - Bewegungsübungen

POSTHERPETISCHE NEURALGIE

Robert Sprague

Die postherpetische Neuralgie ist ein chronisches Schmerzsyndrom, das sich nach einem akuten Herpes zoster entwickelt. Die Behandlung der postherpetischen Neuralgie ist problematisch. Die wirksamste Methode besteht darin, eine postherpetische Neuralgie durch eine sofortige Behandlung des Herpes zoster zu vermeiden (S. 28). Die postherpetische Neuralgie tritt überwiegend bei älteren Patienten auf, die nicht nur negativ auf die zur Behandlung eingesetzten Medikamente reagieren können, sondern auch weniger in der Lage sind, physisch und psychisch mit der Krankheit zurechtzukommen.

A. Der Schlüsselpunkt bei der Behandlung von Patienten, die unter Herpes zoster bzw. postherpetischer Neuralgie leiden, ist die Skizzierung des Punktes, an dem der Herpes zoster endet und die postherpetische Neuralgie beginnt. Ein guter Anhaltspunkt für die Diagnose der postherpetischen Neuralgie ist das Vorhandensein einer Hypopigmentation, Hypästhesie/Hyperästhesie, Dysästhesie, Allodynie oder Hyperpathie zwei Monate nach dem akuten Blasenausschlag des Herpes zoster. Wie beim Herpes zoster ist eine Allgemeinuntersuchung wichtig, um die dermatomale Ausbreitung zu ermitteln. Es sollte außerdem eine genaue Aufstellung der benutzten Medikamente festgehalten werden, da viele Patienten, die an eine Schmerzklinik überwiesen werden, bereits orale Analgetika nehmen und irgendeine Form von Sucht gegeben sein kann. Es ist stets zu berücksichtigen, daß neben der postherpetischen Neuralgie ein myofasziales Syndrom oder eine sympathische Reflexdystrophie vorliegen kann, und es sollten entsprechende Untersuchungen durchgeführt werden.

B. Die Anwendung anästhetischer Verfahren zur Behandlung der postherpetischen Neuralgie hat sich als wenig erfolgreich erwiesen. Als Behandlungsmodalitäten wurden Sympathikusblocks, somatische Blocks, die Infiltration der Haut mit Lokalanästhetika (mit Steroiden versetzt), Cryoanalgesie und epidurale Steroide eingesetzt. Die Anwendung anästhetischer Verfahren bei postherpetischer Neuralgie ist in der Literatur nicht unterstützt worden; es gibt jedoch viele anekdotenhafte Berichte guter Ergebnisse.

C. Das pharmakologische Verfahren bei der Behandlung der postherpetischen Neuralgie ist das lohnendste, besonders die Behandlung mit trizyklischen Antidepressiva (Tabelle 1). Watson und seine Mitarbeiter haben gezeigt, daß Amitriptylin in Dosierungen, die keine Auswirkung auf das Depressionsniveau zeigen, das Schmerzniveau wesentlich verbessern konnte. Die Wirkungsweise der trizyklischen Antidepressiva soll in einem Anstieg der ZNS-Konzentration von Serotonin bestehen, einem Neurotransmitter, dem auch eine zentral wirkende schmerzhemmende Funktion zugeschrieben wird. Die heftige, blitzartige Schmerzkomponente der postherpetischen Neuralgie spricht häufig nicht auf trizyklische Antidepressiva an; in diesem Fall können Antikonvulsiva verordnet werden. Carbamazepin, Valproinsäure, Clonazepam und Phenytoin sind mit unterschiedlichem Erfolg verordnet worden. Es sind topische Behandlungsverfahren mit Capsaicin und einer Mixtur aus Lidocain und Alkohol untersucht worden, mit vielversprechenden Ergebnissen.

D. Sowohl Neurostimulationsverfahren mit der transkutanen elektrischen Nervenstimulatoreinheit als auch Hautreizungsmethoden haben sich bei der postherpetischen Neuralgie als nützlich erwiesen. Sie können als zu Hause anwendbare zusätzliche Behandlungsverfahren von Nutzen sein. Eine elektrische Stimulation des Rückenmarks hat ebenfalls schmerzlindernde Wirkung gezeigt (S. 224).

E. Wie bei allen chronischen Schmerzsyndromen dürfen die Vorteile einer psychologischen Unterstützung und einer physikalischen Behandlung nicht übersehen werden. Depression und sekundäre myofasziale Syndrome sind häufig bei einer postherpetischen Neuralgie zu beobachten.

Tabelle 1 Medikamentöse Behandlung bei postherpetischer Neuralgie

Substanz	Empfohlene Dosierung	Bemerkungen
Amitriptylin	25 mg (Bereich 50–150 mg)	Vorrangige Behandlung
Doxepin	25 mg (Bereich 50–150 mg)	Weniger Nebenwirkungen
Carbamazepin	zweimal täglich 100 mg	Antikonvulsiva werden gegen die blitzartigen Schmerzen bei einer postherpetischen Neuralgie eingesetzt und nicht zur anfänglichen Behandlung
Valproinsäure	zweimal täglich 125 mg	
Clonazepam	zweimal täglich 0,5 mg	

Literatur

Golding A. The effect of regional sympathetic blocks in the therapy of herpes zoster. Acta Anaesth Scand 1969; 13:133.

Portenoy RK. Postherpetic neuralgia: A workable treatment plan. Geriatrics 1986; 41:34.

Watson CP. Postherpetic neuralgia - 208 cases. Pain 1988; 35:289.

Watson CP. Postherpetic neuralgia and topical capsaicin. Pain 1988; 33:332.

Watson CP. Amitriptyline versus placebo in postherpetic neuralgia. Neurology 1982; 32:671.

Patient mit POSTHERPETISCHER NEURALGIE

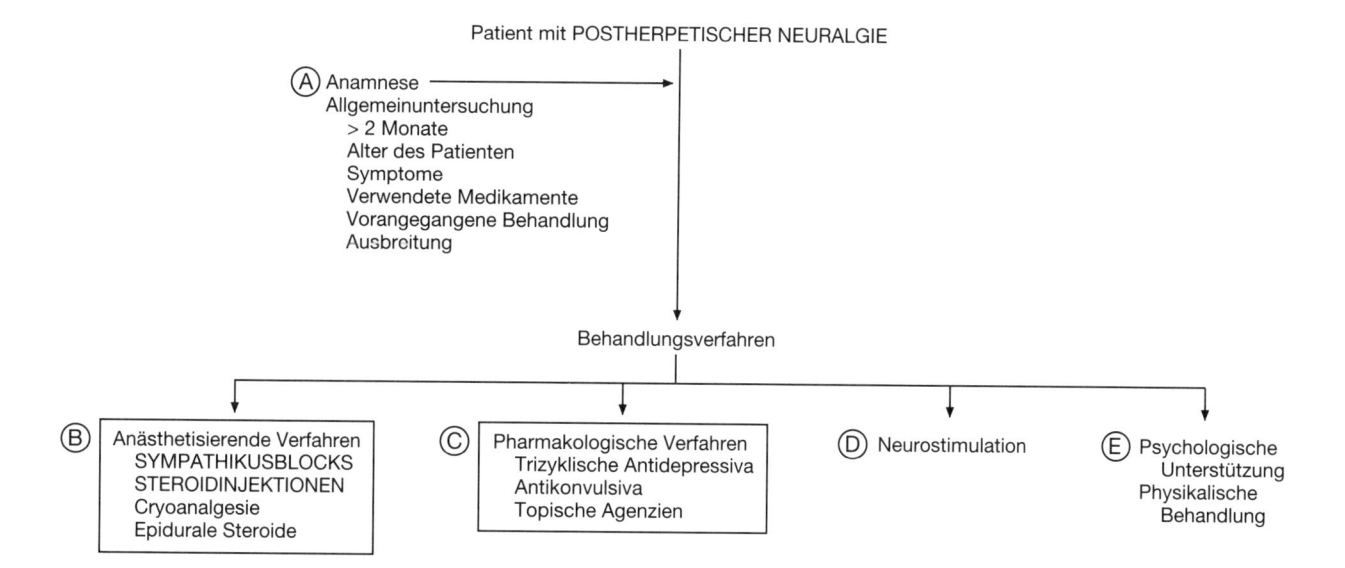

Ⓐ Anamnese
Allgemeinuntersuchung
  > 2 Monate
  Alter des Patienten
  Symptome
  Verwendete Medikamente
  Vorangegangene Behandlung
  Ausbreitung

Behandlungsverfahren

Ⓑ Anästhetisierende Verfahren
  SYMPATHIKUSBLOCKS
  STEROIDINJEKTIONEN
  Cryoanalgesie
  Epidurale Steroide

Ⓒ Pharmakologische Verfahren
  Trizyklische Antidepressiva
  Antikonvulsiva
  Topische Agenzien

Ⓓ Neurostimulation

Ⓔ Psychologische
  Unterstützung
  Physikalische
  Behandlung

SYMPATHISCHE REFLEXDYSTROPHIE

Mark E. Romanoff

Das Einheitsbild der Kausalgie oder sympathischen Reflexdystrophie wurde erstmals während des amerikanischen Bürgerkriegs von Mitchell beschrieben. Seither wurden viele Theorien über die pathologische Physiologie der sympathischen Reflexdystrophie formuliert, von denen allerdings keine alle Symptome, die bei diesem Syndrom zu beobachten sind, erfolgreich erklären konnte.

Die „International Association for the Study of Pain" hat die sympathische Reflexdystrophie als ein Schmerzsyndrom in einer Extremität definiert, das durch eine Sympathikusüberfunktion herbeigeführt wird, von der keiner der Hauptnerven betroffen ist. Kausalgie ist definiert als brennender Schmerz, Allodynie und Hyperpathie in einer Extremität mit teilweiser Nervenschädigung. Der allgemeinere Begriff „sympathisch hervorgerufene Schmerzen", der 1986 von Roberts eingeführt wurde, sollte all diese Einheitsbilder umfassen. In diesem Kapitel wird der Oberbegriff „sympathische Reflexdystrophie" benutzt, um dieses Syndrom zu bezeichnen.

A. Eine sympathische Reflexdystrophie tritt häufig nach einem schweren Trauma an einer Extremität auf, läßt sich jedoch auch nach leichten Verletzungen beobachten. Die Krankengeschichte des Patienten kann dazu beitragen, die Art der eingetretenen Verletzung und andere, damit verbundene Symptome zu identifizieren. Die Allgemeinuntersuchung kann Anzeichen von Nervenschädigungen und Muskelatrophien zutage bringen. Veränderungen in der Durchblutung lassen sich an Temperaturveränderungen, Ödemen oder Veränderungen der Haare, der Nägel oder der Haut erkennen. Die objektiven und subjektiven Symptome einer sympathische Reflexdystrophie sind in Tabelle 1 aufgeführt. Zu den Kennzeichen zählen ein brennender Schmerz, der in keinem Verhältnis zur Verletzung steht, Hyperpathie und/oder Allodynie sowie vasomotorische Veränderungen. Die Symptome variieren häufig, und die Stadien, die in der Tabelle aufgeführt werden, können Tage oder Monate anhalten, wodurch die Diagnose erschwert wird. Patienten mit einer sympathischen Reflexdystrophie können atypische Symptome aufweisen. Eine sympathische Reflexdystrophie, die das Knie oder den Rücken in Mitleidenschaft gezogen hat, ist häufig am schwersten zu diagnostizieren. Die Differentialdiagnose schließt das myofaszielle Schmerzsyndrom, die Raynaud-Krankheit und das Raynaud-Syndrom, Einklemmungsneuropathien sowie Akrozyanose ein.

B. Die allgemeine körperliche Untersuchung kann zur Bestätigung der Diagnose beitragen. Eine Röntgenuntersuchung des Bereichs kann eine fleckartige Demineralisation (Sudeck-Atrophie) zum Vorschein bringen, die durch eine chronische Ischämie als Folge einer sympathisch bedingten Vasokonstriktion verursacht worden ist. Ein dreiphasiger Knochenscan weist zwar Berichten zufolge eine hohe Spezifizität und Empfindlichkeit bei der Diagnose einer sympathischen Reflexdystrophie auf, hat jedoch nur einen niedrigen Vorhersagewert bei Patienten, bei denen die Symptome länger als sechs Monate anhalten. Die Kernspintomographie spielt derzeit bei der Diagnose der sympathischen Reflexdystrophie keine Rolle. Durchblutungsmessungen (Temperatur, Thermographie, Doppler, Plethysmographie) können dazu beitragen, Unterschiede zwischen der normalen und der betroffenen Extremität sowie beim Verlauf der Behandlung zu ermitteln. Der beste diagnostische Test ist ein Sympathikusblock (siehe D.). Eine Schmerzlinderung mittels einer Symphathektomie ist pathognomisch für eine sympathische Reflexdystrophie und stellt ein erstklassiges Behandlungsverfahren dar. Es muß stets berücksichtigt werden, daß die sympathische Reflexdystrophie eine klinische Diagnose ist. Auch wenn Untersuchungen wie der dreiphasige Knochenscan und Doppler-Tests negative Ergebnisse haben, sollte ein Sympathikusblock durchgeführt werden, wenn der Verdacht auf eine sympathische Reflexdystrophie besteht.

C. Eine physikalische Behandlung allein hat sich als wirksam zur Verbesserung des Ergebnisses erwiesen. Sie sollte eine Kneipp-Behandlung, aktive und passive Übungen zur Verbesserung des Bewegungsvermögens sowie Gewichtsbelastungen für die unteren Extremitäten beinhalten. Die meisten Patienten können sich aufgrund der Schmerzen keiner physikalischen

(Fortsetzung auf S. 52)

Tabelle 1 Objektive und subjektive Symptome einer sympathischen Reflexdystrophie

1. Stadium (akut) Denervierungsphase	Schmerzen stehen in keinem Verhältnis zur Verletzung Brennende Schmerzen Hyperpathie, Allodynie Verstärkte Schmerzen in herabhängender Position Häufig erhöhte Temperatur Beschleunigtes Wachstum der Haare/Nägel Eingeschränktes Bewegungsvermögen Ödeme Schwitzen (verstärkt oder verringert)
2. Stadium (dystrophisch) Phase der Überempfindlichkeit	Ständige Schmerzen Herabgesetzte Temperatur Zyanose Haarausfall, gefurchte und rissige Nägel Hyperhidrosis Diffuse Osteoporose (Sudeck-Atrophie) Weiter eingeschränktes Bewegungsvermögen Indurierte Ödeme Persönlichkeitswandel
3. Stadium (atrophisch)	Schmerzen verlaufen proximal, Besserung möglich Irreversible Gewebeschäden Atrophische Haut, verdickte Faszie Beugekontrakturen Knochendemineralisation Temperatur kann sich normalisieren Schwitzen (verstärkt oder verringert) Muskelschwund Deutlich eingeschränktes Bewegungsvermögen Fortgesetzter Persönlichkeitswandel

Patient mit SYMPATHISCHER REFLEXDYSTROPHIE

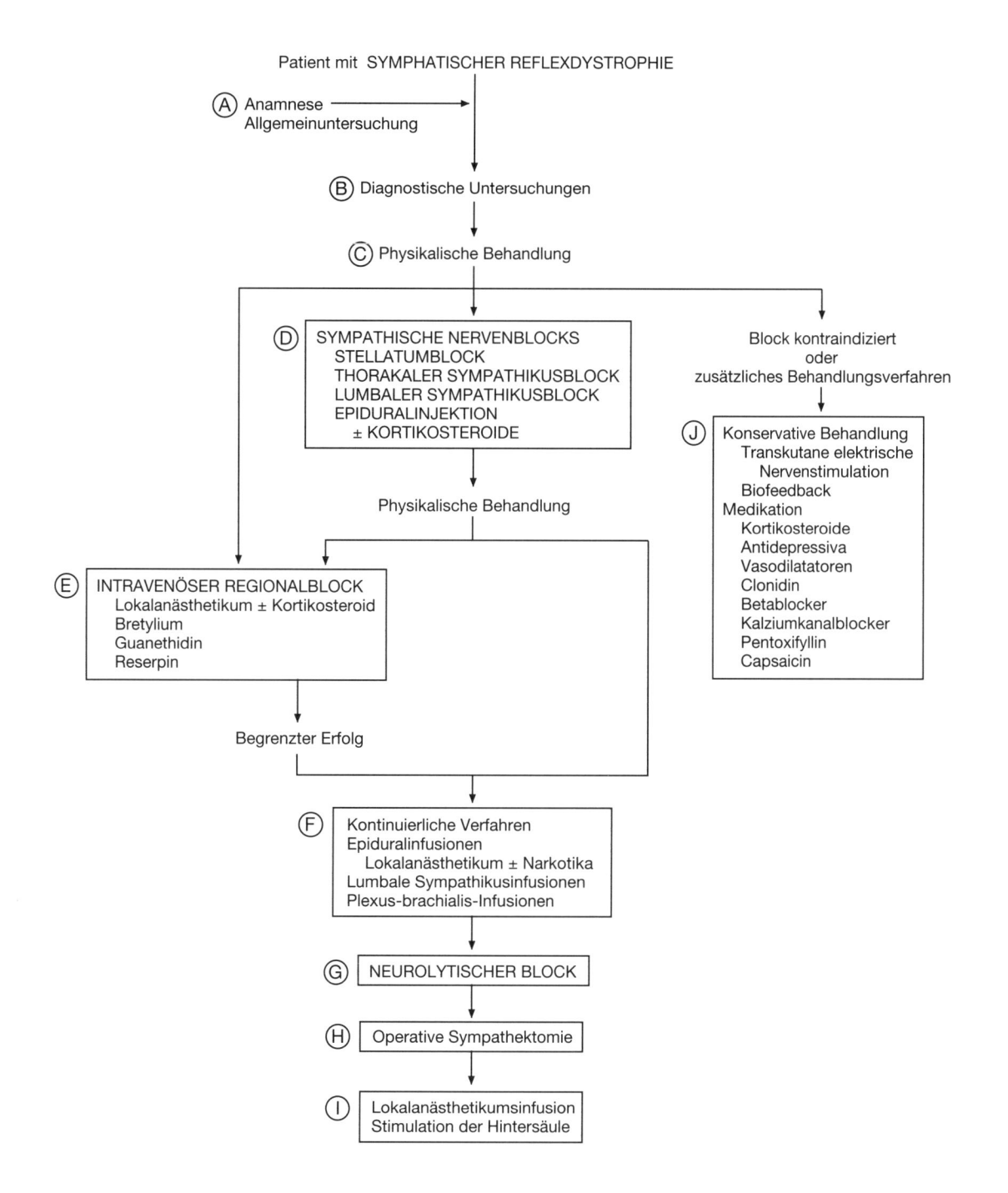

- (A) Anamnese
  Allgemeinuntersuchung
- (B) Diagnostische Untersuchungen
- (C) Physikalische Behandlung

(D) SYMPATHISCHE NERVENBLOCKS
  STELLATUMBLOCK
  THORAKALER SYMPATHIKUSBLOCK
  LUMBALER SYMPATHIKUSBLOCK
  EPIDURALINJEKTION
  ± KORTIKOSTEROIDE

Block kontraindiziert
oder
zusätzliches Behandlungsverfahren

(J) Konservative Behandlung
  Transkutane elektrische
    Nervenstimulation
  Biofeedback
  Medikation
    Kortikosteroide
    Antidepressiva
    Vasodilatatoren
    Clonidin
    Betablocker
    Kalziumkanalblocker
    Pentoxifyllin
    Capsaicin

Physikalische Behandlung

(E) INTRAVENÖSER REGIONALBLOCK
  Lokalanästhetikum ± Kortikosteroid
  Bretylium
  Guanethidin
  Reserpin

Begrenzter Erfolg

(F) Kontinuierliche Verfahren
  Epiduralinfusionen
    Lokalanästhetikum ± Narkotika
  Lumbale Sympathikusinfusionen
  Plexus-brachialis-Infusionen

(G) NEUROLYTISCHER BLOCK

(H) Operative Sympathektomie

(I) Lokalanästhetikumsinfusion
  Stimulation der Hintersäule

Behandlung unterziehen, daher muß sie mit anderen schmerzlindernden Verfahren kombiniert werden.

D. Sympathische Nervenblocks werden zu Diagnose- und Behandlungszwecken eingesetzt. Eine sympathische Reflexdystrophie des Kopfes, des Nackens und der oberen Extremitäten können mit Stellatumblocks (S. 242) behandelt werden. Eine sympathische Reflexdystrophie in der Thoraxregion läßt sich mit einem thorakalen Sympathikusblock (S. 244) oder einem Epidural-/Subarachnoidalblock behandeln. Für eine sympathische Reflexdystrophie der unteren Extremitäten können lumbale Sympathikusblocks (S. 248) oder Epidural-/Subarachnoidalblocks angewandt werden. Es ist wichtig, das Ergebnis des Sympathikusblocks zu ermitteln. Dies geschieht in der Regel durch Messen der Temperatur sowie der thermographischen oder sympathikogalvanischen Reaktionen. Ein Temperaturanstieg um 1° bis 1,5 °C weist auf eine erfolgreiche Sympathikolyse hin.

Es werden in der Regel Lokalanästhetika für den Sympathikusblock verwendet. Einige Autoren befürworten den Zusatz von Kortikosteroiden; allerdings hat noch keine Studie definitiv eine bessere Wirkung bei Anwendung dieses Verfahrens erkennen lassen. Die Injektionen werden in der Regel einmal ausgeführt, um die Diagnose zu sichern und die Dauer der Schmerzlinderung auszuwerten. Injektionen in täglichem bis wöchentlichem Abstand sind für maximal 8 bis 10 Injektionen empfohlen worden. Wenn die Schmerzlinderung immer länger anhält oder wenn die Schmerzen nicht wiederkehren, ist diese Methode gerechtfertigt. Wenn die Schmerzlinderung nicht länger als die Wirkung der Lokalanästhesie anhält, müssen alternative Verfahren gesucht werden.

E. Hannington-Kiff hat der Anwendung intravenöser Regionalblocks zur Behandlung der sympathische Reflexdystrophie zum Durchbruch verholfen. In den Studien wurde ursprünglich Guanethidin verwendet, es ist jedoch auch Reserpin und jetzt Bretylium mit Erfolg eingesetzt worden. Lokalanästhetikumsblocks allein oder mit Kortikosteroiden haben Berichten zufolge ebenfalls eine Schmerzlinderung bei diesen Patienten herbeiführen können. Diese Blocks können außerdem jeden zweiten Tag wiederholt werden, wenn die Schmerzlinderung offensichtlich ist.

F. Bei einem begrenzten Erfolg mit einmaligen Sympathikusblocks oder intravenösen Regionalblocks sollten kontinuierliche Verfahren folgen. Ein intensives physikalisches Behandlungsprogramm sollte gleichzeitig neben den Blocks durchgeführt werden. Es können Plexus-brachialis-, lumbale Sympathikus- oder Epiduralkatheter eingesetzt und kontinuierlich bzw. diskontinuierlich vor der physikalischen Behandlung dosiert werden. In einer Studie zeigten Lokalanästhetikumsinjektionen, denen eine kontinuierliche Infusion von Narkotika folgte, eine hervorragende Wirkung. Die Narkotika ermöglichten eine aktive Teilnahme an der physikalischen Behandlung ohne motorische Einbußen.

G. Neurolytische Sympathikusblocks sollten in Betracht gezogen werden, wenn Sympathikusblocks zwar eine deutliche Schmerzlinderung bringen, diese aber nicht länger als die Lokalanästhesie anhält. Neurolytische Stellatumblocks werden aufgrund der möglichen Gefahren für die benachbarten Strukturen selten durchgeführt. In der Lumbalregion können leicht neurolytische Sympathikusblocks durchgeführt werden, ohne daß ein größeres Risiko motorischer Schwäche aufgrund einer Beteiligung des Plexus lumbalis gegeben ist. Es sind verstärkte Schmerzen infolge einer partiellen Denervierung beschrieben worden. Die langfristigen Ergebnisse sind vielversprechend.

H. Eine operative Sympathektomie ist indiziert, wenn neurolytische Verfahren versagt haben oder neurolytische Blocks kontraindiziert sind. Die Erfolgsquote ist recht hoch, wenn die Diagnose vor dem Eingriff durch Sympathikusblocks bestätigt wurde. Eine Studie ließ nach zwei Jahren Nachuntersuchung eine Erfolgsquote von 84 % erkennen; andere Untersuchungen zeigten ähnliche Erfolgsziffern. Das Auftreten einer Neuralgie nach der Sympathektomie in 40 % aller Fälle ist beunruhigend, obwohl sie nur temporärer Natur ist.

I. Bei einigen Patienten haben intravenöse Lokalanästhetikumsinfusionen die Ausdehnung des schmerzenden Bereichs reduziert und die Intensität der Schmerzen verringert. Die Verfügbarkeit eines oralen Lidocain-Analogons (Mexiletin, Tocainid) ermöglicht eine Erhaltungsbehandlung. Die Stimulation der Hintersäule ist bei reflektorischer sympathischer Dystrophie der oberen und unteren Extremitäten angewandt worden. Es wird häufig eine Reaktionsrate von > 80 % beobachtet (S. 224).

J. Eine konservative Behandlung kann angewandt werden, wenn Sympathikusblocks kontraindiziert sind (anatomische Fehlbildungen, koagulationshemmender Zustand, Ablehnung durch den Patienten). Sie kann aber auch als zusätzliches Behandlungsverfahren eingesetzt werden, um die Wirkung der Sympathikusblocks zu verbessern. Eine transkutane elektrische Nervenstimulation kann sich in der anfänglichen denervierten Phase der sympathische Reflexdystrophie als äußerst nützlich erweisen. Biofeedback kann die Durchblutung verbessern, dystrophische Veränderungen umkehren und eine Schmerzlinderung herbeiführen; in der Literatur ist jedoch nur die Kasuistik zitiert worden. Medikationen können ebenfalls die Schmerzen bei einer sympathischen Reflexdystrophie lindern und die Funktionen verbessern. Kortikosteroide (Prednison bis zu 200 mg/Tag) haben bei bis zu zwei Drittel der Patienten gute bis hervorragende Wirkung gezeigt. Antidepressiva, wie beispielsweise Amitriptylin, haben den Folgezustand bei reflektorischer sympathischer Dystrophie verbessert. Vasodilatatoren, wie beispielsweise Prazosin, Phenoxybenzamin, Nifedipin und Labetalol, sind mit unterschiedlichem Erfolg eingesetzt worden. Andere Betablocker, zum Beispiel Propanolol, sind ebenfalls untersucht worden. Clonidin, ein zentral wirkender Alpha-2-Antagonist, der den peripheren sympathischen Tonus herabsetzt, ist untersucht worden, wobei ein begrenzter Erfolg ermittelt wurde. Bei allen vasoaktiven Mitteln können schwere Nebenwirkungen eintreten, wie beispielsweise Bradykardie und Hypotonie. Dies schränkt ihre Anwendung gewöhnlich ein. Pentoxifyllin, ein Phosphodiesterasehemmer, der die Membrane der roten Blutkörperchen flexibler macht und so eine Verbesserung der Durchblutung bei „Low-flow"-Zuständen ermöglicht, hat sich bei der sympathischen Reflexdystrophie ebenfalls als wirksam erwiesen. Beschreibungen von Krankheitsfällen haben nahegelegt, daß sich topisch angewandtes Capsaicin positiv auswirken könnte.

Literatur

Blanchard J, Ramamurthy S, Walsh N, et al. Intravenous regional sympatholysis: A double-blind comparison of guanethidine, reserpine, and normal saline. J Pain Sympt Manag 1990; 5:357.

Cheshire WP, Snyder CR. Treatment of reflex sympathetic dystrophy with topical capsaicin. Pain 1990; 42:307.

Cooper DE, DeLee JC, Ramamurthy S. Reflex sympathetic dystrophy of the knee. Am J Bone Joint Surg 1989; 3:365.

Glazer S, Portenoy RK. Systemic local anesthetics in pain control. J Pain Sympt Manag 1991; 6:30.

Hannington-Kiff JG. Intravenous regional sympathetic block with guanethidine. Lancet 1974; 1:1019.

Kleinert HE, Norberg H, McDonough JJ. Surgical sympathectomy: Upper and lower extremity. In: Omer GE, Spinner M, eds. Management of peripheral nerve problems. Philadelphia: WB Saunders, 1980:285.

Koch E, Hofer HO, Sialer G, et al. Failure of MR imaging to detect reflex sympathetic dystrophy of the extremities. Am J Roentgenol 1991; 156:113.

Mockus MB, Rutherford RB, Rosales C, Pearce WH. Sympathectomy for causalgia. Arch Surg 1987; 122:668.

Robaina FJ, Dominguez M, Rodriquez DM, et al. Spinal cord stimulation for relief of chronic pain in vasospastic disorders for the upper limbs. Neurosurgery 1989; 24:63.

Roberts WJ. A hypothesis on the physiological basis for causalgia and related pains. Pain 1986; 24:297.

Schwartzman RJ, McLellan TL. Reflex sympathetic dystrophy. Arch Neurol 1987; 44:555.

SCHMERZEN BEI KREBSMETASTASEN

Jeffrey Priest

Schmerzen bei Krebsmetastasen stellen einen medizinisch behandelbaren Zustand dar, dem unmittelbare Aufmerksamkeit gewidmet werden muß. Abgesehen davon, daß die Schmerzen qualvoll sind, erinnern sie den Patienten stark daran, daß die Krankheit ihren natürlichen Verlauf nimmt. Die Behandlung der Schmerzen bringt nicht nur eine Steuerung des Schmerzerlebnisses mit sich, sondern bedeutet auch eine Bestätigung, daß eine Schmerzbekämpfung möglich ist. Opioide bilden die Stütze bei der Bekämpfung metastatischer Schmerzen, und es sollte daher stets bedacht werden, daß die Stärke, die Wirkungsdauer und das Suchtpotential oftmals überschätzt werden.

A. Metastasierender Krebs kann jede Art von Schmerz in jeder beliebigen Körperregion hervorrufen. Es sollte sorgfältig eine Anamnese der Schmerzen und vorheriger Schmerzbekämpfungsmaßnahmen erhoben werden. Allgemein werden Krebsschmerzen nach den Kriterien somatisch (klar zu lokalisieren), viszeral (schlecht zu lokalisieren) und deafferentierend (paroxysmale und elektrisierende Schmerzen) klassifiziert. Bevor therapeutische Maßnahmen eingeleitet werden, sollten die Schmerzen nach ihrem Ursprung klassifiziert werden. Bei der Auswahl der Behandlungsmaßnahme sind die körperliche Verfassung des Patienten, die Lebenserwartung, die Bewegungsfähigkeit, die Lebensqualität, der Herd und die Art der Schmerzen, der Status des Patienten – stationär oder ambulant – sowie seine Wünsche und Erwartungen zu berücksichtigen.

B. Die Verabreichung der Medikamente kann auf oralem, rektalem, intravenösem, subkutanem, intramuskulärem, epiduralem und intrathekalem Wege erfolgen; die orale Darreichung ist jedoch die bei weitem praktischste. Bei leichten Schmerzen kann unter Umständen ein NSAR ausreichen, um die Beschwerden des Patienten zu lindern. Mäßige Schmerzen können anfangs mit Codein, mit Codeinpräparaten in Kombination mit einem NSAR oder mit einem trizyklischen Antidepressivum behandelt werden. Heftige Schmerzen sollten mit einem starken Opioid, wie beispielsweise Morphium, und jeglichen zusätzlichen Medikamenten behandelt werden, die als hilfreich erachtet werden. Narkotika sollten nach Zeitschema und Schmerzintensität verabreicht werden. Opioid-Verbindungen mit einer Langzeitwirkung sind sehr wirksam. Orale Medikationen können durch Biofeedbackverfahren oder transkutane elektrische Nervenstimulationen ergänzt werden. Ein Benzodiazepin kann indiziert sein, da für viele Patienten Schlaf genauso wichtig sein kann wie eine Schmerzlinderung. Deafferentierungsschmerzen sprechen unter Umständen besser auf Phenytoin oder Carbamazepin in Kombination mit einem NSAR und einem trizyklischen Antidepressivum an als auf ein Mittel auf Opioid-Basis.

C. Es muß damit gerechnet werden, daß die Opioiddosierung oder -stärke während der Behandlung erhöht werden muß, da sich wahrscheinlich eine Toleranz entwickelt und die Schmerzen sich verstärken. Die Dosen sollten schrittweise erhöht werden, bis die Schmerzen unter Kontrolle gebracht worden sind oder die Nebenwirkungen unerträglich werden. Wir haben beispielsweise epidural verabreichtes Morphium auf eine Dosis von 20 mg/2h titriert – ohne nennenswerte Nebenwirkungen –, um einer Patientin ein Gehen ohne unermeßlich starke Schmerzen zu ermöglichen (die Patientin starb 2 Wochen später).

D. Bei den Opioiden muß mit Nebenwirkungen gerechnet werden. Sie müssen umgehend behandelt werden. Als Nebenwirkungen treten bei Opioiden gewöhnlich Verstopfung, Pruritus, Sedierung, Übelkeit, Urinverhaltung, Atemdepression, Zurückziehung und Sucht auf. Eine Widerstandsfähigkeit gegenüber einer Atemdepression stellt sich frühzeitig während der Behandlung ein, während eine Verstopfung unter Umständen nie zum Erliegen kommt. Verstopfung kann mit Hilfe von Laxantien korrigiert werden. Antiemetika wirken gegen Übelkeit. Eine Urinverhaltung ist in der Regel nur vorübergehender Natur, kann jedoch bei älteren Patienten eine Katheterisierung der Blase erfordern. Diphenhydramin kann zwar den Pruritus lindern, ein Herabsetzen oder Wechseln des Opioids ist jedoch die wirksamste Therapie. Sorgfältig titriert kann Naloxon alle Nebenwirkungen eines Opioids beseitigen, wobei die Schmerzlinderung bis zu einem gewissen Grad erhalten bleibt. Maßnahmen, bei denen die systemische Gesamtkonzentration des Opioids plötzlich herabgesetzt wird, können akute Opioidentzugserscheinungen auslösen. Eine psychische Opioidsucht tritt bei metastatisch bedingten Schmerzen selten ein. Wenn die Nebenwirkungen bei zusätzlichen Hilfsmitteln unerträglich sind, ist ein Wechsel der Verabreichungsart oder eine Änderung des Dosierungsplans indiziert.

E. Kontinuierlich verabreichte Opioide, neuraxial plazierte Opioide und neuroablative Maßnahmen sind die drei Hauptalternativen zu den standardmäßigen Schmerzbekämpfungsverfahren bei ambulanten Patienten. Zu den Dauerzufuhrsystemen zählen transkutane Fentanyl-Pflaster, PCA-Pumpen, intramuskuläre Injektionen sowie implantierbare Pumpen mit Opioid-Reservoirs. Neuraxial verabreichte Opioide können mittels epiduraler oder intrathekaler Katheter kontinuierlich oder intermittierend gegeben werden, permanent oder temporär bzw. subkutan oder extrakutan. Neuroablative Verfahren können chemischer oder chirurgischer Natur sein, und die Wirkung kann von kurzer Dauer oder dauerhaft und irreversibel sein. Diese Verfahren sind zwar unter Umständen aus der Sicht des Arztes zeitraubend, sie können jedoch eine bessere Schmerzlinderung herbeiführen.

F. Der Patient sollte häufig untersucht werden, nachdem sich ein festes Schema eingestellt hat. Es muß damit gerechnet werden, daß sich der Grad der Schmerzlinderung aufgrund des Fortschreitens der Krankheit und der Widerstandsfähigkeit gegenüber den Medikamenten verschlechtert. In der Regel kann den Patienten allein mit titrierten oralen Medikationen eine recht gute Schmerzlinderung verschafft werden. Wenn das Endstadium näherrückt oder die Schmerzen unerträglich werden, sind eventuell invasivere Verfahren vorzuziehen.

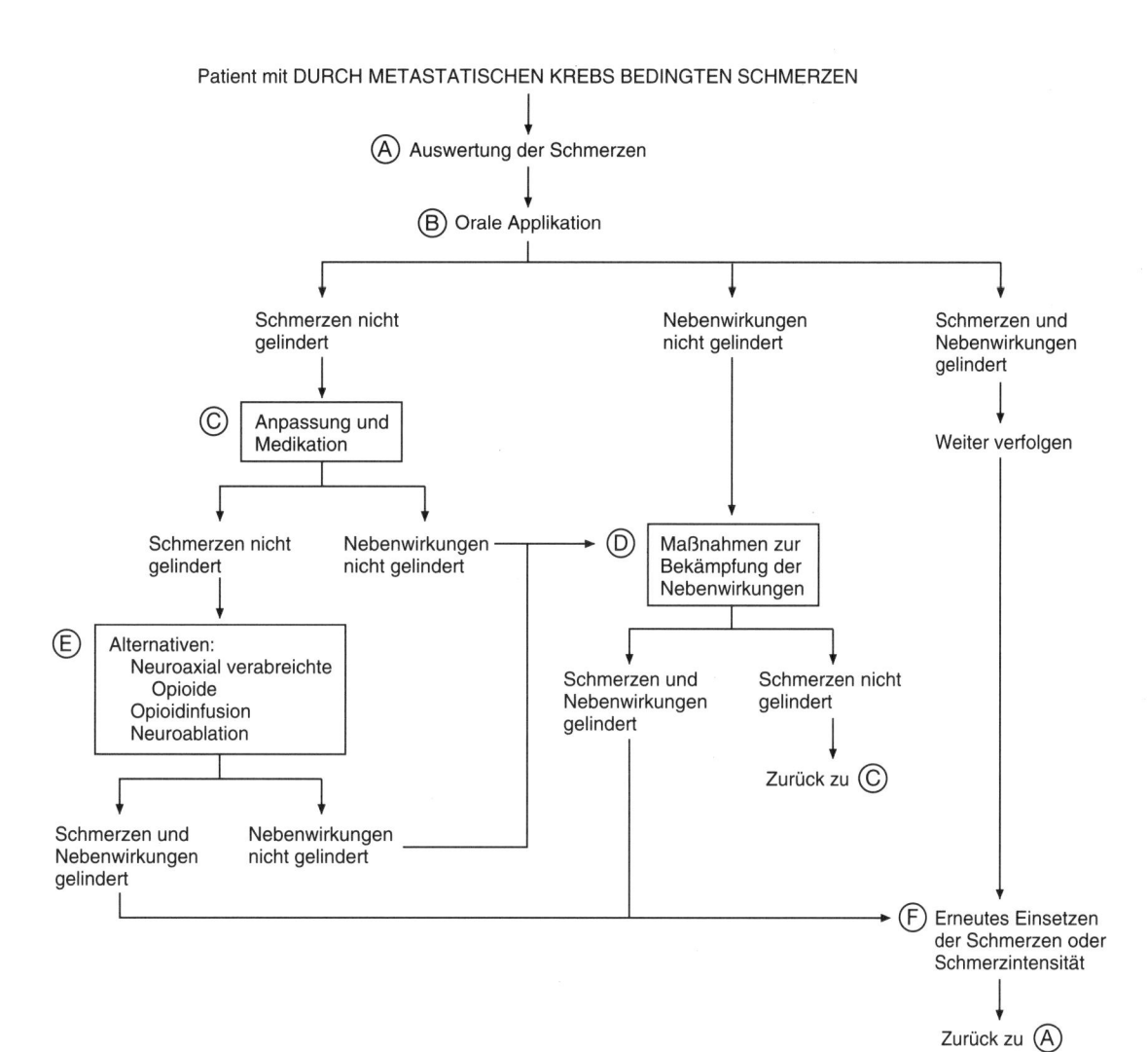

```
Patient mit DURCH METASTATISCHEN KREBS BEDINGTEN SCHMERZEN
                                │
                        Ⓐ Auswertung der Schmerzen
                                │
                        Ⓑ Orale Applikation
        ┌───────────────────────┼───────────────────────┐
  Schmerzen nicht         Nebenwirkungen          Schmerzen und
    gelindert              nicht gelindert         Nebenwirkungen
        │                       │                    gelindert
        │                       │                       │
  Ⓒ Anpassung und               │                 Weiter verfolgen
    Medikation                  │
    ┌────┴────┐                 │
Schmerzen   Nebenwirkungen ──→ Ⓓ Maßnahmen zur
nicht       nicht gelindert      Bekämpfung der
gelindert                        Nebenwirkungen
    │                              ┌────┴────┐
Ⓔ Alternativen:              Schmerzen und  Schmerzen nicht
  Neuroaxial verabreichte     Nebenwirkungen  gelindert
  Opioide                     gelindert          │
  Opioidinfusion                              Zurück zu Ⓒ
  Neuroablation
  ┌────┴────┐
Schmerzen und  Nebenwirkungen
Nebenwirkungen nicht gelindert
gelindert
                                          Ⓕ Erneutes Einsetzen
                                            der Schmerzen oder
                                            Schmerzintensität
                                                   │
                                            Zurück zu Ⓐ
```

Literatur

Abrams SE, Burchman SL, Taylor ML, Kettler RE. Management of common cancer pain syndromes. In: Abrams SE, ed. The pain clinic manual. Philadelphia: JB Lippincott, 1990.

Ferrer-Brechner T. Anesthetic techniques for the management of cancer pain. Cancer 1989; 63:2343.

Inturrisi CE. Management of cancer pain: Pharmacology and principles of management. Cancer 1989; 63:2308.

Payne R. Cancer pain: Anatomy, physiology, and pharmacology. Cancer 1989; 63:2266.

DIABETISCHE NEUROPATHIE

Richard Barohn

Bei Patienten mit Diabetes mellitus treten verschiedene Arten peripherer Neuropathien auf; sie sind häufig mit Schmerzen verbunden. Diabetesbedingte periphere Neuropathien werden in der Regel symptomatisch behandelt. Bisher hat kein bestimmtes metabolisches Behandlungsverfahren irgendeinen deutlichen klinischen Nutzen gezeigt. Trotzdem wird stets versucht, eine optimale Glukoseeinstellung zu erreichen. Periphere Neuropathien, die im Zusammenhang mit Diabetes mellitus auftreten, können ganz allgemein in die Typen generalisiert/symmetrisch und fokal/unsymmetrisch eingeteilt werden.

A. Kompressive Mononeuropathien treten häufig bei Diabetes mellitus auf. Sie sind klinisch nicht von denen zu unterscheiden, die bei Nichtdiabetikern auftreten. Das Karpaltunnelsyndrom ist am häufigsten zu beobachten. Anfangs kann es konservativ mit Hilfe von NSARs und Handgelenkschienen behandelt werden. Wenn dies fehlschlägt, kann eine operative Dekompression erforderlich werden.

B. Bei anderen Neuropathien, wie beispielsweise denjenigen, die den III., IV. und V. Hirnnerv in Mitleidenschaft ziehen (im Falle des V. Hirnnerven als Fazialisparese), wird davon ausgegangen, daß sie durch Nervenischämie und -infarkt hervorgerufen werden. Sie verschwinden oft spontan nach mehreren Wochen oder Monaten. Bei einer Lähmung des III. Hirnnerven ist ein Aneurysma unwahrscheinlich, wenn die Untersuchung der Pupille und eine computertomographische Hirnuntersuchung normale Ergebnisse zeigen.

C. Diabetische lumbosakrale Polyneuropathie (DLP), oder diabetische amyothrophe Lateralsklerose besteht in einer nachhaltigen Schwäche des Beins (tritt häufig proximal stärker in Erscheinung) und heftigen Schmerzen in Rücken und Bein. Die DLP beginnt unilateral, zieht jedoch innerhalb weniger Wochen auch das andere Bein in Mitleidenschaft. Sie ist vermutlich auf eine Ischämie der Wurzeln des Plexus lumbosacralis zurückzuführen. Es kommt häufig zu einem Gewichtsverlust. Die Therapie besteht in einer Bekämpfung der Schmerzen durch Medikamente und transkutane elektrische Nervenstimulationen (wie in G, H und I aufgeführt) sowie einer aggressiven physikalischen Behandlung. Es werden häufig vorübergehend orale Narkotika gegen die heftigen Schmerzen benötigt. Es kann eine sympathische Reflexdystrophie auftreten, die entsprechend behandelt werden sollte (S. 150). Die Symptome halten mehrere Monate an oder verschlimmern sich über diesen Zeitraum und können sich dann allmählich spontan lösen. Eine DLP wird in den meisten Fällen fälschlich als kompressionsbedingte Nervenwurzelerkrankung diagnostiziert, wobei jedoch Szintigramme des lumbosakralen Abschnitts der Wirbelsäule ein normales Bild zeigen. Dennoch werden Patienten mit einer DLP häufig unnötigen Operationen an der Lendenwirbelsäule unterzogen.

D. Eine eingeschränkte Form der DLP kann isolierte thorakale Wurzeln in Mitleidenschaft ziehen und so heftige dermatomale Schmerzen im Rumpf auslösen. Die Differentialdiagnose besteht zur Herpes-zoster-Neuritis; es entwickelt sich jedoch kein Ausschlag, wenn Diabetes mellitus die Ursache ist. Die Behandlung erfolgt wie in E, F und G dargestellt. Eine Beteiligung zervikaler Wurzeln ist sehr selten.

E. Bei Symptomen einer autonomen Neuropathie kann die Hypotension durch Tragen elastischer Strümpfe an den unteren Extremitäten und mit oralem Fludrocortison behandelt werden; eine Magenatonie kann mit Metoclopramid behandelt werden.

F. Eine generalisierte distalische symmetrische periphere Neuropathie verändert hauptsächlich die sensorische und/oder autonome Funktion. Eine wesentliche Schwäche tritt bei der distalen symmetrischen peripheren Neuropathie selten ein, obwohl ein EMG gewöhnlich eine gewisse Beteiligung der Motorik erkennen läßt. Sie äußert sich in der Regel nur als Taubheitsgefühl und Prickeln in den Fingern und Zehen. Wenn keine Schmerzen vorhanden sind, sollten die unter G aufgeführten Methoden nicht angewandt werden.

G. Eine distale symmetrische periphere Neuropathie kann mit heftigen, brennenden Schmerzen in den Füßen und gelegentlich auch in den Händen verbunden sein. Zur oralen Arzneimittelbehandlung der Schmerzen stehen folgende Optionen zur Verfügung: (1) ein trizyklisches Antidepressivum (Amitriptylin, 75–150 mg vor dem Schlafengehen); (2) Carbamazepin (600–1200 mg pro Tag in drei oder vier Teildosen); (3) Phenytoin (300 mg vor dem Schlafengehen); oder (4) Clonazepam (0,5–1 mg vor dem Schlafengehen bzw. zweimal täglich). Wenn die oben aufgeführten Optionen nicht helfen, kann ein Hinzufügen von Fluphenazin (3mal täglich 1 mg) zur Behandlung mit dem trizyklischen Antidepressivum in manchen Fällen eine Schmerzlinderung bewirken. Tardive Dyskinesie ist eine der möglichen Nebenwirkungen von Fluphenazin.

H. Eine capsaicinhaltige Creme (0,025 % oder 0,075 %), die drei- oder viermal täglich aufgetragen wird, kann sich bei einer schmerzhaften distalen symmetrischen peripheren Neuropathie als wirksam erweisen.

I. Transkutane elektrische Nervenstimulationen können sich bei einigen Patienten als wirksames, nicht pharmakologisches Behandlungsverfahren zur Schmerzbekämpfung erweisen.

J. Eine außergewöhnliche, rein sensorische generalisierte periphere Neuropathie kann akut auftreten. Die brennenden Schmerzen können sich über alle Extremitäten und den Rumpf ausdehnen, und die Haut ist extrem berührungsempfindlich. Diese Neuropathie ist mit einem Gewichtsverlust verbunden, daher die Bezeichnung diabetische neuropathische Kachexie. Die Behandlung besteht in einer Optimierung der Einstellung des Diabetes und den unter G, H, und I umrissenen Maßnahmen.

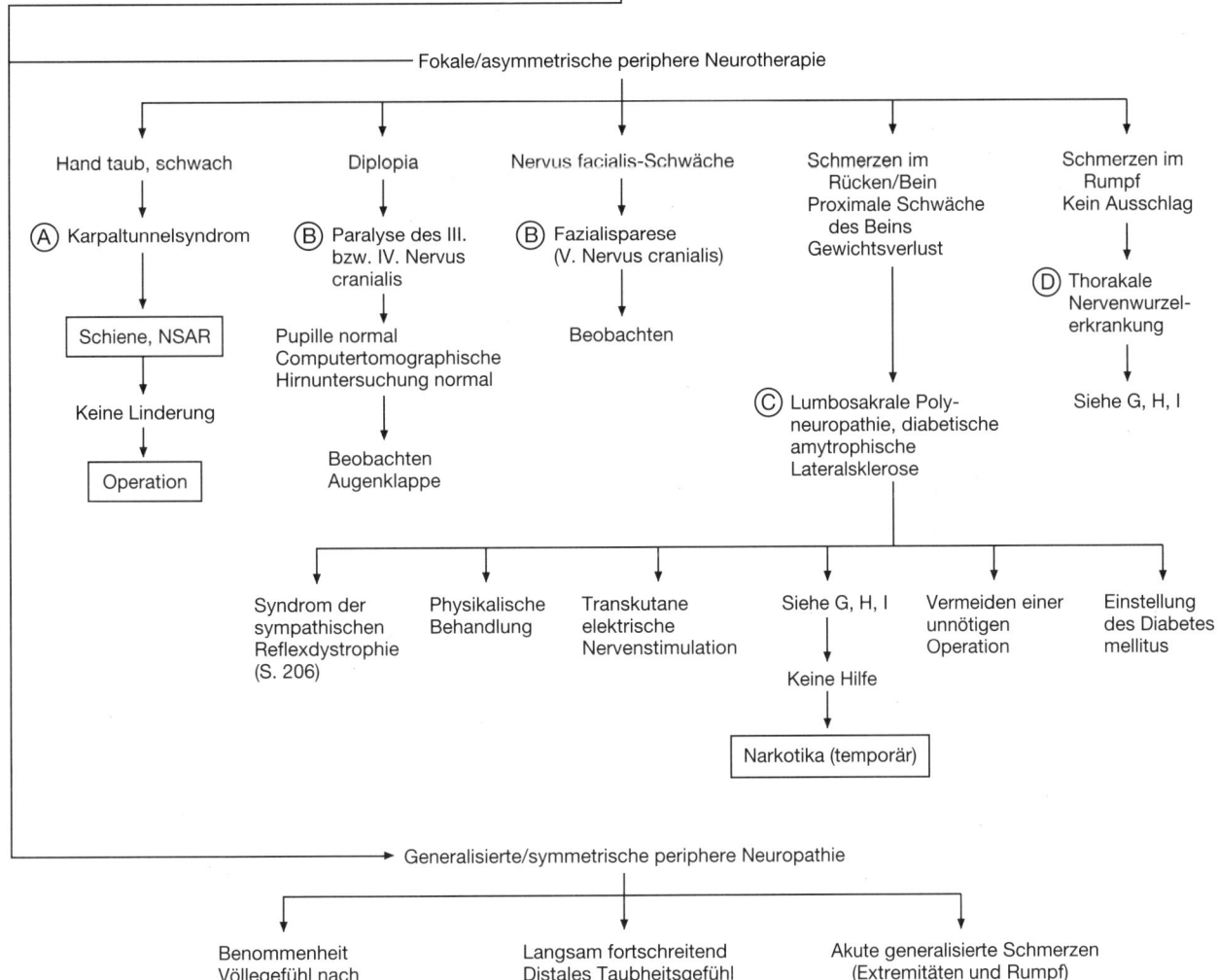

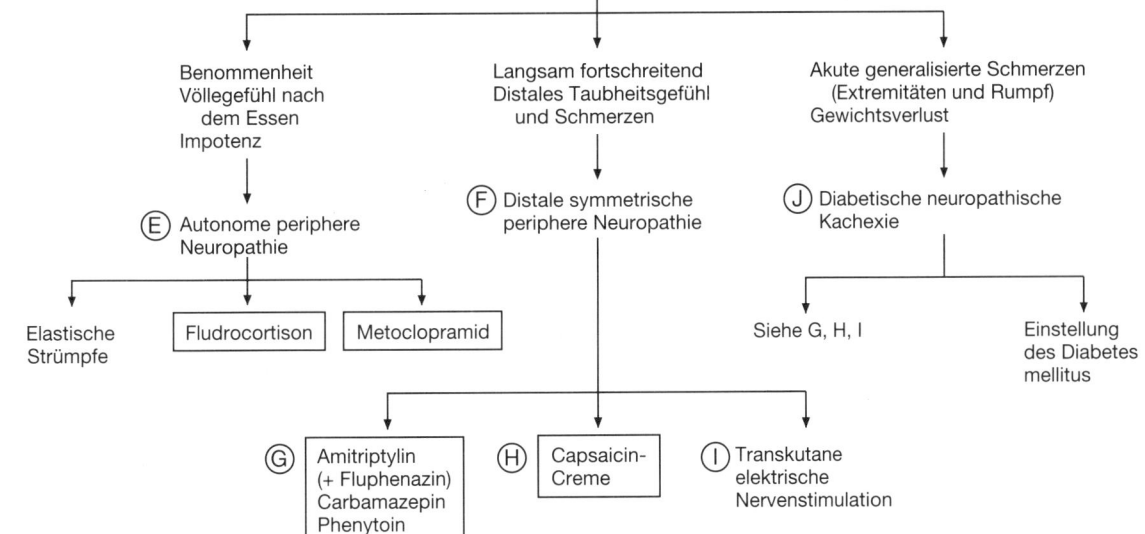

DIABETES-PATIENT MIT PERIPHERER NEUROPATHIE

Fokale/asymmetrische periphere Neurotherapie

Hand taub, schwach
- (A) Karpaltunnelsyndrom
  - Schiene, NSAR
  - Keine Linderung
  - Operation

Diplopia
- (B) Paralyse des III. bzw. IV. Nervus cranialis
  - Pupille normal
  - Computertomographische Hirnuntersuchung normal
  - Beobachten
  - Augenklappe

Nervus facialis-Schwäche
- (B) Fazialisparese (V. Nervus cranialis)
  - Beobachten

Schmerzen im Rücken/Bein, Proximale Schwäche des Beins, Gewichtsverlust
- (C) Lumbosakrale Polyneuropathie, diabetische amytrophische Lateralsklerose
  - Syndrom der sympathischen Reflexdystrophie (S. 206)
  - Physikalische Behandlung
  - Transkutane elektrische Nervenstimulation
  - Siehe G, H, I
    - Keine Hilfe
    - Narkotika (temporär)
  - Vermeiden einer unnötigen Operation
  - Einstellung des Diabetes mellitus

Schmerzen im Rumpf, Kein Ausschlag
- (D) Thorakale Nervenwurzelerkrankung
  - Siehe G, H, I

Generalisierte/symmetrische periphere Neuropathie

Benommenheit, Völlegefühl nach dem Essen, Impotenz
- (E) Autonome periphere Neuropathie
  - Elastische Strümpfe
  - Fludrocortison
  - Metoclopramid

Langsam fortschreitend, Distales Taubheitsgefühl und Schmerzen
- (F) Distale symmetrische periphere Neuropathie
  - (G) Amitriptylin (+ Fluphenazin), Carbamazepin, Phenytoin, Clonazepam
  - (H) Capsaicin-Creme
  - (I) Transkutane elektrische Nervenstimulation

Akute generalisierte Schmerzen (Extremitäten und Rumpf), Gewichtsverlust
- (J) Diabetische neuropathische Kachexie
  - Siehe G, H, I
  - Einstellung des Diabetes mellitus

Literatur

Archer AG, Watkins PJ, Thomas Pk, et al. The natural history of acute painful neuropathy in diabetic mellitus. J Neurol Neurosurg Psychiatry 1983; 46:49.

Barohn RJ, Sahenk Z, Warmolts JR, Mendell JR. The Bruns-Garland syndrome (diabetic amyotrophy). Arch Neurol 1991; 48:1130.

Chokroverty S, Reyes MG, Rebino FA, et al. The syndrome of diabetic amyotrophy. Ann Neurol 1977; 2:181.

Donofrio P, Walker F, Hunt V, et al. Topical capsaicin in painful diabetic neuropathy. Neurology 1990; 40:4 (Suppl 1).

Dyck JD, Thomas PK, Asbury AK, et al. Diabetic neuropathy. Philadelphia: WB Saunders, 1987.

Ellenberg M. Diabetic neuropathic cachexia. Diabetes 1974; 23:418.

Mendel CM, Klern RF, Chappell DA, et al. A trial of amitriptyline and fluphenazine in the treatment of painful diabetic neuropathy. JAMA 1986; 255:637.

CHRONISCHE PANKREASSCHMERZEN

Robert Sprague

Chronische Pankreatitis ist eine relativ weit verbreitete Krankheit. Sie wird in den meisten Fällen durch übermäßigen Alkoholgenuß über einen längeren Zeitraum verursacht. Daneben gibt es zahlreiche weitere Ursachen für eine chronische Pankreatitis, von Mukoviszidose bis $Alpha_1$-Antitrypsin-Mangel. Die Mehrheit der Patienten klagt über ständige nagende, bohrende epigastrische Schmerzen. Die Schmerzen können in der Intensität variieren, lassen jedoch nie ganz nach. Sie verschlimmern sich häufig beim Essen. Oft liegt eine Rauschgiftsucht vor.

A. Die Auswertung besteht aus einer umfassenden Allgemeinuntersuchung, einer Überprüfung der relevanten Laborwerte und einer psychologischen Untersuchung im Hinblick auf Alkoholmißbrauch. Die Ursache der chronischen Pankreatitis muß geklärt werden, und ein seit langem bestehender Alkoholmißbrauch muß angesprochen werden, bevor mit der definitiven Behandlung begonnen wird. Die Patienten können außerdem rauschgiftsüchtig sein, da häufig Narkotika gegen Anfälle akuter Pankreatitis verordnet werden. Die Patienten sollten auf das mögliche Vorhandensein einer pankreatischen Scheinzyste untersucht werden. Verschiedene Röntgenuntersuchungsverfahren, wie beispielsweise Oberbauchsonographie und Computertomographie, sowie eine endoskopische Pankreatographie können dazu beitragen, dies zu ermitteln. Für einen beratenden Anästhesisten ist es wichtig, festzustellen, ob eine Scheinzyste vorhanden ist, bevor er einen Plexus-coeliacus-Block vornehmen kann.

B. Die medizinische Behandlung einer chronischen Pankreatitis basiert auf dem Austausch von Enzymen und einer Ruhepause für den Pankreas mittels Magensonde und Alkoholabstinenz. Es kann auch eine Diät verordnet werden. Häufig werden Narkotika eingesetzt, um die Schmerzen zu lindern.

C. Chirurgische Verfahren zur Bekämpfung einer chronischen Pankreatitis bestehen in einer lokalen Resektion mit Pankreatikojejunostomie. Bei 75 % der Patienten läßt sich mit diesem Behandlungsverfahren eine Schmerzlinderung erzielen. Die meisten Patienten entwickeln jedoch pankreatische endokrine und exokrine Insuffizienzen.

D. Die anästhetische Bekämpfung einer chronischen Pankreatitis erfolgt in Form eines Plexus-coeliacus-Blocks. Die Anwendung neurolytischer Plexus-coeliacus-Blocks ist etwas umstritten, da diese Patienten nicht unheilbar krank sind und

TABELLE 1 Komplikationen bei neurolytischen Plexus-coeliacus-Blocks

Hypotension
Rückenschmerzen
Versehentliche Subarachnoidal-/Epiduralinjektion
Perforation der Niere
Pneumothorax
Permanente neurologische Schäden (aufgrund einer Plazierung nahe motorischer/sensorischer Wurzeln)

eventuell wiederholt Plexus-coeliacus-Blocks benötigen, die mit zahlreichen Komplikationen verbunden sind (Tabelle 1). Neurolytische Blocks sind von der Wirkung her keineswegs dauerhaft; sie bieten in der Regel schmerzfreie Intervalle von 4 bis 6 Monaten. Ein neurolytischer Plexus-coeliacus-Block erzeugt ein „stilles Abdomen", wobei es an viszeralen Wahrnehmungen fehlt, die vor einem drohenden intraabdominalen Notfall warnen. Einige Untersuchungen haben recht drastische Verbesserungen der Schmerzbekämpfung bei chronischer Pankreatitis durch neurolytische Blocks aufgezeigt. Die Anwendung von Steroiden bei Plexus-coeliacus-Blocks gegen chronische Pankreatitis ist ebenfalls untersucht worden, scheint jedoch keinen Nutzen zu haben. Linksseitig gelegte interpleurale Katheter können sich bei der Behandlung akuter Verschlimmerungen als nützlich erweisen. Die Durchführung eines Plexus-coeliacus-Blocks wird an anderer Stelle beschrieben (S. 246). Es werden 25 cc 50 %igen Alkohols über jede Nadel eingebracht, um einen neurolytischen Block zu erzeugen. Der Alkohol kann mit 1 %igem Lidocain versetzt werden, da die Injektion von Alkohol äußerst schmerzhaft sein kann. Es kann 24 bis 48 Stunden dauern, bevor der Block die maximale Wirkung erreicht. Für die Durchführung eines neurolytischen Plexus-coeliacus-blocks wird die Zuhilfenahme röntgenologischer Verfahren zur Orientierung empfohlen.

Literatur

Bridenbaugh PO, Cousins MJ, eds. Neural blockade in clinical anesthesia and management of pain. 2nd ed. Philadelphia: JB Lippincott, 1988.

Greenberger NJ, Toskes PP. Approach to the patient with pancreatic disease. In: Wilson JD, et al (eds): Principles of internal medicine. 12th ed. New York: McGraw-Hill, 1991.

Patient mit CHRONISCHEN PANKREASSCHMERZEN

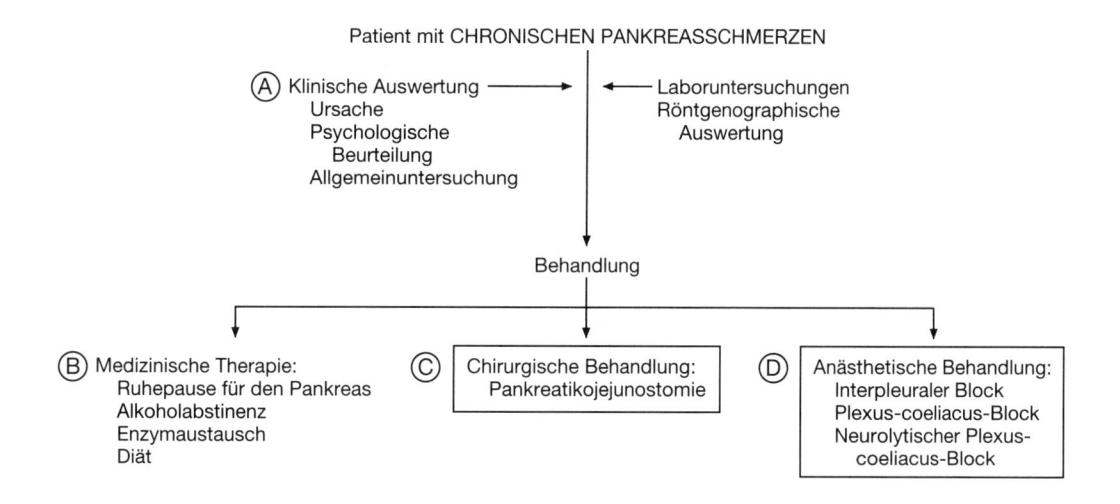

Ⓐ Klinische Auswertung ⟶   ⟵ Laboruntersuchungen
    Ursache   Röntgenographische
    Psychologische   Auswertung
    Beurteilung
    Allgemeinuntersuchung

Behandlung

Ⓑ Medizinische Therapie:
    Ruhepause für den Pankreas
    Alkoholabstinenz
    Enzymaustausch
    Diät

Ⓒ Chirurgische Behandlung:
    Pankreatikojejunostomie

Ⓓ Anästhetische Behandlung:
    Interpleuraler Block
    Plexus-coeliacus-Block
    Neurolytischer Plexus-
    coeliacus-Block

NEUROGENE SCHMERZEN

Mark E. Romanoff

Neurogene oder neuropathische Schmerzen können als nicht schmerzvermittelnd definiert werden. Man nimmt an, daß die Schmerzen auf Traumata oder Krankheiten zurückzuführen sind, die periphere Nerven, das Rückenmark oder das Gehirn in Mitleidenschaft ziehen. Der Begriff „Deafferentierungsschmerz" (Anaesthesia dolorosa, Phantomglied) wird häufig austauschbar verwendet; dieser Zustand ist jedoch zutreffender als Teilkollektiv der neurogenen Schmerzen zu betrachten. Neurogene Schmerzen umfassen viele verschiedene, unterschiedliche Schmerzsyndrome, wie beispielsweise die sympathische Reflexdystrophie, periphere Neuropathie, Plexuszerreißung, postherpetische Neuralgie, Phantomschmerzen, Trigeminusneuralgie, Postthorakotomie-Schmerzen und vielleicht Postlaminektomie-Schmerzen. Alle diese Syndrome können teilweise oder ganz durch neurogene Faktoren hervorgerufen werden. Die Schmerzen bei diesen Syndromen müssen nicht mit dem Ausmaß der entstandenen Nervenschädigung in Beziehung stehen. Die Ursachen neurogener Schmerzen sind so unterschiedlich wie jedes Syndrom. Zu den peripheren Mechanismen zählen die Bildung eines Neuroms nach einem neuralen Trauma, eine ektopische Impulserzeugung nach einer Entmyelinisierung sowie sympathische efferente/somatische afferente Übertragungen. Veränderungen im Rückenmark können nach einer peripheren Nervenläsion auftreten, dazu zählen auch Veränderungen in der Neurotransmitterkonzentration im Hinterhorn. Dies kann entweder eine Zunahme der Empfindlichkeit gegenüber den Nozizeptoren oder eine Umleitung nicht-nozizeptiver Informationen zu nozizeptiven Bahnen verursachen. Der Thalamus kann ebenfalls beteiligt sein. Veränderungen im Gleichgewicht der nozizeptiven und nicht-nozizeptiven Informationen oder der Verlust der Hemmung von Schmerzleitungsbahnen kann die Wahrnehmung von Schmerzen verstärken. Einige Syndrome bilden eine Kombination aus peripheren und zentralen Faktoren.

Die objektiven und subjektiven Symptome dieser Syndrome sind unterschiedlicher Art, je nach der Lage der Läsion. Einige Kennzeichen neurogener Schmerzen, die bei den meisten Syndromen beobachtet werden können, sind sensorische Ausfälle in der betroffenen Region, brennende Dysästhesie-Schmerzen, Anfälle heftiger, blitzartiger Schmerzen, Hyperalgesie, Allodynie und Zeichen einer sympathischen Hyperaktivität. Da die Ursachen dieser Syndrome unterschiedlich sind, müssen die diagnostischen Untersuchungen individualisiert werden. Nozizeptive Schmerzen sprechen im Gegensatz zu neurogenen Schmerzen häufig auf Narkotika an. Natriumthiopentalinfusionen können neurogene Schmerzen bei bis zu 60–80 % der Patienten lindern und werden in die Absicherung der Diagnose einbezogen.

A. Es sind wenige gut überwachte Untersuchungen durchgeführt worden, um die Wirksamkeit der Behandlung zu ermitteln, und die Ergebnisse solcher Untersuchungen sind häufig dürftig (Erfolgsquoten < 50 %). Die Läsionen, die für diese Syndrome verantwortlich sind, sind unterschiedlicher Natur, so daß die Behandlung wie die Diagnose individualisiert werden muß. Es können jedoch einige Verallgemeinerungen gemacht werden. Ein konservatives Behandlungsverfahren sollte Medikationen, eine physikalische Behandlung, transkutane elektrische Nervenstimulationen und psychologische Interventionen umfassen. Medikationen in Form von Antidepressiva scheinen die Schmerzen bei diesen Patienten zu lindern, und zwar mit oder ohne Veränderungen bei den Depressionen verursachenden Symptomen. Wenn nach angemessenen Versuchen mit Antidepressiva kein Erfolg beobachtet werden kann, ist ein Antikonvulsivum indiziert. In der Regel wird Phenytoin, Carbamazepin oder Clonazepam verwendet; das Mittel wird dem Antidepressivum hinzugefügt und nicht als Ersatz verwendet. Antikonvulsiva zeigen gewöhnlich nur wenig Wirkung auf die brennenden Schmerzen, können jedoch die heftigen, blitzartigen Schmerzen lindern. Es sollte ein therapeutisches Niveau erreicht werden oder es sollten erhebliche Nebenwirkungen eintreten, bevor diese Medikationen als unwirksam eingestuft werden. Antikonvulsiva können zur weiteren Schmerzbekämpfung durch neuroleptische Agenzien, wie Fluphenazin und Haloperidol, ersetzt werden; deren Nebenwirkungen (tardive Dyskinesie, extrapyramidale Symptome, neuroleptisches bösartiges Syndrom) schränken jedoch gewöhnlich ihre Anwendung ein. Die physikalische Therapie sollte frühzeitig im Verlauf der Behandlung eingeleitet werden, wenn sie ertragen werden kann. Transkutane elektrische Nervenstimulationen konnten bei einigen Patienten die Schmerzen lindern (S. 194). Eine Verschlimmerung der Schmerzen bei einer Behandlung durch transkutane elektrische Nervenstimulationen wurde ebenfalls beobachtet. Hypnose, Verhaltenstherapie und andere psychologische Verfahren wurden für die Behandlung vorgeschlagen (S. 198).

B. Nervenblocks allein lindern gewöhnlich nicht alle Symptome, da sie gewöhnlich nur auf einen Aspekt der Schmerzen (brennend oder lanzinierend) wirken. Der vorherrschende Schmerztyp sollte bestimmen, welche Art von Fasern blockiert werden, die sympathischen oder die somatischen.

C. Sympathikusblocks lindern oder bessern häufig vasomotorische Symptome, Hyperpathie und brennende Schmerzen. Zu den Syndromen, die gut auf Sympathikusblocks ansprechen, zählen Kausalgie, sympathische Reflexdystrophie, postherpetische Neuralgie und posttraumatische Schmerzen. Trotz der niedrigen Erfolgsquote bei anderen Syndromen sollten Patienten mit objektiven und subjektiven Symptomen, die einer erhöhten Sympathikusaktivität entsprechen, einem Versuch mit Sympathikusblocks unterzogen werden. Dadurch wird vermieden, daß Patienten mit einer sympathischen Reflexdystrophie übersehen werden, denen eine Sympatholyse (S. 50) helfen könnte. Orale sympathikolytische Agenzien können sich ebenfalls als wirksam erweisen.

D. Eine permanente Sympathektomie kann sich bei Patienten als nützlich erweisen, die eingeschränkt oder vorübergehend auf Sympathikusblocks ansprechen. Die Schmerzlinderung mittels einer permanenten Sympathektomie kann unter Umständen nur 6 Monate bis ein Jahr anhalten. Nachfolgende Versuche einer Sympathektomie sind häufig von eingeschränktem Wert. Eine permanente Sympathektomie kann vom Anästhesisten perkutan mit Phenol oder Lösungen aus absolutem Alkohol

(Fortsetzung auf S. 62)

```
                    Patient mit NEUROGENEN SCHMERZEN
                                    ↓
                    ┌─────────────────────────────────┐
                Ⓐ  │ Konservative Behandlung         │
                    │    Medikationen                 │
                    │    Physikalische Behandlung     │
                    │    Transkutane elektrische      │
                    │      Nervenstimulation          │
                    │    Psychologische Intervention  │
                    └─────────────────────────────────┘
                                    ↓
                              Ⓑ  Nervenblocks
                    ┌───────────────┴───────────────┐
        Brennende Schmerzen herrschen vor    Heftige, blitzartige Schmerzen herrschen vor
                    ↓                                   ↓
            Ⓒ ┌──────────────────┐           Ⓔ ┌──────────────────────┐
              │ SYMPATHIKUSBLOCK │             │ SOMATISCHER NERVENBLOCK │
              └──────────────────┘             └──────────────────────┘
        ┌───────┬─────────┴─────────┐         ┌─────────┬──────────┐
        ↓       ↓                   ↓         ↓                    ↓
     Erfolg  Vorübergehende   Keine Schmerzlinderung  Vorübergehende    Erfolg
             Linderung                                Linderung
                ↓                                         ↓
        Ⓓ ┌────────────────────────┐          Ⓕ ┌──────────────────────┐
          │ Permanente Sympathektomie │          │ NEUROLYTISCHES VERFAHREN │
          └────────────────────────┘            └──────────────────────┘
                              ↓
                    (Fortsetzung auf S. 63)
```

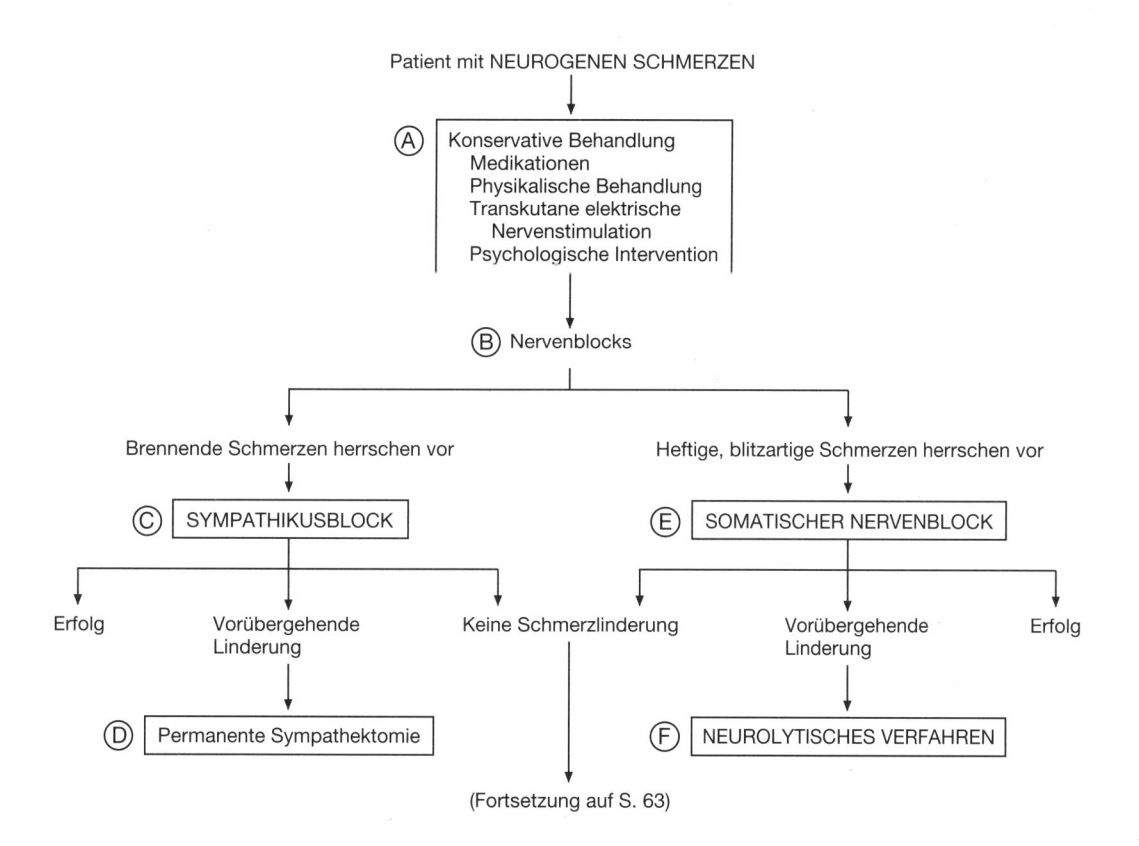

oder durch ein operatives Verfahren herbeigeführt werden. Schmerzen, die durch eine bereits lange bestehende periphere Gefäßkrankheit verursacht werden, können ebenfalls auf diese Behandlung ansprechen.

E. Die Schmerzen können häufig durch somatische Blocks gelindert werden. Die Schmerzlinderung ist häufig kurzlebig (Wirkungsdauer der Lokalanästhesie), sie kann jedoch auch länger als die Wirkungsdauer des Blocks anhalten. Eine Serie von Blocks (häufig drei bis sieben) oder ein kontinuierlicher Block (S. 208) kann erforderlich sein, um den Zyklus der Schmerzen zu durchbrechen. Zu den Beschwerden, die gut auf diese Blocks ansprechen können, zählen Stumpfschmerz, das Syndrom einer fehlgeschlagenen Laminektomie und das Postthorakotomie-Syndrom.

F. Neurolytische somatische Blocks sollten mit Vorsicht angewandt werden. Es treten häufig Nebenwirkungen ein (Taubheitsgefühl in der betroffenen Region, motorische Ausfälle oder verstärkte Schmerzen aufgrund einer Neuralgie). Einige neuere Arbeiten deuten an, daß ein vorausgegangener somatischer Block unter Umständen keine Aussagen über das Ansprechen auf neurolytische Verfahren ermöglicht. Dies kann auf eine intravenöse Wirkung oder einen sich auf das ZNS auswirkenden Effekt des für den Block verwendeten Lokalanästhetikums zurückzuführen sein.

G. Wenn die Schmerzlinderung, die mit dem gewählten Blocktyp erzielt wurde, nicht zufriedenstellend ist, kann sich eine Neubewertung der Diagnose oder des Syndroms als nützlich erweisen. Wenn anfangs Sympathikusblocks durchgeführt wurden, können versuchsweise somatische Blocks angewandt werden. Ein Differentialblock kann dazu beitragen, das Schmerzproblem vollständiger zu beschreiben. Es können dann Plazeboreaktionen oder zentrale Schmerzmechanismen erkannt werden. Die konservative Behandlung sollte fortgeführt oder neu aufgenommen werden. Sie kann nach einer Serie von Blocks eine verstärkte Wirkung zeigen.

H. Es können weitere Medikationsversuche unternommen werden, die auf den Ergebnissen der Differentialblocks aufbauen. Die Anwendung von Narkotika ist umstritten. Die meisten Autoren gehen davon aus, daß neurogene Schmerzen nicht auf Opioide ansprechen. Neuere Arbeiten deuten jedoch darauf hin, daß es aufgrund der Tatsache, daß neurogene Schmerzen unterschiedlicher Art sind, ein breites Spektrum von Reaktionen auf Narkotika gibt. Versuche mit Narkotika können bis auf die intrathekale/epidurale Verabreichung bei Patienten mit heftigen Schmerzen, die auf Opioide anzusprechen scheinen, ausgedeht werden. Intravenöse Lokalanästhetikumsinfusionen (2-Chlorprocain, Lidocain) haben bei Patienten mit neurogenen Schmerzen begrenzt Erfolg gezeigt (S. 18). Die Wirkungsmechanismen können peripher (ein Rückgang der Spontanaktivität von Neuronen) oder zentral sein (selektiver afferenter Block im Rückenmark oder im Thalamus). Wenn diese Verfahren Erfolg zeigen, kann eine Dauertherapie mit Mexiletin oder Tocainid durchgeführt werden. Der Blutspiegel sollte überwacht werden.

I. Bei einigen Patienten können erfreuliche Ergebnisse nach neurochirurgischen Schmerzbekämpfungsverfahren verzeichnet werden. Läsionen der Eintrittszone der dorsalen Rückenmarkswurzel können sich bei Abrißverletzungen, sympathischer Reflexdystrophie, postherpetischer Neuralgie, Rückenmarksverletzungen und gelegentlich bei Phantomschmerzen als wirksam erweisen. Läsionen der Eintrittszone der dorsalen Rückenmarkswurzel haben gewöhnlich keine Auswirkungen auf Postthorakotomie-Schmerzen. Patienten mit einer Trigeminusneuralgie können in mehr als 85 % aller Fälle auf eine Trigeminusablation ansprechen. Eine Chordektomie kann versuchsweise bei Patienten mit heftigen unilateralen Schmerzen, die ihren Ursprung im Rückenmark haben, oder dem Cauda-Syndrom angewandt werden. Die Schmerzlinderung ist häufig nur vorübergehend (Dauer < 6 Monate). Eine Stimulation der Hintersäule kann sich bei Patienten mit peripheren Gefäßkrankheiten, Plexusläsionen, postherpetischer Neuralgie, posttraumatischen Schmerzen und Thalamus-Schmerzen als hilfreich erweisen (S. 224). Eine dorsale Rhizotomie ist bei diesen Syndromen in der Regel unwirksam. Eine tiefe Hirnreizung ist bei Patienten mit Anaesthesia dolorosa, Phantomschmerzen und dem Syndrom einer fehlgeschlagenen Laminektomie angewandt worden, wobei in ungefähr 50 % aller Fälle eine Schmerzlinderung erzielt werden konnte.

Literatur

Arner S, Lindblom U, Meyerson BA, Molander C. Prolonged relief of neuralgia after regional anesthetic blocks. A call for further experiment and systematic clinical studies. Pain 1990; 43:287.

Arner S, Meyerson BA. Lack of analgesic effects of opioids on neuropathic and idiopathic forms of pain. Pain 1988; 33:11.

Edwards TW, Habib F, Burney RG, Begin G. Intravenous lidocaine in the management of various chronic pain states. A review of 211 cases. Reg Anesthesia 1985; 10:1.

Max MB. Towards physiologically based treatment of patients with neuropathic pain. Pain 1990; 42:131.

McMahon S, Koltzenburg M. The changing role of primary afferent neurons in pain. Pain 1990; 43:269.

Mucke l, Maciewicz R. Clinical management of neuropathic pain. Neurol Clin 1987; 5:649.

Portenoy RK, Foley KM, Inturrisi CE. The nature of opioid responsiveness and its implications for neuropathic pain: New hypotheses derived from studies of opioid infusions. Pain 1990; 43:273.

Tasker RR, Dostrovsky FO. Deafferentation and central pain. In: Wall PD, Melzack R, eds. Textbook of pain. 2nd ed. New York: Churchill Livingstone, 1990:154.

Taub A, Collins WF. Observations on the treatment of denervation dysesthesia with psychotropic drugs: Postherpetic neuralgia, anesthesia dolorosa, peripheral neuropathy. In: Bonica JJ, ed. Advances in neurology. New York: Raven Press, 1974:309.

Keine Schmerzlinderung
(Fortsetzung von S. 61)

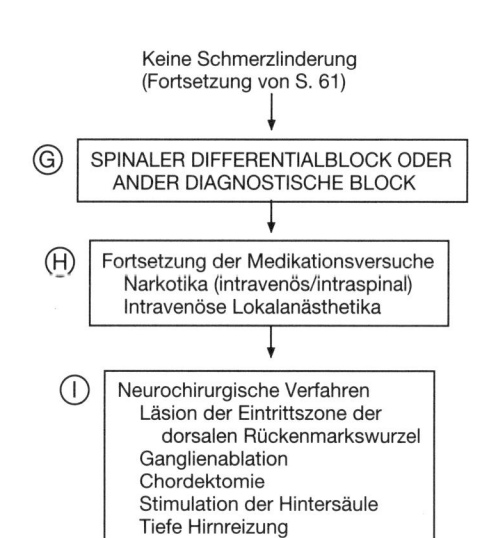

Ⓖ SPINALER DIFFERENTIALBLOCK ODER
ANDER DIAGNOSTISCHE BLOCK

Ⓗ Fortsetzung der Medikationsversuche
Narkotika (intravenös/intraspinal)
Intravenöse Lokalanästhetika

Ⓘ Neurochirurgische Verfahren
   Läsion der Eintrittszone der
      dorsalen Rückenmarkswurzel
   Ganglienablation
   Chordektomie
   Stimulation der Hintersäule
   Tiefe Hirnreizung

ZENTRALES SCHMERZSYNDROM

David Vanos

Das zentrale Schmerzsyndrom ist definiert als ein Schmerz, der infolge einer ZNS-Läsion auf Gehirnebene, auf Rückenmarksebene oder auf beiden Ebenen entsteht. Die ZNS-Läsion kann praktisch durch jede Ursache hervorgerufen worden sein, beispielsweise durch einen Tumor, ein Trauma, arteriovenöse Fehlbildungen, einen Schlaganfall oder einen chirurgischen Eingriff. Beim zentralen Schmerzsyndrom berücksichtigen wir daher Rückenmarksläsionen (z. B. Syringomyelie), Chordektomie, Schlaganfall, Gehirntumore, Rückenmarktumore oder ZNS-Traumata. Thalamische oder pseudothalamische Schmerzsyndrome sind ein Teilkollektiv dieses Syndroms. Sie können nach einer Läsion der ventroposterolateralen und/oder ventroposteromedialen Regionen des Thalamus auftreten. Früher gleichbedeutend mit dem zentralen Schmerzsyndrom, stellen diese Syndrome heute die am häufigsten auftretende Form dar. Die Häufigkeit eines zentralen Schmerzsyndroms liegt bei Schlaganfällen bei 1 : 50 000, bei Chordektomie bei 5 % und im Falle von Rückenmarksverletzungen bei 20 %.

Die Schmerzen werden gewöhnlich als diffus, unilateral und brennend beschrieben, verbunden mit Allodynie, Hypästhesie, Hypalgesie, Hyperpathie, Dysästhesie. Es können Anzeichen neurologischer Schädigungen der Strukturen vorliegen, die die betroffene Region versorgen. In der Regel ist der Tractus spinothalamicus oder der Thalamus von der Läsion in Mitleidenschaft gezogen. Die Schmerzen setzen im allgemeinen 2 Wochen bis 2 Jahre nach dem Eintreten der Läsion ein. Die Schmerzen können spontane, brennende, stechende und schmerzhafte Komponenten aufweisen. Die Intensität kann stark variieren, von mäßig bis unerträglich. Die Schmerzen können durch unschädliche Reize hervorgebracht oder ausgelöst werden, selbst durch akustische Reize, visuelle Reize oder viszerale Aktivitäten (z. B. Urinieren). Andere, damit verbundene Probleme (z. B. Hemiparese) treten als Folge der Schädigungen der proximal zu den Läsionen gelegenen Strukturen auf. Es kann zu vasomotorischer Atrophie und Störung der Schweißsekretion kommen. Angstzustände und Depression sind häufig zu beobachtende Begleitsymptome. Einige Mechanismen, die das zentrale Schmerzsyndrom erklären könnten, sind in Tabelle 1 aufgeführt.

A. Die Auswertung sollte eine umfassende Anamnese beinhalten, die vor allem vorausgegangene neurologische Vorfälle berücksichtigt. Eine vollständige neurologische Untersuchung ist wichtig, um periphere Ursachen für die Schmerzen zu identifizieren. CT- oder MRI-Untersuchungen können dazu beitragen, die Läsion zu lokalisieren. Eine psychologische Beurteilung kann – zusammen mit Differentialblocks – dabei helfen, hysterische Schmerzen zu erkennen, die als Folge von Prozessen wie Psychosen, Konversionen, Persönlichkeitsstörungen, Hysterie und Größenwahn (S. 6) auf kortikaler Ebene hervorgerufen werden.

B. Zentral wirkende Medikationen, wie beispielsweise trizyklische Antidepressiva und Phenotiazine, haben sich vor allem bei Patienten mit Depressionen und Angstzuständen als wirksam erwiesen. Phenytoin und Carbamazepin sind bei dem lanzinierenden Schmerztypus von Nutzen. Intravenöses Naloxon in Verbindung mit einer oralen Erhaltungsbehandlung kann für bestimmte Arten zentraler Schmerzen (z. B. Thalamus-Syndrom) in Betracht gezogen werden.

C. Periphere Sympathikusblocks können sich bei bestimmten Teilkollektiven des zentralen Schmerzsyndroms, die chronische Schmerzen und Hyperpathie verursachen, und - wie berichtet wurde - sogar bei Läsionen des Thalamus als nützlich erweisen.

D. Transkutane elektrische Stimulationen peripherer Nerven haben sich bei Läsionen der Medulla und des Thalamus als wirkungslos erwiesen. Stimulationen der Hintersäule und chirurgische Eingriffe, einschließlich Rhizotomie, Chordektomie und stereotaktische Operationen, erzielten im Hinblick auf einen langfristigen Erfolg enttäuschende Ergebnisse. Eine tiefreichende Stimulation des thalamischen Bereichs des Gehirns ist nur in wenigen Zentren durchführbar, und ihre Wirksamkeit muß noch erwiesen werden.

E. Eine psychologische Unterstützung ist bei den meisten Patienten mit einem zentralen Schmerzsyndrom von Vorteil und sollte daher entsprechend angeboten werden.

TABELLE 1 Mechanismen des zentralen Schmerzsyndroms

Aktivierung zuvor nicht tätiger Synapsen
Gesteigerte Leistung überlebender Synapsen
Neue, von der gewöhnlichen Form abweichende Verbindungen
Chemische Überempfindlichkeit gegen Neurotransmitter und neuroaktive Substanzen
Ephaptische Verbindungen
Spontane Aktivität, hervorgerufen im Bereich der Verletzung
Veränderte somatotopische Darstellung einer oder mehrerer sensorischer Modalitäten
Ausfall depressorischer Verbindungen
Veränderte aszendierende oder deszendierende depressorische Bahnen
Desensibilisierung mustererzeugender Systeme
Spontane Aktivität in denervierten Neuronen

Literatur

Budd K. The use of the opiate antagonist, naloxone, in the treatment of intractable pain. Neuropeptides 1985; 5:419.

Cousins MJ, Bridenbaugh PO. Neural blockade in the clinical anesthesia and management of pain. 2nd ed. Philadelphia: JB Lippincott, 1988:759.

Loh L, Nathan PW, Schott GD. Pain due to lesions of the central nervous system removed by sympathetic block. Br Med J 1981; 282:1026.

Pagin CA. Central pain due to spinal cord and brain stem damage. In: Wall PD, Melzack R, eds. Textbook of pain. New York: Churchill Livingstone, 1989.

Tasker RR. Neurostimulation and percutaneous neural destructive techniques. In: Cousins MJ, Bridenbaugh PO, eds. Neural blockade in clinical anesthesia and management of pain. 2nd ed. Philadelphia: JB Lippincott, 1988:1086.

Wall PD, Melzack R. Textbook of pain. New York: Churchill Livingstone, 1984:641.

Verdacht auf ein ZENTRALES SCHMERZSYNDROM

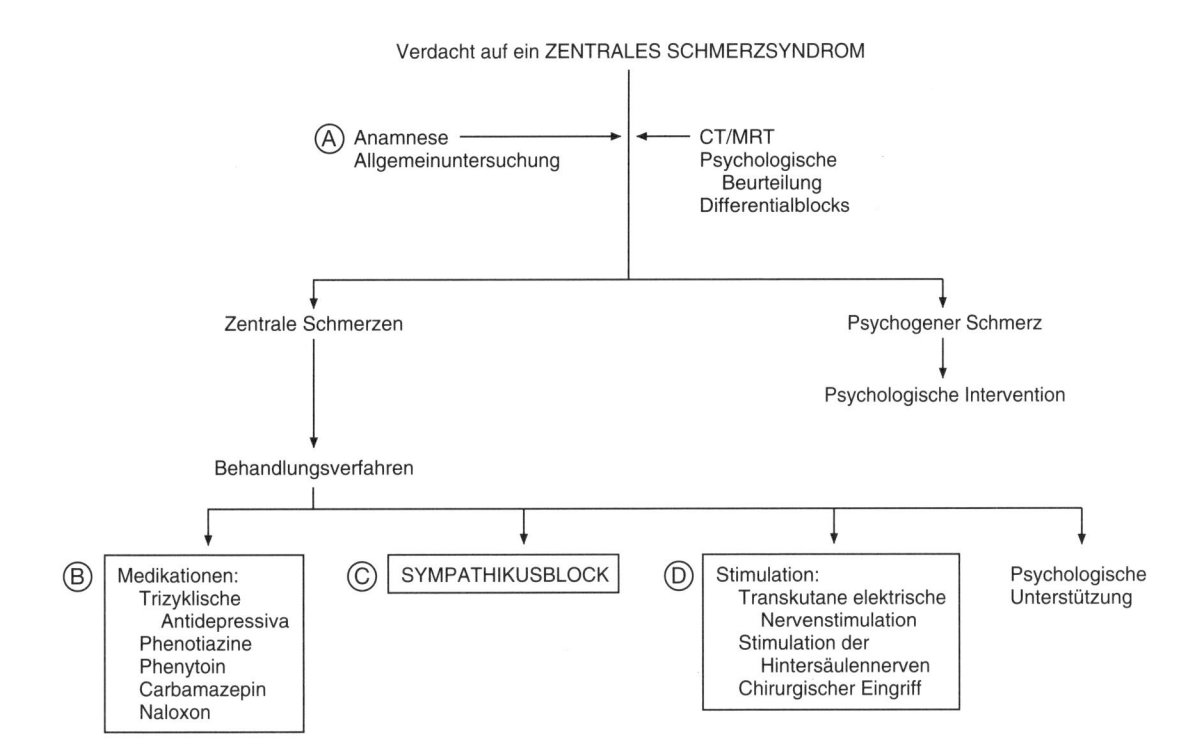

(A) Anamnese — CT/MRT
Allgemeinuntersuchung   Psychologische
  Beurteilung
  Differentialblocks

Zentrale Schmerzen — Psychogener Schmerz

Psychologische Intervention

Behandlungsverfahren

(B) Medikationen:
   Trizyklische
     Antidepressiva
   Phenotiazine
   Phenytoin
   Carbamazepin
   Naloxon

(C) SYMPATHIKUSBLOCK

(D) Stimulation:
   Transkutane elektrische
     Nervenstimulation
   Stimulation der
     Hintersäulennerven
   Chirurgischer Eingriff

Psychologische Unterstützung

65

PHANTOMSCHMERZEN

Norman G. Gall

Phantomschmerzen sind Schmerzen in einem Teil einer Extremität, der nicht mehr vorhanden ist. Diese Schmerzen sind von der Phantomwahrnehmung zu unterscheiden, die in der Empfindung besteht, daß der amputierte Teil noch vorhanden ist (es können dem Empfinden nach auch nur Teile der amputierten Extremität noch vorhanden sein). Die Phantomschmerzen müssen außerdem vom Stumpfschmerz abgegrenzt werden, einem Schmerz, der genau im Stumpf lokalisiert ist und nicht darüber hinausgeht. Phantomschmerzen treten häufiger in schnell ausbrechenden Situationen auf, die eine Amputation erfordern (wie beispielsweise Traumata). In sich allmählich entwickelnden Situationen, wie beispielsweise bei diabetisch bedingten arteriosklerotischen peripheren Gefäßerkrankungen, sind sie dagegen relativ selten. Die neueste Theorie besagt, daß Stumpf- und Phantomschmerzen mit ähnlichen Charakteristika eng verwandte physiologische Mechanismen zugrundeliegen können, die auf ähnlich wirksame Behandlungsmaßnahmen ansprechen könnten.

A. Wenn der Patient vor oder unmittelbar nach der Operation gewarnt wird, daß eine Phantomwahrnehmung oder Phantomschmerzen möglich sind, so ist dies neben einer erfolgreichen Anpassung und Mobilisation mit einer Prothese die erfolgreichste Maßnahme zur Vermeidung von Phantomschmerzen. Phantomschmerzen im Bereich der oberen Extremitäten sind häufiger resistent gegen eine Anspassung einer Prothese, da es schwieriger ist, die obere Extremität funktionsmäßig durch eine künstliche Vorrichtung zu ersetzen. Bevor Behandlungsmaßnahmen gegen die Phantomschmerzen eingeleitet werden, sollte die zweite Strategie darin bestehen, zu versuchen, Phantomübungen durchzuführen. Diese wirken jedoch nur, wenn der Patient das Phantomglied bewegen kann. Für die unteren Extremitäten sind dies isometrische Übungen am Knochen, bei denen bis Zehn gezählt und eine Plantarflexion, Dorsalflexion, Inversion und Eversion ausgeführt wird, gefolgt von einem Zusammenrollen und Ausstrecken der Zehen. Dies sorgt häufig für eine ausreichende Linderung der nächtlichen Phantomschmerzen, um ein Wiedereinschlafen zu ermöglichen.

B. Patienten mit brennenden Phantomschmerzen können eine verringerte Blutzufuhr zum Stumpf aufweisen, ähnlich wie bei einer sympathischen Reflexdystrophie. Biofeedback und Entspannungstechniken können sich in diesem Fall als hilfreich erweisen. Transkutane elektrische Nervenstimulationen oder Nitrosalbe, die auf dem Stumpf angewandt werden, können die Schmerzen ebenfalls lindern. Wenn diese Maßnahmen keinen Erfolg zeigen, kann ein Sympathikusblock erforderlich sein (S. 248). Ein Differentialblock kann nötig sein, um eine zentrales Schmerzsyndrom auszuschließen.

C. Krampfartige Schmerzen können auf ein Phantomübungsprogramm und Biofeedback ansprechen. Es sind zwar Muskelrelaxantien verwendet worden, sie sollten jedoch abgesetzt werden, wenn sie nach einer vierwöchigen Versuchsphase keine Hilfe gebracht haben. Transkutane elektrische Nervenstimulationen können sich ebenfalls als nützlich erweisen.

D. Blitzartige Schmerzen können die Folge eines Neuroms sein. Der Stumpf muß sorgfältig untersucht werden; wenn ein Neurom vorliegt, kann eine Bupivacain-Steroid-Lösung hineininjiziert werden. Wenn die Ergebnisse nur temporärer Natur sind, kann eine neurolytische Injektion oder eine operative Resektion erforderlich sein, um eine langanhaltende Linderung zu erzielen.

E. Durch Trigger Points erzeugte Phantomschmerzen können bei jeder Art von Symptomen vorliegen; sie werden in den meisten Fällen jedoch durch Bewegung ausgelöst. Der noch vorhandene Teil der Extremität muß sorgfältig untersucht werden, um alle Trigger Points zu ermitteln, die die Phantomschmerzen reproduzieren. Einsprayen und Dehnen, Trigger-Point-Injektionen und Ultraschallanwendungen können sich als hilfreich erweisen. Die Anwendung eines Agens über einen Zeitraum von mehr als 14 Tagen ist meines Erachtens eine Zeitverschwendung.

F. Psychische Komponenten des Phantomschmerzes sind – wie bei allen anderen chronischen Schmerzen – häufiger zu beobachten, wenn die Schmerzen seit mehr als einem Jahr auftreten. Neben den Hauptformen der Behandlung sollten zusätzliche Behandlungsmaßnahmen wie Beratung, Verhaltensänderung und eine medikamentöse Behandlung gegen Angstzustände, Streß, Depressionen usw. angewandt werden. Die Prothese sollte kontinuierlich auf ihren Sitz und ihre korrekte Anpassung kontrolliert werden. Eine Durchführung der Behandlung im Team läuft am besten.

Literatur

Sherman RA. Published treatments of phantom limb pain. Am J Phys Med 1980; 59:232.

Sherman RA. Stump and phantom limb pain. Neurol Clin 1989; 7:249.

Sherman RA, Gall n, Gormley J. Treatment of phantom limb pain with muscular relaxation training to disrupt the pain-anxiety-tension cycle. Pain 1979; 6:47.

Sherman RA, Sherman CJ, Gall NG. A survey of current phantom limb pain treatment in the United States. Pain 1980; 8:85.

Sherman RA, Tippens JK. Suggested guidelines for treatment of phantom limb pain. Orthopedics 1982; 5:1595.

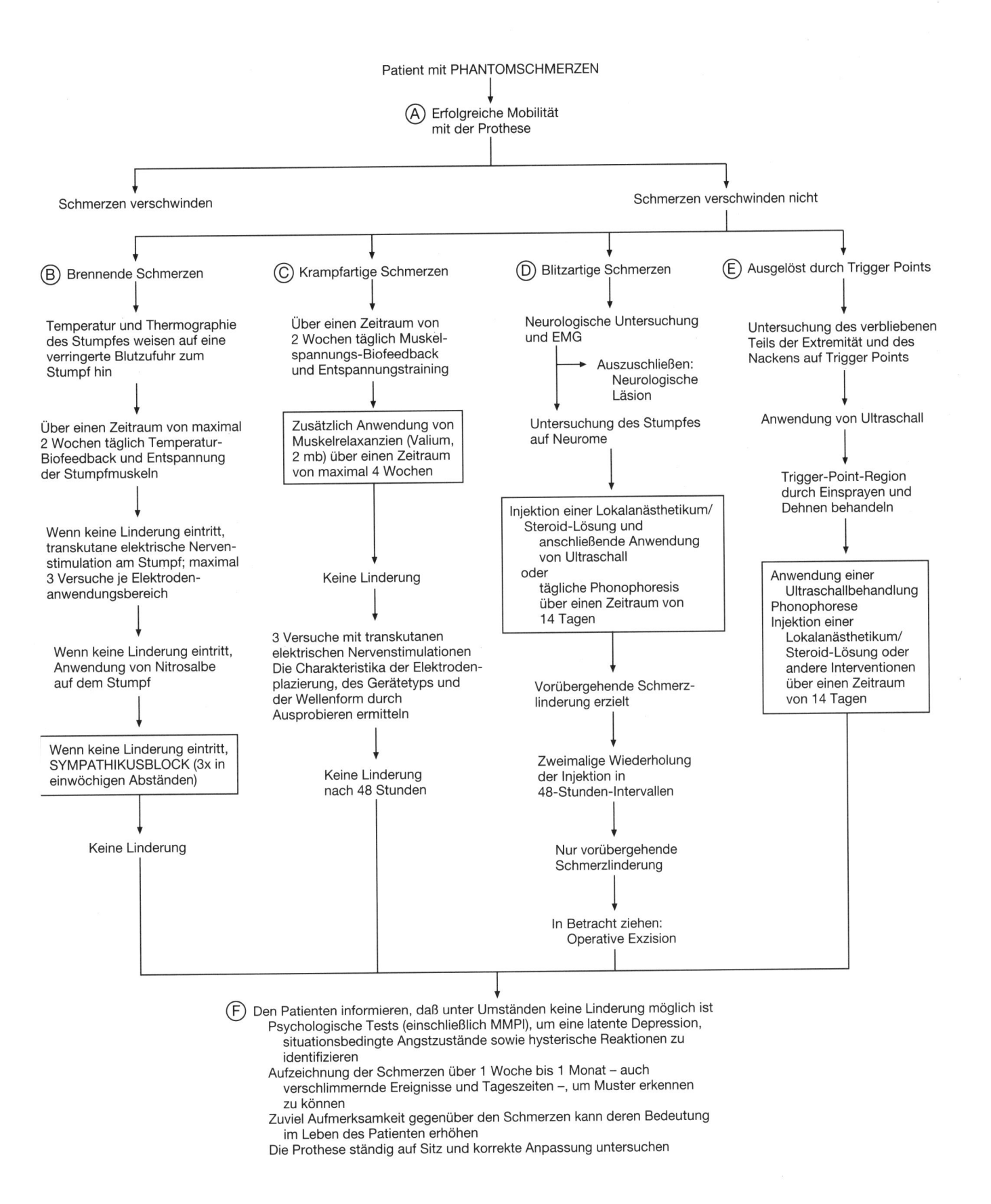

```
                          Patient mit PHANTOMSCHMERZEN
                                        │
                                        ▼
                              Ⓐ Erfolgreiche Mobilität
                                  mit der Prothese
                ┌───────────────────────┴───────────────────────┐
         Schmerzen verschwinden                        Schmerzen verschwinden nicht
                                    ┌──────────────┬──────────────┬──────────────┐
                                    ▼              ▼              ▼              ▼
                            Ⓑ Brennende    Ⓒ Krampfartige   Ⓓ Blitzartige   Ⓔ Ausgelöst durch
                               Schmerzen       Schmerzen        Schmerzen      Trigger Points
```

Ⓑ Brennende Schmerzen

Temperatur und Thermographie des Stumpfes weisen auf eine verringerte Blutzufuhr zum Stumpf hin

↓

Über einen Zeitraum von maximal 2 Wochen täglich Temperatur-Biofeedback und Entspannung der Stumpfmuskeln

↓

Wenn keine Linderung eintritt, transkutane elektrische Nervenstimulation am Stumpf; maximal 3 Versuche je Elektrodenanwendungsbereich

↓

Wenn keine Linderung eintritt, Anwendung von Nitrosalbe auf dem Stumpf

↓

| Wenn keine Linderung eintritt, SYMPATHIKUSBLOCK (3x in einwöchigen Abständen) |

↓

Keine Linderung

Ⓒ Krampfartige Schmerzen

Über einen Zeitraum von 2 Wochen täglich Muskelspannungs-Biofeedback und Entspannungstraining

↓

| Zusätzlich Anwendung von Muskelrelaxanzien (Valium, 2 mb) über einen Zeitraum von maximal 4 Wochen |

↓

Keine Linderung

↓

3 Versuche mit transkutanen elektrischen Nervenstimulationen Die Charakteristika der Elektrodenplazierung, des Gerätetyps und der Wellenform durch Ausprobieren ermitteln

↓

Keine Linderung nach 48 Stunden

Ⓓ Blitzartige Schmerzen

Neurologische Untersuchung und EMG

→ Auszuschließen: Neurologische Läsion

↓

Untersuchung des Stumpfes auf Neurome

↓

| Injektion einer Lokalanästhetikum/Steroid-Lösung und anschließende Anwendung von Ultraschall oder tägliche Phonophorese über einen Zeitraum von 14 Tagen |

↓

Vorübergehende Schmerzlinderung erzielt

↓

Zweimalige Wiederholung der Injektion in 48-Stunden-Intervallen

↓

Nur vorübergehende Schmerzlinderung

↓

In Betracht ziehen: Operative Exzision

Ⓔ Ausgelöst durch Trigger Points

Untersuchung des verbliebenen Teils der Extremität und des Nackens auf Trigger Points

↓

Anwendung von Ultraschall

↓

Trigger-Point-Region durch Einsprayen und Dehnen behandeln

↓

| Anwendung einer Ultraschallbehandlung Phonophorese Injektion einer Lokalanästhetikum/Steroid-Lösung oder andere Interventionen über einen Zeitraum von 14 Tagen |

Ⓕ Den Patienten informieren, daß unter Umständen keine Linderung möglich ist
  Psychologische Tests (einschließlich MMPI), um eine latente Depression, situationsbedingte Angstzustände sowie hysterische Reaktionen zu identifizieren
  Aufzeichnung der Schmerzen über 1 Woche bis 1 Monat – auch verschlimmernde Ereignisse und Tageszeiten –, um Muster erkennen zu können
  Zuviel Aufmerksamkeit gegenüber den Schmerzen kann deren Bedeutung im Leben des Patienten erhöhen
  Die Prothese ständig auf Sitz und korrekte Anpassung untersuchen

SCHMERZEN BEIM RÜCKENMARKVERLETZTEN PATIENTEN

Douglas Barber

Die Schätzungen der Prävalenz zur Entwicklung chronischer Schmerzen beim rückenmarkverletzten Patienten schwanken zwischen 27 bis 70 %. Der Prozentsatz von rückenmarkverletzten Patienten, die so starke chronische Schmerzen haben, daß sie ihn bei den Aktivitäten des täglichen Lebens behindern, schwanken zwischen 5 und 44 %. Patienten mit Cauda equina-Verletzungen gehören meist zu der Patientengruppe mit den stärksten Schmerzen. Eine sorgfältige Anamneseerhebung mit einer genauen Erfassung des Unfallmechanismus, des Zeitpunktes des Schmerzbeginns, der Verteilung der Schmerzen und des Charakters der Schmerzen ist notwendig, um diese Patienten adäquat behandeln zu können. Bei Patienten mit Läsionen über dem Niveau Th8 muß man bei auftretenden Schmerzen einen übertragenen Schmerz von einem akuten Abdomen her in die Differentialdiagnose mit einbeziehen.

A. Radikuläre Schmerzen sind teilweise einer antikonvulsiven Therapie zugänglich. Röntgenaufnahmen, neurophysiologische Untersuchungen und diagnostische sowie therapeutische epidurale Kortisoninjektionen können bei der Eingrenzung der Ursache der Schmerzen von Nutzen sein. Wenn es eine nachweisbare anatomische Verletzung gibt, kann sie durch bildgebende Verfahren dargestellt werden, eine neurochirurgische Intervention kann empfehlenswert sein.

B. Hypersensitivität als Ausdruck einer Störung des sympathischen Nervensystems kann in einer sympathischen Reflexdystrophie enden. Die Diagnose wird durch Sympathikusblockaden und ein Dreiphasenskelettszintigramm gestellt. Die sympathische Reflexdystrophie wird typischerweise durch Sympathikusblockaden behandelt, Blockaden des Ganglion stellatum für die obere Extremität oder die lumbalen Sympathikusblockaden für die untere Extremität; alternativ kommen i.v.-Anästhesietechniken für die Extremitäten in Betracht. Typischerweise ist eine Serie von Blockaden indiziert, ein aggressives physiotherapeutisches Behandlungsprogramm sollte stets mit den durchgeführten Blockaden zeitlich abgestimmt werden und konsequent durchgeführt werden.

C. Zentrale Deafferenzierungsschmerzen werden als Resultat eines Verlustes der Schmerzhemmung oder einer Vermehrung der aszendierenden erregenden Bahnen und/oder der deszendierenden Bahnen von der periaquäduktalen/periventrikulären grauen Substanz angesehen. Ein Hypersensibilitätssyndrom basierend auf einer Denervierung ist darin eingeschlossen. Trizyklische Antidepressiva und Verhaltensmaßnahmen scheinen der effektivste Behandlungweg für dieses Phänomen zu sein. Neurochirurgische Techniken, speziell die thermale Ablation (Amputation) der dorsalen Nervenwurzel werden bei Patienten erwogen, die einer konservativen Therapie gegenüber refraktär sind.

D. Die Entwicklung einer posttraumatischen zystischen Myelopathie (Syringomyelie) kommt bei ca. 7 % der Patienten mit einer kompletten Quadriplegie vor. Die durchschnittliche Zeit zwischen der Verletzung und dem Auftreten von Symptomen beträgt ungefähr 4 Jahre bei den Patienten mit kompletten Läsionen und ungefähr 10 Jahre bei Patienten mit inkompletten Läsionen. Die Ausprägung der Auswirkungen variiert stark; die häufigste anfängliche Klage ist Schmerz. Der Schmerz wird meistens durch Streckung, Husten oder Sitzen verschlimmert. Der Verlust der Muskelfunktion tritt meist sehr spät auf. Definitive Behandlungen bestehen bei entsprechenden klinischen Auswirkungen in neurochirurgischer Drainage der Zysten zum Subrachnoidalraum oder zum Peritoneum. Alternativ kommen in den letzten Jahren hier vermehrt endoskopische mikrochirurgische Verfahren zum Einsatz. Nochmals sei darauf hingewiesen, daß die Indikation für neurochirurgische Maßnahmen in einem sicheren Verhältnis zu den funktionellen Auswirkungen und der Behinderung sowie dem Verlust der motorischen Funktion und zum Schmerz stehen muß.

E. Schmerzen assoziiert mit Neurombildungen können ebenfalls mit Antikonvulsiva oder mit trizyklischen Antidepressiva in Kombination mit transkutanen elektrischen Nervenstimulationen (TENS) behandelt werden.

F. Wirbelsäulenverletzungen, die mit Instabilitäten einhergehen, verlangen oft neurochirurgische und/oder orthopädische Interventionen. Orthesen geben meist vorübergehende Besserungen durch eine Verminderung der mechanischen Belastung an der verletzten Stelle und durch Verteilung der Lastübertragung auf eine größere Fläche.

G. Die trizyklischen Antidepressiva sollten bei Patienten mit Rückenmarkverletzungen vorsichtig angewandt werden. Präparate mit dem geringsten anticholenergischen Nebenwirkungspotential sollten bevorzugt eingesetzt werden.

Literatur

Bedrock GM, ed. Lifetime care of the paraplegic patient. New York: Churchill Livingstone, 1985.

Ingberg H, Prust F. The diagnosis of abdominal emergencies in patients with spinal cord lesions. Arch Phys Med Rehabil 1968; 49:343.

Ozer MN, Schmitt JK, eds. State of the art reviews: Medical complications of spinal cord injury. Philadelphia: Hanley & Belfus, August, 1987.

Whiteneck G, Lammertse DP, Manley S, Menter R, eds. The management of high quadriplegia. New York: Demos, 1989.

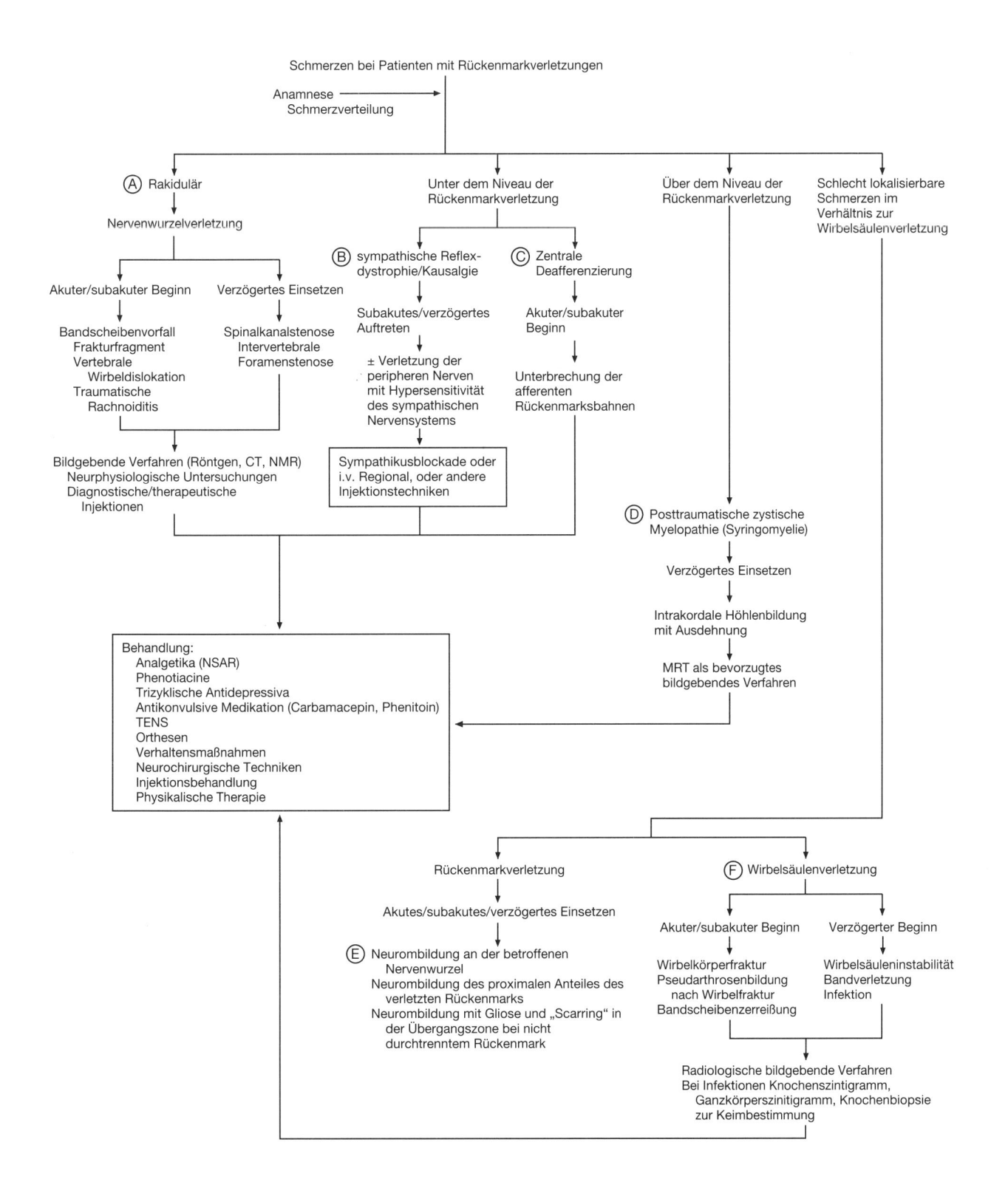

```
                          Schmerzen bei Patienten mit Rückenmarkverletzungen
                                            │
                                    Anamnese ────────▶
                                    Schmerzverteilung
                                            │
        ┌───────────────────────┬───────────────────────┬───────────────────────┐
        │                       │                       │                       │
    Ⓐ Rakidulär           Unter dem Niveau der      Über dem Niveau der    Schlecht lokalisierbare
                          Rückenmarkverletzung      Rückenmarkverletzung   Schmerzen im
        │                       │                       │                  Verhältnis zur
  Nervenwurzelverletzung        │                       │                  Wirbelsäulenverletzung
        │                 ┌─────┴─────┐                 │
        │             Ⓑ sympathische  Ⓒ Zentrale        │
        │             Reflex-         Deafferenzierung  │
        │             dystrophie/                       │
        │             Kausalgie                         │
        │                 │             │               │
   ┌────┴────┐      Subakutes/      Akuter/subakuter    │
Akuter/     Verzögertes verzögertes  Beginn             │
subakuter   Einsetzen   Auftreten       │               │
Beginn          │           │           │               │
   │            │      ± Verletzung der Unterbrechung der│
Bandscheiben-  Spinalkanal- peripheren Nerven afferenten│
vorfall        stenose      mit Hypersensitivität Rückenmarksbahnen│
Frakturfragment Intervertebrale des sympathischen      │
Vertebrale     Foramenstenose Nervensystems            │
  Wirbeldislokation │           │                      │
Traumatische        │      ┌────┴────┐                 │
Rachnoiditis        │      │ Sympathikusblockade oder │ │
   │                │      │ i.v. Regional, oder andere│ │
   │                │      │ Injektionstechniken      │ │
   │                │      └──────────┘                 │
   ▼                ▼                                   │
Bildgebende Verfahren (Röntgen, CT, NMR)           Ⓓ Posttraumatische zystische
Neurphysiologische Untersuchungen                    Myelopathie (Syringomyelie)
Diagnostische/therapeutische                              │
Injektionen                                       Verzögertes Einsetzen
   │                                                      │
   │                                              Intrakordale Höhlenbildung
   │                                                 mit Ausdehnung
   │                                                      │
   │                                              MRT als bevorzugtes
   │                                              bildgebendes Verfahren
   ▼                                                      │
┌─────────────────────────────────────────┐◀──────────────┘
│ Behandlung:                             │
│   Analgetika (NSAR)                     │
│   Phenotiacine                          │
│   Trizyklische Antidepressiva           │
│   Antikonvulsive Medikation (Carbamacepin, Phenitoin) │
│   TENS                                  │
│   Orthesen                              │
│   Verhaltensmaßnahmen                   │
│   Neurochirurgische Techniken           │
│   Injektionsbehandlung                  │
│   Physikalische Therapie                │
└─────────────────────────────────────────┘
                              ▲
                              │
               ┌──────────────┴──────────────┐
        Rückenmarkverletzung          Ⓕ Wirbelsäulenverletzung
               │                             │
    Akutes/subakutes/verzögertes       ┌─────┴─────┐
           Einsetzen              Akuter/subakuter Verzögerter
               │                  Beginn           Beginn
    Ⓔ Neurombildung an der            │             │
      betroffenen Nervenwurzel   Wirbelkörperfraktur Wirbelsäuleninstabilität
      Neurombildung des proximalen Pseudarthrosenbildung Bandverletzung
      Anteiles des verletzten      nach Wirbelfraktur Infektion
      Rückenmarks                  Bandscheibenzerreißung
      Neurombildung mit Gliose          │             │
      und „Scarring" in der             └──────┬──────┘
      Übergangszone bei nicht                  ▼
      durchtrenntem Rückenmark     Radiologische bildgebende Verfahren
                                   Bei Infektionen Knochenszintigramm,
                                   Ganzkörperszinitigramm, Knochenbiopsie
                                   zur Keimbestimmung
```

FIBROMYALGIE

Jeffery E. Stedwill

Die korrekte Diagnose, die bei einem Patienten mit chronischen Muskelschmerzen zu stellen ist, wird weiterhin kontrovers diskutiert. Der Terminus Fibromyalgie wird in den letzten Jahren kaum mehr verwendet, wohingegen Begriffe wie myofaziales Schmerzsyndrom für ein lokalisiertes Schmerzgeschehen und Fibromyalgie für ein globales Beschwerdebild angenommen worden sind. Seit einiger Zeit betrachtet man myofasziellen Schmerzen und Fibromyalgie als Endpunkte eines weiten Spektrums, wobei sich eine große Zahl von Fällen mit Muskelschmerzen an irgendeiner Stelle in der Mitte dieses Spektrums einordnen lassen. Wir beziehen uns auf dieses Spektrum als Fibromyalgie. Myofasziele Schmerzen sind regionale, schmerzhafte Zustände mit sogenannten Tender points in der Muskulatur, tastbaren verhärteten Muskelsträngen, die oftmals ausstrahlende Schmerzen weit entfernt vom Ort der Palpation auslösen können. Die Fibromyalgie ist als ein chronisches Schmerzgeschehen definiert, das durch diffuse Tenderpoints (mehr als drei anatomische Regionen über drei Monate), Morgensteifigkeit, Müdigkeit tagsüber und Schlafstörungen nachts charakterisiert ist. Im europäischen Sprachraum muß für die Diagnosestellung außerdem eine vegetative Dysregulation vorliegen. Die Ätiologie der Fibromyalgie ist noch nicht geklärt. Neuere Berichte haben abnormale Muskelhistologien und immunglobuline Anheftungen an Basalmembrane sowie einen reduzierten Gehalt an hochenergetischen Phosphaten, erhöhte Serumkonzentrationen spezifischer Peptide im Verhältnis zum Krankheitsstadium und eine erhöhte Konzentration von Substanz P im Liquor. Nachhaltige Schlafstörungen verursachen diese Krankheitssymptome (Untersuchungen bei asymptomatischen Freiwilligen und bei externer Auslösung der Schlafstörung). Die psychologische Seite der Fibromyalgiepatienten ist gründlich untersucht worden. Die Psychopathologie scheint zwar keinen ätiologischen Faktor darzustellen, aber die erhöhte Inzidenz einer starken Ängstlichkeit und Depression verschlimmert wahrscheinlich die Beschwerden.

A. Die Untersuchung schließt eine sorgfältige Anamneseerhebung und eine gründliche Untersuchung ein. Laboruntersuchung, außerdem EMG, EEG, Röntgenuntersuchung, Biopsien sowie eine neuropsychiatrische Untersuchung können erforderlich sein. Eine rheumatoide Arthritis, eine Polymyalgia rheumatica, ein Hypothyreoidismus, eine Polymyositis und eine generalisierte Arthrose müssen schon in einem frühen Stadium der Untersuchung ausgeschlossen werden.

B. Wenn die Untersuchungen keine spezifische Pathologie aufdecken, wird die Diagnose aufgrund der charakteristischen Zeichen und dem Ausschluß anderer zugrundeliegender Erkrankungen gestellt. Schmerzen sollten vor allen Dingen in den Muskeln und ihren Ansatzpunkten (speziell paraskapulär, parazervikal, paralumbal und gluteal) lokalisiert sein, nur in geringem Ausmaß in den Gelenken. Es sollten keine Abnormalitäten wie Beinlängendifferenzen oder Deformitäten vorliegen. Die begleitenden Symptome wie nicht erholsamer Schlaf, Müdigkeit tagsüber, der Nachweis von psychologischen Störungen, eine vegetative Dysregulation und die Verschlimmerung der Symptome durch Inaktivität oder Überaktivität sollten vorliegen. Die sorgfältige Erhebung der Familienanamnese in bezug auf ähnliche Symptome kann Hinweis auf einen autosomal dominanten Vererbungsgang der Erkrankung sein.

C. Die Behandlung basiert auf einer umfangreichen Information und Beruhigung des Patienten und vor allem auf der konsequenten Vermeidung von ärztlich verordneten „Behinderungen". Der Patient sollte darüber informiert werden, daß er ein bekanntes und abgesichertes Krankheitsbild hat (auch um ihm die Angst zu nehmen, daß seine Schmerzen nur eingebildet sind), daß die Krankheit nicht fortschreitet, daß körperliche Betätigung, obwohl sie kurzfristig die Symptome verschlimmert, nicht schädlich und auf lange Sicht hin förderlich für den Krankheitsverlauf ist.

D. Muskeldysfunktionen, die aus chronischem Fehlverhalten (Fehlhaltungen, Muskelverkürzungen, Inaktivitäten oder Überbeanspruchungen) herrühren, müssen korrigiert und behandelt werden. Andere verstärkende Faktoren, z.B. Vitamin C- und Folsäuremangel sowie eine kalt-feuchte Umgebung sollten beseitigt werden. Wärmepackungen in Kombination mit Hochfrequenz- Elektrobehandlungen, TENS-Behandlungen und tiefer Massage sind hilfreich. Vorsichtige Dehnübungen in Kombination mit einem heißen Bad oder heißen Dusche sind empfohlen worden. Die Symptome können weiterhin durch ein tägliches Konditions- und Gymnastikprogramm gebessert werden. Wenn die psychologische Belastung ein wesentlicher Begleitfaktor ist, sollten entsprechende Behandlungen eingeleitet werden, speziell Streßbewältigungskurse, EMG-Biofeedback und Selbstentspannungsverfahren. Behandlungen für bestimmte schmerzhafte Regionen umfassen Trigger/Tenderpointinjektionen, Anwendung von Kältesprays und Dehnungstechniken.

E. Schlafstörungen sollten nachhaltig mit niedrigdosiertem Amitryptilin (10 bis 50 mg) behandelt werden. Alternative Medikationen, die als wirksam gelten, um den Schlaf und andere Symptome zu bessern, sind Cyclobenzaprin, Fluoxetin und Clonidin. Verschiedene NSAR und Benzodiazepine werden zwar häufig angewandt, haben aber keine nachhaltige Wirkung.

F. Nicht erkannte oder inadäquat behandelte Fibromyalgie kann zu einer deutlichen Behinderung und starken Beschwerden des Patienten führen. Man sollte einen entsprechenden Verdacht immer im Auge behalten, wenn man Patienten mit Symptomen dieser doch recht häufigen Störung untersucht. Die Überweisung zu einem stationären Schmerzbewältigungskurs kann sehr nützlich sein.

Literatur

Bengtsson A, Henriksson KJ, Larson J. Reduced high-energy phosphate levels in the painful muscles of patients with primary fibromyalgia. Arthritis Rheum 1986; 29:817.

Campbell SM, Gatter RA, Clark S. A double blind study of cyclobenzaprine in patients with primary fibrositis. Arthritis Rheum 1985; 28:S40.

```
                    Patienten mit chronischen Muskelschmerzen
         Ⓐ Anamnese ──────────→ ←────── Laboruntersuchung
            Klinische Untersuchung              Röntgen
                                                EMG
                                    ↓
                        Ⓑ Fibromyalgie diagnostiziert

            Ⓒ Beruhigung des Patienten ──────→
              Patientenführung
                                    ↓
                  Die Krankheit aufrechterhaltende Faktoren eliminieren:
                       Anatomische Abnormalitäten
                       Fehlhaltungen und/oder biomechanische Störungen
                       Inaktivität oder Überbeanspruchung
                       Stoffwechselbedingt (Vitamin C- oder Folsäuremangel)
                       Äußere Einflüsse (Kälte, Feuchtigkeit)

                    Ⓓ Spezifische Manifestationen behandeln
```

Diffuse Schmerzen | Lokalisierte Schmerzen | Ⓔ Schlafstörungen | Psychogene Spannung

- Sprüh- und Dehntechnik
- Trigger/Tender point-Injektionen

Amitriptylin 10–15 mg
Cyclobenzaprin 10–40 mg

- Streßbewältigungskurs
- EMG Biofeedback/ Entspannungstraining

Hitze
Dehnung
TENS
Massage

Aerobic-Training

Verbesserung | Stabil und funktionell | Ⓕ Verschlechterung und/oder deutliche Behinderung

Häusliches Übungsprogramm beibehalten
Häufige Kontrolluntersuchungen

Überweisung zu einer Schmerzbewältigungsbehandlung erwägen

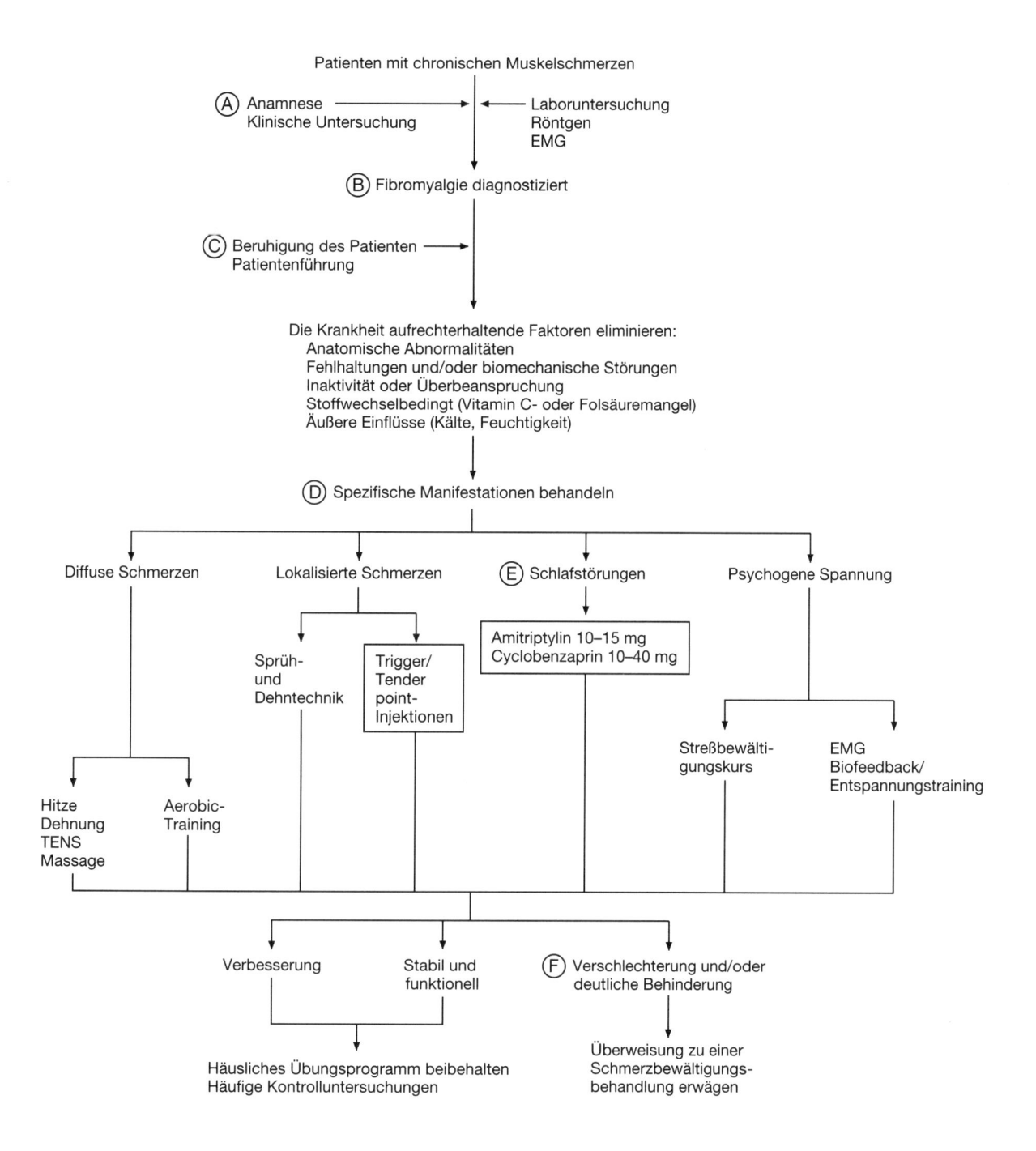

Caro XJ. Immunofluorescent detection of IgG at the dermalepidermal junction in patients with apparent primary fibrositis syndrome. Arthritis Rheum 1984; 27:1174.

Geller SA. Treatment of fibrositis with fluoxetine hydrochloride (Prozac). Am J Med 1989; 87:594.

Goldenberg DL. Fibromyalgia syndrome: An emerging but controversial condition. JAMA 1987; 257:2782.

Graff-Radford SB, Reeves JL. Effects of transcutaneous electrical nerve stimulation on myofascial pain and trigger point sensitivity. Pain 1989; 37:1.

Jacobson S, Jensen LT. Primary fibromyalgia: Clinical parameters in relation to serum procollagen type III aminoterminal peptide. Br J Rheum 1990; 29:174.

McCain GA, Bell DA, Mai FM, Halliday PD. A controlled study of the effect of the supervised cardiovascular fitness training program on the manifestations of primary fibromyalgia. Arthritis Rheum 1988; 31:1135.

Moldofsky H. Sleep and fibrositis syndrome. Rheum Dis Clin North Am 1989; 15:91.

Pellegrino MJ, Waylonis GW, Sommer A. Familial occurrence of primary fibromyalgia. Arch Phys Med Rehabil 1989; 70:61.

Thompson JM. Tension myalgia as a diagnosis at the Mayo Clinic and its relationship to fibrositis, fibromyalgia and myofascial pain syndrome. Mayo Clin Proc 1990; 65:1237.

Uveges MJ, Parker JC. Psychological symptoms in primary fibromyalgia syndrome: Relationship to pain, life stress, and sleep disturbance. Arthritis Rheum 1990; 33:1279.

Vaeroy H, Helle R. Elevated CSF levels of substance P and high incidence of Raynaud phenomenon in patients with fibromyalgia: New features for diagnosis. Pain 1988; 32:21.

Yunus MB. Primary fibromyalgia syndrome and myofascial pain syndrome: Clinical features and muscle pathology. Arch Phys Med Rehabil 1988; 69:451

RHEUMATOIDE ARTHRITIS (CHRONISCHE POLYARTHRITIS)

Ellen Leonard

A. Zur pharmakologischen Therapie der rheumatoiden Arthritis wird zuerst Aspirin eingesetzt (im Gegensatz zum angloamerikanischen Sprachraum in Deutschland nicht gebräuchlich). Wenn die Symptomatik persistiert oder Nebenwirkungen auftreten, ist das nächste Pharmakon der Wahl ein nichtsteroidales Antirheumatikum (NSAR). Weil es viele Wirkstoffgruppen gibt, müssen mehrere Therapieversuche mit verschiedenen Vertretern der einzelnen Wirkstoffgruppen unternommen werden. Ein Behandlungsversuch sollte 2 bis 3 Wochen andauern. Wenn unter der entsprechenden Therapie keine Verbesserungen zu verzeichnen sind, sollte der Patient an einen Rheumatologen verwiesen werden, weil hier oft eine andere Wirkstoffkombination notwendig ist, um das Entzündungsgeschehen in den Gelenken zu kontrollieren.

B. Die rheumatoide Arthritis ist eine chronische Erkrankung mit typischen assoziierten psychologischen Problemen. Der Patient und die Familie müssen über die Krankheit, ihr Fortschreiten und ihre Auswirkungen auf das tägliche Leben aufgeklärt und beraten werden. Dabei sollten auch Themen wie die Selbsteinschätzung, familiäre Interaktion, Bedürfnisse, Fähigkeiten, Sexualität und Freizeitaktivitäten besprochen werden.

C. Die operative Rheumatologie ist ein wichtiger Teil der Behandlung. Der Patient sollte im Falle unbeherrschbarer Schmerzen, schwerer Deformitäten oder Gelenkinstabilitäten einem spezialisierten Orthopäden vorgestellt werden.

D. Die Rehabilitation muß in mehr oder weniger großem Umfang stets mit der Behandlung einhergehen. Hierbei kommt ein ausgewogenes Spektrum verschiedener Behandlungsmethoden zur Anwendung, um Funktionen zu erhalten, Schmerz zu reduzieren und den Entzündungsprozeß einzudämmen.

E. Zur Funktionserhaltung muß zunächst das Befallsmuster und die Behinderung in den einzelnen Gelenken untersucht werden. Der Patient muß Übungen erlernen, die ein Fortschreiten von Muskelatrophien oder eine fortschreitende Reduzierung der Beweglichkeit verschiedener Gelenke verhindern. Gelenke müssen mit Hilfsmitteln und Orthesen vor Überbeanspruchung geschützt werden. Orthesen können außerdem eine größere Sicherheit oder ein besseres Selbstgefühl des Patienten erzielen. Der Allgemeinzustand des Patienten ist von größter Wichtigkeit, auch im Hinblick auf das Fortschreiten der Erkrankung. Deswegen sind tägliche Übungen und Aktivitäten des Patienten wichtig und sollten genau erfragt werden. Regelmäßiges Schwimmen, vor allem in Thermalbädern, ist z. B. sehr zu empfehlen.

F. Der Schmerz ist bei dieser Erkrankung ein allgegenwärtiges Problem. Verschiedene physikalische Anwendungen können eingesetzt werden, um den Schmerz einzudämmen. Wärmeanwendungen sind nützlich, weil sie die Schmerzschwelle anheben, die Blutzirkulation verbessern (Vasodilatation), Muskelverspannungen vermindern und die Dehnung des Muskels erleichtern. Wärme in Form von Hydrotherapie bietet ebenfalls eine gute Muskelentspannung. Kälte kann angewandt werden, um Schmerzen zu lindern und dadurch reaktive Muskelverspannungen zu verhindern, sie wirkt außerdem direkt entzündungshemmend. Transkutane elektrische Nervenstimulation (siehe S. 194) kann ebenso nützlich sein bei der Schmerzbewältigung.

G. Die Entzündung geht durch das Zusammenwirken von medikamentöser Behandlung, Kälteanwendung, Schwimmen und in ausgewählten Fällen Lokalinjektionen von Corticosteroiden zurück. Zur lokalen Therapie kommen noch die chirurgischen Eingriffe (Synovektomie) und strahlentherapeutischen Möglichkeiten (Radiosynoviaothese) hinzu. Ein einzelnes Gelenk oder der ganze Körper können immobilisiert werden. Selektive Ruhigstellungen können durch Orthesen erreicht werden. Dem Patienten wird eine 8stündige Nachtruhe mit zusätzlichen kurzen Ruhezeiten während des Tages empfohlen. Längere Bettruhe ist eher schädlich.

Literatur

Delisa J, ed. Rehabilitation medicine: Principles and practice. Philadelphia: JB Lippincott, 1988.

Katz W. Modern management of rheumatoid arthritis. Am J Med 1985; 79:24.

Rodman G. Primer on the rheumatic diseases. Atlanta: Arthritis Foundation, 1983.

Wall PD. Textbook of pain. 2nd ed. New York: Churchill Livingstone, 1989.

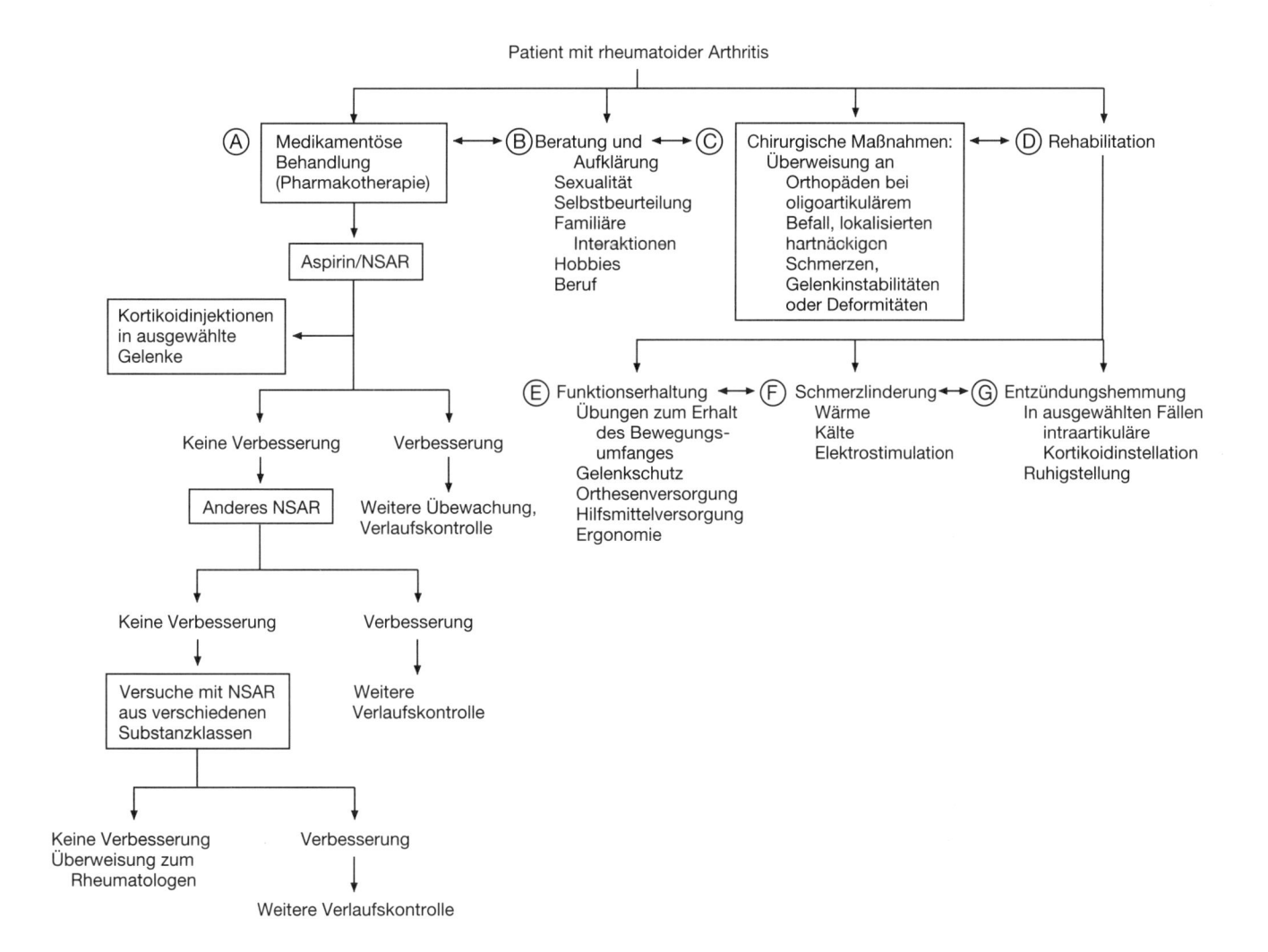

```
                          Patient mit rheumatoider Arthritis
                                        │
        ┌───────────────┬───────────────┼───────────────┬───────────────┐
        ▼               ▼               ▼               ▼               ▼
    Ⓐ Medikamentöse ↔ Ⓑ Beratung und ↔ Ⓒ   Chirurgische Maßnahmen: ↔ Ⓓ Rehabilitation
      Behandlung         Aufklärung          Überweisung an
      (Pharmakotherapie) Sexualität          Orthopäden bei
        │                Selbstbeurteilung   oligoartikulärem
        ▼                Familiäre           Befall, lokalisierten
    Aspirin/NSAR         Interaktionen       hartnäckigen
        │                Hobbies             Schmerzen,
        │                Beruf               Gelenkinstabilitäten
        │                                    oder Deformitäten
```

- Kortikoidinjektionen in ausgewählte Gelenke

- Ⓔ Funktionserhaltung ↔ Ⓕ Schmerzlinderung ↔ Ⓖ Entzündungshemmung
  - Übungen zum Erhalt des Bewegungsumfanges
  - Gelenkschutz
  - Orthesenversorgung
  - Hilfsmittelversorgung
  - Ergonomie

- Ⓕ Schmerzlinderung
  - Wärme
  - Kälte
  - Elektrostimulation

- Ⓖ Entzündungshemmung
  - In ausgewählten Fällen intraartikuläre Kortikoidinstellation
  - Ruhigstellung

Keine Verbesserung → Anderes NSAR
Verbesserung → Weitere Überwachung, Verlaufskontrolle

Keine Verbesserung → Versuche mit NSAR aus verschiedenen Substanzklassen
Verbesserung → Weitere Verlaufskontrolle

Keine Verbesserung: Überweisung zum Rheumatologen
Verbesserung → Weitere Verlaufskontrolle

ARTHROSE

Ellen Leonard

Die Arthrose (degenerative Gelenkerkrankung) ist die häufigste Gelenkerkrankung des axialen und peripheren Skelettes. Es wird zwischen primären und sekundären Arthrosen sowie zwischen generalisierten oder lokalisierten Arthrosen unterschieden. Der Schmerz beim Vorliegen einer Arthrose korreliert nicht mit der Schwere der Erkrankung. Die Ätiologie der Arthrose ist nicht vollständig geklärt.

A. Eine sorgfältige Anamnese und gründliche Untersuchung helfen bei der Bestimmung der Schmerzursache und der Festlegung der Behandlung. Mögliche Ursachen sind der Knorpelabrieb, der Knochen, die Synovialmembran, die Gelenkkapsel, Bänder und Sehnen.

B. Röntgen- und Laboruntersuchungen sind hilfreiche Zusatzuntersuchungen, die andere Gelenkerkrankungen ausschließen. Röntgenologische Auffälligkeiten korrelieren nur sehr gering mit der Heftigkeit der Schmerzen.

C. Der Patient muß ausführlich über die Ursache und das Fortschreiten seiner Erkrankung aufgeklärt werden. Die Gewichtsreduktion bei übergewichtigen Patienten ist ein wichtiger Teil der Behandlung. Der Patient sollte auch darüber informiert werden, wie er seine Gelenke durch Anpassung seiner Aktivitäten schützen oder entlasten kann. Außerdem sollte er ein individuelles Übungsprogramm durchführen und sinnvolle Ruhe-/Entlastungslagerungen erlernen.

D. Patienten mit Schmerzen reagieren meist gut auf ein physikalisches Behandlungsprogramm, bei dem (1) Wärme zur Schmerzlinderung, (2) Bewegungsübungen zur Aufrechterhaltung oder Verbesserung des Bewegungsausmaßes und (3) Muskelkräftigungsübungen zur Verbesserung der Muskelfunktion kombiniert werden. Analgetika können selektiv oder intermittierend angewandt werden. Hier sind nicht steroidale Antirheumatika oder Analgetika mit antiphlogistischem Effekt (Aspirin) den Opioiden vorzuziehen.

E. Die Gelenkstabilität kann in indizierten Fällen durch eine Orthesenversorgung verbessert werden. Eine entsprechende Orthesenversorgung reduziert die Belastung der ligamentären und kapsulären Strukturen und kann über eine Verbesserung der Stabilität ein Fortschreiten der Gelenkzerstörung aufhalten.

F. Bei der Arthrose können Entzündungen sowohl intraartikulär als auch periartikulär auftreten. Entzündungshemmende Medikamente wie nichtsteroidale Antirheumatika und Aspirin können sowohl Entzündung als auch Schmerz reduzieren. Intraartikuläre Injektionen sollten sorgfältig abgewogen werden; periartikuläre Injektionen können bei selektiver Injektion in Kapsel, Bänder oder Muskeltenderpoints häufig sehr erfolgreich den Schmerz lindern.

G. Chirurgische Maßnahmen sollten bei starken, anhaltenden Schmerzen, erheblichen Behinderungen oder Einschränkungen rechtzeitig erwogen werden.

Literatur

Brandt K. Nonsteroidal anti-inflammatory drugs in treatment of osteoarthritis. Clin Orthop 1986; 213:84.
Delisa J, ed. Rehabilitation medicine: Principles and practice. Philadelphia: JB Lippincott, 1988:765.
Rodman G. Primer on the rheumatic diseases. Atlanta: Arthritis Foundation; 1983:104.
Wall PD. Textbook of pain. New York: Churchill Livingstone, 1984:215.

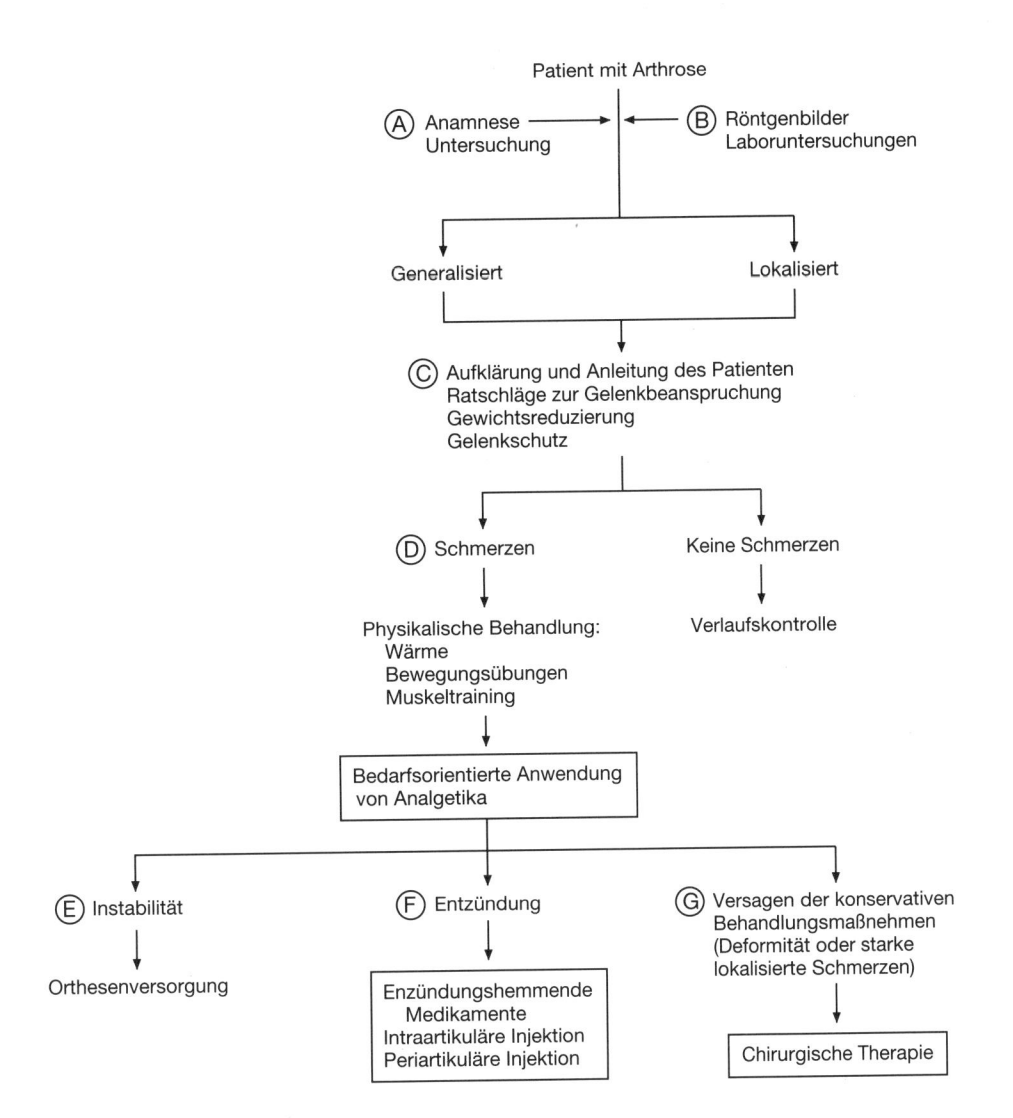

```
                        Patient mit Arthrose
                               │
    Ⓐ Anamnese    ─────────→   │   ←─────────  Ⓑ Röntgenbilder
      Untersuchung             │               Laboruntersuchungen
                               ↓
              ┌────────────────────────────────┐
              ↓                                ↓
         Generalisiert                    Lokalisiert
              └────────────────┬───────────────┘
                               ↓
                Ⓒ Aufklärung und Anleitung des Patienten
                  Ratschläge zur Gelenkbeanspruchung
                  Gewichtsreduzierung
                  Gelenkschutz
                               │
                    ┌──────────┴──────────┐
                    ↓                     ↓
              Ⓓ Schmerzen            Keine Schmerzen
                    ↓                     ↓
          Physikalische Behandlung:  Verlaufskontrolle
            Wärme
            Bewegungsübungen
            Muskeltraining
                    ↓
          ┌─────────────────────────────┐
          │ Bedarfsorientierte Anwendung│
          │ von Analgetika              │
          └─────────────────────────────┘
                    │
      ┌─────────────┼─────────────────────┐
      ↓             ↓                     ↓
 Ⓔ Instabilität  Ⓕ Entzündung      Ⓖ Versagen der konservativen
      ↓             ↓                  Behandlungsmaßnehmen
 Orthesenversorgung │                  (Deformität oder starke
                    ↓                   lokalisierte Schmerzen)
          ┌──────────────────────┐              ↓
          │ Enzündungshemmende   │      ┌──────────────────┐
          │ Medikamente          │      │ Chirurgische     │
          │ Intraartikuläre      │      │ Therapie         │
          │ Injektion            │      └──────────────────┘
          │ Periartikuläre       │
          │ Injektion            │
          └──────────────────────┘
```

NICHTSOMATISCHE SCHMERZEN

Lawrence Schoenfeld

Die Behandlung chronischer Schmerzen kann effektiv nur geplant werden, wenn zwischen Patienten mit primär peripherer Schmerzursache (somatische Schmerzen) und Patienten mit nichtperipherer Schmerzursache (nicht somatische Schmerzen) unterschieden wird. Die weitere Differenzierung der nicht somatischen Schmerzpatienten in Subgruppen (Simulation, somatoforme Störung, Depression, Medikamentenabhängigkeit) kann durch die Erfassung psychologischer und sozialmedizinischer Faktoren erzielt werden. Obwohl dieses Verfahren Grenzen hat und kostenaufwendig ist, hilft es, nicht indizierte somatische Behandlungen iatrogener Verletzungen und abnormaler Krankheitsverhalten zu vermeiden. Die Ätiologie kann meistens durch interdisziplinäre Zusammenarbeit zwischen Anästhesisten und Psychologen und bei Bedarf Vertretern weiterer Fachdisziplinen geklärt werden.

A. Zwei diagnostische Techniken (die diagnostische epidurale Opioidgabe und der Pentotaltest) sind zur Identifizierung eines Patienten mit nicht somatischen chronischen Schmerzen hilfreich. Die diagnostische epidurale Opioidgabe kann chronische Patienten mit Schmerzen in erster Linie unter ständig laufender Kontrolle identifizieren. Bei den nicht somatischen Schmerzpatienten zeigt der Pentotaltest oft in eindrucksvoller Weise das Fehlen einer Schmerzantwort unter Pentotal bei Manövern, die in der Untersuchung vorher als sehr schmerzhaft und schmerzauslösend angegeben wurden. (Siehe Seite 16).

B. Eine schmerzpsychologische Untersuchung beinhaltet Motivation, kognitive Fähigkeiten und betroffene Begleiterscheinungen, die mit dem chronischen Schmerz in Zusammenhang stehen. Unter einer Sedierung mit Amytal können Konfliktbereiche weitergehend exploriert werden. Eine niedrigdosierte Gabe von Amytal bewirkt eine Relaxierung und eine Verbesserung bei Patienten mit somatoformen Störungen und eine Verschlechterung der Schmerzen (mit Angstverstärkung) bei Simulanten. Mit geringdosierter Amytalgabe können Patienten mit einer somatoformen Störung deutliche physische Verbesserungen zeigen, oft mit spontanen Abreaktionen, wohingegen Simulanten oft Beschwerden über die Untersuchung aufführen, Überwachungsverhalten zeigen und auch aggressiv werden können.

C. Patienten mit Simulationsverhalten sollten darüber aufgeklärt werden, daß sie keine physischen oder psychischen Störungen haben. Sie sollten dazu ermuntert werden, ihr normales Leben mit ihren üblichen Aktivitäten wieder aufzunehmen. Krankheitsgewinne sollten nicht unterstützt oder gefördert werden, weder durch ärztliche Zuwendung, noch durch Behandlung oder medizinisch begründete Entschuldigungen.

D. Eine somatoforme Störung (psychogener Schmerz) kann sich als Antwort auf eine Vielzahl von Konflikten entwickeln, unter anderem Schwierigkeiten, die sich aus Sexualität, Partnerschaftsproblemen und berufsbedingten Stresssituationen entwickeln. Ein interdisziplinäres Schmerzbewältigungsprogramm bietet einen Rahmen, in dem der Patient gewöhnlich eine psychologische Behandlung akzeptieren kann.

E. Depressionen bleiben oft nach Verletzungen oder Erkrankungen bestehen, selbst wenn diese bereits ausgeheilt sind; sie führen zu fortschreitendem Fehlverhalten und damit verbundenen chronischen Schmerzen. Hier müssen die Bewältigungsstrategien des Patienten mit antidepressiven Medikamenten, Aktivierungsprogrammen und psychologischen verhaltenstherapeutischen Maßnahmen gefördert werden.

F. Medikamentenabhängigkeiten sollten offen mit dem Patienten besprochen werden und entsprechende Entzugsprogramme (siehe Seite 188) sollten angeboten werden. Eine erfolgversprechende Behandlung sollte regelmäßiges Screening des Patienten sowie eine begleitende psychologische Behandlung beinhalten.

Literatur

Cherry DA, Gourlay GK, McLachlan M, Cousins MJ. Diagnostic epidural opioid blockade and chronic pain. Pain 1985; 21:143.

Ellis J, Ramamurthy S, Schoenfeld LS, Walsh N, Hoffman J. Diagnostic epidural opioid technique. Clin Pain 1989; 5:211.

Schoichet RP. Sodium amytal in the diagnosis of chronic pain. Can Psychiatr Assoc J 1978; 23:219.

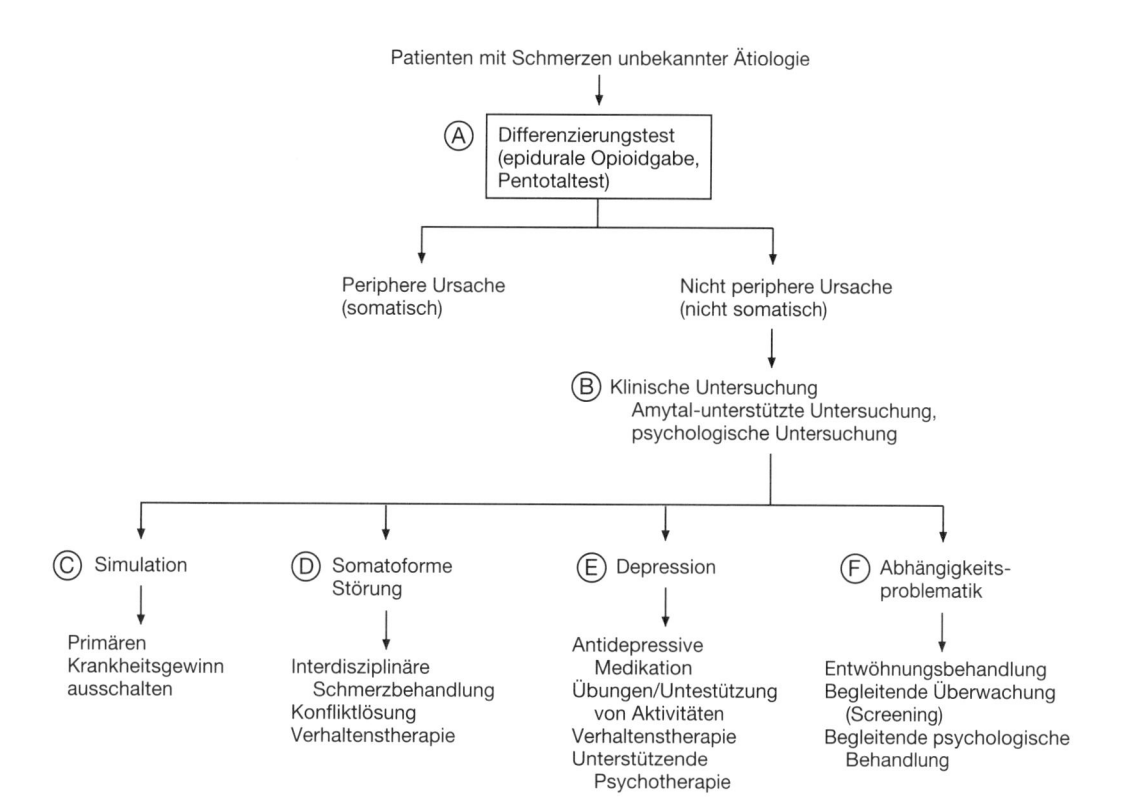

Patienten mit Schmerzen unbekannter Ätiologie
↓
(A) Differenzierungstest
(epidurale Opioidgabe,
Pentotaltest)

- Periphere Ursache (somatisch)
- Nicht periphere Ursache (nicht somatisch)
  ↓
  (B) Klinische Untersuchung
  Amytal-unterstützte Untersuchung,
  psychologische Untersuchung

(C) Simulation
- Primären Krankheitsgewinn ausschalten

(D) Somatoforme Störung
- Interdisziplinäre Schmerzbehandlung
- Konfliktlösung
- Verhaltenstherapie

(E) Depression
- Antidepressive Medikation
- Übungen/Unterstützung von Aktivitäten
- Verhaltenstherapie
- Unterstützende Psychotherapie

(F) Abhängigkeitsproblematik
- Entwöhnungsbehandlung
- Begleitende Überwachung (Screening)
- Begleitende psychologische Behandlung

KOPF- UND HALSSCHMERZEN

Vorgehen bei Patienten mit Kopfschmerzen
Vaskuläre Kopfschmerzen
Trigeminusneuralgie
Kraniomandibulare Erkrankungen

Schmerzen im Gesicht
Tortikollis
Schleudertrauma
Zervikale Facettenschmerzen

VORGEHEN BEI PATIENTEN MIT KOPFSCHMERZEN

Richard Barohn

A. Vor der Behandlung von Kopfschmerzen eines Patienten muß zuerst festgestellt werden, ob sie auf einen gefährlichen intrakraniellen pathologischen Prozeß zurückzuführen sind. Zu den Symptomen, die auf nicht gutartige Kopfschmerzen hinweisen, zählen (1) das Fehlen einer vorherigen Anamnese von Kopfschmerzen, (2) Alter über 60 Jahre, (3) Aussagen wie „die schlimmsten Kopfschmerzen meines Lebens", (4) eine Verschlimmerung der Kopfschmerzen bei Lageveränderungen, (5) fokale Schwäche oder sensorische Symptome, (6) Diplopie, (7) kürzlich eingetretene Persönlichkeitsveränderungen und (8) kurze Episoden (Sekunden) von Visusausfällen (aufgrund eines erhöhten intrakraniellen Drucks). Zu den objektiven Symptomen, die auf nicht gutartige Kopfschmerzen hinweisen, zählen (1) anormale Befunde bei einer neurologischen Untersuchung, (2) anormale Befunde bei einer Untersuchung des Geisteszustandes, (3) Papillenödeme, (4) Fieber, (5) Nackensteifigkeit (Meningismus) und (6) ein deutlich erhöhter Blutdruck. Bei Patienten, die eines dieser Erscheinungsbilder aufweisen, ist eine weitere neurologische Auswertung erforderlich, die gewöhnlich mit einer Computertomographie des Gehirns beginnt, um eine schwerwiegende Läsion auszuschließen. Es kann eine Lumbalpunktion erforderlich sein, um eine Meningitis, eine subarachnoidale Blutung oder eine zerebrale Massenverschiebung zu diagnostizieren.

B. Bei jedem Patienten über 60 Jahre, der über neueingetretene unilaterale frontale Kopfschmerzen klagt, sollte die Blutsenkungsgeschwindigkeit ermittelt werden, um zu prüfen, ob eine Arteriitis temporalis vorliegt. Wenn die Blutsenkungsgeschwindigkeit erhöht ist, wird der Patient zur Biopsie der Arteria temporalis überwiesen.

C. Bei den meisten gutartigen Kopfschmerzen ist über die Anamnese und die neurologische Untersuchung hinaus keine weitere Auswertung erforderlich.

D. Gutartige Kopfschmerzen werden in drei größere Gruppen unterteilt: (1) Spannungskopfschmerzen (Muskelkontraktionskopfschmerzen), (2) vaskuläre Kopfschmerzen und (3) gutartige Kopfschmerzen, die auf seltener vorkommende Ätiologien zurückzuführen sind (zum Beispiel Nebenhöhlenerkrankungen, Zahnleiden, Erkrankungen des Kiefergelenks oder Augenkrankheiten).

E. Die meisten vaskulären Kopfschmerzen sind durch pulsierende Schmerzen sowie Übelkeit und Erbrechen gekennzeichnet (S. 82).

F. Spannungskopfschmerzen umfassen von der Lokalisation her den ganzen Kopf, sind jedoch häufig in der okzipitozervikalen Region am stärksten. Die Schmerzen, die mit Spannungskopfschmerzen verbunden sind, werden wie ein fester Druck oder Pressen empfunden und werden häufig durch Streß verschlimmert.

G. Die Behandlung gutartiger Kopfschmerzen besteht in einer Akuttherapie während des Zeitraums, in dem die Schmerzen auftreten, sowie einer Vorbeugungstherapie, um die Häufigkeit und die Schwere der Kopfschmerzen in Zukunft zu verringern. Die Akuttherapie besteht in einem mild wirkenden NSAR. Wenn eine deutliche zervikale Muskelempfindlichkeit vorliegt, kann sich ein mild wirkendes Muskelrelaxans (z.B. Methocarbamol oder Chlorzoxazon) als nützlich erweisen. Es sollte jedoch ein Mißbrauch dieser Medikamente vermieden werden, und die Patienten sollten vor einer übermäßigen Sedierung gewarnt werden.

H. Die vorbeugende Therapie für Spannungskopfschmerzen beinhaltet eine Steuerung der externen Belastungen, die Kopfschmerzen auslösen, oder eine Veränderung der Reaktionen auf eine Belastung. In diesem Zusammenhang können sich Selbstentspannungsmethoden, wie beispielsweise Biofeedback, als nützlich erweisen (S. 202).

I. Viele Patienten mit Spannungskopfschmerzen sind deprimiert. Eine Behandlung der zugrundeliegenden Depression mit einem trizyklischen Antidepressivum (z. B. Amitriptylin, Nortriptylin) kann vorteilhaft sein. Einige Patienten mit chronischen Spannungskopfschmerzen, die nicht offensichtlich deprimiert sind, können ebenfalls von diesen Medikamenten profitieren.

J. Kopf- und Gesichtsschmerzen, die auf Anomalien der Nebenhöhlen, des Gebisses, des Kiefergelenks oder der Augen zurückzuführen sind, treten seltener auf als Spannungskopfschmerzen oder vaskuläre Kopfschmerzen. Sie sind durch fokale Schmerzen in der pathologischen Region gekennzeichnet. Viele Patienten, die glauben, daß sie „Nebenhöhlen"-Kopfschmerzen haben oder unter Kopfschmerzen leiden, weil sie „eine Brille brauchen", leiden eigentlich unter vaskulären Kopfschmerzen oder Spannungskopfschmerzen.

Literatur
Pennon H. The relaxation response. New York: Van Books, 1976.
Raskin NH. Headache. 2nd ed. New York: Churchill Livingstone, 1988.

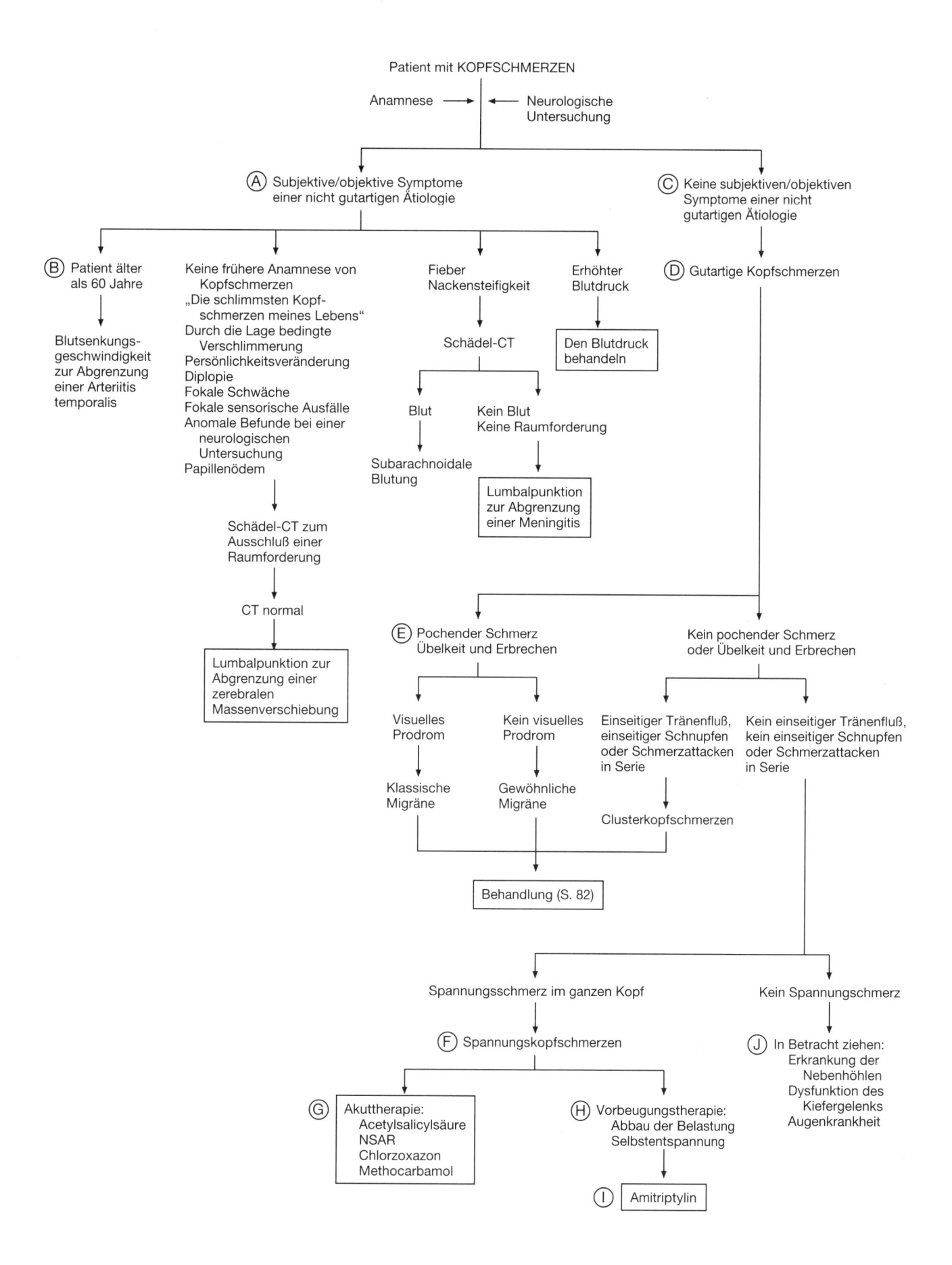

```
                           Patient mit KOPFSCHMERZEN
                                       │
                    Anamnese ──────→ ← ────── Neurologische
                                                Untersuchung
                                       │
          ┌────────────────────────────┴────────────────────────────┐
   Ⓐ Subjektive/objektive Symptome                          Ⓒ Keine subjektiven/objektiven
       einer nicht gutartigen Ätiologie                         Symptome einer nicht
                                                                gutartigen Ätiologie
   ┌──────────┬──────────────────┬──────────────┬──────────┐
Ⓑ Patient älter   Keine frühere Anamnese von   Fieber         Erhöhter         Ⓓ Gutartige Kopfschmerzen
  als 60 Jahre    Kopfschmerzen                Nackensteifigkeit  Blutdruck
        │        „Die schlimmsten Kopf-            │                │
 Blutsenkungs-   schmerzen meines Lebens"      Schädel-CT      Den Blutdruck
 geschwindigkeit Durch die Lage bedingte           │           behandeln
 zur Abgrenzung  Verschlimmerung              ┌────┴─────┐
 einer Arteriitis Persönlichkeitsveränderung  Blut     Kein Blut
 temporalis      Diplopie                      │      Keine Raumforderung
                 Fokale Schwäche          Subarachnoidale    │
                 Fokale sensorische Ausfälle Blutung    Lumbalpunktion
                 Anomale Befunde bei einer              zur Abgrenzung
                 neurologischen                         einer Meningitis
                 Untersuchung
                 Papillenödem
                        │
                 Schädel-CT zum
                 Ausschluß einer
                 Raumforderung
                        │
                 CT normal
                        │
                 Lumbalpunktion zur
                 Abgrenzung einer
                 zerebralen
                 Massenverschiebung
```

```
                                       ┌──────────────────────────┴──────────────┐
                               Ⓔ Pochender Schmerz                    Kein pochender Schmerz
                                 Übelkeit und Erbrechen                oder Übelkeit und Erbrechen
                             ┌─────────┴─────────┐              ┌─────────────────┴─────────────────┐
                       Visuelles         Kein visuelles    Einseitiger Tränenfluß,    Kein einseitiger Tränenfluß,
                       Prodrom           Prodrom           einseitiger Schnupfen      kein einseitiger Schnupfen
                           │                  │            oder Schmerzattacken       oder Schmerzattacken
                       Klassische        Gewöhnliche       in Serie                   in Serie
                       Migräne           Migräne                  │
                                                           Clusterkopfschmerzen
                                       │
                              Behandlung (S. 82)
```

```
                       ┌───────────────────────────┴─────────────────────────┐
              Spannungsschmerz im ganzen Kopf                        Kein Spannungschmerz
                              │                                              │
                   Ⓕ Spannungskopfschmerzen                         Ⓙ In Betracht ziehen:
                              │                                         Erkrankung der
                  ┌───────────┴───────────┐                              Nebenhöhlen
        Ⓖ Akuttherapie:          Ⓗ Vorbeugungstherapie:                 Dysfunktion des
          Acetylsalicylsäure        Abbau der Belastung                  Kiefergelenks
          NSAR                      Selbstentspannung                    Augenkrankheit
          Chlorzoxazon                      │
          Methocarbamol            Ⓘ Amitriptylin
```

VASKULÄRE KOPFSCHMERZEN

Richard Barohn

Vaskuläre Kopfschmerzen treten häufig auf. Die Prävalenz beträgt bis zu 30 % bei Frauen und 17 % bei Männern zwischen 21 und 34 Jahren. Bei Kindern sind vaskuläre Kopfschmerzen seltener. Bei Patienten über 50 Jahre, die keine frühere Anamnese dieser Störung aufweisen, sollten vaskuläre Kopfschmerzen nur mit Vorsicht diagnostiziert werden. Vaskuläre Kopfschmerzen können in zwei größere Gruppen unterteilt werden: Migräne und Clusterkopfschmerzen. Migränekopfschmerzen treten sehr viel häufiger auf.

A. Migränekopfschmerzen sind pulsierende Schmerzen, die häufig unilateral auftreten und gewöhnlich mit Übelkeit und Erbrechen verbunden sind. Häufig liegt in der Familien eine Anamnese von Migränekopfschmerzen vor.

B. Wenn den Migränekopfschmerzen ein visuelles Prodrom vorausgeht (Aufblitzen, Funkeln, gelegentlich zickzackförmiges Aufleuchten oder ein sich vergrößerndes Skotom bzw. Sehstörungen auf einem Auge oder beiden Augen), werden die Kopfschmerzen als klassische Migräne bezeichnet (Migräne mit Aura). Bei einer gewöhnlichen Migräne tritt kein visuelles Prodrom ein. Diese Unterscheidung ist nicht von entscheidender Bedeutung, da beide Arten von Migränekopfschmerzen auf dieselbe Weise behandelt werden.

C. Die Akuttherapie für Migränekopfschmerzen besteht in (1) Schlafen oder Ausruhen in einem dunklen, ruhigen Raum, (2) das Auflegen eines kalten, feuchten Handtuchs auf die Stirn und (3) der oralen Verabreichung von Midrin (p-Paracetamol, Dichloralphenazon) oder der Verabreichung eines Ergotamintartratpräparats, wenn das visuelle Prodrom eintritt oder die Kopfschmerzen einsetzen. Die Verabreichung von Midrin kann stündlich wiederholt werden (maximal 5 Kapseln innerhalb von 12 Stunden). Ergotamintartrat steht in Form von oralen, sublingualen oder rektalen Präparaten zur Verfügung, die 1 oder 2 mg Ergotamintartrat je Dosis enthalten. Es kann außerdem ein Aerosolinhalator verwendet werden. Die Verabreichung des Ergotamintartrats kann stündlich bis zu einer Gesamtmenge von 6 mg pro Kopfschmerz wiederholt werden (maximal 10 mg/Woche). Sumatriptan, ein spezieller Serotoninagonist für das zerebrale Gefäßsystem, hat sich sowohl bei der Bekämpfung von Migränekopfschmerzen als auch bei Clusterkopfschmerzen als wirksam erwiesen.

D. Migränekopfschmerzen sind häufig mit Übelkeit und Erbrechen verbunden. Aus diesem Grund verabreichen wir beim Einsetzen der Kopfschmerzen peroral oder rektal 25 mg Promethazin, zusammen mit Paracetamol oder einem Ergotamintartratpräparat. Ergotamintartrat kann bei einigen Patienten Übelkeit verursachen.

E. Wenn die Migränekopfschmerzen so stark sind, daß der Patient notfallmäßig versorgt werden muß, kann Dihydroergotamin intramuskulär (1 mg) oder intravenös (0,5–0,75 mg) verabreicht werden.

F. Obsolet sind orale und parenterale Opioide.

G. Man sollte eine Intervallprophylaxe für Migränekopfschmerzen in Betracht ziehen, wenn mehr als zweimal pro Monat starke Kopfschmerzen auftreten. Es werden vier Gruppen von Medikationen verwendet: Mittel der 1. Wahl sind Betarezeptorenblocker, Mittel der 2. Wahl sind Kalziumkanalblocker (Verapamil, zweimal täglich 80 mg), Mittel der 3. Wahl sind trizyklische Antidepressiva (Amitriptylin oder Nortriptylin, 50 bis 150 mg täglich) und Mittel der 4. Wahl ist Methysergid, dreimal täglich 2 mg. Jedes Medikament sollte über einen Zeitraum von mindestens 2 Monaten täglich verabreicht werden, bevor es als unwirksam betrachtet werden kann.

H. Wenn Betarezeptorenblocker verwendet werden sollen, sind solche vorzuziehen, die einmal (langwirkendes Propanolol oder zweimal (Metoprolol) täglich eingenommen werden können. Wir beginnen mit Propanolol, in einer Dosis von 80 mg einmal pro Tag. Blutdruck und Puls müssen auf Hypotension und Bradykardie überwacht werden.

I. Bei Clusterkopfschmerzen treten heftige, hemikranielle Schmerzen auf, die mit ipsilateraler Tränenbildung, Bindehautrötung, Rhinorrhö und gelegentlich mit dem Horner-Syndrom verbunden sind. Täglich wiederkehrende Clusterkopfschmerzen treten ein- oder zweimal im Jahr über einen Zeitraum von 30 bis 60 Tagen auf. Während eines Clusterkopfschmerzes neigen die Patienten dazu, im Zimmer hin und her zu laufen.

J. Die Akutbehandlung bei Clusterkopfschmerzen besteht aus (1) Ergotamintartrat (die Inhalatorform kann sich als besonders wirksam erweisen), (2) einer Behandlung mit 100 %igem Sauerstoff (15 Minuten lang 7 L/Minute) und (3) 1 ml 4 %igem topischem Lidocain, das intranasal (Tropfen oder Aerosol) in das ipsilateral zum Clusterkopfschmerz gelegene Nasenloch gegeben wird.

K. Sobald die täglich wiederkehrenden Clusterkopfschmerzen beginnen, kann eine vorbeugende Therapie zur Minderung der Schwere und zur Verkürzung der Dauer der Kopfschmerzen begonnen werden. Sie kann aus folgenden Elementen bestehen: (1) Cyproheptadin, viermal täglich 4 mg; (2) Ergotamintartrat, zweimal täglich 1 mg peroral oder rektal (dabei 1 Tag/ Woche überspringen); (3) Prednison, 1 Woche lang 60 mg/Tag, dann über einen Zeitraum von einer Woche auslaufen lassen; (4) Methysergid; und (5) Lithium, zwei- bis dreimal täglich 300 mg.

Literatur

Callaham M, Raskin NH. A controlled study of dihydroergotamine in the treatment of acute migraine headache. Headache 1986; 26:168.

Couch JR, Ziegler DK, Hassanein R. Amitriptyline in the prophylaxis of migraine. Neurology 1976; 26:121.

Diamond S, Solomon GD, Freitag FG, Megta ND. Long-acting propanolol in the prophylaxis of migraine. Headache 1987; 27:70.

Markley HG, Cheronis JCD, Piepho RW. Verapamil in prophylactic therapy of migraine. Neurology 1984; 34:973.

Raskin NH. Headache. 2nd ed. New York: Churchill Livingstone, 1988.

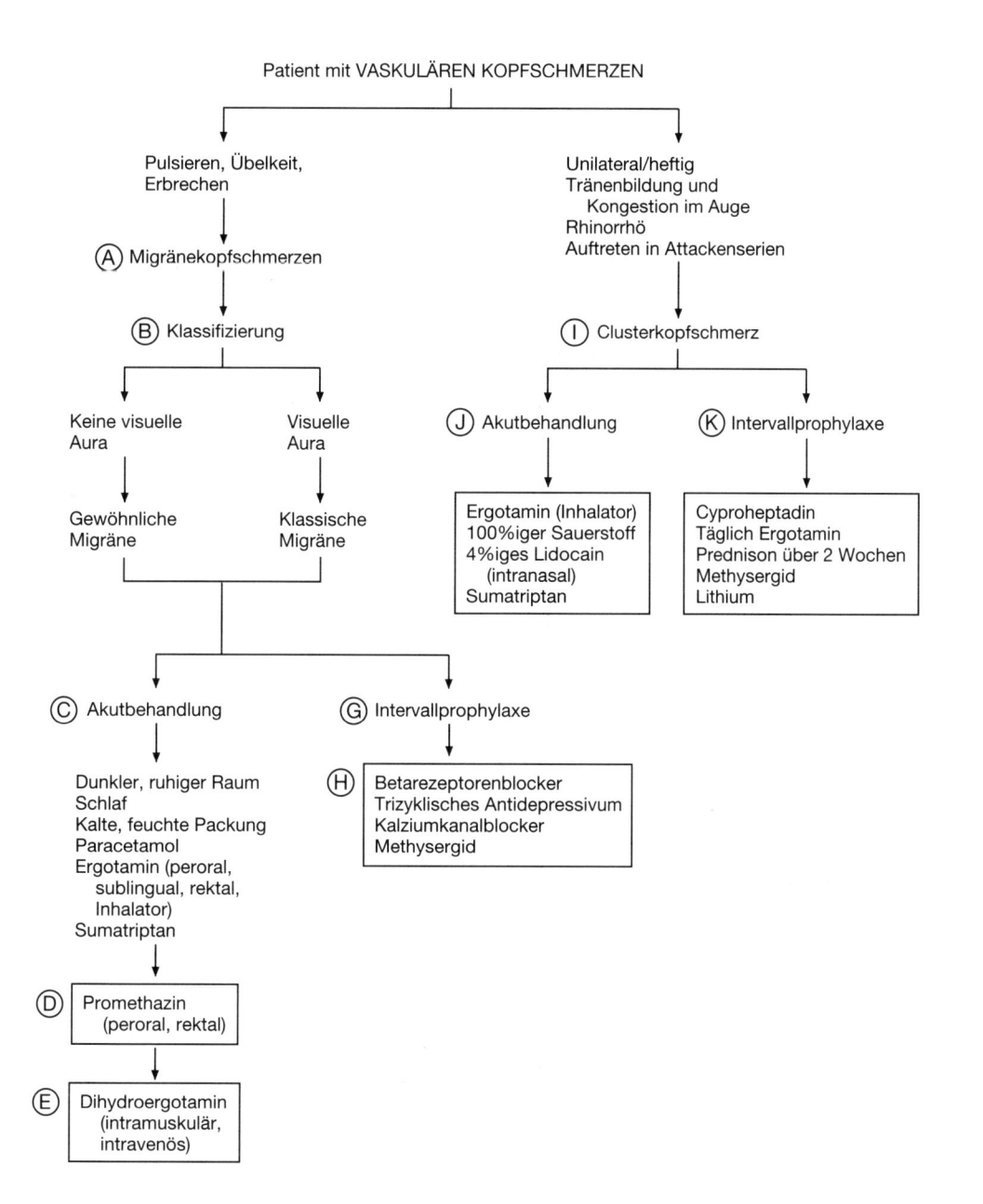

```
                    Patient mit VASKULÄREN KOPFSCHMERZEN
                                    │
                    ┌───────────────┴───────────────┐
                    ▼                               ▼
            Pulsieren, Übelkeit,          Unilateral/heftig
              Erbrechen                   Tränenbildung und
                    │                      Kongestion im Auge
                    ▼                     Rhinorrhö
         (A) Migränekopfschmerzen         Auftreten in Attackenserien
                    │                               │
                    ▼                               ▼
            (B) Klassifizierung              (I) Clusterkopfschmerz
                    │                               │
            ┌───────┴───────┐              ┌────────┴────────┐
            ▼               ▼              ▼                 ▼
      Keine visuelle    Visuelle      (J) Akutbehandlung  (K) Intervallprophylaxe
         Aura            Aura              │                 │
            │               │              ▼                 ▼
            ▼               ▼         ┌──────────────┐  ┌──────────────────────┐
      Gewöhnliche      Klassische     │Ergotamin     │  │Cyproheptadin         │
        Migräne         Migräne       │ (Inhalator)  │  │Täglich Ergotamin     │
            │               │         │100%iger      │  │Prednison über 2 Wochen│
            └───────┬───────┘         │ Sauerstoff   │  │Methysergid           │
                    │                 │4%iges        │  │Lithium               │
                    │                 │ Lidocain     │  └──────────────────────┘
                    │                 │ (intranasal) │
            ┌───────┴───────┐         │Sumatriptan   │
            ▼               ▼         └──────────────┘
    (C) Akutbehandlung  (G) Intervallprophylaxe
            │               │
            ▼               ▼
    Dunkler, ruhiger   (H) ┌─────────────────────────┐
      Raum                 │Betarezeptorenblocker    │
    Schlaf                 │Trizyklisches Antidepressivum│
    Kalte, feuchte         │Kalziumkanalblocker      │
      Packung              │Methysergid              │
    Paracetamol            └─────────────────────────┘
    Ergotamin (peroral,
      sublingual, rektal,
      Inhalator)
    Sumatriptan
            │
            ▼
    (D) ┌──────────────┐
        │Promethazin   │
        │ (peroral,    │
        │  rektal)     │
        └──────────────┘
            │
            ▼
    (E) ┌──────────────┐
        │Dihydroergotamin│
        │ (intramuskulär,│
        │  intravenös)  │
        └──────────────┘
```

TRIGEMINUSNEURALGIE

Richard Barohn

Schmerzen im Gesicht aufgrund einer Trigeminusneuralgie, auch als Tic douloureux bezeichnet, lassen sich folgendermaßen charakterisieren: (1) kurze, paroxysmale, heftige, lanzinierende oder schockartige Schmerzen; (2) unilateral; (3) auf das Versorgungsgebiet des fünften Hirnnerven beschränkt, wobei der mandibulare und der maxillare Ast häufiger betroffen sind als der ophthalmische Ast; (4) Reizung durch minimale Stimuli (Kauen, Sprechen, Zähneputzen, kalter Wind im Gesicht). Die Trigeminusneuralgie tritt am häufigsten in der sechsten und siebten Dekade auf. Die Ätiologie ist nicht bekannt, obgleich einige Ärzte, allen voran Janetta, annehmen, daß die Ursache in einer externen Kompression der Wurzeln des Nervus trigeminus in der Fossa posterior durch Arterien oder Venen liegt.

A. Patienten mit einer Trigeminusneuralgie klagen nicht über ein Taubheitsgefühl, und eine Untersuchung aller Hirnnerven (einschließlich des fünften Nervus cranialis) ergibt normale Befunde, so wie die gesamte neurologische Untersuchung. Wenn diese Untersuchungen anomale Befunde ergeben, ist es unwahrscheinlich, daß eine Trigeminusneuralgie vorliegt, und es sollte eine Untersuchung zum Ausschluß zentraler Raumforderungen (innerhalb der Pons, des Kleinhirnbrückenwinkels oder des Sinus cavernosus) oder einer chronischen Meningitis vorgenommen werden. Eine Kernspinresonanztomographie (MR-Tomographie) des Gehirns und der hinteren Schädelgrube ist indiziert. Falls die MR-Tomographie normal ist, sollte eine Lumbalpunktion durchgeführt werden.

B. Gelegentlich kann bei Patienten mit Bindegewebserkrankungen (Sjögren-Syndrom, systemischer Lupus erythematodes, Sklerodermie) eine Trigeminusneuralgie vorliegen. Gewöhnlich ist dann der Titer der antinuklearen Antikörper im Serum (ANA) positiv.

C. Bei Patienten mit ständigen unilateralen Schmerzen werden häufig atypische Gesichtsschmerzen diagnostiziert. Wenn alle möglichen Ursachen ausgeschlossen wurden (einschließlich Zahnleiden und Erkrankungen des Kiefergelenks), ist eine Behandlung schwierig. Gelegentlich können sich trizyklische Antidepressiva als nützlich erweisen.

D. Herpes zoster kann den fünften Hirnnerv betreffen, wobei gewöhnlich der ophthalmische Ast betroffen ist. Zum Schluß bricht der charakteristische Ausschlag aus. Der Schmerz ist brennend und gleichbleibend und kann nach Abklingen des Ausschlages fortbestehen (postherpetische Neuralgie, S. 48).

E. Wenn eine Trigeminusneuralgie bei einem 20- bis 40jährigen Patienten auftritt und der Schmerz bilateral ist, sollte die Möglichkeit einer multiplen Sklerose in Betracht gezogen werden.

F. Die medikamentöse Behandlung einer Trigeminusneuralgie besteht in folgenden Möglichkeiten: (1) Carbamazepin, (2) Baclofen und (3) Phenytoin. Jedes Medikament sollte mindestens zwei bis drei Wochen versuchsweise angewandt werden, bevor es als unwirksam betrachtet werden kann.

G. Carbamazepin ist das Medikament, das vorrangig für eine Trigeminusneuralgie gewählt werden sollte; die Dosierung des Medikaments muß einschleichend erfolgen, um unangenehme Nebenwirkungen (Übelkeit, Ataxie, Verwirrung) zu vermeiden. Man beginnt mit einer Dosis von 200 mg pro Tag, die alle 2 bis 3 Tage um 200 mg gesteigert wird (in drei Teildosen). Eine Dosis, die zur Schmerzlinderung ausreicht, wird unter Umständen erst nach 4 bis 7 Tagen erreicht.

H. Wenn der Patient unter so starken Schmerzen leidet, daß es nicht ratsam ist, die Verzögerung einzuhalten, die zum Erreichen einer wirksamen Carbamazepindosis erforderlich ist, kann zum gleichen Zeitpunkt, an dem mit der oralen Carbamazepintherapie begonnen wird, Phenytoin intravenös verabreicht werden. Die intravenöse Phenytoindosis (18 mg/kg Körpergewicht) muß langsam verabreicht werden (50 mg/Min). Während das Medikament verabreicht wird, müssen der Blutdruck und die Herzfrequenz genau überwacht werden. Die Schmerzlinderung tritt häufig sofort ein und kann mehrere Tage anhalten, bis das oral verabreichte Carbamazepin Wirkung zeigt.

I. Wenn alle medikamentösen Behandlungsmethoden fehlschlagen, sollten invasivere Eingriffe in Betracht gezogen werden. Folgende Vorgehensweisen können bei 80 bis 90 % der Patienten für eine Schmerzlinderung sorgen: (1) die von Hakanson beschriebene Glyzerininjektion hinter dem Ganglion Gasseri, (2) eine perkutane Hochfrequenzrhizotomie des Ganglion trigeminale und (3) eine mikrovaskuläre Dekompression über eine hintere Kraniotomie. Leider entwickelt sich bei ungefähr 8 % der Patienten nach einer perkutanen Rhizotomie ein schmerzhaftes Dysästhesie-Syndrom (Anaesthesia dolorosa). Eine mikrovaskuläre Dekompression, die dritte Option, weist eine chirurgische Morbiditätsrate von 7 % und eine Mortalitätsrate von 1 % auf. Die Wahl des invasiven Verfahrens variiert von Einrichtung zu Einrichtung. Wir wenden zuerst eine perkutane Rhizotomie an, da sie weniger invasiv ist und bei medizinisch refraktären Trigeminusneuralgien sehr gute Erfolge aufweist. Wenn dieses Verfahren fehlschlägt oder die Schmerzen wieder eintreten, wird die invasivere mikrovaskuläre Dekompression vorgenommen.

Literatur

Hagen NA, Stevens JC, Michet CJ Jr. Trigeminal sensory neuropathy associated with connective tissue diseases. Neurology 1990; 40:891.

Janetta PJ. Microsurgical management of trigeminal neuralgia. Arch Neurol 1985; 42:800.

Morley TP. Case against microvascular decompression in the treatment of trigeminal neuralgia. Arch Neurol 1985; 42:801.

Raskin NH. Headache. 2nd ed. New York: Churchill Livingstone, 1988.

Sweet WH. The treatment of trigeminal neuralgia (tic douloureux). N Engl J Med 1986; 315:174.

Sweet WH. Percutaneous methods for the treatment of trigeminal neuralgia and other faciocephalic pain: Comparison with microvascular decompression. Semin Neurol 1988; 8:272.

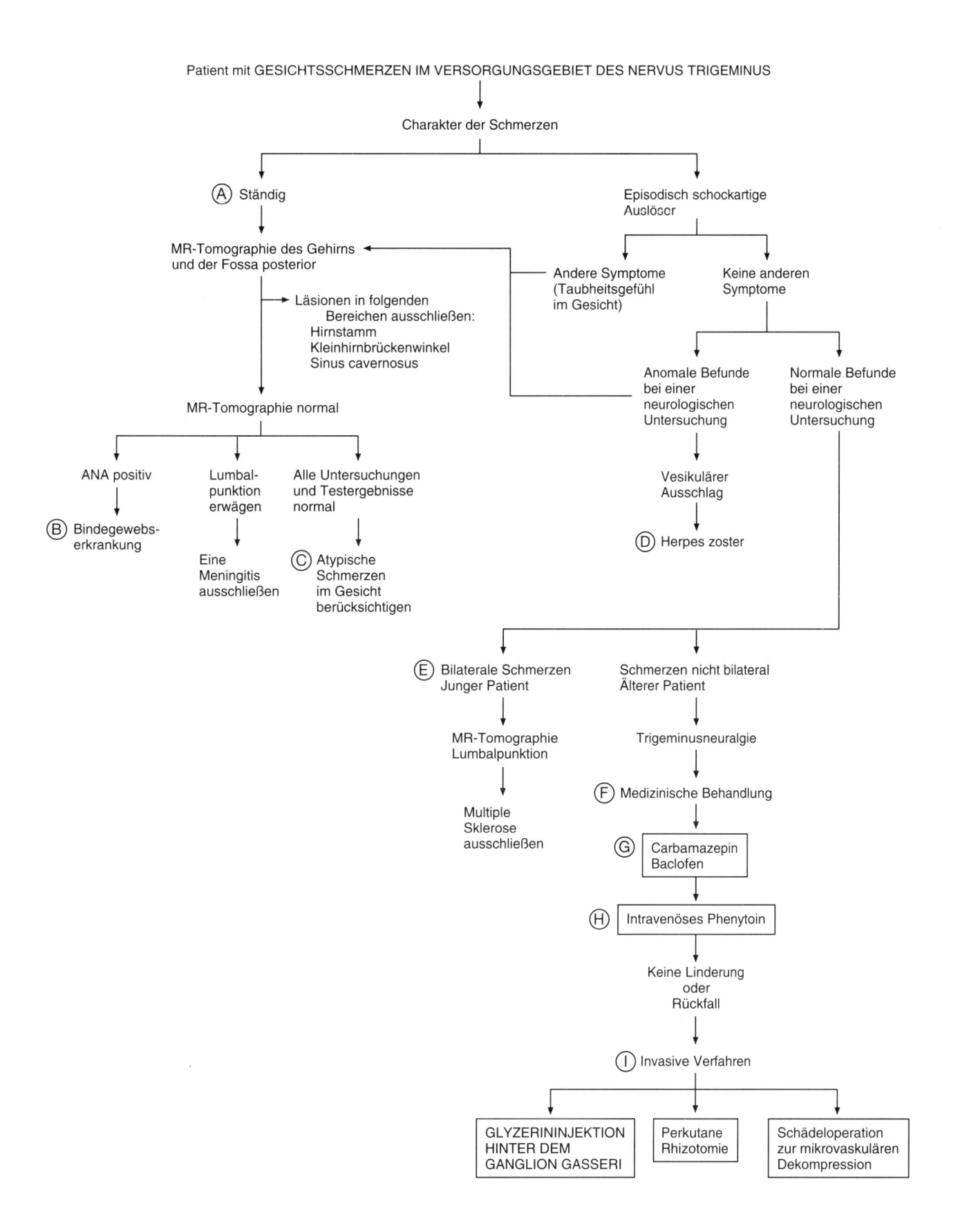

```
Patient mit GESICHTSSCHMERZEN IM VERSORGUNGSGEBIET DES NERVUS TRIGEMINUS
                                    │
                                    ▼
                          Charakter der Schmerzen
                    ┌───────────────┴───────────────┐
                    ▼                               ▼
             (A) Ständig                    Episodisch schockartige
                    │                              Auslöser
                    ▼                    ┌─────────┴─────────┐
         MR-Tomographie des Gehirns  ◄───┤                   │
         und der Fossa posterior         ▼                   ▼
                    │              Andere Symptome      Keine anderen
                    ▼              (Taubheitsgefühl       Symptome
            Läsionen in folgenden    im Gesicht)
            Bereichen ausschließen:                ┌────────┴────────┐
            Hirnstamm                              ▼                 ▼
            Kleinhirnbrückenwinkel          Anomale Befunde    Normale Befunde
            Sinus cavernosus                bei einer          bei einer
                    │                       neurologischen     neurologischen
                    ▼                       Untersuchung       Untersuchung
         MR-Tomographie normal                    │
       ┌────────────┼─────────────┐               ▼
       ▼            ▼             ▼          Vesikulärer
   ANA positiv   Lumbal-      Alle Untersuchungen Ausschlag
       │         punktion     und Testergebnisse       │
       ▼         erwägen      normal                   ▼
   (B) Bindegewebs-  │             │              (D) Herpes zoster
       erkrankung    ▼             ▼
                   Eine         (C) Atypische
                   Meningitis      Schmerzen
                   ausschließen    im Gesicht
                                   berücksichtigen
```

(E) Bilaterale Schmerzen   Schmerzen nicht bilateral
    Junger Patient   Älterer Patient
         │   │
         ▼   ▼
    MR-Tomographie   Trigeminusneuralgie
    Lumbalpunktion   │
         │   ▼
         ▼   (F) Medizinische Behandlung
    Multiple   │
    Sklerose   ▼
    ausschließen   (G) ┌──────────────┐
                                   │ Carbamazepin │
                                   │ Baclofen   │
                                   └──────────────┘
                                           │
                                           ▼
                               (H) ┌──────────────────────┐
                                   │ Intravenöses Phenytoin│
                                   └──────────────────────┘
                                           │
                                           ▼
                                   Keine Linderung
                                   oder
                                   Rückfall
                                           │
                                           ▼
                                   (I) Invasive Verfahren
                        ┌──────────────────┼──────────────────┐
                        ▼   ▼   ▼
                 ┌──────────────┐   ┌──────────────┐   ┌──────────────┐
                 │ GLYZERIN-   │   │ Perkutane   │   │ Schädeloperation│
                 │ INJEKTION   │   │ Rhizotomie   │   │ zur mikrovaskulären│
                 │ HINTER DEM   │   │   │   │ Dekompression │
                 │ GANGLION   │   │   │   │   │
                 │ GASSERI   │   │   │   │   │
                 └──────────────┘   └──────────────┘   └──────────────┘

KRANIOMANDIBULARE ERKRANKUNGEN

John S. McDonald
James C. Phero
W. Corbett Holmgreen

„Kraniomandibulare Erkrankung" ist ein Sammelbegriff für klinische Probleme der Kaumuskulatur, des Kiefergelenks oder beider. Der Begriff ist synonym zu „Erkrankung des Kiefergelenks". Kraniomandibulare Erkrankungen sind der Hauptgrund für Schmerzen in der Mundgegend, die nicht auf Zahnleiden zurückzuführen sind. Sie bilden eine Untergruppe der muskuloskelettalen Erkrankungen.

A. Das am häufigsten auftretende Hauptsymptom ist ein Schmerz, der gewöhnlich in den Kaumuskeln, der präaurikulären Region und/oder dem Kiefergelenk lokalisiert ist. Der Schmerz wird gewöhnlich durch Kauen oder andere Kieferfunktionen verschlimmert. Früher glaubte man, daß die objektiven und subjektiven Symptome einer kraniomandibularen Erkrankung auf okklusionsbedingte Dysregulation und Dysfunktion des Kiefergelenkes zurückzuführen sind. Die heutige Theorie geht darüber hinaus, sie umfaßt neben der Okklusion die Muskulatur und die Mechanismen der Gelenkfunktion, einschließlich Dysfunktion, Adaptation und Degeneration, als Faktoren für eine kraniomandibulare Erkrankung. Es wird geschätzt, daß 15 % der Bevölkerung unter kraniomandibularen Erkrankungen leiden. Frauen sind häufiger davon betroffen sind als Männer, und zwar in einem Verhältnis von 4:1. Das Durchschnittsalter der Patienten mit kraniomandibularen Erkrankungen liegt zwischen der zweiten und der vierten Dekade. Die objektiven und subjektiven Symptome einer kraniomandibularen Erkrankung nehmen im Laufe der Zeit an Häufigkeit und Schwere zu. Während der Anamneseerhebung sollten unter anderem folgende Punkte erfaßt werden: Beginn und Charakter der Schmerzen, Geräusche und Blockierungen des Kiefergelenks, vorausgegangene Kopf- und Halstraumata, vorausgegangene Behandlungen und relevante soziale Faktoren. Die Allgemeinuntersuchung sollte die Bewegung des Unterkiefers (einschließlich einer Messung der Bißlage), eine zahnärztliche Auswertung, die Muskelempfindlichkeit und Geräusche des Kiefergelenks berücksichtigen. Eine röntgenographische Auswertung sollte nicht auf das Kiefergelenk beschränkt bleiben, sie kann auch transpharyngeale und transorbitale Aufnahmen, Panoramadarstellung, Tomographien, Arthrotomographien, Computertomographien und MR-Tomographien einschließen.

B. Verschiedene im Gesicht auftretende Schmerzsyndrome können Schmerzen erzeugen, die kraniomandibularen Erkrankungen ähneln. Dazu zählen unter anderem die Trigeminusneuralgie; vaskuläre Kopfschmerzen, einschließlich Migräne, Clusterkopfschmerz und Arteriitis temporalis; postherpetische Schmerzen; Stylohyoid (Eagle's) Syndrom; Karotidodynie; sowie Pathologien, die mit dem ZNS, dem Nasopharynx und/oder dem Oropharynx zusammenhängen.

C. Die Myoarthropathie ist die am häufigsten auftretende schmerzhafte Form der kraniomandibularen Erkrankung. Es handelt sich dabei um eine schmerzhafte regionale Muskelerkrankung, die durch Muskelempfindlichkeit, eine leicht eingeschränkte Motilität und lokale bzw. ausstrahlende Schmerzen gekennzeichnet ist. Das Hauptsymptom ist ein Muskelkrampf, der durch eine Empfindlichkeit des Muskels in Erscheinung tritt. Dieser Zustand spricht auf eine konservative Behandlung an, bei der u.a. eine Pharmakotherapie, eine topische Therapie, spezielle Ernährung und Okklusionsschienen angewandt werden. Ist eine weitergehende Behandlung indiziert, kann eine invasive Therapie angewandt werden, die eine Wiederherstellung des Okklusionsgleichgewichts, eine Orthodontie und eine subkondyläre Osteotomie einschließt.

D. Eine interne Störung des Kiefergelenks wird als ein anomales Lageverhältnis des Discus zum Unterkieferköpfchen, zur Fossa und zum Gelenkhöcker definiert. Bei der am häufigsten auftretenden internen Störung liegt eine anteromediale Verschiebung des Discus und des dahinterliegenden Gewebes vor, speziell im zweischichtigen Bereich über dem Köpfchen. Das diagnostische Dreiersymptom einer signifikanten internen Störung besteht in Schmerzen, einem Knacken des Gelenks (akut oder vorangehend) und einer Einschränkung der Mundöffnung (akut oder anamnestisch). Es können Schmerzen in der Kapsel des Kiefergelenks oder in der Kaumuskulatur verspürt werden. Die am häufigsten anzutreffende Art des Knackens ist das reziproke Knacken, bei dem das erste Knacken die Repositionierung der verschobenen Scheibe über dem Köpfchen erkennen läßt, wodurch eine normale Kieferöffnung ermöglicht wird; dem folgt ein zweites Knacken, das auf eine wiederholte Verschiebung der Scheibe vor der Okklusion der Zähne hindeutet. Das Knacken kann von selbst aufhören, und es kann dann eine Phase folgen, in der nur eine begrenzte Kieferöffnung möglich ist oder eine „geschlossene Sperre" vorliegt. Während einer solchen Phase ist die Gelenkscheibe permanent nach vorn verschoben und blockiert die kondyläre Öffnungsbewegung auf mechanische Weise.

Wenn mit Hilfe angemessener konservativer Mittel eine definitive intraartikuläre kraniomandibulare Erkrankung bestätigt wurde, kann der Schmerzspezialist bei Bedarf die Anwendung einer Kiefergelenksarthroskopie veranlassen, um das Ausmaß des Problems weiter abzugrenzen und den pathologischen Zustand in bestimmten Fällen zu therapieren. Nach der Arthroskopie kann eine offene Gelenksoperation erforderlich sein, um eine weitere Korrektur vorzunehmen, wenn die Symptome anhalten.

Leider besteht bei den Patienten, die mit Proplast beschichtete Vitek-Implantate erhalten haben, ein erhebliches Risiko schwerer Folgeerscheinungen, zu denen asymptomatisches Implantatversagen, Riesenzellentumorreaktionen und Knochendegeneration gehören. Es ist unbedingt erforderlich, daß bei der Auswertung von Patienten, die sich einer Kiefergelenksoperation unterzogen haben, die Art der Operation und der Typ des eingesetzten Implantats, falls vorhanden, überprüft wird.

E. Eine degenerative Gelenkerkrankung bzw. Osteoarthritis ist eine organische Degeneration der Gelenkflächen. Sie tritt gewöhnlich unilateral auf und steht in Zusammenhang mit einem Trauma. Gelenkkrepitation ist ein auffallendes Merkmal. Im Gegensatz zur degenerativen Gelenkerkrankung befällt die rheumatoide Arthritis statt des Gelenkknorpels zuerst die Syno-

```
                    Patient mit KRANIOMANDIBULÄRER ERKRANKUNG
                                        │
        ┌───────────────────────────────┼──────────────────────────────────┐
   (A) Anamnese ──────────────►  (B) Nichtartikuläre Probleme, die einer kraniomandibulären
   Allgemeinuntersuchung               Erkrankung ähneln, ausschließen
                                        │
        ┌───────────────────────────────┴──────────────────────────────────┐
   Extraartikuläre kraniomandibuläre Erkrankung      Intraartikuläre kraniomandibuläre Erkrankung
                    │                                             │
             (C) Myoarthropathie              ──► (D) Extraartikuläre Ursachen
                    │                                 für die Einschränkung
                    │                                 der Kieferbewegung
                    │                                 ausschließen
                    │                                 (z.B. Raumforderung)
```

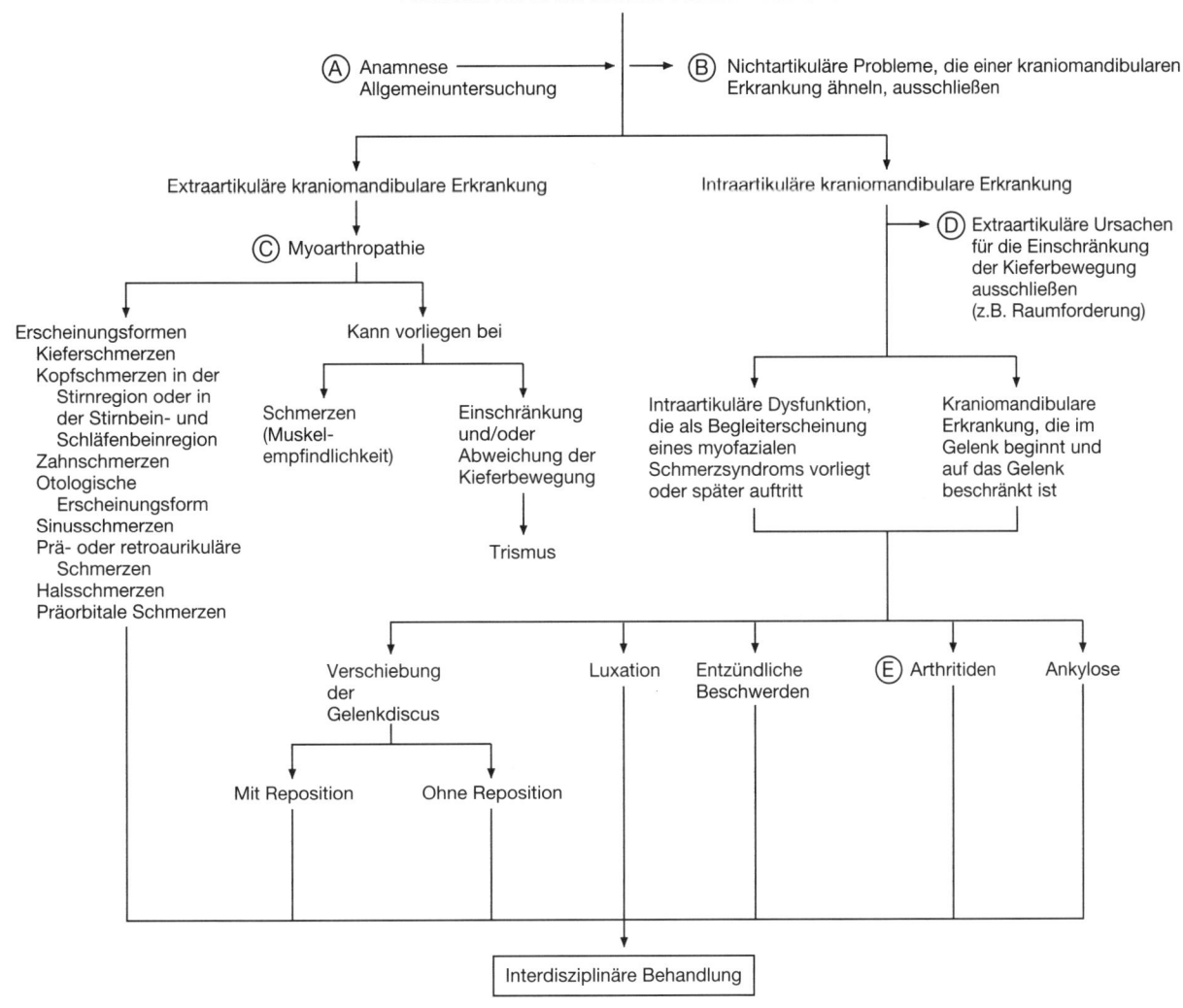

```
Erscheinungsformen     Kann vorliegen bei          Intraartikuläre Dysfunktion,       Kraniomandibuläre
 Kieferschmerzen           │                        die als Begleiterscheinung         Erkrankung, die im
 Kopfschmerzen in der   ┌──┴──┐                     eines myofazialen                  Gelenk beginnt und
  Stirnregion oder in   Schmerzen    Einschränkung  Schmerzsyndroms vorliegt           auf das Gelenk
  der Stirnbein- und    (Muskel-     und/oder       oder später auftritt               beschränkt ist
  Schläfenbeinregion    empfindlichkeit) Abweichung der
 Zahnschmerzen                         Kieferbewegung
 Otologische                              │
  Erscheinungsform                      Trismus
 Sinusschmerzen
 Prä- oder retroaurikuläre
  Schmerzen
 Halsschmerzen
 Präorbitale Schmerzen
```

```
        Verschiebung       Luxation      Entzündliche    (E) Arthritiden    Ankylose
        der                              Beschwerden
        Gelenkdiscus
        ┌───┴───┐
    Mit Reposition  Ohne Reposition

                    Interdisziplinäre Behandlung
```

vialmembran. Die Zerstörung des Gelenkkopfes beginnt somit an der Peripherie und dehnt sich dann zum Zentrum hin aus. Rheumatische Veränderungen sind im allgemeinen bilateral und durch Krepitation gekennzeichnet.

Eine echte Ankylose ist eine knöcherne oder fibröse Verschmelzung des Kondylus mit dem Os temporale am Kiefergelenk. Eine unechte Ankylose bezeichnet Beschwerden außerhalb des Gelenks, die zu einer mangelnden Bewegung der Mandibula führen. Eine minimale mandibuläre Bewegung läßt sich aufgrund einer Flexion des Ramus mandibulae und des Angulus mandibulae selbst noch in Fällen einer vollständigen knöchigen Verschmelzung beobachten. Klinisch gesehen deutet eine Öffnung von maximal 5 mm auf eine vollständige knöcherne Verschmelzung hin. Bei einer geöffneten Sperre ist der Mund durch Gähnen oder eine ähnliche Aktion so weit geöffnet, daß der Kondylus aus der fossa glenoidales in eine Stellung subluxiert, die vor dem Gelenkhöcker liegt. Ein Krampf der Kaumuskulatur blockiert den Kondylus dann in dieser Stellung. Im Fall einer Kiefergelenkarthritis kann eine konservative Behandlung angewandt werden, die eine Pharmakotherapie mit NSAR und eine physikalische Behandlung einschließt. Zur invasiven Behandlung können bei diesen Patienten intraartikuläre Kortikosteroidinjektionen vorgenommen und offene Gelenkoperationen, einschließlich Rekonstruktionen, durchgeführt werden.

F. Kraniomandibuläre Erkrankungen werden am besten interdisziplinär behandelt. Die konservativen multimodalen Behandlungsstrategien zur Bekämpfung der Schmerzen schließen folgende Maßnahmen ein: eine Unterweisung des Patienten zur Vermeidung falscher Mundbewegungen, Vermeidung von Belastung und Abbau von Ängsten; die Anwendung einer physikalischen Therapie und Übungen zur Wiederherstellung der Funktionsfähigkeit; Pharmakotherapie, einschließlich NSAR, zur Bekämpfung von Schmerzen und Entzündungen; und die Verwendung von intraoralen Okklusionsschienen.

Literatur

Clark GT, Seligman DA, Solberg WK, Pullinger AG. Guidelines for the treatment of temporomandibular disorders. J Craniomandib Dis Facial Oral Pain 1990; 4:80.

FDA notifies physicians and patients about risks of TMJ implants. FDA Medical Bulletin 1991; 21:2.

Friction JR. Recent advances in temporomandibular disorders and orofacial pain. J Am Dent Assoc 1991; 122:25.

Gangarosa LP, Mahan PE, Ciarlone AE. Pharmacologic management of temporomandibular joint disorders and chronic head and neck pain. J Craniomandib Pract 1991; 9:328.

Hampf G. A new clinical approach to the treatment of temporomandibular dysfunction and orofacial dysesthesia: Natural history and comparisons with similar chronic pain conditions. J Craniomandib Dis Facial Oral Pain 1992; 6:56.

Just JK, Perry HT, Greene CS. Treating TM disorders: A survey on diagnosis, etiology and management. J Am Dent Assoc 1991; 122:55.

Mc Neill C, ed. Craniomandibular disorders - guidelines for evaluation, diagnosis, and management. The American Academy of Craniomandibular Disorders. Chicago: Quintessence Publishing, 1990.

SCHMERZEN IM GESICHT

Jeffery T. Summers
Emil J. Menk

Die Schwierigkeiten bei der Diagnose und der Bekämpfung von Schmerzen im Gesicht sind von Yair Sharav treffend beschrieben worden: „Die Diagnose und die Behandlung orofazialer Schmerzen wird durch die Dichte der anatomischen Strukturen in dieser Region, die Mechanismen der ausstrahlenden Schmerzen und die wichtige psychologische Bedeutung erschwert, die dem Gesicht und dem Mund zugeschrieben wird."

A. Verschiedene neurologische Störungen können als Gesichtsschmerzen in Erscheinung treten, darunter intrakranielle Pathologien (multiple Sklerose, Infektionen, Neoplasmen, Infarkte, Neurome sowie Infektionen oder Entzündungen des Nervengewebes). Neoplasmen, Abszesse und andere Raumforderungen können sich ausdehnen, so daß sie auf die Nerven in der Gesichtsregion drücken und Schmerzen im Gesicht verursachen. Eine neurologische Untersuchung wird häufig dadurch erschwert, daß in dieser Region viele Nerven dicht beieinanderliegen und Schmerzen aus weiter entfernt liegenden Regionen ins Gesicht ausstrahlen können. Anormale Befunde bei einer neurologischen Untersuchung machen die Konsultation eines Neurologen erforderlich.

B. Myofasziale Schmerzen sind charakterisiert durch andauernde tiefe, drückende Schmerzen. Oft findet sich ein Triggerpunkt in einem verspannten Muskel, der einen plötzlichen Schmerzstoß erzeugt, wenn er palpiert wird. Die Behandlung schließt Dehnübungen und Trigger-point-Injektionen ein (S. 270).

C. Herpes-zoster- oder „Gürtelrosen"-Schmerzen werden unterschiedlich als dumpf, heftig, schmerzhaft, brennend und blitzartig beschrieben. Sie treten 4 bis 5 Tage vor dem Ausbruch der Effloreszenzen ein. Die Schmerzen treten unilateral auf und sind auf das Dermatom eines oder mehrerer Äste des Nervus trigeminus oder der Halsnervenwurzeln lokalisiert. Die Behandlung erfolgt mit Hilfe von antiviralen Chemotherapeutika, Kortikosteroiden, Analgetika und Sympathikusblocks. Eine postherpetische Neuralgie entwickelt sich gewöhnlich bei älteren Patienten. Diese Schmerzen können nach der Abheilung der Effloreszenzen noch Monate bis Jahre anhalten (S. 28 und S. 48).

D. Kausalgie und reflektorische sympathische Dystrophie haben ihren Ursprung im sympathischen Nervensystem. Sie können sich aus jeder Art von traumatischer Nervenverletzung ergeben (einschließlich Operationen). Sympathikusschmerzen bestehen aus zwei Komponenten, einem Brennen an der Oberfläche, zu dem ein tiefer sitzender, stechender oder drückender Schmerz hinzukommt. Der Schmerz wird durch jeden Reiz verschlimmert, der die Sympathikusaktivität zur betroffenen Region verstärkt. Im Frühstadium ist der betroffene Hautbezirk häufig warm, trocken und gerötet. Später kommt es zu trophischen Veränderungen; die Haut kann dann dünn, brüchig und glänzend erscheinen (S. 50).

E. Atypische Schmerzen im Gesicht treten gewöhnlich bei jungen Erwachsenen auf. Ihnen geht häufig ein Trauma im Gesicht voraus, obgleich es auch vorkommen kann, daß bei einer Allgemeinuntersuchung keine objektiven Befunde ermittelt werden können. Die Schmerzen werden gewöhnlich als brennend, drückend oder bohrend beschrieben und werden häufig von einem sensorischen Ausfall in der von den Schmerzen betroffenen Region begleitet. Patienten, die unter dieser Störung leiden, weisen häufig deutliche verhaltensmäßige und psychologische Auffälligkeiten auf, die dem Ausbruch der Schmerzen im Gesicht zeitlich vorangehen können. Die Schmerzen können unilateral oder bilateral auftreten, und häufig folgen sie keinen speziellen Dermatomen. Die Behandlung schließt die Verabreichung von Antidepressiva und Antikonvulsiva sowie eine Psychotherapie ein.

F. Arteriitis temporalis ist eine fieberhafte Erkrankung, die gewöhnlich bei Personen über 60 Jahren auftritt. Sie ist durch brennende Schmerzen gekennzeichnet, die durch eine Entzündung der Arteria temporalis verursacht werden, und kann von pulsierenden Kopfschmerzen in der Schläfengegend sowie einer Hyperalgesie der Kopfhaut begleitet sein. Die Schmerzen können durch Bewegungen des Kiefers (z. B. beim Kauen) verschlimmert werden. Häufig tritt bei einer Arteriitis temporalis als Begleiterscheinung ein Visusverlust ein, der einen medizinischen Notfall darstellt. Die Schmerzen werden gewöhnlich durch einen Druck mit einem Finger über der betroffenen Arterie verschlimmert, sie können jedoch auch durch diesen Handgriff gelindert werden. Die Behandlung besteht in erster Linie in der Verabreichung von Kortikosteroiden.

G. Eine Trigeminusneuralgie, oder Tic douloureux, ist durch kurze, lanzinierende, elektroschockartige Schmerzen gekennzeichnet, denen schmerzfreie Intervalle folgen, in denen der Patient vollkommen symptomfrei ist. Die Attacken beginnen und enden plötzlich, obgleich der Patient zwischen den „Schocks" brennende Hintergrundschmerzen verspüren kann. Die Schmerzattacken sind unilateral und können durch einen nicht schmerzhaften Stimulus ausgelöst werden. Der Stimulus befindet sich gewöhnlich in der perioralen oder nasalen Region und kann in einiger Entfernung zum Schmerzareal liegen. Der Stimulus kann fühlbar sein, in einer unspezifischen Aktivität wie Kauen oder Sprechen bestehen oder sich dadurch ergeben, daß das Gesicht dem Wind oder Temperaturveränderungen ausgesetzt wird. Die meisten Patienten, die unter diesen Beschwerden leiden, sind älter als 50 Jahre; wenn diese Beschwerden bei jungen Menschen auftreten, sollte die Möglichkeit einer multiplen Sklerose berücksichtigt werden. Bei Rückfällen ist gewöhnlich dieselbe Region des Gesichts betroffen, allerdings breiten sich die Beschwerden aus, so daß im Laufe der Zeit eine größere Region in Mitleidenschaft gezogen wird. Zwischen den Episoden können Monate bis Jahre vergehen, gewöhnlich werden die Intervalle jedoch im Laufe der Zeit kürzer. Die schmerzhaften Episoden können die Patienten vollkommen entkräften, und sie können zum Selbstmord führen, wenn sie nicht behandelt werden (S. 84).

H. Clustergesichtsschmerzen treten intermittierend auf, gewöhnlich in Form von Anfällen, und sie können 30 Minuten bis Stunden dauern. Sie werden als pulsierend oder brennend charakterisiert. Vaskuläre Gesichtsschmerzen sind gewöhnlich um die Orbita herum, in der oberen Gesichtspartie oder in der

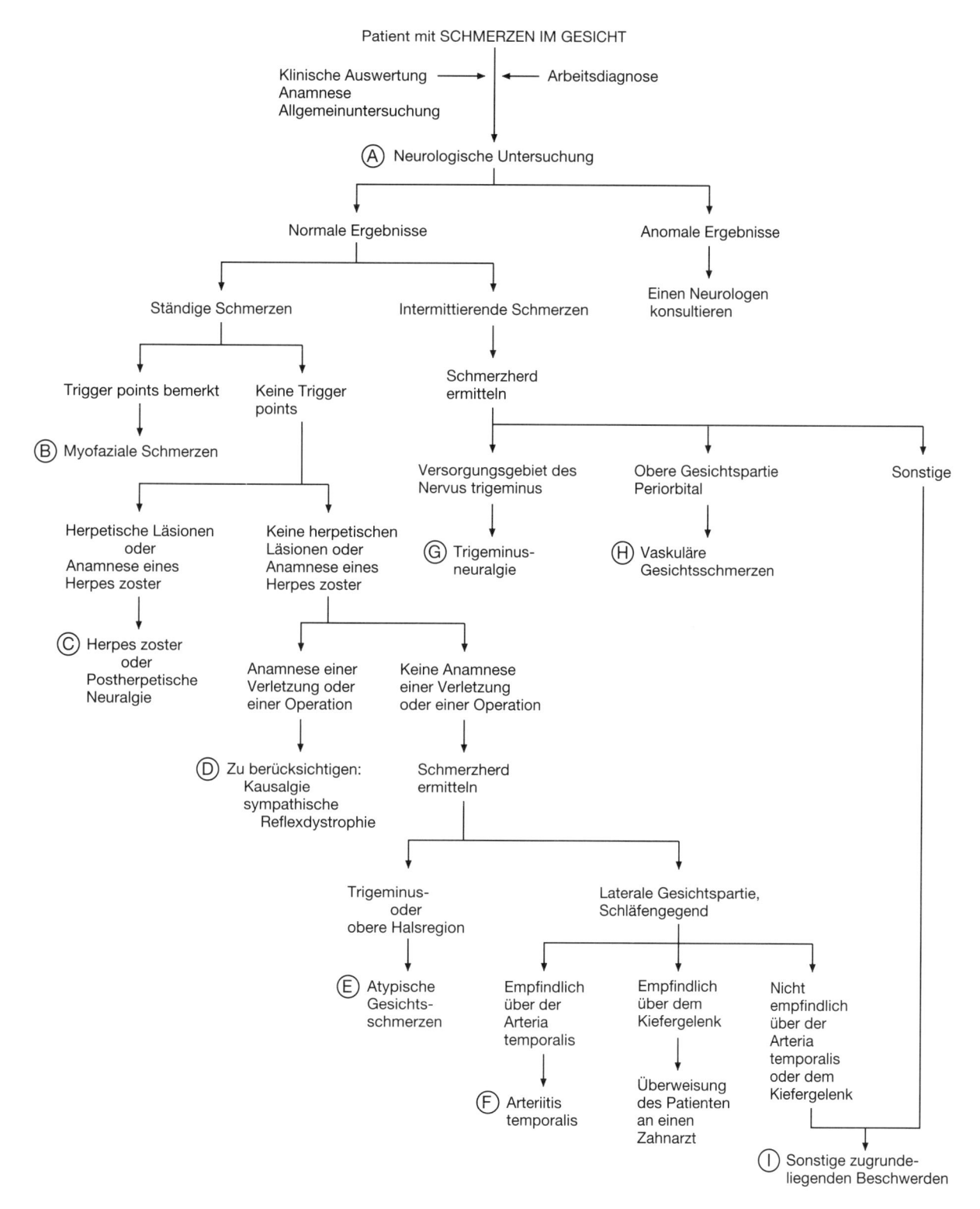

```
                    Patient mit SCHMERZEN IM GESICHT
                                    │
         Klinische Auswertung ────→  ←──── Arbeitsdiagnose
         Anamnese
         Allgemeinuntersuchung
                                    ↓
                         (A) Neurologische Untersuchung
                                    │
                 ┌──────────────────┴──────────────────┐
            Normale Ergebnisse                   Anomale Ergebnisse
                 │                                     │
                                              Einen Neurologen
                                              konsultieren
         ┌───────┴──────────┐
    Ständige Schmerzen   Intermittierende Schmerzen
         │                    │
                         Schmerzherd
                         ermitteln
   ┌─────┴─────┐      ┌───────┼───────────────┬─────────┐
Trigger points  Keine Trigger
bemerkt         points
   │                Versorgungsgebiet   Obere Gesichtspartie   Sonstige
(B) Myofaziale    des Nervus trigeminus  Periorbital
    Schmerzen         │                    │
                   (G) Trigeminus-       (H) Vaskuläre
                       neuralgie             Gesichtsschmerzen
```

```
Herpetische Läsionen      Keine herpetischen
oder                      Läsionen oder
Anamnese eines            Anamnese eines
Herpes zoster             Herpes zoster
      │                          │
(C) Herpes zoster         ┌──────┴──────┐
    oder               Anamnese einer   Keine Anamnese
    Postherpetische    Verletzung oder  einer Verletzung
    Neuralgie          einer Operation  oder einer Operation
                            │                │
                       (D) Zu berücksichtigen:   Schmerzherd
                           Kausalgie             ermitteln
                           sympathische
                           Reflexdystrophie
                                        ┌───────┴────────┐
                               Trigeminus-         Laterale Gesichtspartie,
                               oder                Schläfengegend
                               obere Halsregion
                                    │            ┌──────┼─────────┐
                               (E) Atypische   Empfindlich  Empfindlich  Nicht
                                   Gesichts-   über der     über dem     empfindlich
                                   schmerzen   Arteria      Kiefergelenk über der
                                               temporalis                Arteria
                                                   │            │        temporalis
                                               (F) Arteriitis  Überweisung oder dem
                                                   temporalis  des Patienten Kiefergelenk
                                                               an einen
                                                               Zahnarzt
                                                                         (I) Sonstige zugrunde-
                                                                             liegenden Beschwerden
```

Schläfengegend lokalisiert und sind mit einer Rötung des Auges auf der betroffenen Seite, Tränenbildung und einer Verstopfung der Nase verbunden (S. 82).

I. Schmerzen im Gesicht, die mit keiner der üblichen obengenannten Ätiologien in Zusammenhang stehen, können sich aus verschiedensten Beschwerden ergeben. Nebenhöhlenerkrankungen, orale Erkrankungen (dentaler oder periodontaler Art) und neurologische Störungen können Schmerzen im Gesicht verursachen. Die zugrundeliegenden Beschwerden müssen behandelt werden.

Literatur

Dalessio DF. Headache. In: Wall PD, Melzack R, eds. Textbook of pain. New York: Churchill Livingstone, 1986:282.

Loeser JD. Tic douloureux and atypical facial pain. In: Wall PD, Melzack R, eds. Textbook of pain. New York: Churchill Livingstone, 1986:426.

Phero JC, Mc Donald JS, Green DB, Robins GS. Orofacial pain and other related syndromes. In: Raj PP, ed. Practical management of pain. 2nd ed. St. Louis: Mosby-Year Book, 1992:226.

Sharav Y. Orofacial pain. In: Wall PD, Melzack R, eds.Textbook of pain. New York: Churchill Livingstone, 1986:338.

TORTIKOLLIS

Eric B. Lefever

Tortikollis ist ein „schiefer Hals", der sich aus einer schweren Verspannung der Nackenmuskulatur ergibt. Der Musculus sternocleidomastoideus ist unweigerlich daran beteiligt, und es können weitere Muskeln zusammenwirken und begleitende Halsflexionen (Antecollis) oder -extensionen (Retrocollis) verursachen. Ein Tortikollis ist fast immer unilateral. Schwere und chronische Formen erzeugen eine permanente Kontraktur sowie eine Fibrose und führen zu skoliotischen, degenerativen Veränderungen der Halswirbelsäule. In den meisten Fällen ist diese Erkrankung mit Schmerzen verbunden. Sie verursachen eine erhebliche Behinderung und starken Leidensdruck.

A. Der angeborene oder pädiatrische Tortikollis ist die häufigste Form. Er hängt mit mechanischen oder lokalen Faktoren, wie beispielsweise muskulären, haltungsbedingten oder parazervikalen Reizungen zusammen und ist meist harmlos und heilt spontan aus. Ähnlich können lokale Faktoren, wie Traumata oder degenerative bzw. mechanische Störungen, die die zervikalen Strukturen beim Erwachsenen in Mitleidenschaft ziehen, einen akuten „Schiefhals" auslösen.

B. Der idiopathische spastische Schiefhals ist die häufigste fokale Dystonie; sie ist selten mit einer segmentalen, generalisierten Dystonie verbunden. Diese Form setzt gewöhnlich in der vierten Lebensdekade ein. Frauen sind dreimal so häufig davon betroffen wie Männer. Die Ätiologie ist nicht bekannt. Berichten zufolge sind lokale Traumata, Infektionen, neurovaskuläre Kompressionen und ZNS-Läsionen, die die Basalganglien und den Hirnstamm in Mitleidenschaft ziehen, als auslösende Faktoren beobachtet worden.

C. Es sind verschiedene Behandlungsmodalitäten mit unterschiedlichem Erfolg angewandt worden. Dies spiegelt wahrscheinlich die unbekannte Pathophysiologie dieser Erkrankung wider, wie auch die spontane Remissionsrate von 15 %. Die physikalische Behandlung bildet den Grundstein für ein wirksames Behandlungsprogramm. Ihre Ziele bestehen darin, die Schmerzen zu mindern, die Beweglichkeit der Halswirbelsäule zu erhalten und starre Haltungen und Kontrakturen zu vermeiden. Passive und aktive Motilitätsübungen, Massage, manuelle Dehnungen, Ultraschalltherapie und die Verwendung weicher oder fester Kragen auf intermittierender Basis können sich als nützlich erweisen.

D. Tortikollis wurde lange als ein psychogenes oder hysterisches Phänomen betrachtet. Auf eine psychogene Ätiologie wird inzwischen größtenteils nicht mehr zurückgegriffen. Psychologische Faktoren wirken jedoch tatsächlich auf die Erkrankung ein. Emotionale Probleme verstärken den Zustand unweigerlich, und die äußere Erscheinung des Patienten kann zu Depression beitragen und zum Rückzug aus der Gesellschaft führen. Eine Psychotherapie, Streßbekämpfung, Hypnose und andere Entspannungsmethoden sowie Biofeedback können sich als nützlich erweisen.

E. Maßnahmen zur Entspannung der kontrahierten Muskeln können für eine Linderung der Symptome sorgen und eine Auswertung der Bindegewebs- und Knochenveränderungen ermöglichen. Zu diesen Maßnahmen zählt unter anderem eine Blockade des spinalen Astes des Nervus accessorius mit einem Lokalanästhetikum (S. 262). Wenn sich daraus eine Besserung ergibt, kann eine neurolytische Blockade des Nervus accessorius in Betracht gezogen werden. Wenn weitere Bereiche der Muskulatur in Mitleidenschaft gezogen sind, kann ein Block des Plexus cervicalis erforderlich werden. Eine chemische Denervierung der betroffenen Muskeln ist ebenfalls wirksam. Butolinustoxin wirkt präsynaptisch und verhindert so die Freisetzung von Azetylcholin an der neuromuskulären Synapse. Eine Injektion winziger Mengen dieses Toxins in die betroffenen Muskeln hat gute Ergebnisse gebracht. Die Infiltration eines verdünnten neuromuskulären Relaxans hat sich Berichten zufolge ebenfalls als wirksam erwiesen.

F. Zu den wirksamen pharmakologischen Substanzen zählen hochdosierte Anticholinergika, trizyklische Antidepressiva und Haloperidol. Benzodiazepine sind zwar nicht für eine routinemäßige Anwendung zu empfehlen, sie können jedoch bei sorgfältig ausgewählten Patienten von Nutzen sein.

G. Operative Verfahren sollten im allgemeinen nur bei refraktären Fällen durchgeführt werden, da eine gewisse Behinderung unvermeidbar ist und die therapeutischen Ergebnisse unbeständig und häufig enttäuschend sind. Zervikale Rhizotomie, operative Denervierung, muskuläre Tenotomie, Thalomotomie und Hintersäulenstimulation sind die Verfahren, die am häufigsten angewandt werden.

Literatur

Cremonesi E, Murata KN. Infiltration of a neuromuscular relaxant in diagnosis and treatment of torticollis. Anesth Analg 1986; 65:1077.
Duane DD. Spasmodic torticollis. Adv Neurol 1988; 49:135.
McDowell FH, Cedarbaum JM. The extrapyramidal system and disorders of movement. In: Joynt RJ, ed. Clinical neurology. Vol 3. Philadelphia: JB Lippincott, 1989:46.
Ramamurthy S, Akkineni SR, Winnie AP. A simple technique for block of the spinal accessory nerve. Anesth Analg 1978; 57:591.
Tsui J, Eisen A, Calne DB: Botulinum toxin in spasmodic torticollis. Adv. Neurol 1988; 50:593.
Wolfort FG, Kanter MA, Miller LB. Torticollis. Plast Reconstr Surg 1989; 84:682.

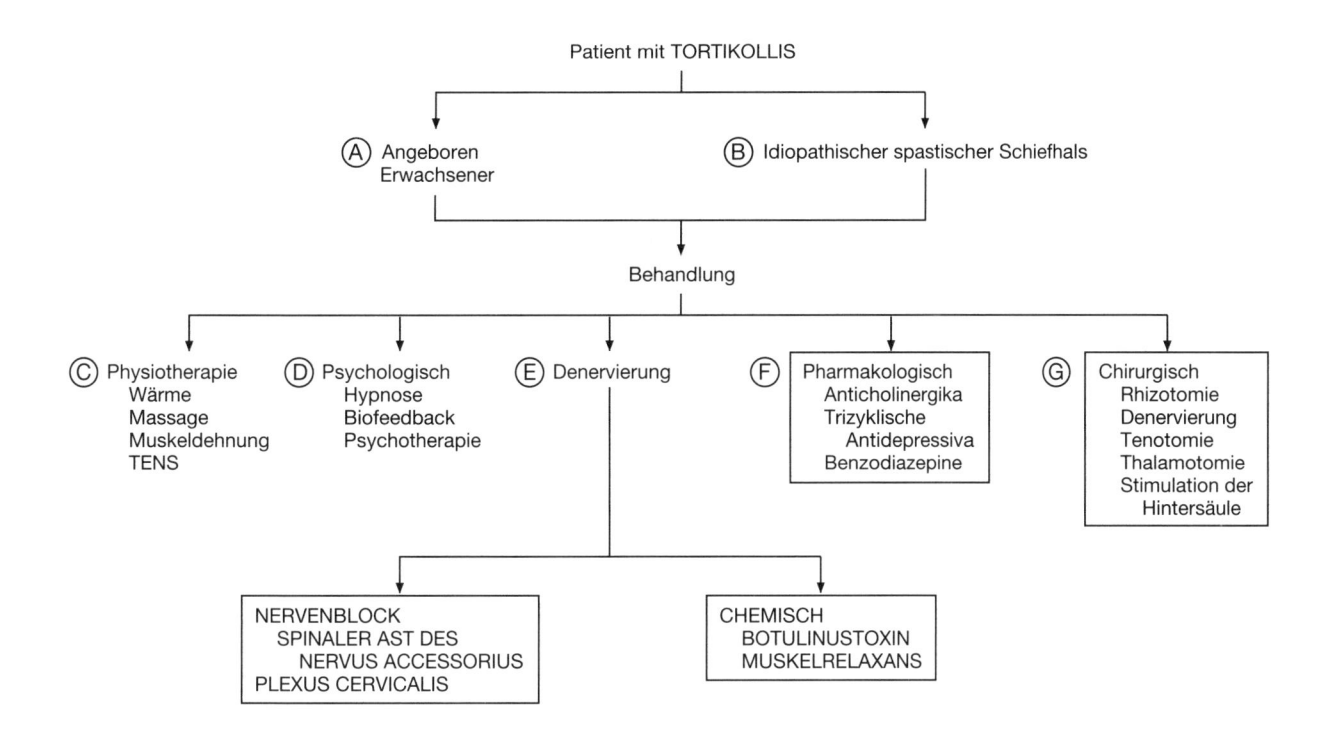

```
                        Patient mit TORTIKOLLIS
                                  │
              ┌───────────────────┴───────────────────┐
              ▼                                       ▼
   Ⓐ Angeboren                          Ⓑ Idiopathischer spastischer Schiefhals
      Erwachsener
              └───────────────────┬───────────────────┘
                                  ▼
                              Behandlung
                                  │
   ┌──────────┬──────────┬────────┼────────┬──────────────┬──────────────┐
   ▼          ▼          ▼                 ▼              ▼
Ⓒ Physiotherapie  Ⓓ Psychologisch  Ⓔ Denervierung   Ⓕ Pharmakologisch   Ⓖ Chirurgisch
   Wärme             Hypnose                          Anticholinergika     Rhizotomie
   Massage           Biofeedback                      Trizyklische         Denervierung
   Muskeldehnung     Psychotherapie                     Antidepressiva     Tenotomie
   TENS                                                Benzodiazepine      Thalamotomie
                                                                          Stimulation der
                                                                           Hintersäule
```

NERVENBLOCK	CHEMISCH
SPINALER AST DES	BOTULINUSTOXIN
NERVUS ACCESSORIUS	MUSKELRELAXANS
PLEXUS CERVICALIS	

SCHLEUDERTRAUMA

Paul Dreyfuss

„Schleudertrauma" bezeichnet eine Hyperextension des Kopfes auf die Schultern, der eine Flexion folgt, eine Bewegungsabfolge, die gewöhnlich mit Auffahrunfällen in einem Kraftfahrzeug verbunden ist.

Ein Schleudertrauma ist mit einem breiten Spektrum von Verletzungen verbunden, von einer Bruchdislokation bis zur leichten Weichteilverletzung. Bei der Extension werden die vorderen Elemente überdehnt und die hinteren Elemente zusammengedrückt. Bei der Flexion tritt genau das Gegenteil ein. Zu den Strukturen, die entweder klinisch oder experimentell von einer Schmerzerzeugung im Hals in Mitleidenschaft gezogen wurden, gehören die Bandscheiben, die stützenden Bänder der Wirbelsäule, die Nacken- und Schultermuskeln, die Wirbelkörper und die Grund- und Deckplatte, die Speiseröhre, die Facetten und ihre Kapseln, das Kiefergelenk und der sympathische Nervenstrang.

Die Symptome können komplex und bizarr sein. Sie umfassen Schmerzen im Nacken, in den Schultern und in den Schulterblättern; Kopfschmerzen; visuelle Aberrationen; Tinnitus; Schwindel; Vertigo; Sehstörungen; Taubheitsgefühl; Dysphagie und Heiserkeit; Wurzelschmerzen; Übelkeit; Schmerzen im Kiefer; sympathische Dysfunktionen; Nackensteifigkeit und Kreuzschmerzen.

A. Die Halswirbelsäule muß sorgfältig auf eine lokalisierte Empfindlichkeit untersucht werden. Eine neurologische Untersuchung ist wichtig. Bei der Röntgenuntersuchung sollten anteroposteriore, Densprojektion und laterale Aufnahmen erstellt werden. Wenn keine offensichtliche Instabilität vorliegt, aber die Möglichkeit einer Instabilität der Bänder besteht, sollten standardisierte Seitaufnahmen in Flexion-Extension erstellt werden. Wenn weitere Informationen über die Knochen benötigt werden, ist ein CT-Scan erforderlich.

B. Die Behandlung ist gewöhnlich empirisch, da die meisten Patienten Weichteildysfunktionen aufweisen. Ein weicher Kragen sollte nach ungefähr einer Woche vom Patienten nicht weiter benutzt werden. Anfangs sollten Wärmebehandlungen vermieden werden. Zur Linderung von Schmerzen, Entzündungen und Krämpfen wird eine Eismassage empfohlen. Es sollte frühzeitig mit der Verabreichung von NSARs begonnen werden. Eine Nackenstütze kann dazu beitragen, den Hals beim Schlafen in einer neutralen oder in einer leicht flektierten Stellung zu halten.

C. Nach dem akuten Entzündungsstadium können die Patienten eine aggressivere, aber konservative Behandlung ertragen und sollten sie auch erhalten, um den Folgeerscheinungen einer Immobilität und einer Fehlhaltung vorzubeugen. Je nach der Schwere der anfänglichen Verletzung kann diese Behandlung bereits 5 bis 7 Tage nach der Verletzung beginnen. Es sollten viele verschiedene Methoden angewandt werden. Das Ziel besteht darin, die Entzündung abzubauen, während die Motilität erhöht und eine Kontraktion der Weichteile oder eine Beschränkung der Bewegungssegmente vermieden wird. Es ist eine methodische Reihenfolge erforderlich, da zu früh eingeführte aggressive Dehnungen oder Übungen die Beschwerden des Patienten nur verschlimmern. Wärme wird gewöhnlich vor und parallel zum Dehnungs- und Beweglichkeitsprogramm angewandt. Die Anwendung von Eis kann fortgeführt werden, wenn sie für den Patienten von Nutzen ist. Es sollte mit leichten isometrischen Übungen begonnen und dann mit isotonischen Übungen gegen Widerstand fortgefahren werden, bis die Toleranzgrenze des Patienten erreicht ist. Eine aggressive Behandlung von Muskeldysfunktionen erscheint durch eine Vielfalt von Methoden angezeigt. Eine Traktion ist vorgeschlagen worden, um die Lösung von Adhäsionen, die Distraktion von Gelenkflächen innerhalb von Gelenkfacetten, die Behebung von Nervenwurzelkompressionen, die Dekompression von Bandscheiben, die Linderung von Krämpfen und die passive Muskeldehnung zu fördern. Eine Traktion sollte nicht im akuten Entzündungsstadium angewandt werden, da sie nur die Symptome verschlimmert. Vor der mechanischen Traktion kann eine manuelle Traktion durchgeführt werden, um die Verträglichkeit zu ermitteln.

D. Obwohl Weichteildysfunktionen und das Spektrum der myofazialen Schmerzen und der Fibromyalgia den größten Anteil der Beeinträchtigung stellen, können auch andere Erkrankungen vorliegen. Gelegentlich überlagern sich diese Erkrankungen, und in solchen Fällen ist eine sorgfältige Untersuchung äußerst nützlich. Die konservative Behandlung sollte fortgeführt werden, wobei das Schwergewicht auf die Weichteile zu legen ist.

E. Erkrankungen wie Gelenkentzündungen können bereits vor dem Schleudertrauma existiert haben. Für diese Erkrankungen kann eine spezielle separate Behandlung erforderlich sein.

(Fortsetzung auf Seite 94)

Patient mit SCHLEUDERTRAUMA

Ⓐ Anamnese
Allgemeinuntersuchung

Röntgenuntersuchungen
CT-Scan der Halswirbelsäule
oder des Gehirns,
falls indiziert

- Fraktur oder Instabilität
  Neurologisches Risiko
  → Konsultation eines Chirurgen

- Zerebrale Pathologie
  → Konsultation eines Neurochirurgen

- Keine Fraktur oder Instabilität
  Keine neurologischen Risiken
  Keine zerebrale Pathologie

Ⓑ Konservative Intervention, akutes Stadium:
- Analgetika
- NSAR
- Weicher Kragen
- Zervikalstütze
- Eis
- Ruhe

Ⓒ Konservative Intervention, subakutes bis chronisches Stadium:

Kombination aus:

Mobilisierung	Dehnungen	TENS
Passive und aktive Motilität	Einsprayen und Dehnen	Akupunktur
Kein weiteres Tragen des zervikalen Kragens	Gezielte Trigger-point-Injektionen	Relative Ruhe
Isometrische bis isotonische Übungen	Haltungsschulung/-übungen	NSAR
Eis	Psychologische Behandlung	Niedrige Dosen trizyklischer Antidepressiva
Tiefenwärme	Behandlung von Schlafstörungen	Gezielte Manipulation durch erfahrene Fachkraft für manuelle Therapie
Zervikalstütze	Intermittierende zervikale Traktion	Aerobic-Übungen

- Unzureichende Linderung nach einer konservativen Behandlung über einen Zeitraum von mindestens zwei Wochen
- Gute Linderung

Ⓓ Feststellung, zu welcher Kategorie das Problem gehört
Die Anamnese und die Allgemeinuntersuchung wiederholen

Ⓔ Präexistente zervikale Pathologien ausschließen

(Fortsetzung auf Seite 95)

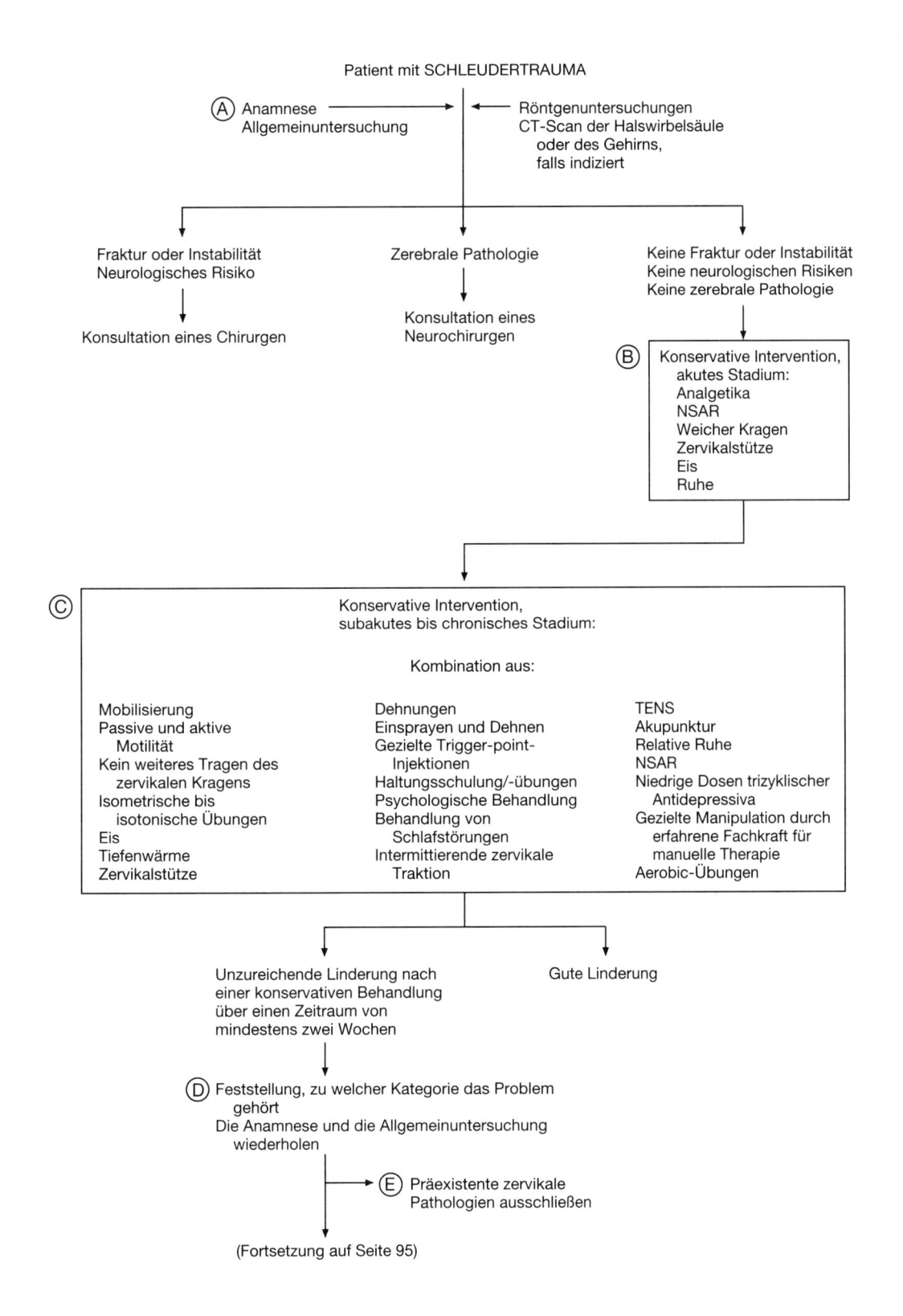

F. Es sind vegetative Schmerzsymptome beschrieben worden. Hier kann sich ein Sympathikusblock, wie beispielsweise eine Stellatumblock (S. 242) als nützlich erweisen. Sympathische Dysfunktionen können bei Vertigo, Tinnitus, Kopfschmerzen, Übelkeit und Dysästhesien im Gesicht beteiligt sein.

G. Es hat sich gezeigt, daß bei zervikalen Läsionen im Bereich der Spinalnerven C1-3 Schmerzen in den Kopf ausstrahlen können. Zu den möglichen Ursachen zählen eine Störung des C1-2-Gelenks, die C2-3- bzw. C3-4-Facetten oder ihre Kapseln sowie die Bindegewebsstrukturen innerhalb dieser Region. Irritationen des C2-Ganglions und des Nervus occipitalis major können zervikale Kopfschmerzen verursachen. Wenn die konservative Behandlung fehlschlägt, können die Patienten durch eine Injektion in den Nervus occipitalis major, ausgeführt an der Incisura ossis occipitalis, einer Blockade des C2-Ganglions oder einem gezielten Block der Articulatio atlanto-occipitalis oder der C2-3- bzw. C3-4-Gelenkfacetten schmerzgelindert werden.

H. Das Commotio-Syndrom mit seinen komplexen Symptomen erfordert eine spezielle Behandlung.

I. Zervikale Bandscheiben können eine Schmerzursache darstellen, ohne daß ein direkter Bandscheibenvorfall oder eine Nervenwurzelerkankung vorliegt. Es können ringförmige Risse, Bandscheibenkompressionen und Deckplatteneinbrüche eintreten, die eine typische Schmerzursache darstellen. Eine MR-Tomographie oder Computertomographie/Diskographie ist erforderlich, um ringförmige Risse zu erkennen. Vorexistierende Bandscheibenerkrankungen können die Symptome verschlimmern. Es sollte eine angemessene konservative Behandlung, einschließlich einer zervikalen epiduralen Steroidgabe (S. 212), in Betracht gezogen werden, bevor ein operativer Eingriff vorgenommen wird.

J. Nach einem Schleudertrauma kommt es relativ selten zu Nervenwurzelerkrankungen infolge eines Bandscheibenvorfalls. Eine zervikale Spondylose kann für eine knöcherne Forameneinengung prädisponieren, ohne daß ein direkter Bandscheibenvorfall gegeben ist. Es sollte eine angemessene konservative Behandlung mittels zervikaler Traktion und epiduraler Steroidgabe vorgenommen werden, bevor ein Chirurg konsultiert wird, es sei denn, es liegen absolute Indikationen für eine operativen Eingriff vor. Aus entzündeten Weichteilen können pseudoradikuläre Schmerzen ausstrahlen.

K. Eine zervikale Spondylose kann für eine Bandscheiben- und Facettendysfunktion prädisponieren, die zu Schmerzsyndromen führt. Bei diesen Patienten ist eine sorgfältige Ausschlußdiagnostik bezüglich einer zervikalen Stenose, vertebrobasilären Kompressionen, Myelopathien oder Radikulopathien erforderlich, falls ein entsprechender Verdacht besteht.

L. Es kann zu Gelenkfacetten- oder Kapseldysfunktionen kommen. Beim Schleudertrauma sind gewöhnlich die Facetten des C4-5-, des C5-6- und des C6-7-Gelenks beteiligt (S. 96). Es muß sorgfältig geprüft werden, ob verborgene Facettenfrakturen oder -dislokationen existieren, bevor mit einer Behandlung begonnen wird.

M. Bei Weichteildysfunktionen ist eine aggressive Behandlung indiziert. Die Behandlung sollte ein differenziertes Programm mit Schwergewicht auf der Wiederherstellung der Motilität und der Funktionsfähigkeit darstellen.

N. Symptome wie Vertigo, Übelkeit und Erbrechen, Dysarthrie, Nystagmus und teilweise Gesichtslähmung, die sich besonders bei einer Extension und Rotation des Halses verschlimmern, sollten sofort als Hinweis darauf verstanden werden, daß möglicherweise die Arteria vertebralis gefährdet ist.

Literatur

Bland JH. General management methods. In: Bland JH, ed. Disorders of the cervical spine: Diagnosis and medical management. Philadelphia: WB Saunders, 1987.

Bogduk N. The anatomy and pathophysiology of whiplash. Clin Biomech 1986; 1:92.

Cicala R. Long-term results of cervical epidural steroid injections. Clin J Pain 1989; 5:143.

Croft A. Soft-tissue injury: Long and short term effects. In: Foreman S, Croft A, eds. Whiplash injuries: The cervical acceleration-deceleration syndrome. Baltimore: Williams & Wilkins, 1988:271.

LaBan M. „Whiplash"; its evaluation and treatment. Phys Med Rehabil 1990; 4:293.

Liebermann J. Cervical soft tissue injuries and cervical disc disease. In: Leek J, Gershwin ME, Fowler WM Jr, eds. Principles of physical medicine and rehabilitation in musculoskeletal diseases. Orlando: Grune & Stratton, 1986:263.

Murphy M. Non-operative treatment of cervical spine pain. Cervical Spine Research Society Editorial Committee, 1989:670.

(Fortsetzung von Seite 93)

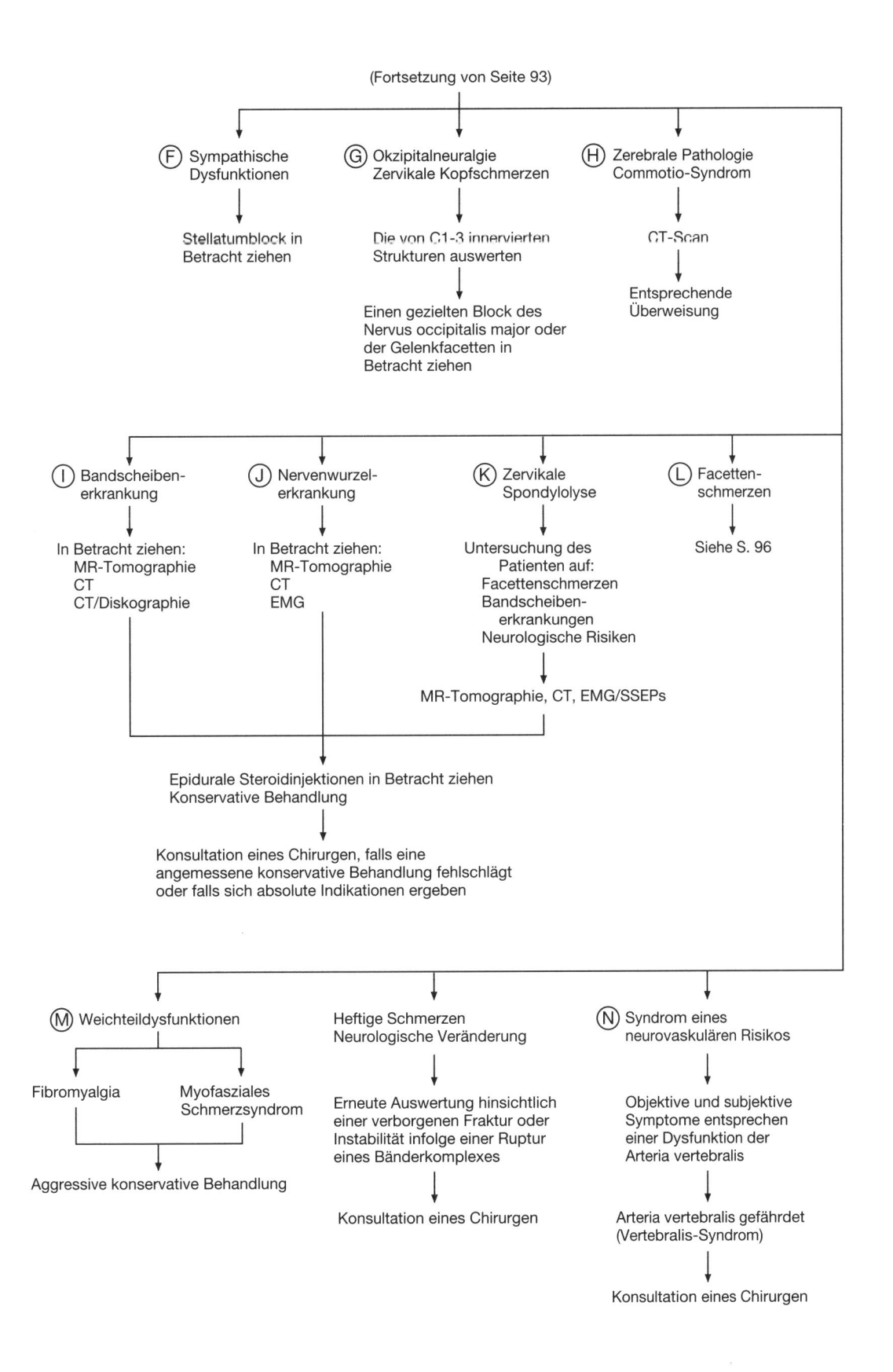

F Sympathische Dysfunktionen

Stellatumblock in Betracht ziehen

G Okzipitalneuralgie Zervikale Kopfschmerzen

Die von C1-3 innervierten Strukturen auswerten

Einen gezielten Block des Nervus occipitalis major oder der Gelenkfacetten in Betracht ziehen

H Zerebrale Pathologie Commotio-Syndrom

CT-Scan

Entsprechende Überweisung

I Bandscheibenerkrankung

In Betracht ziehen:
MR-Tomographie
CT
CT/Diskographie

J Nervenwurzelerkrankung

In Betracht ziehen:
MR-Tomographie
CT
EMG

K Zervikale Spondylolyse

Untersuchung des Patienten auf:
Facettenschmerzen
Bandscheibenerkrankungen
Neurologische Risiken

MR-Tomographie, CT, EMG/SSEPs

L Facettenschmerzen

Siehe S. 96

Epidurale Steroidinjektionen in Betracht ziehen
Konservative Behandlung

Konsultation eines Chirurgen, falls eine angemessene konservative Behandlung fehlschlägt oder falls sich absolute Indikationen ergeben

M Weichteildysfunktionen

Fibromyalgia | Myofasziales Schmerzsyndrom

Aggressive konservative Behandlung

Heftige Schmerzen
Neurologische Veränderung

Erneute Auswertung hinsichtlich einer verborgenen Fraktur oder Instabilität infolge einer Ruptur eines Bänderkomplexes

Konsultation eines Chirurgen

N Syndrom eines neurovaskulären Risikos

Objektive und subjektive Symptome entsprechen einer Dysfunktion der Arteria vertebralis

Arteria vertebralis gefährdet (Vertebralis-Syndrom)

Konsultation eines Chirurgen

ZERVIKALE FACETTENSCHMERZEN

Paul Dreyfuss

Die zervikalen Zwischenwirbelgelenke (Gelenkfacetten) sind wie die lumbalen Gelenkfacetten als schmerzerzeugende Strukturen bekannt. Die zervikalen Gelenkfacetten befinden sich in einer Ebene, die in einem Winkel von 30° bis 40° zur Horizontalen steht und sind nach hinten und nach oben gerichtet. Sie sind kleiner als ihre lumbalen Gegenstücke, und die Kapsel enthält gewöhnlich nicht mehr als 2 ml Flüssigkeit. Die Gelenkebenen sind relativ flach.

A. Hinweise in der Anamnese sind unter anderem vorausgegangene Nackenschmerzen, wobei Schmerzen vom Kopf zu den Fossae infraspinatae ausstrahlen. Die Schmerzen sind gewöhnlich dumpf und drückend, sie können jedoch auch scharf und lokalisiert sein. C2-3-Schmerzen sind auf die obere zervikale Region begrenzt, C3-4-Schmerzen treten posterolateral im Nacken auf, C4-5-Schmerzen erstrecken sich von der posterolateralen Partie des Nackens bis zur Spina scapulae, C5-6-Schmerzen erstrecken sich von der mittleren zervikalen Region bis zur Spina scapulae, und C6-7-Schmerzen strahlen zur Fossa supraspinata und zur Fossa infraspinata aus. Das C1-2-Gelenk und das C2-3-Gelenk werden gewöhnlich mit Kopfschmerzen in Zusammenhang gebracht. Zervikale Facettenschmerzen treten gewöhnlich unilateral auf. Für die Allgemeinuntersuchung wird der Patient auf dem Bauch oder auf dem Rücken gelagert, wobei der Kopf vom Tisch herabhängt und von den Händen des Untersuchers gehalten wird. Diese Stellung trägt zu einer besseren Entspannung der Nackenmuskulatur bei. Die Gelenkfortsätze und -facetten werden ungefähr 1,5 cm neben der Mittellinie palpiert, die Facetten quadrantenweise bei Extension und bei Schrägstellung belastet. Dadurch können die Schmerzen reproduziert werden. Bei Patienten, die unter Facettenschmerzen leiden, liegen selten neurologische Ausfälle vor, daher ist eine genaue neurologische Untersuchung erforderlich, um neurologische Ausfälle zu ermitteln, die auf eine andere zervikale Erkrankung hinweisen. Neben den Facettenschmerzen können jedoch andere Befunde vorliegen, die neurologische Veränderungen verursachen. Die lokalen Weichteile sollten untersucht werden. Zervikale Facettenschmerzen können bei Patienten auftreten, die feste zervikale Fusionen aufweisen. Röntgenaufnahmen können in manchen Fällen auf eine Facettenarthropathie hinweisen; Schrägaufnahmen sind die besten Aufnahmen zur Auswertung der Facetten.

B. Die konservative Behandlung umfaßt eine Vielfalt von Methoden, von denen keine den anderen überlegen ist; gewöhnlich wird eine Kombination verschiedener Methoden angewandt. Gezielte Triggerpunkt-Injektionen können sich als nützlich erweisen, diese Punkte entwickeln sich als Folge der zugrundeliegenden Reizung. Eine Dehnung der Muskeln ist sehr wichtig. Es kann eine Traktion angewandt werden, um sowohl die Muskeln als auch die Facettenkapseln/Gelenke zu dehnen. Bei Verwendung eines leichteren Gewichts wird nur die umliegende Muskulatur gedehnt. Es sind ca. 14 Pfund nötig, um den Kopf von den Schultern zu heben; ein Zug von ungefähr 18 bis 32 Pfund ist erforderlich, um eine minimale Distraktion der Facettenkapsel zu erreichen.

(Fortsetzung auf Seite 98)

Verdacht auf ZERVIKALE FACETTENSCHMERZEN

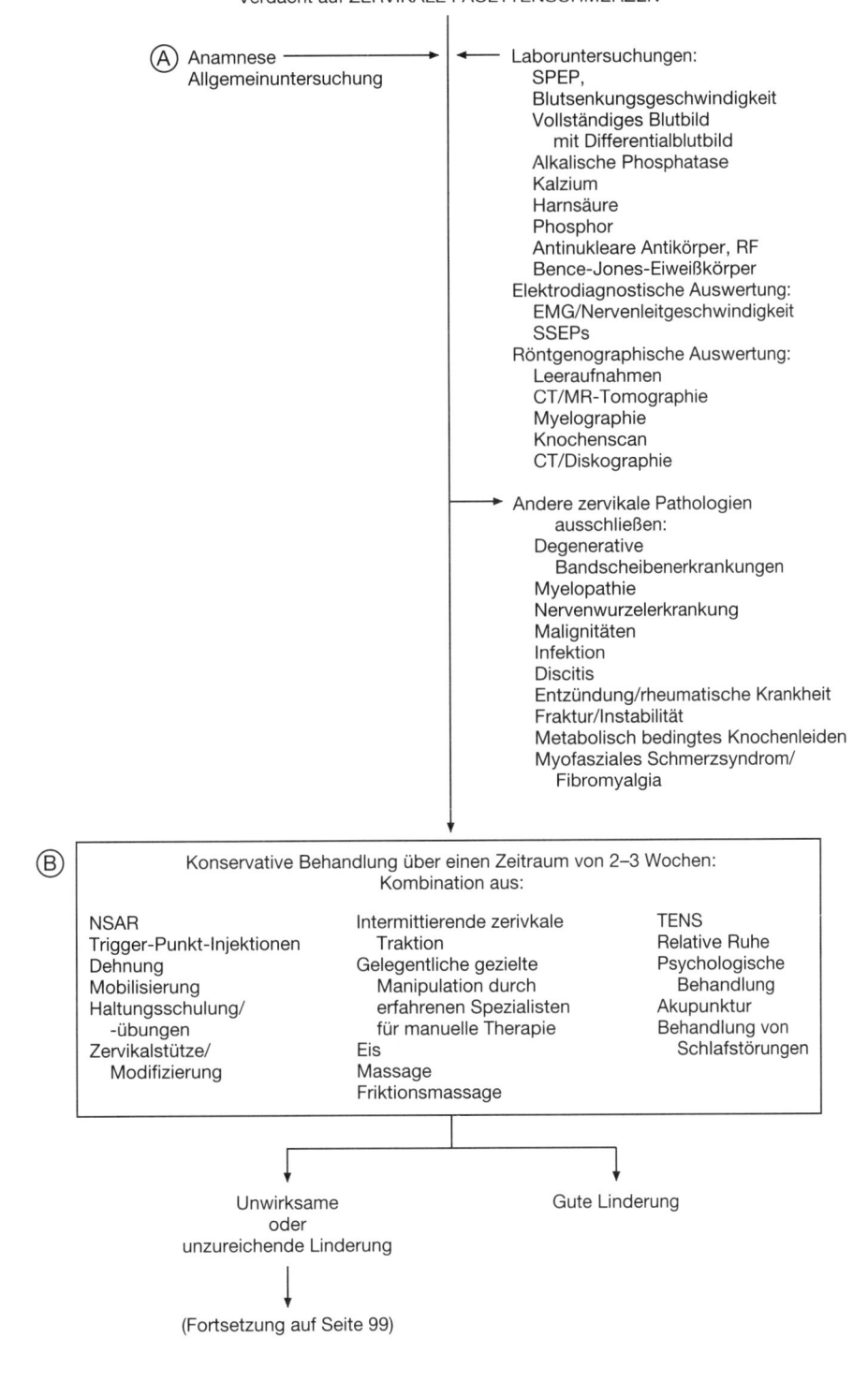

(A) Anamnese
Allgemeinuntersuchung

Laboruntersuchungen:
  SPEP,
  Blutsenkungsgeschwindigkeit
  Vollständiges Blutbild
    mit Differentialblutbild
  Alkalische Phosphatase
  Kalzium
  Harnsäure
  Phosphor
  Antinukleare Antikörper, RF
  Bence-Jones-Eiweißkörper
Elektrodiagnostische Auswertung:
  EMG/Nervenleitgeschwindigkeit
  SSEPs
Röntgenographische Auswertung:
  Leeraufnahmen
  CT/MR-Tomographie
  Myelographie
  Knochenscan
  CT/Diskographie

Andere zervikale Pathologien
  ausschließen:
  Degenerative
    Bandscheibenerkrankungen
  Myelopathie
  Nervenwurzelerkrankung
  Malignitäten
  Infektion
  Discitis
  Entzündung/rheumatische Krankheit
  Fraktur/Instabilität
  Metabolisch bedingtes Knochenleiden
  Myofasziales Schmerzsyndrom/
    Fibromyalgia

(B) Konservative Behandlung über einen Zeitraum von 2–3 Wochen:
Kombination aus:

NSAR	Intermittierende zerivkale	TENS
Trigger-Punkt-Injektionen	Traktion	Relative Ruhe
Dehnung	Gelegentliche gezielte	Psychologische
Mobilisierung	Manipulation durch	Behandlung
Haltungsschulung/	erfahrenen Spezialisten	Akupunktur
-übungen	für manuelle Therapie	Behandlung von
Zervikalstütze/	Eis	Schlafstörungen
Modifizierung	Massage	
	Friktionsmassage	

Unwirksame
oder
unzureichende Linderung

Gute Linderung

(Fortsetzung auf Seite 99)

C. Die Facetten der C3-4- bis C7/T1-Gelenke werden von dem medialen Ast des jeweiligen Ramus dorsalis innerviert, und zwar über und unter dem Gelenk. Anatomisch gesehen liegen die einzelnen medialen Äste in der Taille des Gelenkfortsatzes des jeweiligen Halswirbels. Der Block wird unter Röntgendurchleuchtung ausgeführt, wobei sich der Patient in Bauchlage befindet. Eine 22-gauge-Nadel wird so eingeführt, daß sie auf dem lateralen Rand des Umrisses des Gelenkfortsatzes ruht und auf dessen Mitte zeigt. An diesem Punkt werden 0,5 bis 1,5 ml 0,5%iges Bupivicain über dem darunterliegenden Nerv injiziert. Eine Schmerzlinderung spricht für Facettenschmerzen. Das C2-3-Gelenk wird durch den dritten Nervus occipitalis innerviert, der das Gelenk auf der Rückseite kreuzt. Um diesen Nerv zu blockieren, muß die Nadel auf die untere Hälfte des lateralen Randes der C2-3-Gelenkfacette gerichtet werden. Bei einem erfolgreichen Block tritt über der subokzipitalen Region ein Taubheitsgefühl ein. Für den Fall, daß Ungewißheit über die genaue Lokalisierung der symptomatischen Facette besteht, ist vorgeschlagen worden, bei Schmerzen in der unteren Halsregion zuerst die medialen Äste des C5 und des C6 zu blockieren. Wenn keine Schmerzlinderung eintritt, sollte dann der mediale Ast des C4 oder C7 blockiert werden. Bei Schmerzen in der oberen Halsregion wird zunächst der dritte Nervus occipitalis und dann der mediale Ast des C3 oder des C4 blockiert.

D. Facetteninjektionen werden vorgenommen, indem zuerst die Haut einige Segmente unterhalb des Gelenks durchstochen wird. Eine 22-gauge-Nadel wird dann nach oben vorgeschoben, bis sie den unteren Rand des Gelenks erreicht; mit Hilfe anteroposteriorer und lateraler Durchleuchtungen muß dann sichergestellt werden, daß die Nadel nur bis zum Mittelpunkt des Gelenks eingeführt wird. In früheren Untersuchungen sind 1-5 bis 2-0 ml eines Gemisches aus gleichen Teilen 0,5%igen Bupivacains und Depotmethylprednisolon verwandt worden. Facetteninjektionen lassen sich leichter durchführen, wenn der Hals des Patienten flektiert und der Kopf auf die gegenüberliegende Seite gedreht ist, weil dies dazu beiträgt, das Gelenk zu öffnen. Eine Plazierung der Nadel vor dem Gelenk ist zu vermeiden, da die neuralen Foramina, der Epiduralraum und die Arteria vertebralis eng mit der vorderen Gelenkfläche zusammenhängen.

E. Im Zusammenhang mit der Behandlung zervikaler Schmerzen hat die perkutane Hochfrequenzneurotomie zunehmend Beachtung gefunden. Das Ziel dieses Verfahrens besteht darin, die Facettenschmerzen dadurch zu unterbrechen, daß die Nerven, die die Facette versorgen, zur Koagulation gebracht werden. Als Zielnerven werden die Nerven festgelegt, mit denen bei der Anästhesierung eine Schmerzlinderung erzielt wurde. Vor kurzem ist empfohlen worden, die Hochfrequenzelektroden parallel statt senkrecht anzuordnen, um eine bessere Koagulation zu erzielen. Wenn keine peinlich genaue Methode angewandt wird, und sich die anatomische Lage nicht genau ermitteln läßt, kann es dazu kommen, daß mit senkrecht zum Nerv plazierten Hochfrequenzelektroden keine Koagulation erreicht wird. Bei einer Plazierung unter Röntgenkontrolle wird ein schwacher stimulierender Strom (gewöhnlich unter 4 V) verwendet, um die korrekte Plazierung der Nadel sicherzustellen und eine Reproduktion der Schmerzen zu erzeugen. Es ist wichtig, den Patienten auf Muskelzucken oder starke Gliedbewegungen zu beobachten, was darauf hindeuten würde, daß die Nadel zu nahe am Ramus ventralis plaziert ist. Die Elektrodenspitze wird auf eine Temperatur von 80° bis 85° erwärmt, um eine einzelne 90-Sekunden-Stimulation bzw. bis zu drei einminütige Stimulationen durchzuführen. Die Wirkung hält gewöhnlich 3 bis 6 Monate an. Bei Patienten, die zu Anfang eine hervorragende Reaktion aufwiesen, brachte eine wiederholte Denervierung den gleichen Erfolg. Es ist vorgeschlagen worden, 30 bis 45 Tage nach der Rhizotomie eine paraspinale Elektromyographie (EMG) in der Lendenwirbelsäule vorzunehmen, um sicherzustellen, daß eine ausreichende Denervierung erreicht wurde. Der Grad der Denervierung, der mit Hilfe der EMG ermittelt wurde, stand in guter Beziehung mit der Adäquatheit der Rhizotomie und der Schmerzlinderung. Es erscheint logisch, diese Hypothese auszuweiten, um die Halswirbelsäule zu erfassen.

Literatur

April C. Cervical zygapophyseal joint pain patterns 2: A clinical evaluation. Spine 1990; 15:458.

Bogduk N. The cervical zygapophyseal joints as a source of neck pain. Spine 1988; 13:610.

Bogduk N. Technical limitations to the efficacy of radiofrequency neurotomy for spinal pain. Neurosurgery 1987; 20:529.

Bogduk N. Percutaneous lumbar medial branch neurotomy. A modification of facet denervation. Spine 1980; 5:193.

Hildebrandt J. Percutaneous cervical facet denervation. Manual Med 1983; 21:45.

Ouderhoven R. Paraspinal electromyography following facet rhizotomy. Spine 1977; 2:299.

Rashbaum R. Radiofrequency facet denervation. Orthop Clin North Am 1983; 14:569.

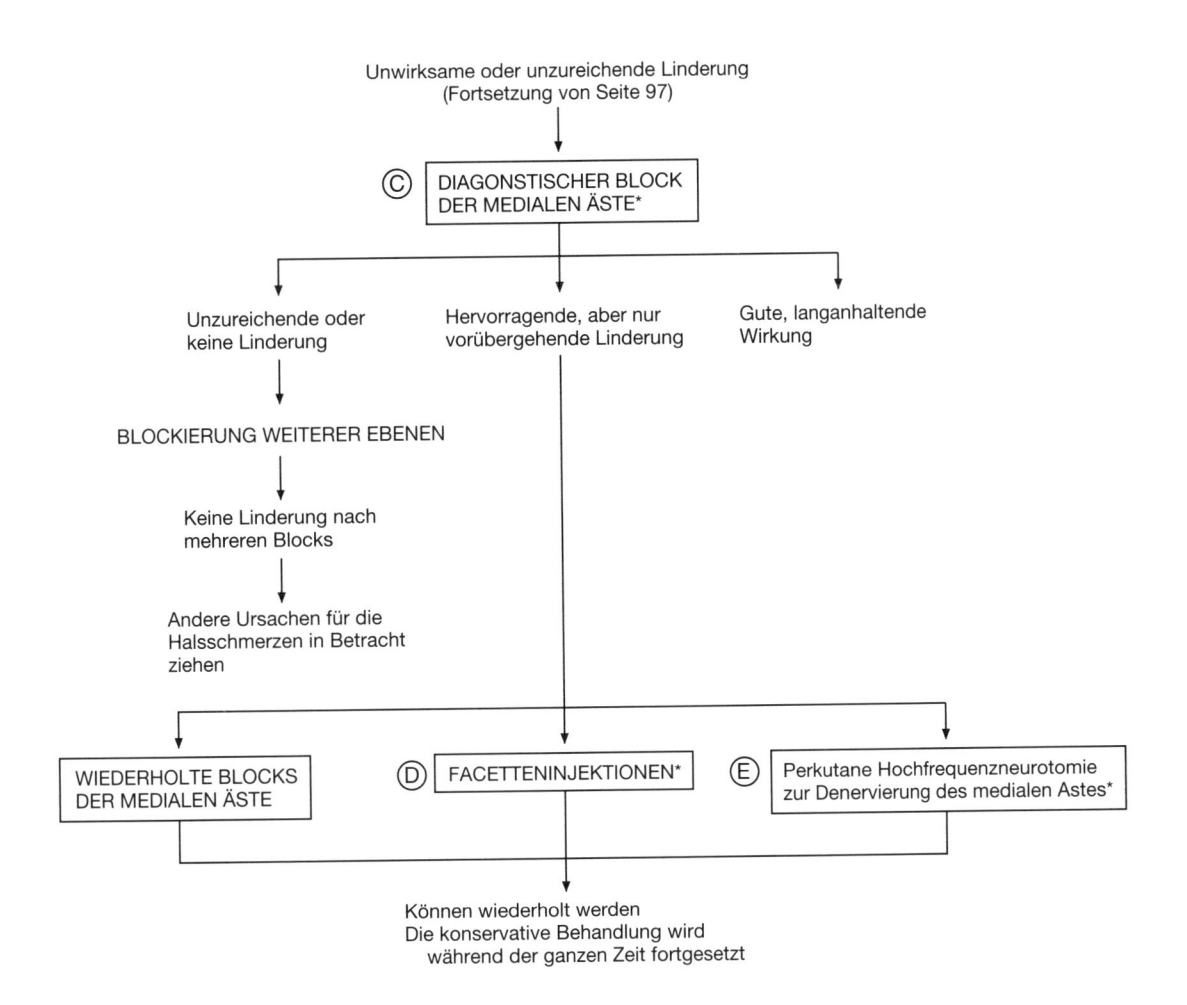

Unwirksame oder unzureichende Linderung
(Fortsetzung von Seite 97)

⬇

Ⓒ **DIAGONSTISCHER BLOCK DER MEDIALEN ÄSTE***

- Unzureichende oder keine Linderung
- Hervorragende, aber nur vorübergehende Linderung
- Gute, langanhaltende Wirkung

BLOCKIERUNG WEITERER EBENEN

⬇

Keine Linderung nach mehreren Blocks

⬇

Andere Ursachen für die Halsschmerzen in Betracht ziehen

- **WIEDERHOLTE BLOCKS DER MEDIALEN ÄSTE**
- Ⓓ **FACETTENINJEKTIONEN***
- Ⓔ Perkutane Hochfrequenzneurotomie zur Denervierung des medialen Astes*

Können wiederholt werden
Die konservative Behandlung wird während der ganzen Zeit fortgesetzt

* Nur von einem erfahrenen Arzt unter Röntgenkontrolle durchzuführen.

SCHMERZEN IN DEN OBEREN EXTREMITÄTEN

Sympathische Reflexdystrophie der Hand
Schulter-Hand-Syndrom
Thoracic-Outlet-Syndrom
Karpaltunnelsyndrom

SYMPATHISCHE REFLEXDYSTROPHIE DER HAND

Dominique Schiffer

A. Die Diagnose für chronische Schmerzen in der Hand wird gestellt, indem eine umfassende Anamnese aufgenommen und eine gründliche Allgemeinuntersuchung durchgeführt wird. Es sollten die genaue Lokalisation des Schmerzes, seine Beschaffenheit, seine Intensität, die Schmerzausstrahlung und besondere zeitliche Merkmale (Tagesrhythmus) festgehalten werden, außerdem die Reaktion auf Wärme und Kälte bzw. Bewegung und Ruhe. Bei der Anamnese sollten Fragen zu unfallbedingten oder operativen Verletzungen, Bagatelltraumata oder schweren Traumata, die im Zusammenhang mit dem ausgeübten Beruf stehen, gestellt werden. Ferner sollten Krankheiten wie Diabetes, neuromuskuläre Störungen, Bindegewebsschäden und Malignome berücksichtigt werden. Die Allgemeinuntersuchung sollte eine Untersuchung, eine Palpation sowie eine Bewertung motorischer und neurologischer Funktionen einschließen.

B. Während der Anamnese und der Allgemeinuntersuchung sollten mechanische und entzündliche Veränderungen der Haut gesucht werden. Periphere Neuropathien infolge von Engpaßsyndromen, Diabetes, Urämie, Amyloidose, Unterernährung, Toxinen und Medikamenten sollten ebenfalls ausgeschlossen werden.

C. Ein frühes Erkennen einer sympathischen Reflexdystrophie ist nicht nur deswegen wichtig, weil der Schmerz eine Behinderung verursacht, sondern auch weil eine Behandlung im Frühstadium höhere Heilungschancen aufweist. Zahlreiche Faktoren können eine sympathische Reflexdystrophie auslösen. Zu den häufigsten Faktoren zählen Traumata im Rahmen von Unfallverletzungen (Luxationen, Frakturen, Quetschungen der Finger, Kontusionen oder leichte Verletzungen). Auch iatrogene Verletzungen, die sich als Folge einer Komplikation einer Operation oder ärztlichen Behandlung einstellen (Exzision von Ganglien, zu feste Gipsverbände, intramuskuläre Injektionen, versehentlicher Nadeleinstich in einen Nerv) können einen solchen Faktor darstellen. Verschiedene neurologische, muskuloskelettale und viszerale Krankheiten können ebenfalls eine sympathische Reflexdystrophie hervorrufen. Beispiele dafür wären Myokardinfarkte, Hirndurchblutungsstörungen, multiple Sklerose sowie Karzinome.

D. Ein diffuser, brennender, pulsierender Schmerz, der sich nicht durch Ruhe lindern läßt, ist typisch für eine sympathische Reflexdystrophie. Gewöhnlich ist eine Allodynie zu beobachten. Sie kann thermaler Art, mechanischer Art oder eine Kombination aus beiden Typen sein. Eine Kälteallodynie tritt häufiger auf als eine Wärmeallodynie. Hyperpathie, Hyperästhesie und Dysästhesie sind fast immer zu beobachten. Die Symptome können durch körperliche und emotionale Reize verschlimmert werden.

E. Die drei Stadien einer sympathischen Reflexdystrophie können nach den Symptomen und der Zeit, die seit der Verletzung verstrichen ist, unterschieden werden. Jedes Stadium kann 3–6 Monate anhalten. Tabelle 1 beschreibt die physischen Anzeichen einer sympathischen Reflexdystrophie.

Tabelle 1 Physische Anzeichen einer sympathischen Reflexdystrophie

Anzeichen	1. Stadium	2. Stadium	3. Stadium
Ödem	↑↑	↑	↓
Vasomotorik	↑	↑	↑/↓
Temperatur	warm	kalt	↑/↓
Hidrose	Hypo-	Hyper-	normal
Muskel	hypertonisch	Atrophie	Atrophie
Haarwuchs	normal	vermindert	erhöht/normal
Nägel	normal	brüchig	Fortfahren des Wachstums
Farbe	dunkelrot/zyanotisch	zyanotisch	normal
Osteopenie	↑	↑↑	↑↑

F. Vasomotorische Veränderungen können mit Hilfe einer Thermographie dokumentiert werden, die Auskunft über die Unterschiede in der Durchblutung der betroffenen und der gesunden Hand gibt. Störungen der Schweißbildung können diagnostiziert werden, indem der sympatho-galvanische Reflex ausgewertet wird. Dieser manifestiert sich durch eine vorübergehende Erhöhung der Leitfähigkeit der Haut infolge eines Reizes, der eine sympathische Reaktion hervorruft. Ob eine Kälteallodynie oder eine Hyperalgesie vorliegt, kann mit Hilfe eines Tropfens Aceton festgestellt werden. Der von Frey entwickelte Haartest kann zur Untersuchung auf eine mechanische Allodynie angewandt werden. Seitenvergleichende Nativaufnahmen können eine Demineralisation der Knochen und eine Osteoporose zum Vorschein bringen. Ein dreiphasiger Technetium-Knochenscan kann Voraussagen über die sympathische Reflexdystrophie treffen. Er kann jedoch durch die Dauer der Symptome und das Alter des Patienten verfälscht werden. Ein Sympathikusblock sorgt gewöhnlich für eine schnelle und vollständige Schmerzlinderung und modifiziert die Anzeichen, die mit einer sympathischen Reflexdystrophie verbunden sind. Ein solcher Block hat einen Anstieg der Temperatur in der Hand, ein Verschwinden der Zyanose, ein Abklingen der Schwellung und eine verbesserte Funktionsfähigkeit zur Folge.

G. Ein Sympathikusblock kann durchgeführt werden, indem Methoden wie beispielsweise ein Stellatumblock (S. 242), eine interpleurale Katheterplazierung (S. 250) zur Verabreichung eines Lokalanästhetikums oder intravenöse Regionalblocks mit Guanethidin oder Reserpin angewandt werden. Aufgrund der technischen Schwierigkeiten, die sich bei diesem Verfahren ergeben können, sollten drei Versuche mit einer der drei Methoden durchgeführt werden, bevor gefolgert werden kann, daß kein therapeutischer Nutzen erzielt wurde. Transkutane elektrische Nervenstimulationen (S. 194) und Stimulationen der Hinterstrangbahnen sind Berichten zufolge wirksame Behandlungsverfahren für eine sympathische Reflexdystrophie; sie werden jedoch selten als einzige Form der Behandlung angewandt. In einigen Untersuchungen hat topisch angewandtes Capsaicin eine vollständige, aber nur vorübergehende Schmerzlinderung

Patient mit CHRONISCHEN SCHMERZEN IN DER HAND

Ⓐ Anamnese
Allgemeinuntersuchung

Ⓑ Auszuschließen sind:
Mechanische und entzündliche Befunde
Neuropathische Störungen

Ⓒ Eine sympathische Reflexdystrophie muß berücksichtigt werden

Ⓓ Symptome:
Diffuse, brennende Schmerzen
Allodynie
Hyperpathie
Hpyerästhesie

Ⓔ Anzeichen:
Dystrophische Veränderungen
Verfärbung, Steifheit, Schwellung
Vasomotorische Störungen oder
Störungen der Schweißbildung

Ⓕ Diagnostische Untersuchungen:
Thermographie
Sympatho-galvanischer Reflex, Reitest
Test auf eine Kältehyperalgesie
Von-Frey-Haartest
Röntgenbild
Knochenscan (drei-phasig)
DIAGNOSTISCHER SYMPATHIKUSBLOCK

Ⓖ Behandlung:
SYMPATHIKUSBLOCK
TENS
Stimulierung der Hinterstrangbahnen
Topisches Capsaicin
Orale pharmakologische Behandlung

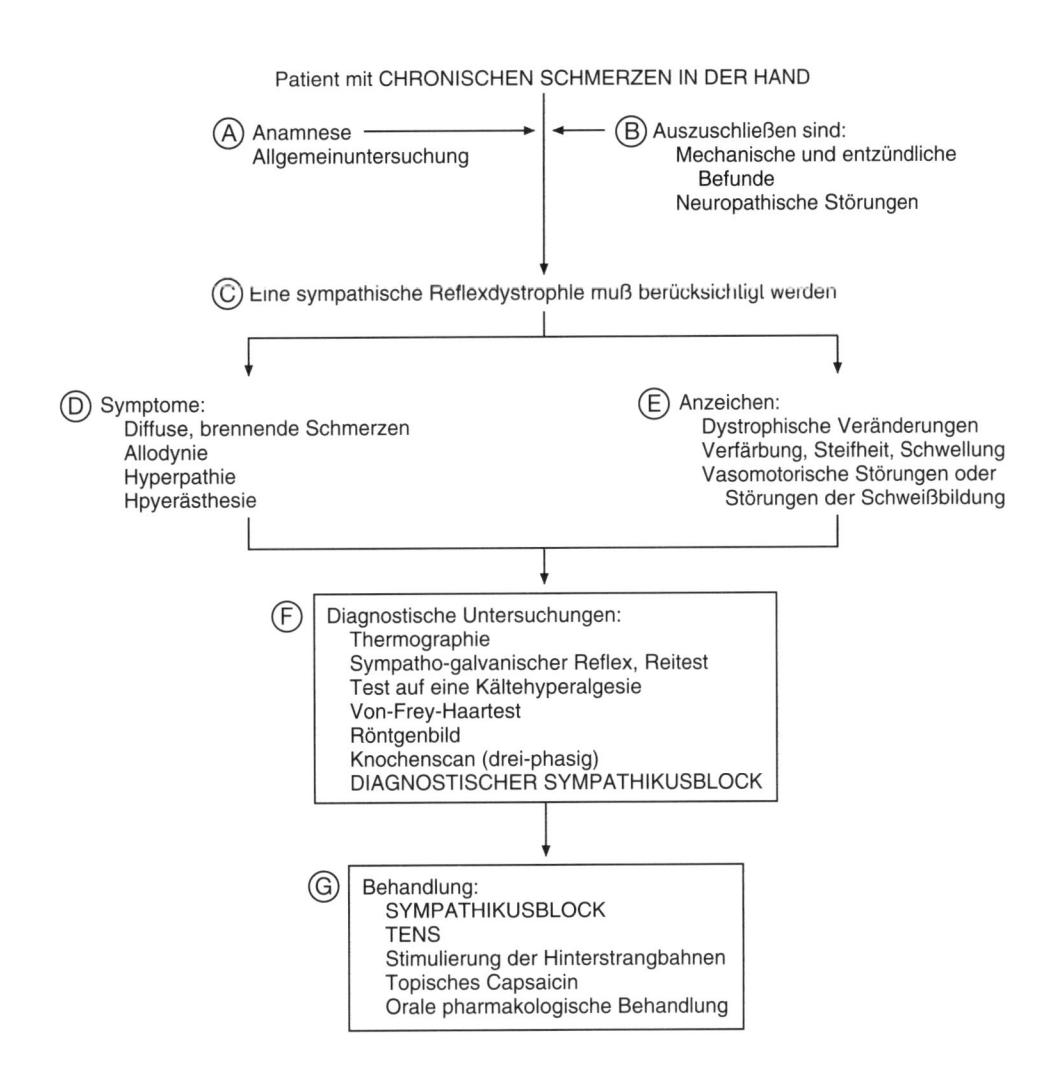

gebracht. Eine orale pharmakologische Behandlung mit Propanolol, Phenoxybenzamin, Kortikosteroiden, Nifedipin, Naloxon oder trizyklischen Antidepressiva ist ein wirksames Adjuvans bei der Behandlung einer sympathischen Reflexdystrophie.

Literatur

Almquist EE, Bonica JJ. Painful conditions of the forearm, wrist and hand. In: Bonica JJ, ed. The management of pain. 2nd ed. Philadelphia: Lea & Febiger, 1990:924.

Bonica JJ. Causalgia and other reflex sympathetic dystrophies. In: Bonica JJ, ed. The management of pain. 2nd ed. Philadelphia: Lea & Febiger, 1990:220.

Cheshire WP, Snyder CR. Treatment of reflex sympathetic dystrophy with topical capsaicin. Pain 1990; 42:307.

Reistad F, McIlvaine WB, Kvalheim L, et al. Interpleural analgesia in treatment of upper extremity reflex sympathetic dystrophy. Anesth Analg 1989; 69:671. Rothschild B. Reflex sympathetic dystrophy. Arthritis Care Res 1990; 3:144.

Werner R, Davidoff G, Jackson D, et al. Factors affecting the sensitivity and specificity of the three-phase technetium bone scan in the diagnosis of reflex sympathetic dystrophy syndrome in the upper extremity. J Hand Surg 1989; 14:520.

SCHULTER-HAND-SYNDROM

Mark E. Romanoff

Das Schulter-Hand-Syndrom wurde zum ersten Mal 1947 von Steinbrocker beschrieben. Der Begriff wurde jedoch von Dr. Richard H. Freyberg im gleichen Artikel geprägt. Das Syndrom scheint eine Erscheinungsform der sympathischen Reflexdystrophie zu sein. Es ist in Verbindung mit vielen Faktoren in Erscheinung getreten, die in Tabelle 1 aufgeführt werden.

A. Es sind drei Stadien des Schulter-Hand-Syndroms ermittelt worden. Das erste Stadium hält ungefähr 3 bis 6 Monate an. Zu den ersten Symptomen zählen Schmerzen und Empfindlichkeit in der Schulter, der Hand und den Fingern. Eine Behinderung der Schulter sowie eine Osteoporose der Schulter, des Humeruskopfes und des Handgelenks können nachgewiesen werden. Es lassen sich außerdem vasomotorische Veränderungen und Veränderungen der Haut beobachten. Es treten Hyperästhesien und Schwellungen an der Hand und an den Fingern auf. Das zweite Stadium dauert 3 bis 6 Monate. Es kann zu Muskelatrophie und zum Anfangsstadium einer Dystrophie kommen. Die Schmerzen und die Behinderung halten entweder an oder klingen während dieser Periode sogar ab. Vasodilatationen und Schwellungen gehen zurück, und der sich daraus ergebende Vasospasmus verursacht atrophische Veränderungen im Haar, in den Nägeln und in der Haut. Die Osteoporose hält bis ins dritte Stadium an. Dieses Stadium kann Jahre anhalten. Es ist gekennzeichnet durch geringere Schmerzen und eine stärkere Behinderung. Es können sich dystrophische Veränderungen und Kontrakturen in der Schulter, der Hand und den Fingern einstellen. Schließlich kann eine partielle Schultersteife zu beobachten sein. Wenn diese dystrophischen Veränderungen eingetreten sind, erscheinen sie irreversibel. In 75 % aller Fälle ist das Schulter-Hand-Syndrom einseitig. Der Ellbogen ist nur in seltenen Fällen betroffen. Dieses Syndrom läßt sich häufiger bei Frauen und Patienten über 50 Jahren beobachten.

B. Bei der Differentialdiagnose sollte eine große Bandbreite von Syndromen berücksichtigt werden. Ausstrahlende viszerale Schmerzen sollten dabei schon früh ausgeschlossen werden. Viszerale Bauchschmerzen können zur Schulter ausstrahlen. Myokardiale ischämische Schmerzen können ebenfalls zur Schulter (rechte oder linke) ausstrahlen und werden daher unter Umständen nicht mit Schmerzen im Brustkorb in Verbindung gebracht. Es sollte die Anamnese aufgenommen, eine Allgemeinuntersuchung vorgenommen und ein EKG erstellt werden, um diese Krankheitsbilder bei den gefährdeten Patienten auszuschließen. Anfangs überwiegen die Entzündungserscheinungen, so daß Arthritis, Tendinitis und Bursitis mit dem Schulter-Hand-Syndrom verwechselt werden können. Laboruntersuchungen, einschließlich Rheumafaktorenbestimmung und Analyse des Gelenkpunktates auf Harnsäurekristalle, können dazu beitragen, diese vom Schulter-Hand-Syndrom zu unterscheiden. Ein myofaszielles Schmerzsyndrom sollte durch sorgfältiges Palpieren erfasst werden. In den meisten Fällen sind die Musculi scaleni, der Musculus deltoideus, der Musculus sternocleidomastoideus sowie der Musculus supraspinatus betroffen. Das Scalenus-anterior-Syndrom und das Thoracic-outlet-Syndrom können vasomotorische Veränderungen hervorrufen, lassen sich jedoch durch Palpieren, wobei der Puls bei abduziertem Arm gemessen wird, und durch eine Röntgenuntersuchung zum Nachweis einer Halsrippe identifizieren. Anzeichen von zervikalen Bandscheibenerkrankungen (Schwäche der Extremitäten, Taubheitsgefühl und Parästhesien) können, falls erforderlich, mit Hilfe einer Computertomographie, einer Kernspinresonanztomographie (MRT) oder einer Myelographie nachgewiesen werden. Die Diagnose eines Schulter-Hand-Syndroms läßt sich mit Hilfe eines diagnostischen Stellatumblocks (S. 242) und einer damit verbundenen Schmerzlinderung bestätigen.

C. Sofort nach der Diagnose muß mit der Behandlung begonnen werden, um irreversible Veränderungen der Skelettmuskulatur zu verhindern. In jüngster Zeit hat man sich bei der Behandlung auf die Verabreichung von Analgetika, eine physikalische Therapie sowie Sympathikusblocks konzentriert.

D. Die frühzeitige Anwendung einer physikalischen Behandlung, einschließlich passiver und aktiver Übungen für die Schulter und die Hand, hat sich sowohl allein als auch zusammen mit Stellatumblocks oder einer Behandlung mit Steroiden als wirksam erwiesen. Es sollten jedoch keine orthopädischen Manipulationen unter Narkose durchgeführt werden. Ob dies ebenfalls eine physikalische Behandlung nach einem Plexus-brachialis-Block oder Interscalenus- bzw. Nervus supraskapularis-Block einschließt, ist noch offen.

E. Es sollte sofort mit NSAR-Gaben begonnen werden, weil die Anfangsphase dieses Syndroms durch das Auftreten von Entzündungen gekennzeichnet ist. Außerdem ist eine Analgesie erforderlich, um es dem Patienten zu ermöglichen, sich aktiver an der physikalischen Behandlung zu beteiligen. Wenn die NSARs keinen Erfolg zeigen, können vorübergehend Opioide hinzugefügt werden, um eine angemessene Schmerzbekämpfung zu erzielen.

F. Stellatumblocks sind seit der Entdeckung des Schulter-Hand-Syndroms für die Behandlung empfohlen worden. Die ersten Untersuchungen haben gute bis hervorragende Besserungen bei mehr als 80 % der Patienten ergeben, die mit einer physikalischen Therapie und Stellatumblocks behandelt wurden. Eine Koordinierung der physikalischen Behandlung und der Blocks ist wichtig! Wenn diese Blocks vor der physikalischen Therapie durchgeführt werden, nehmen die Schmerzen während der Behandlung ab und fördern so den Genesungsprozeß. Normalerweise ist eine Serie von drei bis fünf Blocks in Abständen von 2 bis 7 Tagen erforderlich. Die Injektionen sollten fortgeführt werden, solange es angebracht erscheint; in einer Studie wurde berichtet, daß ein Patient eine Serie von 14 Blocks benötigte, bis eine wirksame Schmerzlinderung erzielt worden war. Plexus-brachialis-Blocks in Form einer kontinuierlichen Katheterinfusion können für eine anhaltende Sympathikusblockade sorgen, wodurch eine intensivere physikalische Therapie bei stationären Patienten ermöglicht wird (S. 208).

G. Trigger-Punkt-Injektionen sind zur Behandlung des Schulter-Hand-Syndroms selbst oder eines damit verbundenen myofaszielle Schmerzsyndroms empfohlen worden. Einzelberich-

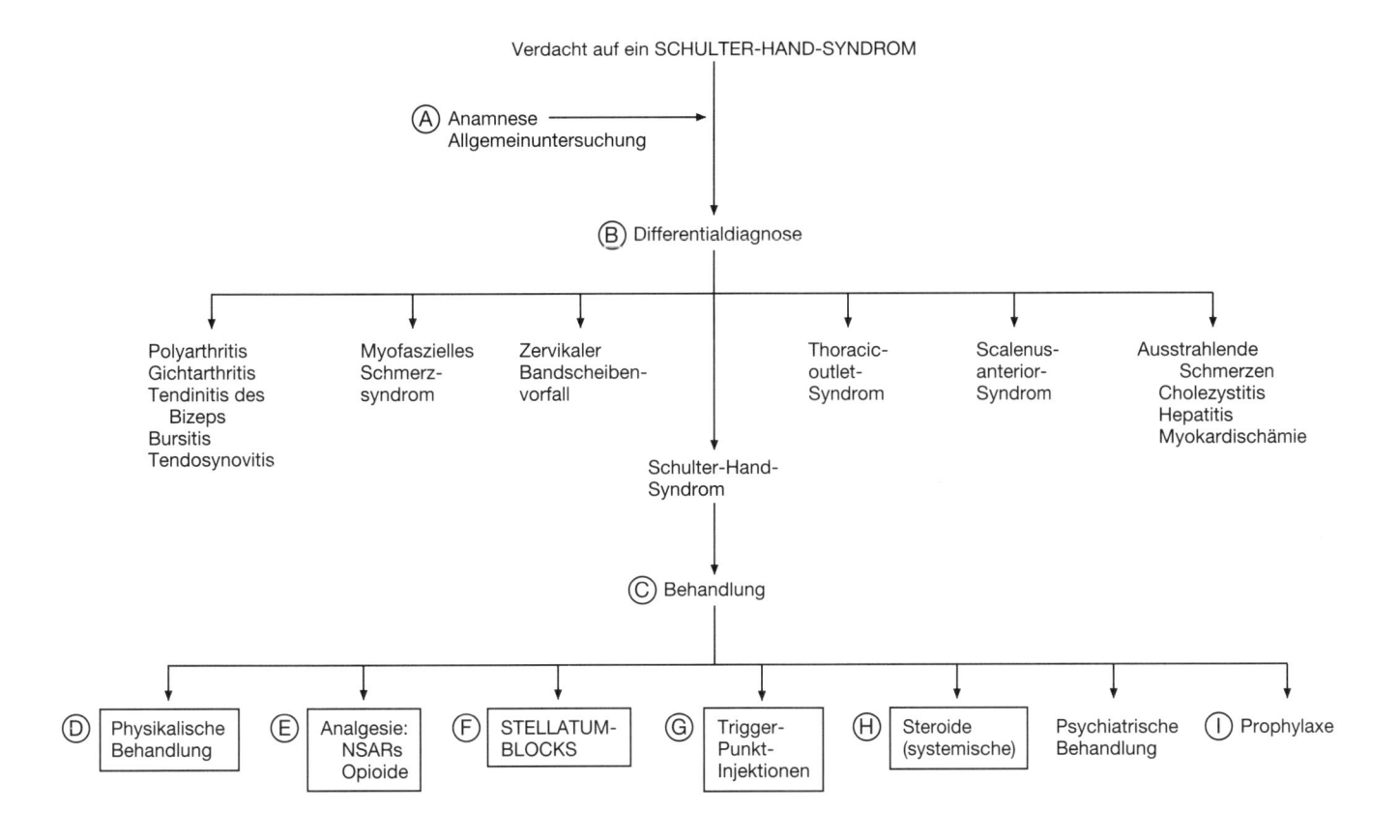

Verdacht auf ein SCHULTER-HAND-SYNDROM

- (A) Anamnese / Allgemeinuntersuchung
- (B) Differentialdiagnose
  - Polyarthritis / Gichtarthritis / Tendinitis des Bizeps / Bursitis / Tendosynovitis
  - Myofaszielles Schmerzsyndrom
  - Zervikaler Bandscheibenvorfall
  - Schulter-Hand-Syndrom
  - Thoracic-outlet-Syndrom
  - Scalenus-anterior-Syndrom
  - Ausstrahlende Schmerzen / Cholezystitis / Hepatitis / Myokardischämie
- (C) Behandlung
  - (D) Physikalische Behandlung
  - (E) Analgesie: NSARs / Opioide
  - (F) STELLATUM-BLOCKS
  - (G) Trigger-Punkt-Injektionen
  - (H) Steroide (systemische)
  - Psychiatrische Behandlung
  - (I) Prophylaxe

ten zufolge sollen Trigger-Punkt-Injektionen allein nicht sehr wirksam sein. Eine Kombination anderer Behandlungsmethoden mit einer zusätzlichen Behandlung eines myofazialen Schmerzsyndroms weist eine höhere Erfolgsquote auf. Die Verwendung von Steroiden für Trigger-Punkt-Injektionen ist zwar empfohlen worden, ihre Wirksamkeit im Vergleich zu Lokalanästhetikumsinjektionen ist jedoch nicht untersucht worden.

H. Die orale Verabreichung hoher Dosen von Steroiden (Prednison, 40-60 mg/Tag) ist seit 1947 zur Behandlung dieses Syndroms empfohlen worden. Zwei kürzlich erschienene Veröffentlichungen haben die Wirksamkeit dieser Behandlung bestätigt. In einer Studie an Patienten mit Schulter-Hand-Syndrom nach Schädelhirntrauma wurde eine „Heilungsrate" von 100 % innerhalb einer Behandlungswoche beschrieben, in der anderen wurde eine Remissionsrate von 10 % beobachtet.

I. Die Prophylaxe sollte sich auf eine physikalische Behandlung konzentrieren. Sie sollte frühzeitig nach dem Eintreten eines Krankheitsbildes, das mit einem Schulter-Hand-Syndrom verbunden ist, begonnen werden (siehe Tabelle 1). Dies kann dazu beitragen, den Folgestadien des Schulter-Hand-Syndroms vorzubeugen. Die Anwendung eines prophylaktischen Stellatumblocks ist nicht evaluiert worden und kann derzeit nicht empfohlen werden.

Tabelle 1 Begleitfaktoren des Schulter-Hand-Syndroms

Kardiovaskulär
    Postmyokardinfarkt
Neurologisch
    Schädel-Hirn-Trauma
    Gehirngeschwulst/extrakranialer Tumor
    Epilepsie
    Parkinson-Krankheit
    Herpes zoster
    Kompression des N. medianus
Muskuloskelettal
    Posttraumatisch
    Arthritis
    Zervikale Bandscheibendegeneration
Idiopathisch
Sonstige
    Gebrauch von Barbituraten
    Laparoskopischer Eingriff
    Lungentuberkulose
    Neoplasma
    Diabetes mellitus

Literatur

Davis SW, Petrillo CR, Eichberg RD, Chu DS. Shoulder-hand syndrome in a hemiplegic population: a 5-year retrospective study. Arch Phys Med Rehabil 1977; 58:353.

Korst JK van der, Colenbrander H, Cats A. Phenobarbital and the shoulder-hand syndrome. Ann Rheum Dis 1966; 25:553.

Russek HI. Shoulder-hand syndrome following myocardial infarction. Med Clin North Am 1958; 42:1555.

Steinbrocker O. Painful homolateral disability of shoulder and hand with swelling and atrophy of hand. Ann Rheum Dis 1947; 6:80.

Steinbrocker O, Argyros TG. The shoulder-hand syndrome: Present status as a diagnostic and therapeutic entity. Med Clin North Am 1958; 42:1533.

Walker J, Belsole R, Germain B. Shoulder-hand syndrome in patients with intracranial neoplasms. Hand 1983; 347.

THORACIC-OUTLET-SYNDROM

Paul Dreyfuss

Das Thoracic-outlet-Syndrom, vor allem in seiner neurogenen Form, ist ein umstrittenes Krankheitsbild. Es gibt keinen allgemeinen Konsens hinsichtlich der Diagnosekriterien und der Antwort auf die Frage, ob Tests wie provokative physikalische Handgriffe und elektrodiagnostische Untersuchungen von Nutzen sind. Die obere Thoraxapertur ist eine Öffnung, die lateral von der ersten Rippe, medial von der Wirbelsäule und nach vorn vom Manubrium-sterni/Clavicula-Komplex begrenzt wird. Die Symptome ergeben sich aus einer mechanischen Kompression des neurovaskulären Bündels durch diese Öffnung. Weitere Ursachen, die dazu beitragen, sind Anomalien wie beispielsweise eine Halsrippe oder eine stummelähnliche Halsrippe mit Bindegewebsbrücken. Eine solche Kompression kann an jedem Punkt entlang der drei Zonen des zervikoaxillaren Kanals (der Interskalenuslücke, dem Kostoklavikularbereich und dem Subkorakoidraum) auftreten. Je nach der Anatomie und der Kompressionsstelle sind entweder vaskuläre (arterielle oder venöse) oder neurogene Symptome zu beobachten. Es tritt selten eine Kombination auf. Die verschiedenen Erscheinungsformen des Thoracic-outlet-Syndroms sind in Teilkollektive untergliedert worden, um die Diagnose- und Behandlungsstrategien besser definieren zu können.

A. Es sind zahlreiche provokative Handgriffe für die Allgemeinuntersuchung beschrieben worden, mit deren Hilfe ein Thoracic-outlet-Syndrom oder eines seiner Teilkollektive identifiziert werden können; als Beispiele wären der Adson-Test, der Hyperabduktionstest und der Belastungstest am angehobenen Arm zu nennen. Da viele dieser Tests auch bei normalen Patienten positiv ausfallen, müssen sie exakt das Syndrom des Patienten reproduzieren, um tatsächlich als positiv bewertet werden zu können.

B. Es sind zervikale Röntgenaufnahmen erforderlich, um Anomalien erkennen zu können. Gelegentlich wird eine Spezialprojektion benötigt, um eine Halsrippe sichtbar zu machen. Anhand eines Röntgenthoraxbildes können Lungenspitzentumoren oder klavikulare Anomalien erkannt werden. Die elektrodiagnostischen Tests umfassen Verfahren wie Nervenleitungsuntersuchungen und Elektromyographie. Bestimmte Befunde sind zwar charakteristisch, jedoch nicht pathognomonisch für ein echtes neurogenes Thoracic-outlet-Syndrom. Elektrodiagnostische Untersuchungen tragen dazu bei, Nervenerkrankungen und periphere Nervenengpaßsyndrome auszuschließen, die einem Thoracic-outlet-Syndrom ähnlich sind

C. Das Thoracic-outlet-Syndrom ist ein wirklich seltenes Krankheitsbild. Andere, häufiger auftretende Krankheitsbilder müssen ausgeschlossen werden. Dies sind unter anderem Plexus-brachialis-Neuritis, zervikale Nervenwurzelerkrankungen, Einklemmungen peripherer Nerven, Verletzungen des Halsmarks sowie ein myofaziales Syndrom. Abzugrenzen sind außerdem Vaskulitis, Thromboangiitis obliterans und subklavikulare Kompressionen als Folge von Metastasen.

D. Die Häufigkeit eines echten neurogenen Thoracic-outlet-Syndroms wird auf 1:1.000.000 geschätzt. Es umfaßt weniger als 2 % aller Fälle eines Thoracic-outlet-Syndroms und tritt gewöhnlich bei jungen Frauen und Frauen mittleren Alters auf. Bei echten neurogenen Thoracic-outlet-Syndromen drückt eine Halsrippe oder eine andere Anomalie den unteren Truncus des Plexus brachialis oder die C8-T1-Wurzeln zusammen. Es treten Parästhesien und Schmerzen in der medialen Partie der oberen Extremität und der Hand auf. Die kleinen Muskeln in der Hand werden schwach. Dies trifft vor allem auf die lateralen Thenarmuskeln zu. Elektrodiagnostische Tests weisen auf einen chronischen Axonverlust im Versorgungsgebiet des unteren Truncus hin: Wenn dieser Axonverlust anhält oder die herkömmliche Behandlung fehlschlägt, ist ein Eingriff indiziert.

E. Die konservative Behandlung umfaßt eine Gewichtsabnahme und Kräftigungsübungen, um herabhängende Schultern und Haltungsfehler zu korrigieren. In manchen Fällen ist eine Mobilisierung und Dehnung des Musculus scalenus erforderlich. Lagerungen und Haltungen, die die Schmerzen verschlimmern, sollten vermieden werden. Berufliche Veränderungen können erforderlich werden.

F. Das umstrittene neurogene Thoracic-outlet-Syndrom stellt das am häufigsten diagnostizierte Teilkollektiv dar (mehr als 90 % aller Fälle), für das die meisten operativen Eingriffe durchgeführt werden. Dennoch gibt es keine objektiven Kriterien oder klinische Tests, mit denen diese Störungen nachgewiesen werden können. Viele sind der Meinung, es sei kein echtes Krankheitsbild. Es existieren keine Halsrippen oder andere Anomalien. Es gibt subjektive Beschwerden, aber keinen Muskelschwund oder elektrodiagnostische Anomalien. Die konservative Behandlung schlägt gewöhnlich bei leichten bis mäßigen Fällen an. Operative Eingriffe sind selten indiziert. Sie sind nicht in jedem Fall erfolgreich gewesen, und es können Komplikationen eintreten, wie beispielsweise eine Verletzung des Plexus brachialis.

G. Das Syndrom der herabhängenden Schultern ist ein Teilkollektiv des umstrittenen neurogenen Thoracic-outlet-Syndroms, das typischerweise bei jungen Frauen mit tief ansetzenden Schultern und langem Hals auftritt. Die Symptome bestehen in Schmerzen und Parästhesien im Hals, im Thorax, in den Schultern und in den Armen, sie sind gewöhnlich bilateral und asymmetrisch. Es gibt keine objektiven Anomalien. Die konservative Behandlung zeigt gewöhnlich Wirkung.

H. Das arterielle vaskuläre Thoracic-outlet-Syndrom stellt 5 % aller Fälle eines Thoracic-outlet-Syndroms. Die Symptome sind die Folge einer Kompression der Arteria subclavia und können in Form von Kälte, diffusen Schmerzen, Mattigkeit, Abfall des Radialpulses und Anzeichen einer peripheren Embolisation auftreten. Der Hauptschlagadertyp erfordert eine arteriographische Darstellung der Kompression, und es ist ein chirurgischer Eingriff erforderlich, um weitere Schäden an der Arterie zu vermeiden. Eine abgemilderte Form tritt bei 80 % der jungen Erwachsenen als eine normale Variante auf, kann sich jedoch beim Anheben der Schulter als problematisch erweisen. Eine chirurgische Intervention, falls indiziert, wird nicht zur

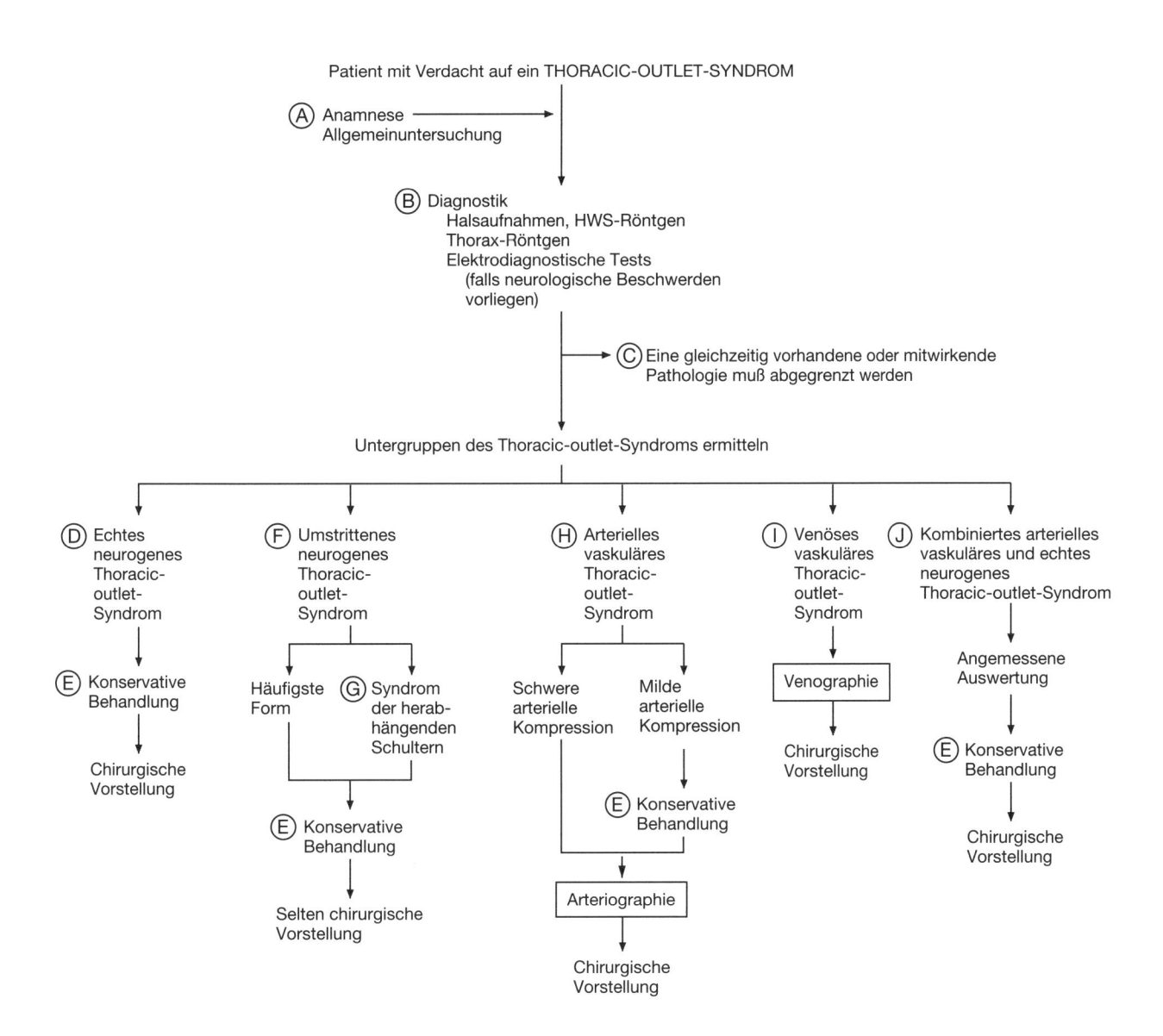

```
Patient mit Verdacht auf ein THORACIC-OUTLET-SYNDROM
                    │
        (A) Anamnese
            Allgemeinuntersuchung
                    │
                    ▼
        (B) Diagnostik
            Halsaufnahmen, HWS-Röntgen
            Thorax-Röntgen
            Elektrodiagnostische Tests
            (falls neurologische Beschwerden
            vorliegen)
                    │
                    ▼
        (C) Eine gleichzeitig vorhandene oder mitwirkende
            Pathologie muß abgegrenzt werden

        Untergruppen des Thoracic-outlet-Syndroms ermitteln
```

(D) Echtes neurogenes Thoracic-outlet-Syndrom	(F) Umstrittenes neurogenes Thoracic-outlet-Syndrom	(H) Arterielles vaskuläres Thoracic-outlet-Syndrom	(I) Venöses vaskuläres Thoracic-outlet-Syndrom	(J) Kombiniertes arterielles vaskuläres und echtes neurogenes Thoracic-outlet-Syndrom
(E) Konservative Behandlung	Häufigste Form / (G) Syndrom der herabhängenden Schultern	Schwere arterielle Kompression / Milde arterielle Kompression	Venographie	Angemessene Auswertung
Chirurgische Vorstellung	(E) Konservative Behandlung	(E) Konservative Behandlung	Chirurgische Vorstellung	(E) Konservative Behandlung
	Selten chirurgische Vorstellung	Arteriographie		Chirurgische Vorstellung
		Chirurgische Vorstellung		

Behandlung arterieller Schäden ausgeführt, sondern aus berufsbedingten Gründen (häufiges Über-Kopf-Arbeiten).

I. Das venöse vaskuläre Thoracic-outlet-Syndrom tritt in weniger als 2 % aller Fälle auf. Eine Venographie läßt eine Kompression erkennen. Die Symptome stellen sich als Folge einer Kompression der Vena subclavia ein. Zu diesen Symptomen können Ödeme, Verfärbungen der Arme und Dehnungen der proximalen Hautvenen zählen.

J. Ein kombiniertes arterielles vaskuläres und echtes neurogenes Thoracic-outlet-Syndrom ist meistens auf erhebliche strukturelle Anomalien zurückzuführen. Es sollte eine Auswertung und Behandlung entsprechend der oben für die anderen Typen des Thoracic-outlet-Syndroms beschriebenen Verfahren durchgeführt werden. Es kann eine chirurgische Vorstellung erforderlich sein.

Literatur

Cuetter AC, Bartoszek DM. The thoracic outlet syndrome: Controversies, overdiagnosis, overtreatment and recommendations for management. Muscle Nerve 1989; 12:410.

Pang D, Wessel HB. Thoracic outlet syndrome. Neurosurgery 1988; 22:105.

Wilbourn AJ, Porter JM. Thoracic outlet syndromes. In: Weiner MA, ed. Spine: State of the art reviews. Philadelphia: Hanley & Belfus, 1988.

KARPALTUNNELSYNDROM

Somayaji Ramamurthy

Das Karpaltunnelsyndrom ist die häufigste Kompressionsneuropathie in den oberen Extremitäten.

A. Die üblichen Symptome sind Schwäche oder Ungeschicklichkeit der Hand, Hyperästhesie oder Parästhesien im Versorgungsgebiet des Nervus medianus, eine Zunahme der Symptome beim Gebrauch der Hand, ein Taubheitsgefühl in den Fingern sowie Schmerzen im Handgelenk und im Unterarm. Gelegentlich sind sogar Schulter und Hals betroffen. Der Schmerz wird durch eine Flexion des Handgelenks (Phalen-Test) reproduziert. Das Hoffmann-Tinel-Zeichen kann sich einstellen, wenn der Nervus medianus über dem Handgelenk beklopft wird. Die sensorischen Befunde sind auf das Versorgungsgebiet des Nervus medianus begrenzt.

B. Untersuchungen der Nervenleitgeschwindigkeit anhand eines EMG sind bei der Überprüfung der Diagnose von großem Nutzen.

C. Das Karpaltunnelsyndrom kann in Verbindung mit chronischer Polyarthritis, Myxödemen, multiplen Myelomen, Diabetes mellitus, Traumata oder einer Schwangerschaft diagnostiziert werden.

D. Konservative Maßnahmen, wie beispielsweise Gipsverbände oder Injektionen eines steroidhaltigen Lokalanästhetikums, sorgen gewöhnlich für eine deutliche Schmerzlinderung. Bei vorübergehenden Beschwerden, wie zum Beispiel ein Karpaltunnelsyndrom, das durch eine Schwangerschaft verschlimmert wird, können diese Maßnahmen eine langanhaltende Schmerzlinderung erzeugen.

E. Wenn die konservativen Maßnahmen nur vorübergehend für eine Linderung sorgen, hat eine Karpaltunneloperation großen Erfolg im Hinblick auf die Linderung der Symptome.

Literatur
Eversman WW Jr. Entrapment and compression neuropathies. In: Green DP, ed. Operative hand surgery. New York: Churchill Livingstone, 1988:1430.
Green DP. Diagnostic and therapeutic value of carpal tunnel injection. J Hand Surg 1984; 9A:850.

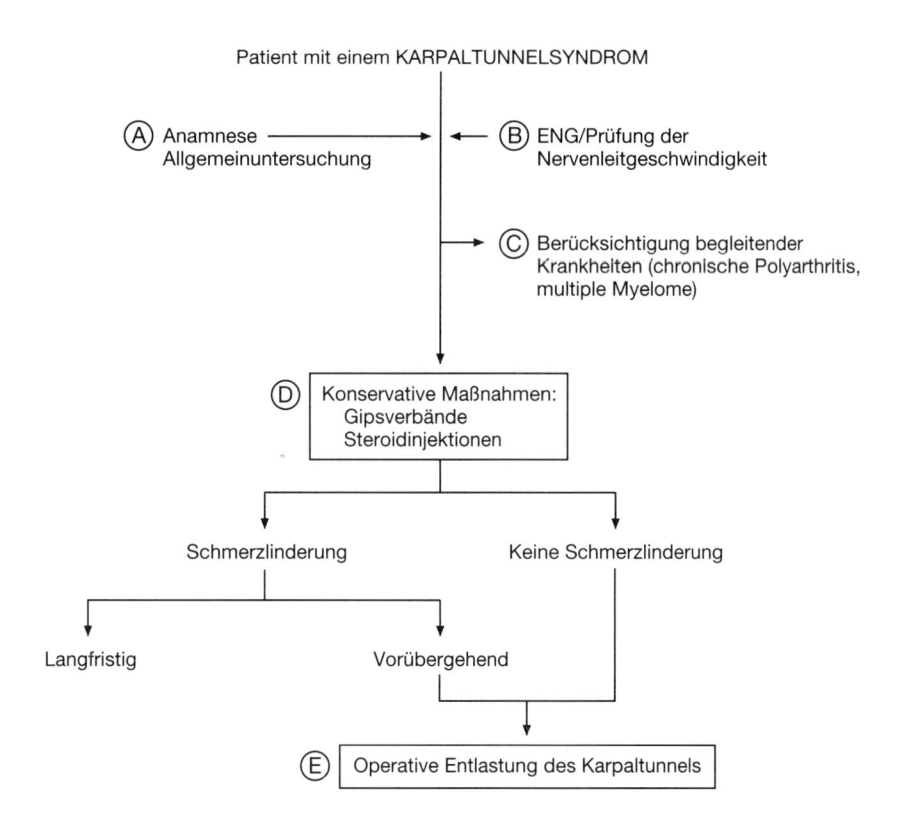

Patient mit einem KARPALTUNNELSYNDROM

- (A) Anamnese Allgemeinuntersuchung
- (B) ENG/Prüfung der Nervenleitgeschwindigkeit
- (C) Berücksichtigung begleitender Krankheiten (chronische Polyarthritis, multiple Myelome)
- (D) Konservative Maßnahmen:
  Gipsverbände
  Steroidinjektionen

Schmerzlinderung
- Langfristig
- Vorübergehend

Keine Schmerzlinderung

(E) Operative Entlastung des Karpaltunnels

THORAXSCHMERZEN

Chronische Thoraxschmerzen
Postmastektomie-Schmerz
Postthorakotomie-Schmerzsyndrom
Kompressionsfrakturschmerzen im Rücken

CHRONISCHE THORAXSCHMERZEN

John D. Merwin

Chronische Thoraxschmerzen können sich aus vielen verschiedenen Vorgängen ergeben. Die auslösende Krankheit oder Verletzung kann ausgeheilt sein, die Schmerzen halten jedoch an. Es ist auch möglich, daß der Patient kein auslösendes Ereignis nennen kann. Die Diagnose erfordert eine umfassende Anamnese und eine gründliche Allgemeinuntersuchung. Häufig ist eine multidisziplinäre Schmerzbekämpfung nötig, um bei diesen Patienten eine deutliche Schmerzlinderung zu erzielen.

A. Ein myofaziales Schmerzsyndrom ist eine der häufigsten Ursachen für Schmerzen im Brustkorb. Der Schmerz kann hinsichtlich seiner Stärke variieren, von einem leichten Ziehen bis zu starken, behindernden Beschwerden. Die Muskeln sollten sorgfältig auf Trigger-Punkte untersucht werden. Sie sollten sowohl in Ruhestellung als auch in angespanntem Zustand untersucht werden. Trigger-Punkte können die Grundursache, aber auch Auswirkung von Schmerzen sein. Kälte und Dehnung oder eine Trigger-Punkt-Injektion unter Anwendung eines Lokalanästhetikums sollte Bestandteil eines umfassenden physikalischen Behandlungsprogramms sein (S. 190).

B. Krebs kann viszerale Schmerzen, Schmerzen in der Thoraxwand oder neuropathische Schmerzen verursachen. Nachdem die Läsion erkannt worden ist, kann eine Schmerzlinderung erzielt werden, indem eine Bestrahlung, Chemotherapie oder Hormontherapie durchgeführt oder indem eine Operation vorgenommen wird, die das Ziel hat, die Kompression der Nerven und anderer lebenswichtiger Strukturen zu mildern. Hartnäckige Schmerzen können gut auf NSARs (bei Schmerzen in den Knochen), trizyklische Antidepressiva (neuropathische Schmerzen) sowie systemische und/oder neuroaxiale Anwendung von Opioiden (viszerale Schmerzen) ansprechen. Neurolytische Blocks können für gut lokalisierte Krebsschmerzen bei Patienten mit einer begrenzten Lebenserwartung angebracht sein (S. 216).

C. Postoperative Schmerzen, wie zum Beispiel beim Postthorakotomie-Syndrom oder dem Postmastektomie-Syndrom (S. 114 und 117), sind gewöhnlich leicht zu diagnostizieren, die Ursache der Schmerzen läßt sich jedoch nicht so leicht ermitteln. Bei vielen Patienten kann der Schmerz auf ein Tumorrezidiv zurückgeführt werden. Auch hier ist eine umfassende Bewertung erforderlich. Häufig sind diese Schmerzsyndrome die Folge einer Verletzung oder Unterbrechung der Nerven, die neuropathisch oder sympathisch übertragene Schmerzen verursacht. Diagnostische Sympathikusblocks und diagnostische interkostale somatische Blocks können die Diagnose bestätigen.

D. Die postherpetische Neuralgie ist bereits besprochen worden (S. 48). Ein Herpes zoster tritt in ungefähr 50 % aller Fälle in der Thoraxregion auf.

E. Beschwerden in der Brustwirbelsäule sind zwar seltener als lumbale oder zervikale Beschwerden, können jedoch eine signifikante Schmerzquelle darstellen. Die thorakalen Gelenkfacetten können eine übermäßige Belastung und Überanstrengung durch plötzliche, unvorsichtige Drehbewegungen oder durch längeres Arbeiten mit den Händen oberhalb des Kopfes erleiden. Das Heilverfahren besteht aus einer Wärmetherapie, einer physikalischen Behandlung sowie einer Infiltration der Gelenkfacette (S. 266).

F. Unstillbare Thoraxschmerzen können invasivere Verfahren erfordern, wie beispielsweise neurolytische Blocks, eine Neurotomie, eine Stimulation der Hinterstrangbahnen oder eine intrazerebrale Stimulation.

G. Wie bei jedem Patienten mit chronischen Schmerzen müssen auch hier psychologische und emotionale Faktoren zusammen mit den organischen Ursachen bewertet und behandelt werden. Milieubedingte, psychologische, soziale, eheliche und familiäre Probleme können zu einer chronischen Depression und einer Verschlimmerung der Schmerzen beitragen. Anzeichen einer Depression, wie beispielsweise ständige Reizbarkeit, Schlaflosigkeit, chronisches Unwohlsein, Gewichtsveränderungen oder Selbstmordgedanken sollten exploriert werden.

Literatur

Bonica JJ. Chest pain caused by other disorders. In: Bonica JJ, ed. The management of pain. 2nd ed. Philadelphia: Lea & Febiger, 1990:1114.

Levene DL, ed. Chest pain: An integrated diagnostic approach. Philadelphia: Lea & Febiger, 1977.

Portenoy RK, Lipton RB, Foley KM. Back pain in the cancer patient: An algorithm for evaluation and management. Neurology 1987; 37:134.

Swerdlow M. Role of nerve blocks and pain involving the chest and brachial plexus. In: Bonica JJ, Ventafridda V, eds. Advances in pain research and therapy. Vol 2. New York: Raven Press, 1979:325.

Patient mit CHRONISCHEN THORAXSCHMERZEN

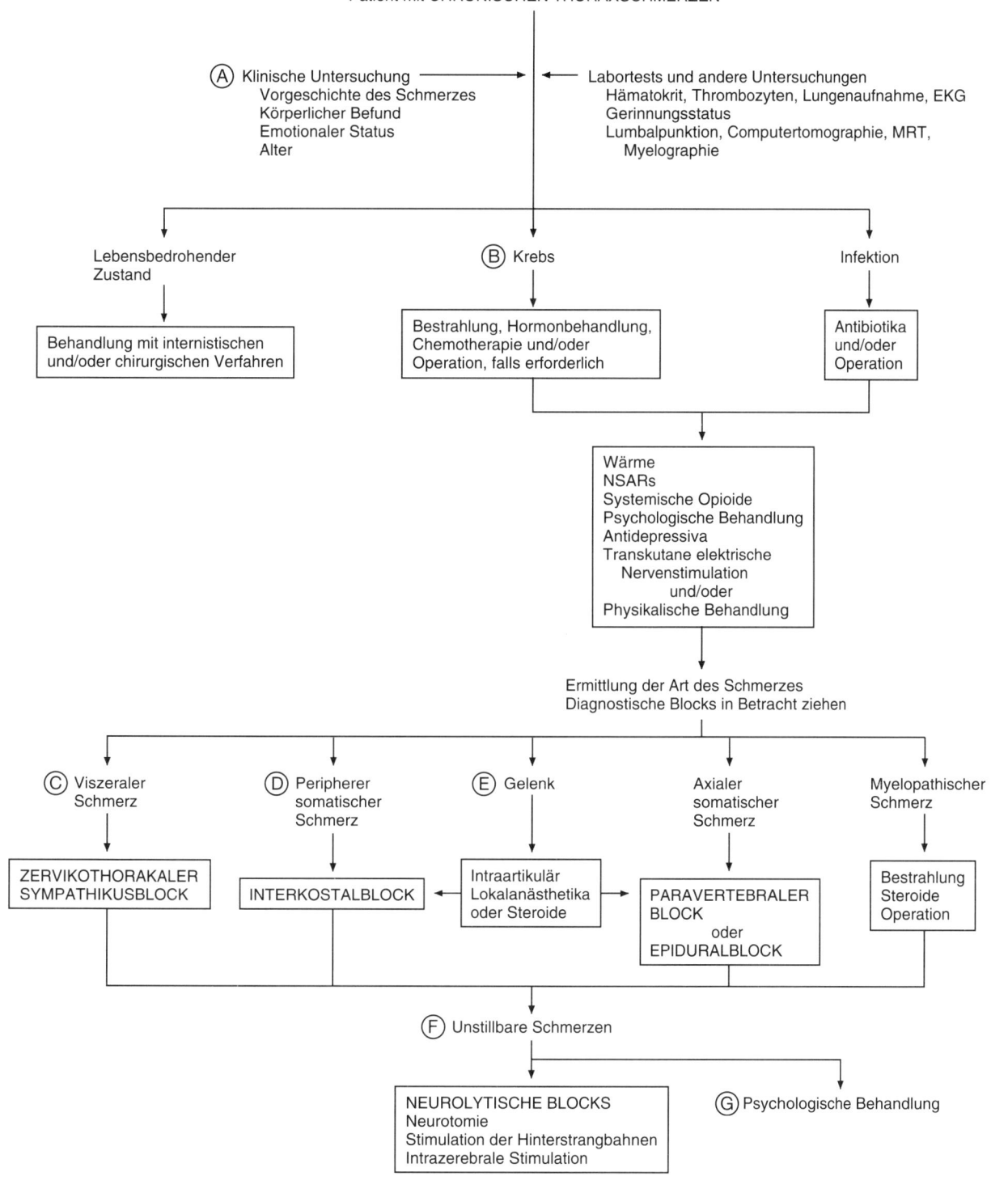

A Klinische Untersuchung
- Vorgeschichte des Schmerzes
- Körperlicher Befund
- Emotionaler Status
- Alter

Labortests und andere Untersuchungen
- Hämatokrit, Thrombozyten, Lungenaufnahme, EKG
- Gerinnungsstatus
- Lumbalpunktion, Computertomographie, MRT, Myelographie

Lebensbedrohender Zustand
→ Behandlung mit internistischen und/oder chirurgischen Verfahren

B Krebs
→ Bestrahlung, Hormonbehandlung, Chemotherapie und/oder Operation, falls erforderlich

Infektion
→ Antibiotika und/oder Operation

- Wärme
- NSARs
- Systemische Opioide
- Psychologische Behandlung
- Antidepressiva
- Transkutane elektrische Nervenstimulation
  und/oder
- Physikalische Behandlung

Ermittlung der Art des Schmerzes
Diagnostische Blocks in Betracht ziehen

C Viszeraler Schmerz → ZERVIKOTHORAKALER SYMPATHIKUSBLOCK

D Peripherer somatischer Schmerz → INTERKOSTALBLOCK

E Gelenk → Intraartikulär Lokalanästhetika oder Steroide

Axialer somatischer Schmerz → PARAVERTEBRALER BLOCK oder EPIDURALBLOCK

Myelopathischer Schmerz → Bestrahlung, Steroide, Operation

F Unstillbare Schmerzen

NEUROLYTISCHE BLOCKS
- Neurotomie
- Stimulation der Hinterstrangbahnen
- Intrazerebrale Stimulation

G Psychologische Behandlung

POSTMASTEKTOMIE-SCHMERZ

Scott D. Murtha

Der nach einer Mastektomie auftretende Schmerz wird auch als Einklemmung des Nervus intercostobrachialis oder als Postmastektomie-Syndrom bezeichnet. Der Schmerz kann sich aus kleinen Eingriffen, wie beispielsweise der operativen Entfernung eines Knotens aus der Brust, ergeben, meistens tritt er jedoch infolge einer radikalen Mastektomie und Entfernung der axillären Lymphknoten auf. Dieses Syndrom entwickelt sich bei 4–6 % der Frauen, die sich einem operativen Eingriff an der Brust unterzogen haben. Es wird vermutet, daß der Schmerz auf eine traumatische Neurombildung des Nervus intercostobrachialis zurückzuführen ist. Dieser Nerv ist der laterale kutane Ast des T2, mit kleineren Zuleitungen der oberen Nervi thoracici. Es gibt deutliche anatomische Variationen in der Größe und der Ausdehnung des Versorgungsgebiets des Nervus intercostobrachialis; folglich variiert das Ausmaß der Operationsschäden an diesem Nerv. Wie bereits erwähnt wurde, treten nur bei einem geringen Prozentsatz der Patientinnen, die unter einer Verletzung des Nervus intercostobrachialis leiden, Postmastektomie-Schmerzen als Begleiterscheinungen auf.

A. Die Diagnose des Postmastektomie-Syndroms basiert in erster Linie auf einer genauen Beschreibung der Schmerzen, der Brustoperationsanamnese und einer Allgemeinuntersuchung.

B. Postmastektomie-Schmerzen sind unstillbare Schmerzen, die als stark, brennend und einschnürend beschrieben werden. Sie ziehen die mediale und hintere Partie des Arms, die Axilla und die vordere Thoraxwand in Mitleidenschaft. Die Symptome können unmittelbar oder sehr kurz nach der Operation eintreten und halten länger als einen Monat an. Die Schmerzen sind oft eng mit Hyperästhesie, Allodynie und Hyperalgesie verbunden, wodurch das Tragen von Unterwäsche unangenehm wird. Der Schmerz verschlimmert sich beim Bewegen des Arms und wird durch Immobilisation gelindert. Die Patienten halten den betroffenen Arm häufig in einer flektierten Stellung nahe an der Thoraxwand; es besteht daher die Gefahr, daß sich bei ihnen eine Schultersteife entwickelt. Es treten intermittierende Schübe ein, die durch lanzinierende Schmerzen, Parästhesie, Dysästhesie gekennzeichnet sind. Die Postmastektomie-Schmerzen sind häufiger bei Patientinnen zu beobachten, die postoperative Infektionen der Wunde oder Serombildung aufweisen, vermutlich aufgrund einer lokalen perineuronalen Fibrose.

C. Die Allgemeinuntersuchung zeigt eine Hyperästhesie der vorderen Thoraxwand, der Axilla und des medialen/hinteren Armes, ungezielte, diffuse, leichte Berührungen können den Schmerz verschlimmern; das Palpieren eines Neuroms erzeugt lanzinierende Schmerzen.

D. Bei der Differentialdiagnose ist eine Plexus-brachialis-Schädigung infolge einer karzinomatösen Infiltration oder eines Strahlenschadens zu berücksichtigen. Wenn die Anamnese und die Allgemeinuntersuchung kein klares Ergebnis bringen, kann eine Linderung der Symptome mittels eines Interkostal-Blocks (S. 252) der betroffenen Dermatome dazu beitragen, zwischen Postmastektomie-Schmerzen und einer Plexus-brachialis-Schädigung zu unterscheiden. Wenn bei einer Trigger-Punkt-Injektion in ein Neurom eine Schmerzlinderung eintritt, kann dies differentialdiagnostisch hilfreich sein.

E. Die Behandlung umfaßt eine Schmerzlinderung sowie eine intensive physikalische Therapie. Diese Kombination trägt dazu bei, eine Schultersteife und die damit verbundenen Schmerzen zu vermeiden. Zu den anfänglichen Schmerzlinderungsmodalitäten zählen konservative Behandlungsverfahren, insbesondere die Anwendung eines NSAR in Verbindung mit einem trizyklischen Antidepressivum. Topische Capsaicin-Salbe hat sich Berichten zufolge als eine wirksame nichtinvasive Behandlungsart erwiesen.

Literatur

Foley KM. Pain syndromes in patients with cancer. Med Clin North Am 1987; 71:177.

Granek I, Ashikari RA, Foley K. The postmastectomy pain syndrome: Clinical and anatomical correlates. Proc ASCO 1984; 3:122.

Vecht CJ, Van de Brand HJ, Wajer OJM. Post-axillary dissection pain in the breast cancer due to a lesion of the intercostobrachial nerve. Pain 1989; 38:171.

Watson LPN, Evans RJ, Watt VR. The post-mastectomy pain syndrome and the effect of topical capsaicin. Pain 1989; 38:177.

Wood KM. Intercostobrachial nerve entrapment syndrome. South Med J 1978; 662.

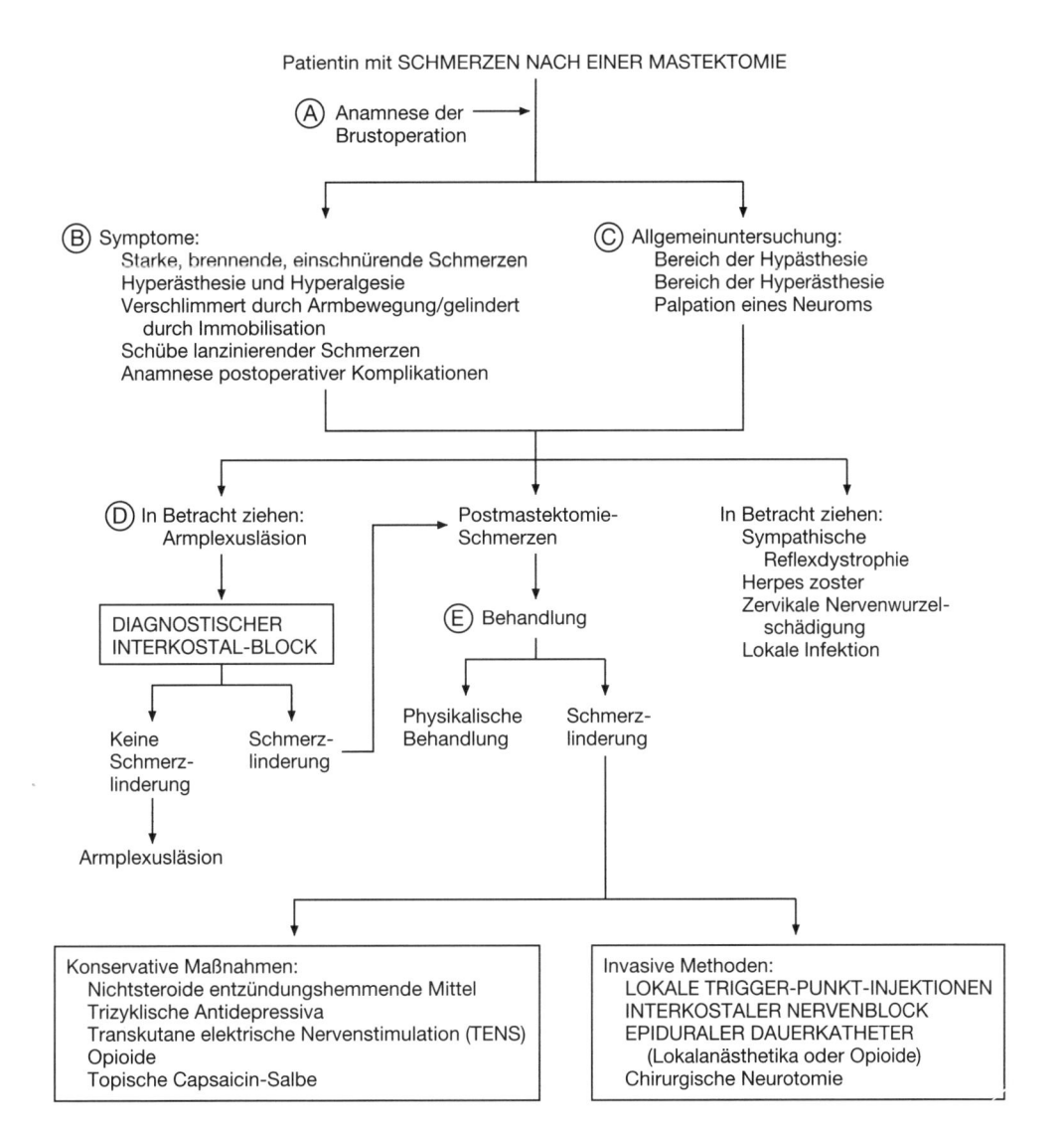

Patientin mit SCHMERZEN NACH EINER MASTEKTOMIE

- (A) Anamnese der Brustoperation

- (B) Symptome:
  - Starke, brennende, einschnürende Schmerzen
  - Hyperästhesie und Hyperalgesie
  - Verschlimmert durch Armbewegung/gelindert durch Immobilisation
  - Schübe lanzinierender Schmerzen
  - Anamnese postoperativer Komplikationen

- (C) Allgemeinuntersuchung:
  - Bereich der Hypästhesie
  - Bereich der Hyperästhesie
  - Palpation eines Neuroms

- (D) In Betracht ziehen: Armplexusläsion

  DIAGNOSTISCHER INTERKOSTAL-BLOCK

  - Keine Schmerzlinderung → Armplexusläsion
  - Schmerzlinderung

- Postmastektomie-Schmerzen

- (E) Behandlung
  - Physikalische Behandlung
  - Schmerzlinderung

- In Betracht ziehen:
  - Sympathische Reflexdystrophie
  - Herpes zoster
  - Zervikale Nervenwurzelschädigung
  - Lokale Infektion

Konservative Maßnahmen:
- Nichtsteroide entzündungshemmende Mittel
- Trizyklische Antidepressiva
- Transkutane elektrische Nervenstimulation (TENS)
- Opioide
- Topische Capsaicin-Salbe

Invasive Methoden:
- LOKALE TRIGGER-PUNKT-INJEKTIONEN
- INTERKOSTALER NERVENBLOCK
- EPIDURALER DAUERKATHETER (Lokalanästhetika oder Opioide)
- Chirurgische Neurotomie

POSTTHORAKOTOMIE-SCHMERZSYNDROM

John D. Merwin

Unter dem Postthorakotomie-Syndrom versteht man Schmerzen, die entlang einer Thorakotomienarbe in dem Versorgungsgebiet einer oder mehrerer interkostaler Nerven wiederkehren oder anhalten. Alle Patienten, die sich einer Thorakotomie unterziehen, leiden unter Schmerzen, die jedoch gewöhnlich 7 bis 10 Tage anhalten. Bei einem kleinen Prozentsatz der Patienten bleibt der Schmerz bestehen oder kann Wochen bis Monate nach dem Eingriff auftreten. Die Schmerzen sind mäßig bis stark und halten nach dem operativen Eingriff mindestens 2 Monate an. Eine perioperative Behandlung akuter Wundschmerzreaktionen kann das Auftreten hartnäckiger Schmerzsyndrome vermindern.

A. Der Schmerz ist häufig mit Parästhesie, Dysästhesie und anderen sensorischen Veränderungen verbunden. Beim Palpieren der Narbe kann eine Allodynie und Hyperästhesie beobachtet werden. Im ipsilateralen Arm und Thorax kann sich eine sympathische Reflexdystrophie entwickeln.
Bei Krebspatienten sind hartnäckige oder wiederkehrende Schmerzen höchstwahrscheinlich auf ein Tumorrezidiv zurückzuführen. Bei einigen wenigen Patienten löst ein postoperatives Neurom am Operationssitus Schmerzen aus. Der Ursprung der Schmerzen läßt sich mit diagnostischen interkostalen Blocks unter Anwendung von Lokalanästhetika lokalisieren. Eine Computertomographie oder ein Knochenscan tragen dazu bei, ein Tumorrezidiv zu lokalisieren.
Als vorrangige Behandlungsart ist eine konservative Haltung empfohlen worden, bei der der Patient zum einen psychologische Unterstützung erhält, zum anderen Nervenblocks, transkutane elektrische Nervenstimulation und physikalische Behandlung.

B. Ein Tumorrezidiv kann weitere chirurgische Exzisionen, eine Bestrahlung, eine Chemo- oder Hormontherapie erfordern, um die schmerzhaften Symptome zu mindern. Sobald die Tumormasse reduziert worden ist, müßten psychologische, systemische oder Regionalanästhetikumsverfahren eine höhere Wirksamkeit aufweisen.

C. Antidepressiva und psychologische Interventionen sind häufig bei Patienten mit einem Postthorakotomie-Syndrom von Nutzen. Viele dieser Patienten weisen aufgrund des Verlaufs ihrer Krankheit Anzeichen und Symptome einer klinischen Depression auf. Lanzinierende Schmerzen sprechen häufig auf Antidepressiva an.

D. Eine ausreichende Schmerzlinderung mit segmentären epiduralen, interkostalen oder paravertebralen Blocks unter Anwendung von Lokalanästhetika kann zusammen mit einer physikalischen Behandlung bei Patienten, die unter peripheren neuropathischen oder sympathisch übertragenen Schmerzen leiden, für Erleichterung sorgen. Myofaszielle Schmerzen können entweder die Hauptursache oder eine Begleiterscheinung darstellen und sollten entsprechend behandelt werden. Einige Kliniker haben eine Injektion von Lokalanästhetika und Steroiden in die Narbe empfohlen. Bei bestimmten Patienten kann sich auch eine transkutane elektrische Nervenstimulation als hilfreich erweisen.

E. Ein Verdacht auf eine sympathische Reflexdystrophie läßt sich mit einem Sympathikusblock (S. 244) prüfen. Die Behandlung sollte aggressiv sein. Bei Patienten mit einer unheilbaren Krankheit, die nicht auf konservativere Methoden ansprechen, können neurolytische oder neuroablative Verfahren erforderlich sein.

Literatur

Carlsson CA, Persson K, Pelletieri L. Painful scars after thoracic and abdominal surgery. Acta Chir Scand 1985; 151:309.
Cousins MJ. Acute pain and the injury response: Immediate and prolonged effects. Reg Anesth 1989; 14:170.
Tasker RR, Dostrovsky JO.: In Wall PS, Melzack R, eds. Textbook of pain. 2nd ed. New York: Churchill Livingstone, 1989:154.
Ventafridda V, Tamburini M, De Conno F. Comprehensive treatment in cancer pain. In: Fields HL, Dubner R, Cervero F, eds. Advances in pain research and therapy. Vol 9. New York. Raven press, 1985:617.

Patient mit einem POSTTHORAKOTOMIE-SYNDROM

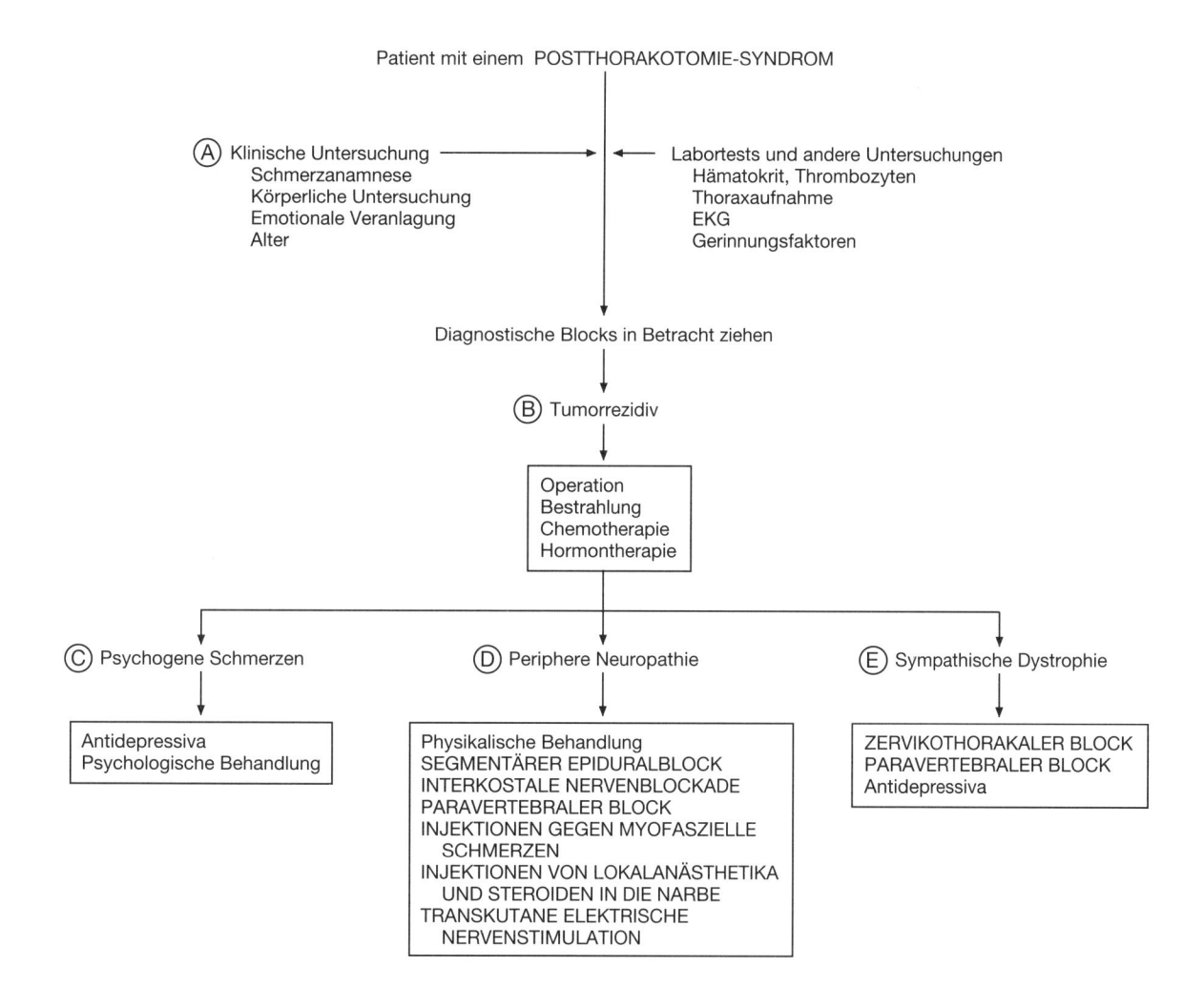

Ⓐ Klinische Untersuchung
- Schmerzanamnese
- Körperliche Untersuchung
- Emotionale Veranlagung
- Alter

Labortests und andere Untersuchungen
- Hämatokrit, Thrombozyten
- Thoraxaufnahme
- EKG
- Gerinnungsfaktoren

Diagnostische Blocks in Betracht ziehen

Ⓑ Tumorrezidiv

- Operation
- Bestrahlung
- Chemotherapie
- Hormontherapie

Ⓒ Psychogene Schmerzen

- Antidepressiva
- Psychologische Behandlung

Ⓓ Periphere Neuropathie

- Physikalische Behandlung
- SEGMENTÄRER EPIDURALBLOCK
- INTERKOSTALE NERVENBLOCKADE
- PARAVERTEBRALER BLOCK
- INJEKTIONEN GEGEN MYOFASZIELLE SCHMERZEN
- INJEKTIONEN VON LOKALANÄSTHETIKA UND STEROIDEN IN DIE NARBE
- TRANSKUTANE ELEKTRISCHE NERVENSTIMULATION

Ⓔ Sympathische Dystrophie

- ZERVIKOTHORAKALER BLOCK
- PARAVERTEBRALER BLOCK
- Antidepressiva

KOMPRESSIONSFRAKTURSCHMERZEN IM RÜCKEN

Diane Gilbert

A. Die Anamnese sollte eine genaue Beschreibung der Schmerzen, das Alter bei Eintreten der Menopause, die Medikationen und jegliche Anzeichen einer Endokrinopathie enthalten. Kreuzschmerzen sind das Hauptsymptom bei 90 % aller Patienten mit einer Altersosteoporose oder einer postmenopausalen Osteoporose. Kompressionsfrakturen treten häufig in Verbindung mit einem geringfügigen Trauma oder routinemäßigen, täglich ausgeführten Aktivitäten auf, wobei ein plötzliches Eintreten von häufig qualvollen Schmerzen, verbunden mit paraspinalen Muskelkrämpfen, zu beobachten ist. Rückenschmerzen strahlen häufig entlang des Rippenbogens des betroffenen Spinalnervs nach vorn aus; sie verschlimmern sich beim Stehen, Sitzen, Husten, Niesen oder dem Valsava-Versuch; und sie werden durch Bettruhe gelindert. Bei einer Tiefenpalpation und -perkussion über dem Wirbelkörper ist eine Schmerzempfindlichkeit zu beobachten, häufig jedoch nicht direkt über dem Dornfortsatz. Bei der Allgemeinuntersuchung muß besonders auf die Haltung, das Vorhandensein einer thorakalen Kyphose, Skoliose, die Beweglichkeit der Wirbelsäule, die Körperlänge (die Spannweite der Arme sollte gleich der Körpergröße sein) und Anzeichen eines Ileus (aufgrund einer reflektorischen sympathischen Hyperaktivität durch Irritation des sympathischen Grenzstrangs) geachtet werden. Eine sorgfältige Untersuchung auf neurologische Ausfälle, insbesondere auf Anzeichen eines Kaudasyndroms, ist zwingend erforderlich.

B. Der thorakolumbale Abschnitt der Wirbelsäule ist der Hauptbereich, in dem osteoporotische Frakturen auftreten, wobei die meisten sich zwischen dem T8 und L2 ereignen. Wenn in der Vorgeschichte ein Trauma dokumentiert ist, muß auf nicht aneinandergrenzende Frakturen geachtet werden. Es liegt eine Kompressionsfraktur vor, wenn die Höhe der symptomatischen Vertebra um ein Drittel niedriger ist als die der angrenzenden Vertebrae. Eine Computertomographie ermöglicht es, den Zustand der Hinterwand eines Wirbelkörpers sichtbar zu machen, wenn der Verdacht auf eine burst fracture vorliegt.

C. Eine Fraktur ist instabil, wenn, wie von Dennis beschrieben, zwei von drei Wirbelkörpern betroffen sind. Eine Kompressionsfraktur ist das Versagen der Vorderkante, wenn Druck ausgeübt wird. Wenn die Höhe des Wirbelkörpers mehr als 50 % der Höhe der angrenzenden Wirbel beträgt, ist die Fraktur gewöhnlich stabil; wenn sie jedoch weniger als 50 % beträgt, ist die Fraktur gewöhnlich aufgrund einer begleitenden traumatischen Kyphose oder einer Schädigung des hinteren Ligaments instabil. Der Schmerz, der in Verbindung mit einer instabilen Kompressionsfraktur auftritt, wird häufig durch eine richtige chirurgische Stabilisierung gelindert.

D. Osteoporose ist eines der häufigsten Skelettleiden der Welt und eine der häufigsten Ursachen für Schmerzen und Behinderungen, vor allem bei älteren Frauen. Bei den Patienten handelt es sich gewöhnlich um kleine, im Sitzen arbeitende, nullipare, postmenopausale weiße Frauen, die ihr Leben lang ungenügend mit Kalzium versorgt waren. Weitere Risikofaktoren sind helle Haare, Sommersprossen, Skoliose, ein gehäuftes Vorkommen von Osteoporose in der Familie, eine frühe Menopause, Immobilisation, Hypogonadismus, Denervierung eines peripheren Nervs oder eine Rückenmarkverletzung, Anorexia nervosa, chronischer starker Alkoholgenuß, Rauchen, die Anwendung bestimmter Medikamente (Heparin, Methotrexat, Antikonvulsiva, aluminiumhaltige Phosphatbinder, Schwermetalle). Eine körperliche Schonung kann zu einem nachhaltigen und schnellen Verlust der Skelettdichte führen, wie sie auch bei Astronauten in einer schwerelosen Umgebung zu beobachten ist.

E. Die routinemäßigen Laboruntersuchungen sollten ein vollständiges Blutbild, die Blutkörperchen-Senkungsgeschwindigkeit und eine Serumeiweißelektrophorese einschließen, um eine durch chronische Krankheiten bedingte Anämie, ein multiples Myelom, Leukämie und gutartige Knochenmarkerkrankungen auszuschließen. Es sollte außerdem eine endokrine Untersuchung vorgenommen werden, um den Parathormonspiegel und den Schilddrüsenhormonspiegel zu ermitteln. Es besteht ein Verdacht auf eine Osteomalazie, wenn eine allgemeine Myopathie, Schmerzen in den Knochen, Schmerzempfindlichkeit und symmetrische Markknochenfrakturen gegeben sind. Durch Messung der Kalziumspiegel im Serum und im Urin, der Phosphatspiegel, des alkalischen Phosphatasengehalts (kann nach einer akuten Fraktur oder bei Metastasen vorübergehend hoch sein), des Serumharnstoffs und des Gehalts an Vitamin D, kann eine Osteoporose von einer Osteomalazie unterschieden werden. Eine Thoraxaufnahme kann verborgene Metastasen und Rippenfrakturen zum Vorschein bringen. Ein Knochenscan kann herangezogen werden, um metastatische Krankheiten zu ermitteln und das Alter der Fraktur zu bestimmen.

(Fortsetzung auf S. 120)

```
Patient mit KOMPRESSIONSFRAKTURSCHMERZEN IM RÜCKEN
```

- (A) Anamnese
  Allgemeinuntersuchung
- (B) Röntgenaufnahme der Wirbelsäule
  (in zwei Ebenen)
  Computertomographie

↓

Kompressionsfraktur

- (C) **Instabil** → Überweisung an einen Chirurgen
- **Stabil** → (D) Beurteilung der Risikofaktoren für eine Osteoporose
- **Über T5 oder neurologische Defizite**
  Differentialdiagnose:
  Infektion
  Ostitis deformans
  Multiples Myelom
  Hyperthyreoidismus
  Hyperkalzämie
  Osteomalazie
  Lymphom
  Primärer
     Knochentumor

(E) Laboruntersuchungen:
   Vollständiges Blutbild,
   Senkungs-
      geschwindigkeit
   Serumeiweiß-
      elektrophorese
   Parathormonspiegel,
   Schilddrüsen-
      hormonspiegel
   Glukose
   Cortisol
   Kalzium
   Phosphor
   Alkalische Phosphatase
   Serumharnstoff
   Vitamin D
   Thoraxaufnahme
   Knochenscan

- **Pathologische Fraktur**
  - Primäre Ursachen → Chirurgische Resektion
  - Metastatisch → Bestrahlung Chemotherapie
- **Osteoporose**
  (Fortsetzung auf S. 121)

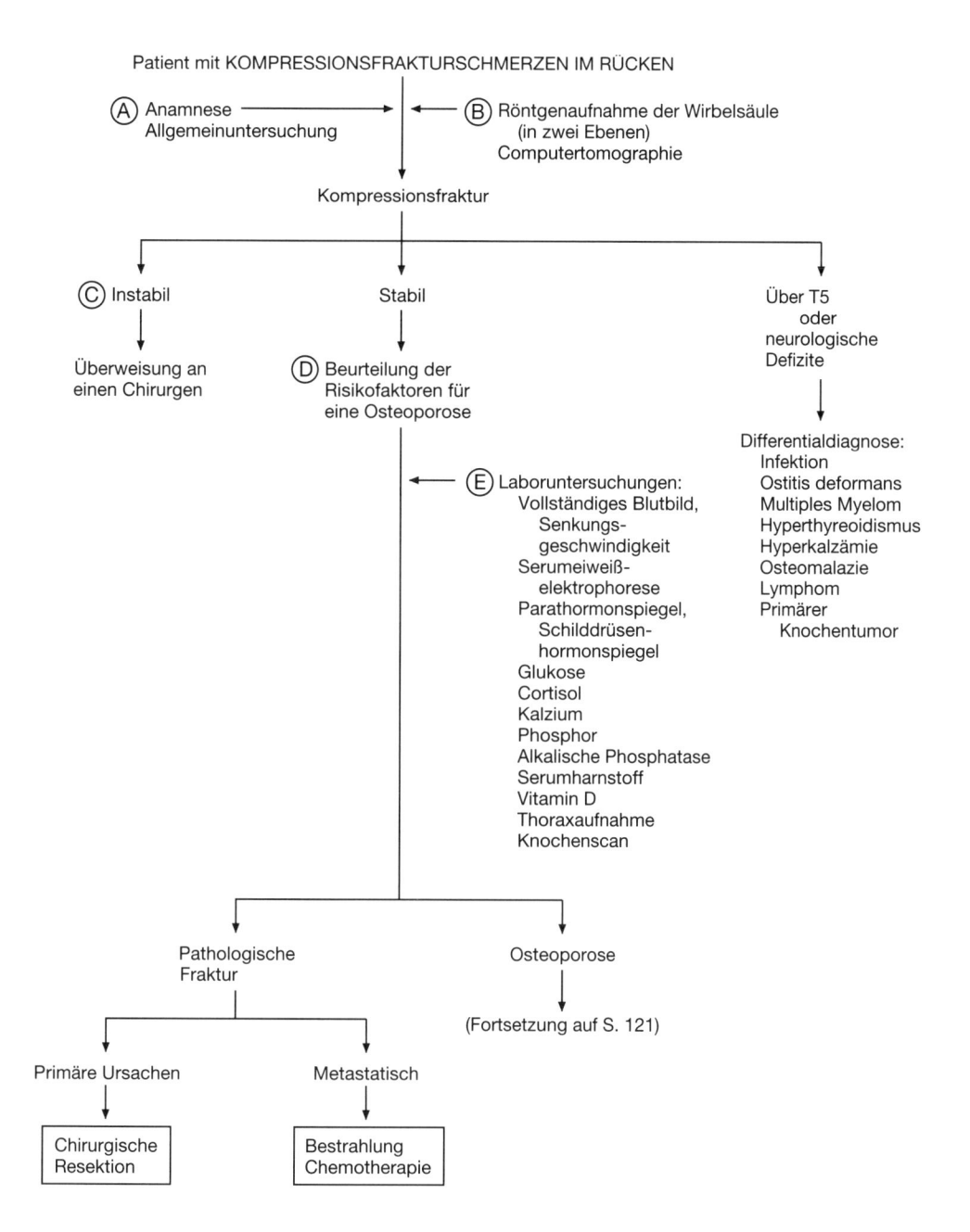

F. Wirbelsäulenschmerzen und ein Rückgang der Größe treten bei 25 % der 60jährigen auf; 70 % dieser Gruppe weisen jedoch röntgenologische Veränderungen infolge einer Osteoporose auf. Wirbelfrakturen sind bei 40 % aller Frauen über 70 Jahren zu beobachten. Häufig werden solche Wirbelfrakturen bei Routineuntersuchungen asymptomatischer Patientinnen ermittelt. Bei diesen Frauen besteht ein erhöhtes Risiko einer Schenkelhalsfraktur oder einer distalen Radiusfraktur. Aus diesem Grund sollte alles getan werden, um eine angemessene Ernährung, gewichtsbelastende Aktivitäten und eine richtige Behandlung des Rückens zu gewährleisten.

G. Selbst bei Patientinnen, die von einer schweren Osteopenie betroffen sind, verheilen Kompressionsfrakturen ungeachtet des Behandlungsverfahrens schnell. Die Bettruhe sollte nicht zu lange dauern, da eine Immobilisation zu einer weiteren Knochenresorption führen kann. Eine angemessene Schmerzlinderung vermindert die Muskelspasmen und sorgt für Mobilität.

H. Eine Regionalanalgesie, wie beispielsweise ein Epiduralblock, wird bei Patienten mit starken Schmerzen und Muskelspasmen, die nicht auf systemische Analgetika ansprechen, sowie für Patienten mit Herz- und/oder Atmungsstörungen empfohlen. Die Dauer der Immobilisation und das Risiko eines Ileus verringern sich (S. 238).

I. Extensionen oder isometrische Übungen sind zur Kräftigung der Rücken- und Bauchmuskulatur mit pektoralen Dehnungen und Atemgymnastik zu empfehlen. Flexionsübungen sind zu vermeiden, da sie weitere Kompressionsfrakturen verursachen können. Der Patient sollte immer wieder eine kurze Bettruhe einlegen. Er muß die richigen Rückentechniken beim Anheben und Beugen erlernen, um einen unnötigen kompressiven Druck auf die Wirbelsäule zu vermeiden. Schwimmen oder andere Übungen im Wasser sind zwar gut für die kardiovaskulären Funktionen, es wird dabei jedoch kein Gewicht getragen. Die Ätiologie von Stürzen sollte ebenfalls untersucht werden.

J. Stützkorsetts können erforderlich sein, um schmerzende Gelenke zu immobilisieren. Sie sollten benutzt werden, wenn sich der Patient in aufgerichteter Stellung befindet. Das Ziel besteht darin, mit der am wenigsten hinderlichen, leichtesten und am einfachsten zu tragenden Orthese eine Schmerzlinderung zu erzielen. Eine starre thorakolumbale Hyperextensionsorthese sorgt für eine externe Stützung, mindert den Flexionsdruck, verhindert eine kyphotische Haltung und ermöglicht eine bei weitem bequemere Mobilisierung. Diese Stützapparate sorgen für eine erhöhte Mobilisierung, tragen jedoch nicht zu einer Osteopenie bei. Dämpfende Schuheinlagen vermindern Erschütterungen.

K. Nach Ausheilen der Fraktur können sich chronische Schmerzen einstellen. Es ist vermutet worden, daß die lordotische Krümmung betont wird, um die verstärkte thorakale Kyphose auszugleichen, wodurch eine Belastung und Überanstrengung der paraspinalen Muskeln hervorgerufen wird. Ein lumbosakrales Korsett kann zur Stützung beitragen, während der Patient sich an die neue Haltung gewöhnt. Für Patienten mit einer chronischen Instabilität der Wirbel, die unter hartnäckigen Rückenschmerzen leiden und bei denen ein Instabilitätstest positiv ausgefallen ist, sollte ein umfassendes Programm zur Stärkung der paraspinalen Muskeln zusammengestellt werden.

L. Eine Osteoporose läßt sich wirksamer verhüten als behandeln. Die Verabreichung von Östrogen ist die wirksamste Einzelmaßnahme zur Vorbeugung gegen eine postmenopausale Osteoporose, es gibt jedoch Kontraindikationen und Nebenwirkungen. Calcitonin sollte am besten nur bei solchen Frauen angewandt werden, die nicht in der Lage sind, Östrogen einzunehmen, und bei denen eine Osteoporose und Wirbelfrakturen dokumentiert sind (im deutschsprachigen Raum vorwiegend zur Akuttherapie). Fluorid befindet sich noch im Versuchsstadium, die Anwendung läßt sich jedoch in bestimmten Fällen, in denen eine deutliche Morbidität aufgrund von Wirbelfrakturen gegeben ist, rechtfertigen.

Literatur

Barth R, Lane J. Osteoporosis. Orthop Clin North Am 1988; 19:845.

Bonica JJ, ed. The management of pain. 2nd ed. Philadelphia: Lea & Febiger, 1990.

Cohen I. Fractures of the osteoporotic spine. Orthop Clin North Am 1990; 21:143.

Denis F. Spinal instability as defined by the three-column spine concept in acute spinal trauma. Clin Orthop Rel Res 1984; 189:65.

Kaplan F. Osteoporosis: Pathophysiology and prevention. Clin Symp 1987.

Sinaki M. Exercise and osteoporosis. Arch Phys Med Rehabil 1989; 70:220-29.

Weinerman S, Bockman R. Medical therapy of osteoporosis. Orthop Clin North Am 1990; 21:109-24.

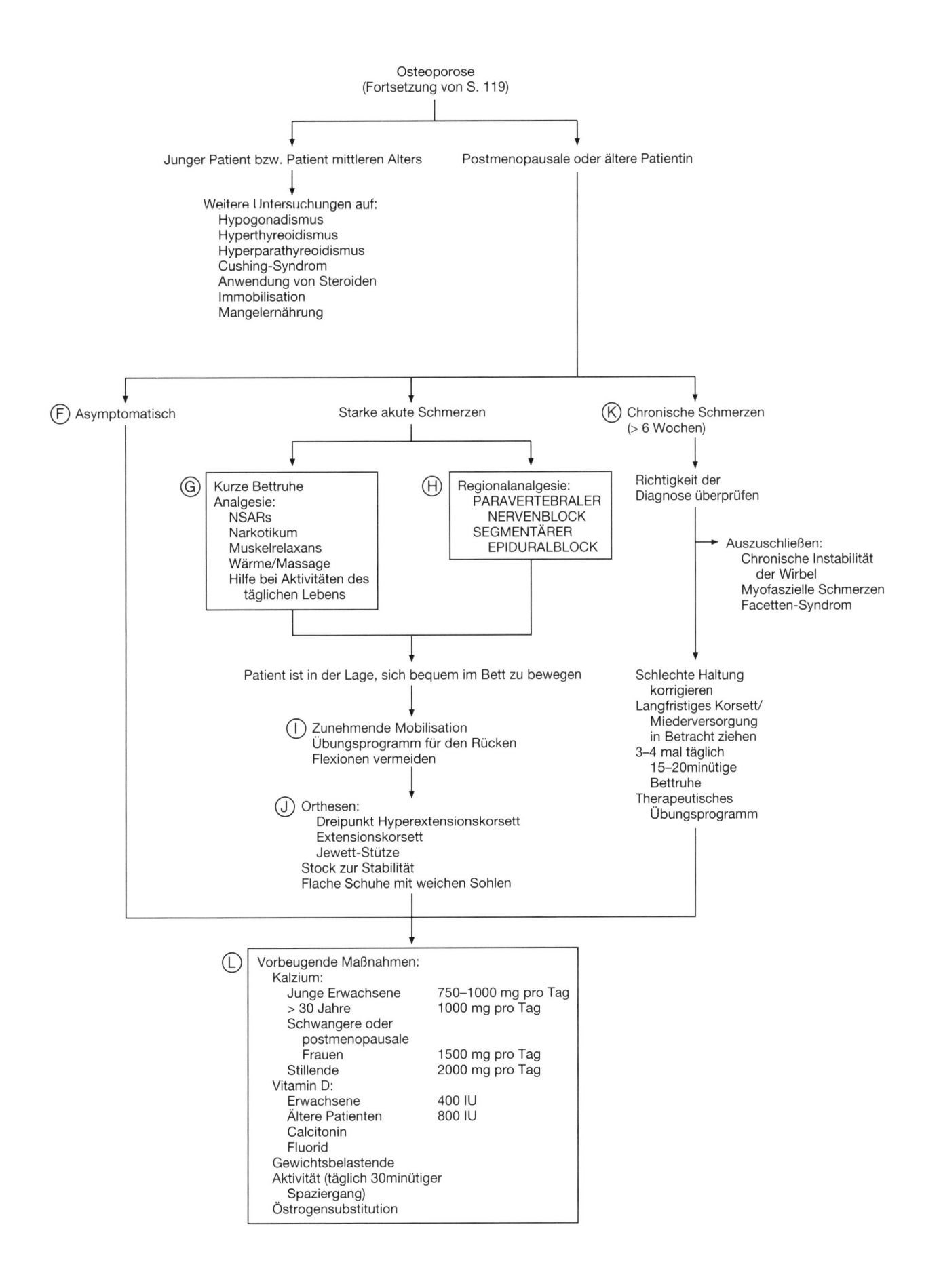

Osteoporose
(Fortsetzung von S. 119)

- Junger Patient bzw. Patient mittleren Alters
  - Weitere Untersuchungen auf:
    - Hypogonadismus
    - Hyperthyreoidismus
    - Hyperparathyreoidismus
    - Cushing-Syndrom
    - Anwendung von Steroiden
    - Immobilisation
    - Mangelernährung
- Postmenopausale oder ältere Patientin

Ⓕ Asymptomatisch

Starke akute Schmerzen

Ⓖ Kurze Bettruhe
Analgesie:
- NSARs
- Narkotikum
- Muskelrelaxans
- Wärme/Massage
- Hilfe bei Aktivitäten des täglichen Lebens

Ⓗ Regionalanalgesie:
PARAVERTEBRALER
NERVENBLOCK
SEGMENTÄRER
EPIDURALBLOCK

Patient ist in der Lage, sich bequem im Bett zu bewegen

Ⓘ Zunehmende Mobilisation
Übungsprogramm für den Rücken
Flexionen vermeiden

Ⓙ Orthesen:
- Dreipunkt Hyperextensionskorsett
- Extensionskorsett
- Jewett-Stütze
- Stock zur Stabilität
- Flache Schuhe mit weichen Sohlen

Ⓚ Chronische Schmerzen (> 6 Wochen)

Richtigkeit der Diagnose überprüfen

Auszuschließen:
- Chronische Instabilität der Wirbel
- Myofaszielle Schmerzen
- Facetten-Syndrom

- Schlechte Haltung korrigieren
- Langfristiges Korsett/ Miederversorgung in Betracht ziehen
- 3–4 mal täglich 15–20minütige Bettruhe
- Therapeutisches Übungsprogramm

Ⓛ Vorbeugende Maßnahmen:
Kalzium:
- Junge Erwachsene   750–1000 mg pro Tag
- > 30 Jahre   1000 mg pro Tag
- Schwangere oder postmenopausale Frauen   1500 mg pro Tag
- Stillende   2000 mg pro Tag

Vitamin D:
- Erwachsene   400 IU
- Ältere Patienten   800 IU
- Calcitonin
- Fluorid

Gewichtsbelastende Aktivität (täglich 30minütiger Spaziergang)
Östrogensubstitution

RÜCKENSCHMERZEN

Akute Kreuzschmerzen
Chronische Kreuzschmerzen
Lumbosakrale Nervenwurzelerkrankungen
Wirbelsäulenstenose

Wirbelsäulenversteifung
Syndrom der mißlungenen Laminektomie
Facettensyndrom
Schmerzen im Sakroiliakalgelenk

AKUTE KREUZSCHMERZEN

Jonathan P. Lester

Akute Kreuzschmerzen sind ein in den Industriegesellschaften weit verbreitetes Leiden. Die meisten Fälle heilen spontan aus und können mit Erfolg konservativ behandelt werden. Eine genaue Diagnose läßt sich aus der Anamnese und der Allgemeinuntersuchung ableiten. Labortests, Röntgenaufnahmen und elektrophysiologische Untersuchungen werden herangezogen, um die Diagnose zu bestätigen oder in schwierigen Fällen den Befund klarzustellen. Die Behandlungsstrategien bauen auf der Aufklärung des Patienten, auf Schmerzbewältigungsstrategien und den Möglichkeiten zur körperlichen Rehabilitation auf. Die Ziele der Behandlung liegen in einer frühzeitigen Wiederherstellung der funktionellen Tätigkeiten und einer Vorbeugung gegen chronische Rückenschmerzen.

A. Bei einer traumatischen Schädigung stellt sich die Frage, ob eine Wirbelsäulenfraktur vorliegt. Schäden, die auf Flexionen oder Drehungen zurückzuführen sind, können eine Schädigung der Bandscheiben hervorrufen, während eine sich ständig wiederholende Belastung oder eine plötzliche Überlastung in Streckstellung die hinteren Elemente einschließlich der Gelenkfacetten und der Pars interarticularis schädigen kann. Rückenschmerzen, die in die unteren Extremitäten ausstrahlen in Verbindung mit oder ohne neurologische Verluste, können auf eine Nervenwurzelkrankheit hindeuten, die sich als Folge eines Bandscheibenprolapses eingestellt hat. Rückenschmerzen, die mit systemischen Beschwerden (einschließlich Fieber, Gewichtsabnahme, Veränderungen in der Darm- oder Blasenfunktion, Nachtschmerzen oder morgendliche Steifheit) verbunden sind, lassen darauf schließen, daß möglicherweise ein Tumor, eine Infektion oder eine Spondylarthrose vorliegt, und sollten mit Hilfe geeigneter Laboruntersuchungen gründlich ausgewertet werden. Bei einer akuten Darm- oder Blasendysfunktion mit bzw. ohne Reithosenanästhesie oder Wurzelschmerzen besteht Verdacht auf ein Kaudasyndrom. Der Patient sollte in diesem Fall umgehend zur Abklärung an einen Neurochirurgen überwiesen werden.

B. Sind in der Krankengeschichte Wurzelschmerzen in Verbindung mit Anzeichen einer duralen Spannung (Beugung des gestreckten Beins, Lasègue-Zeichen) dokumentiert, deutet dies darauf hin, daß eine akute Nervenwurzelerkrankung als Folge eines Bandscheibenprolapses vorliegt. Eine konservative Behandlung, die NSARs, epidurale Injektionen und speziell ausgearbeitete physikalische Programme einschließt, löst die Symptome in den meisten Fällen. Tomographien (CT und MRT) und elektrophysiologische Tests (EMG und dermatomale somatosensible evozierte Potentiale) können die pathologischen Befunde bei solchen Patienten absichern, die nicht auf die konservative Behandlung ansprechen oder neurologische Defizite aufweisen. Patienten mit progressiven neurologischen Ausfällen sollten oder unstillbaren Schmerzen zu einer chirurgischen Behandlung überwiesen werden.

C. Akute Kreuzschmerzen, die nicht mit einer traumatischen Ätiologie, systemischen Symptomen, radikulären Beschwerden oder Anzeichen einer duralen Dehnung verbunden sind, deuten auf eine vereinzelte Weichteil- oder Gelenkätiologie hin. Ein myofaziales Schmerzsyndrom, das Piriformissyndrom, das Facettensyndrom und das Sakroiliakalgelenksyndrom sind leicht an dem jeweiligen besonderen anamnestischen Erscheinungsbild, der Reaktion auf provokative Belastungen bei der Allgemeinuntersuchung und der Reaktion auf diagnostische Injektionen zu erkennen. Eine konservative Behandlung hat in den meisten Fällen bei der Lösung der Symptome Erfolg. Bei einigen Patienten kann keine spezifische Diagnose gestellt werden. Da es keine passendere Bezeichnung gibt, wird bei diesen Patienten „diagnostiziert", daß sie unter einer unspezifischen starken Belastung der Kreuzgegend leiden. Sie werden konservativ behandelt.

D. Eine Knochenszintigraphie kann dazu beitragen, zwischen einer akuten Fraktur der Pars interarticularis und einer Spondylolisthesis zu unterscheiden. Akute Schädigungen der Pars erfordern eine Immobilisation und werden zur definitiven Behandlung an einen Orthopäden überwiesen. Rückenschmerzen, die als Begleiterscheinung einer Spondylolisthesis geringen Grades (Verschiebung < 50 %) auftreten, können auf konservative Weise behandelt werden. Rückenschmerzen, die sich zusammen mit einer hochgradigen Spondylolisthesis (> 50%) einstellen oder mit neurologischen Ausfällen verbunden sind, sollten von einem Orthopäden abgeklärt werden.

Literatur

Berhard T, Kirkaldy-Willis W. Recognizing specific characteristics of nonspecific low back pain. Clin Orthop 1987; 217:266.
Derby R. Diagnostic block procedures: Use in pain localization. Spine: State of the Art Reviews 1986; 1:47.
Hadler N. The patient with low back pain. Hosp Pract 1987; 22:17.
Saal J. Rehabilitation of sports-related lumbar spine injuries. Physical Medicine and Rehabilitation: State of the Art Reviews 1987; 1:42
Saal J. Diagnostic studies of industrial low back injuries. Top Acute Care Trauma Rehabil 1988; 2:31.
Warfield C. Facet syndrome and the relief of low back pain. Hosp Pract 23 (10A):41-42, 1988.

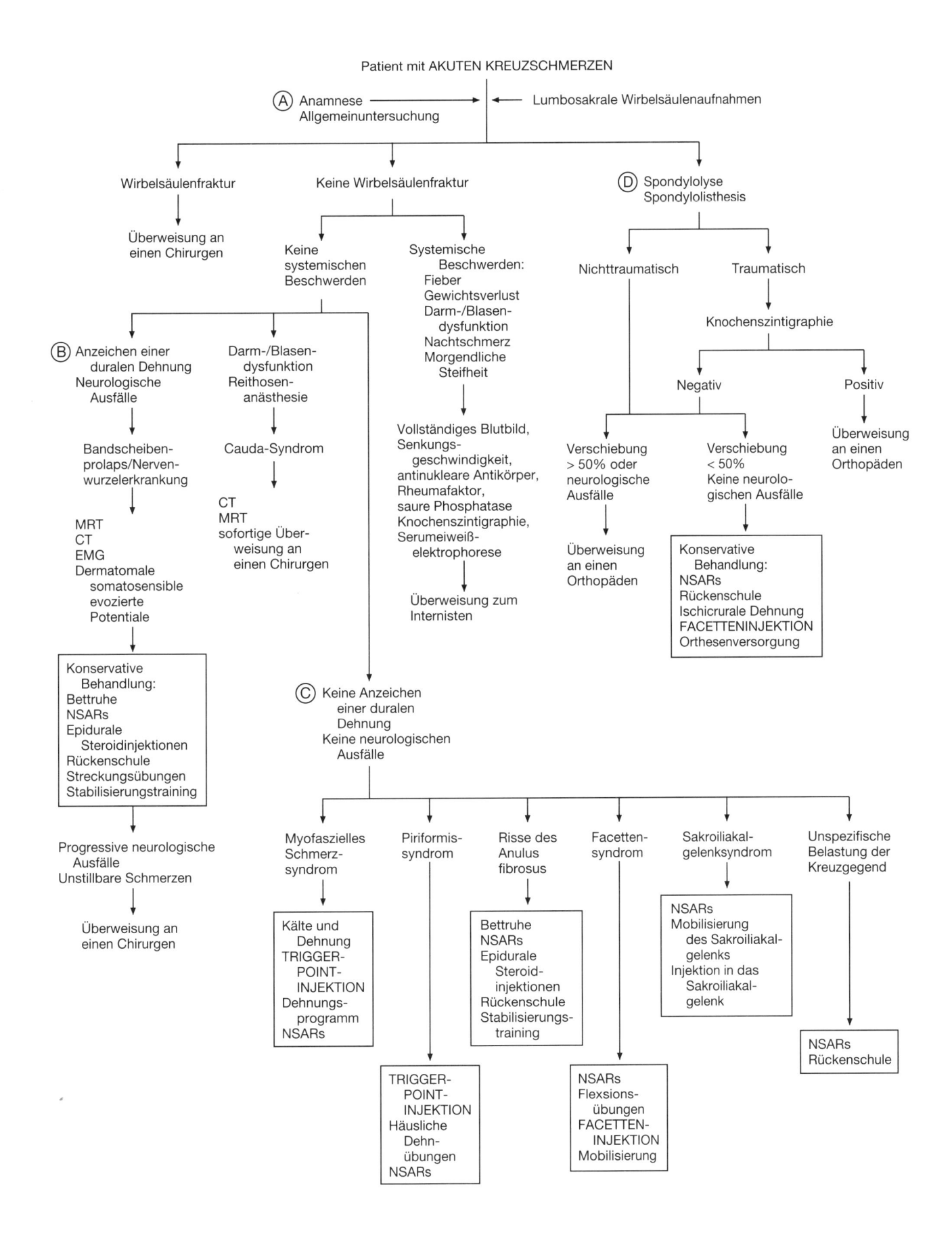

```
                                    Patient mit AKUTEN KREUZSCHMERZEN
                              Ⓐ Anamnese ──────────┴────────── Lumbosakrale Wirbelsäulenaufnahmen
                                 Allgemeinuntersuchung
```

- **Wirbelsäulenfraktur** → Überweisung an einen Chirurgen
- **Keine Wirbelsäulenfraktur**
  - Keine systemischen Beschwerden
  - Systemische Beschwerden: Fieber, Gewichtsverlust, Darm-/Blasendysfunktion, Nachtschmerz, Morgendliche Steifheit
    → Vollständiges Blutbild, Senkungsgeschwindigkeit, antinukleare Antikörper, Rheumafaktor, saure Phosphatase, Knochenszintigraphie, Serumeiweißelektrophorese → Überweisung zum Internisten
- Ⓓ **Spondylolyse / Spondylolisthesis**
  - Nichttraumatisch
    - Verschiebung > 50% oder neurologische Ausfälle → Überweisung an einen Orthopäden
    - Verschiebung < 50%, Keine neurologischen Ausfälle → Konservative Behandlung: NSARs, Rückenschule, Ischicrurale Dehnung, FACETTENINJEKTION, Orthesenversorgung
  - Traumatisch → Knochenszintigraphie
    - Negativ → (siehe nichttraumatisch)
    - Positiv → Überweisung an einen Orthopäden

Keine systemischen Beschwerden:

- Ⓑ **Anzeichen einer duralen Dehnung, Neurologische Ausfälle** → Bandscheibenprolaps/Nervenwurzelerkrankung
  - MRT, CT, EMG, Dermatomale somatosensible evozierte Potentiale
  - Konservative Behandlung: Bettruhe, NSARs, Epidurale Steroidinjektionen, Rückenschule, Streckungsübungen, Stabilisierungstraining
  - Progressive neurologische Ausfälle, Unstillbare Schmerzen → Überweisung an einen Chirurgen

- **Darm-/Blasendysfunktion, Reithosenanästhesie** → Cauda-Syndrom → CT, MRT, sofortige Überweisung an einen Chirurgen

- Ⓒ **Keine Anzeichen einer duralen Dehnung, Keine neurologischen Ausfälle**
  - **Myofaszielles Schmerzsyndrom**: Kälte und Dehnung, TRIGGER-POINT-INJEKTION, Dehnungsprogramm, NSARs
  - **Piriformissyndrom**: TRIGGER-POINT-INJEKTION, Häusliche Dehnübungen, NSARs
  - **Risse des Anulus fibrosus**: Bettruhe, NSARs, Epidurale Steroidinjektionen, Rückenschule, Stabilisierungstraining
  - **Facettensyndrom**: NSARs, Flexionsübungen, FACETTENINJEKTION, Mobilisierung
  - **Sakroiliakalgelenksyndrom**: NSARs, Mobilisierung des Sakroiliakalgelenks, Injektion in das Sakroiliakalgelenk
  - **Unspezifische Belastung der Kreuzgegend**: NSARs, Rückenschule

CHRONISCHE KREUZSCHMERZEN

John King

Es muß eine gründliche Beurteilung der unter chronischen Kreuzschmerzen leidenden Patienten erfolgen, um reversible Ursachen auszuschließen, obwohl die meisten dieser Patienten keine Krankheiten aufweisen, die nur pharmakologischen Interventionen oder chirurgischen Eingriffen zugänglich sind. Die Chronizität der Schmerzen führt zu körperlichen, sozialen und psychologischen Anpassungen, die sich im Krankheitsverhalten manifestieren können und es verstärken. Ein solches erlerntes Verhalten kann mit geeigneten Verstärkungen „abgewöhnt" werden, um eine verbesserte Funktion und ein gesundes Leben zu ermöglichen. Häufig ist ein Vorgehen im Team erforderlich, um sich der körperlichen, psychologischen und sozialen Faktoren anzunehmen, die sowohl die Leistungsfähigkeit beeinträchtigen als auch das Leiden dieser Patienten verstärken.

A. Narkotika und sedierende Muskelrelaxanzien bieten zwar wirksame kurzfristige Vorteile, sind jedoch aufgrund (1) ihrer eingeschränkten Wirksamkeit infolge einer Gewöhnung, (2) der Erzeugung einer Medikamentenabhängigkeit und (3) ihrer negativen Auswirkungen auf die Stimmung und das Wahrnehmungsvermögen keine nützlichen Hilfsmittel für die Bekämpfung chronischer Schmerzen. Diese unnötigen und wenig hilfreichen Medikationen lassen sich leicht innerhalb von 2-3 Wochen absetzen, wobei gewöhnlich kein Anstieg im Schmerzmuster oder der Schmerzintensität zu beobachten ist. Bei ambulanten Patienten ist es schwieriger, die Mittel abzusetzen; hier sind bei motivierten, kooperativen Patienten typischerweise 6-8 Wochen erforderlich.

B. Im Falle eines chronischen Schmerzsyndroms leidet der Patient über 6 Monate (gelegentlich auch weniger) unter Schmerzen. Dies führt zu Behinderungen und Problemen im physischen, psychologischen, sozialen und beruflichen Bereich. Es handelt sich dabei um ein erlerntes, dysfunktionales Anpassungsmuster, das eine Verhaltenstherapie erfordert, um die optimale Funktionsfähigkeit in allen Bereichen wiederherzustellen.

C. Trizyklische Antidepressiva, Antikonvulsiva und gelegentlich auch Phenotiazine, mit oder ohne NSARs, können sich als wirksame Medikationen zur Bekämpfung chronischer Schmerzen erweisen, sie erfordern jedoch eine gewisse Überwachung. Wenn ungewiß ist, ob ein Nutzen erzielt werden kann, sollte der Versuch jeweils nach 6 Monaten eingestellt werden (gewöhnlich in der Weise, daß man ihn über einen Zeitraum von 2 Wochen auslaufen läßt). Wenn sich die Schmerzen verstärken, ist die Behandlung wahrscheinlich unwirksam; wenn sich die Schmerzen verschlimmern, der Versuch aber in angemessener Weise durchgeführt wurde, sollte die Behandlung abgebrochen und ein Fehlschlag dokumentiert werden. Andere Medikationen, die weniger deutliche chronische Wirkungen haben, sich aber gelegentlich als hilfreich herausgestellt haben, sind unter anderem Mexilethin (oral verabreichte Medikation, ähnlich Lidocain) und Alprazolam (schwere Entwöhnung, selbst wenn es nicht gegen die Schmerzen hilft).

D. Die Behandlung sollte nicht mehr aus passiven Anwendungen, wie beispielsweise heißen Packungen, Massage oder einer Ultraschallbehandlung, bestehen, sondern aktive Verfahren beinhalten, die die Selbständigkeit und die Eigenständigkeit erhöhen: Übungen, Dehnungen, Selbstmotivation sowie die Planung von Arbeit, Ruhe und Erholung. Wenn keine aktiv oder progressiv zerstörend wirkenden Prozesse (z. B. Krebs) vorgefunden werden, sollte der Schmerz nicht als ein Signal dafür verstanden werden, sämtliche Aktivitäten einzustellen und sich vom Leben zurückzuziehen. Die funktionelle Perspektive bzw. das Rehabilitationsmodell, mit dem die Störungen behandelt werden, die durch den Schmerz verursacht werden, ist der vorteilhafteste Ansatz für eine Minderung des Leidens. Das Ziel besteht darin, eine erhöhte Aktivität zu erreichen, die Medikation herabzusetzen und ein Ansteigen der Schmerzen zu verhindern. Die Fähigkeit, mehr tun zu können, ohne daß die Schmerzen notwendigerweise stärker werden, trägt dazu bei, das Leiden zu vermindern. Der Leidensdruck kann auch mit einer begleitenden kognitiven Verhaltenstherapie minimiert werden.

E. Die Beruhigung von Patienten mit einem chronisch schmerzhaften Zustand erfordert einen erheblichen Zeitaufwand für eine erschöpfende Auswertung und Prüfung der Unterlagen und der Aufklärung des Patienten. Viele Schmerzpatienten denken, „noch nie hat mir jemand richtig zugehört". Sowohl die Psyche als auch der Körper sollten behandelt werden.

F. Rein psychogene Schmerzen sind selten vorzufinden. Das Fehlen klinischer Anzeichen und normal ausfallende Labor- und Röntgenuntersuchungen schließen nicht alle Ursachen physischer Schmerzen aus (z. B. chronische Bursitis, das Anfangsstadium einer Arthrose, Fibromyalgie). Wenn die Schmerzen darüber hinaus bei aktiver Betätigung, heimlichen Tests und Beobachtungen kein übereinstimmendes oder beständiges Muster aufweisen, sollten psychogene Ursachen oder motivationsbedingte Probleme verfolgt werden. Die meisten Patienten, die unter chronischen Schmerzen leiden, weisen sowohl ein körperliches Problem als auch dadurch bedingte pyschosoziale Veränderungen mit variierender prämorbider psychischer Stabilität auf.

(Fortsetzung auf S. 128)

```
                          Patient mit KREUZSCHMERZEN
                                     │
                    ┌────────────────┴────────────────┐
                Chronisch                      Akut oder subakut
                    │                                 │
                    │                            Siehe S. 124
        ┌───────────┴───────────┐
    Ⓐ Patient abhängig      Patient nicht von
      von Narkotika oder    Arzneimitteln
      Beruhigungsmitteln    abhängig
            │
    ┌───────┴────────┐
Patient nicht    Patient bereit,
bereit, die      die unnötige
unnötige         Medikation
Medikation       abzusetzen
abzusetzen
    │                │                          │
Mit Ⓗ fortfahren   Erschöpfende,         Bewertung
(S. 129)          vollständige          unvollständig
                  Bewertung                    │
                                        Alle indizierten
                                        Untersuchungen anordnen
```

- Ⓑ Keine chronisches Schmerzsyndrom zu beobachten
- Chronisches Schmerzsyndrom

- Beschwerden lassen sich nicht durch chirurgischen Eingriff oder andere Verfahren korrigieren Keine neoplastische Schäden
- Beschwerden sind durch operativen Eingriff oder anderes Verfahren zu korrigieren oder Keine neoplastische Schädigung

Ⓒ Absetzen des Narkotikums oder Beruhigungsmittels Versuch der Behandlung der chronischen Schmerzen

Überweisung an einen Chirurgen, Anästhesisten oder Onkologen

- Behindernde Schmerzen
- Schmerzen nicht behindernd

Aufklärung Beruhigung

- Patient nicht zufriedengestellt
- Ⓔ Patient zufriedengestellt

Patient entlassen

- Allgemeinuntersuchung und Tests negativ
- Allgemeinuntersuchung und/oder Tests positiv

- Ⓕ Kein physiologisches Schmerzmuster
- Physiologisches Schmerzmuster

Psychologische/ psychiatrische Untersuchung

- Angemessene konservative Behandlungsversuche am ambulanten Patient ausgeführt
- Konservative Behandlungsversuche der ambulanten Patienten nicht ausreichend

Ⓓ Aktives Programm, das zu Hause auszuführen ist

Funktion verbessert

Nachuntersuchungen in Abständen von 3–6 Monaten

- Erklärende Diagnose
- Ⓖ Keine erklärende Diagnose

Psychologische Behandlung Physikalische Behandlung nur als Begleitmaßnahme zur psychiatrischen Behandlung

Definition des Problems und des Schweregrades von der Motivation her

Häufigkeit der Nachuntersuchung nach Maßgabe des Psychiaters

(Fortsetzung auf S. 129)

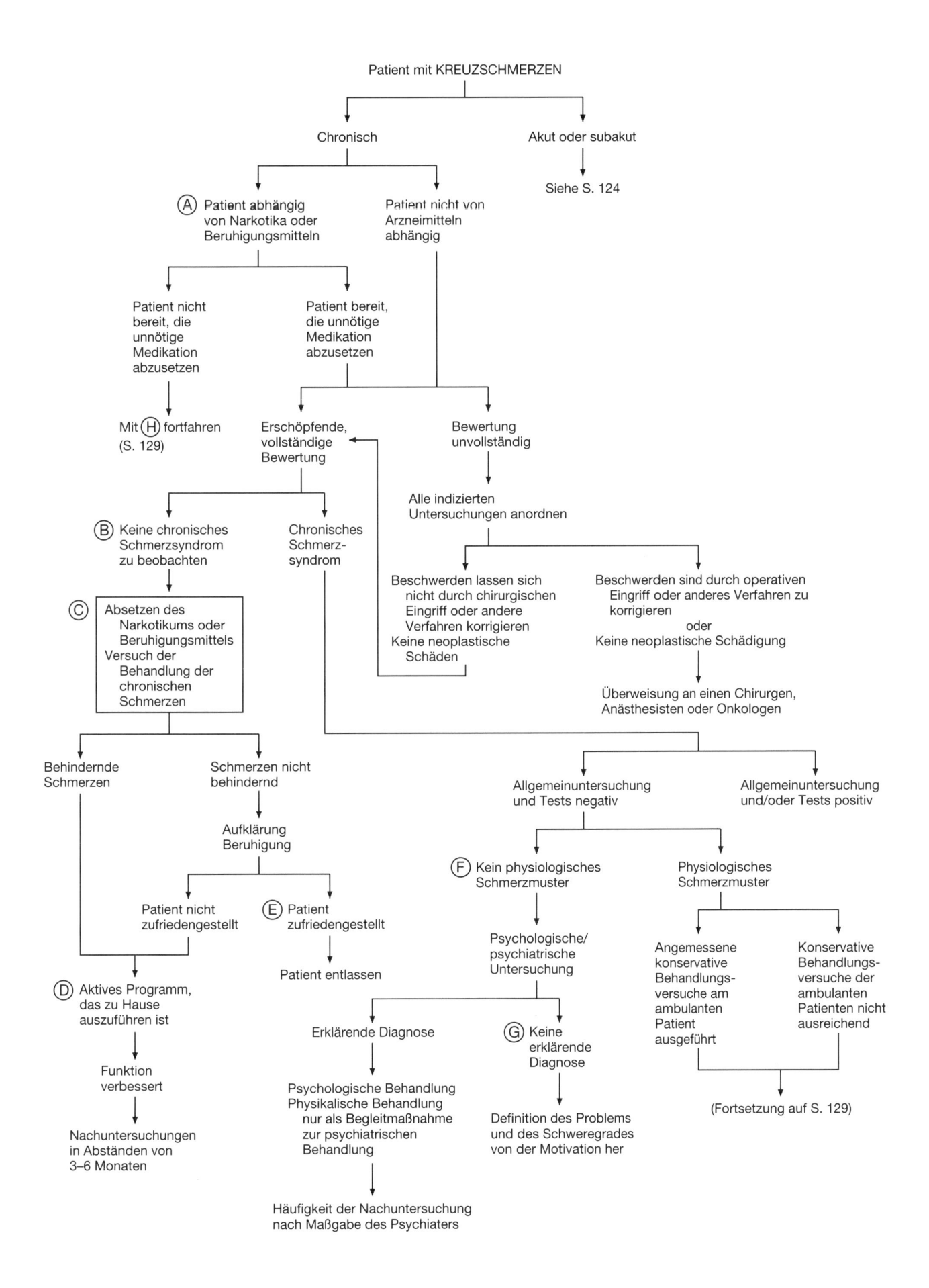

G. Wenn keine psychogenen Ursachen ermittelt werden können und keine offensichtlichen möglichen physischen Ursachen vorliegen, können Simulationen und sekundäre Krankheitsgewinne mit der herabgesetzten Funktionsfähigkeit in Zusammenhang stehen. Sofern keine stark antisoziale Persönlichkeit, Dementia oder unkontrollierte Schizophrenie zu beobachten ist, können Verhaltenstherapien und Programme für stationäre Patienten wirksam zur Verbesserung der Funktion beitragen.

H. Behandlungsprogramme für stationäre Patienten sollten keinesfalls dualistisch aufgebaut sein und einseitig nur körperliche oder psychische Faktoren in Betracht ziehen. Sie sollten die körperlichen, psychischen, sozialen, familiären, beruflichen und nichtberuflichen Aspekte der behindernden Schmerzen berücksichtigen.

I. Wenn die Patienten vernünftig untersucht werden, kommt es selten vor, daß medizinische Probleme das Fortschreiten der prämorbiden Fähigkeiten des Patienten ganz und gar verhindern. Ein unverändertes Schmerzmuster stellt keinen Grund dar, ein Rehabilitationsprogramm zu beenden, das die körperlichen Fähigkeiten steigert.

J. Ein für zu Hause zusammengestelltes Programm sollte am besten täglich ausgeführt werden, und es sollte aus weniger als sieben Übungen bestehen, die sich in weniger als 45 Minuten durchführen lassen.

K. Gegebenenfalls sollte alle 3 bis 12 Monate eine Nachuntersuchung vorgenommen werden, um die langfristige Wirksamkeit der Interventionen auszuwerten und zu verhindern, daß der Patient mehrere Ärzte konsultiert und eventuell unnötigerweise invasive Untersuchungen durchgeführt werden. Anfangs können bei Bedarf Nachuntersuchungen durchgeführt werden, um Sorgen zu zerstreuen, die mit der ersten Phase einer Rückkehr zu einem vollkommen aktiven Lebensstil verbunden sind. Die Nachuntersuchungen sollten dann jedoch in immer größeren Abständen erfolgen. Der Arzt, der den Patienten eingehend beurteilt und nachuntersucht hat, verfügt über die beste Ausgangsposition, um neu auftretende Schmerzen auswerten zu können. Für routinemäßige Nachuntersuchungen bietet der Aufsatz von Fordyce, „Ten Steps to Help Chronic Pain Patients", praktische Vorschläge:

1. Man geht davon aus, daß die Schmerzen der Patienten echt sind. Es muß festgestellt werden, warum die Patienten unter Schmerzen leiden, nicht, ob sie unter Schmerzen leiden.
2. Der Patient muß vor unnötigen invasiven Verfahren geschützt werden.
3. Die Behandlungsziele müssen realistisch sein. Der Arzt muß davon ausgehen, daß er eher behandeln als heilen kann.
4. Chronische Schmerzen müssen auf der Grundlage dessen, was die Patienten machen, nicht danach, was sie sagen, beurteilt werden.
5. Der Patient muß wissen, daß der Arzt der Experte ist, der sich mit den Medikationen und Behandlungsverfahren auskennt.
6. Die Behandlung des Patienten sollte auf orale, zeitabhängige Medikationen (nicht auf den Bedarfsfall) umgestellt werden.
7. Es sollten Übungen verordnet werden, die am Anfang nicht zu anstrengend sind, dann aber in einem vorgegebenen Tempo gesteigert werden.
8. Die Familie des Patienten muß informiert werden, damit sie die verstärkte Aktivität des Patienten fördert.
9. Der Arzt sollte seine Aufmerksamkeit stärker auf die Aktivitäten des Patienten als auf die Schmerzen richten. Er sollte sich danach erkundigen, was der Patient getan hat, nicht, wie er sich fühlt.
10. Der Patient soll dazu angeregt werden, sich mit angenehmen Aktivitäten zu beschäftigen. Jemand, der etwas Besseres zu tun hat, konzentriert sich weniger auf seine Schmerzen.

Literatur

Abramowicz M, ed. Alprazolam for panic disorder. Med Letter 1991; 33:3.

Bowsher D. Assessment of the chronic pain sufferer. Surg Rounds Orthop 1989; 3:70.

Fordyce WE, Fowler RS, Lehman JF, De Lateur BJ. Ten steps to help patients with chronic pain. Patient Care 1978; 12:263.

King JC, Kelleher WJ. The chronic patient syndrome. In: Walsh NE, ed. Rehabilitation of chronic pain. Phys Med Rehabil 1991; 5:168.

Linton SJ. Behavioral remediation of chronic pain.: A status report. Pain 1986; 24:125.

Lipman RS. Pharmacotherapy of anxiety and depression. Psychopharmacol Bull 1981; 171:91.

Loeser JO, Eyar KJ, eds. Managing the chronic pain patient. New York: Raven Press, 1989.

Mayer TG, Gatchel RJ, Mayer H, et al. A prospective two-year study of functional restoration in industrial low-back injury. JAMA 1987; 258:1763.

Vlok GJ, Hendrix MRG. The lumbar disc: Evaluating the causes of pain. Orthopedics 1991; 14:419.

(Fortsetzung von S. 127)

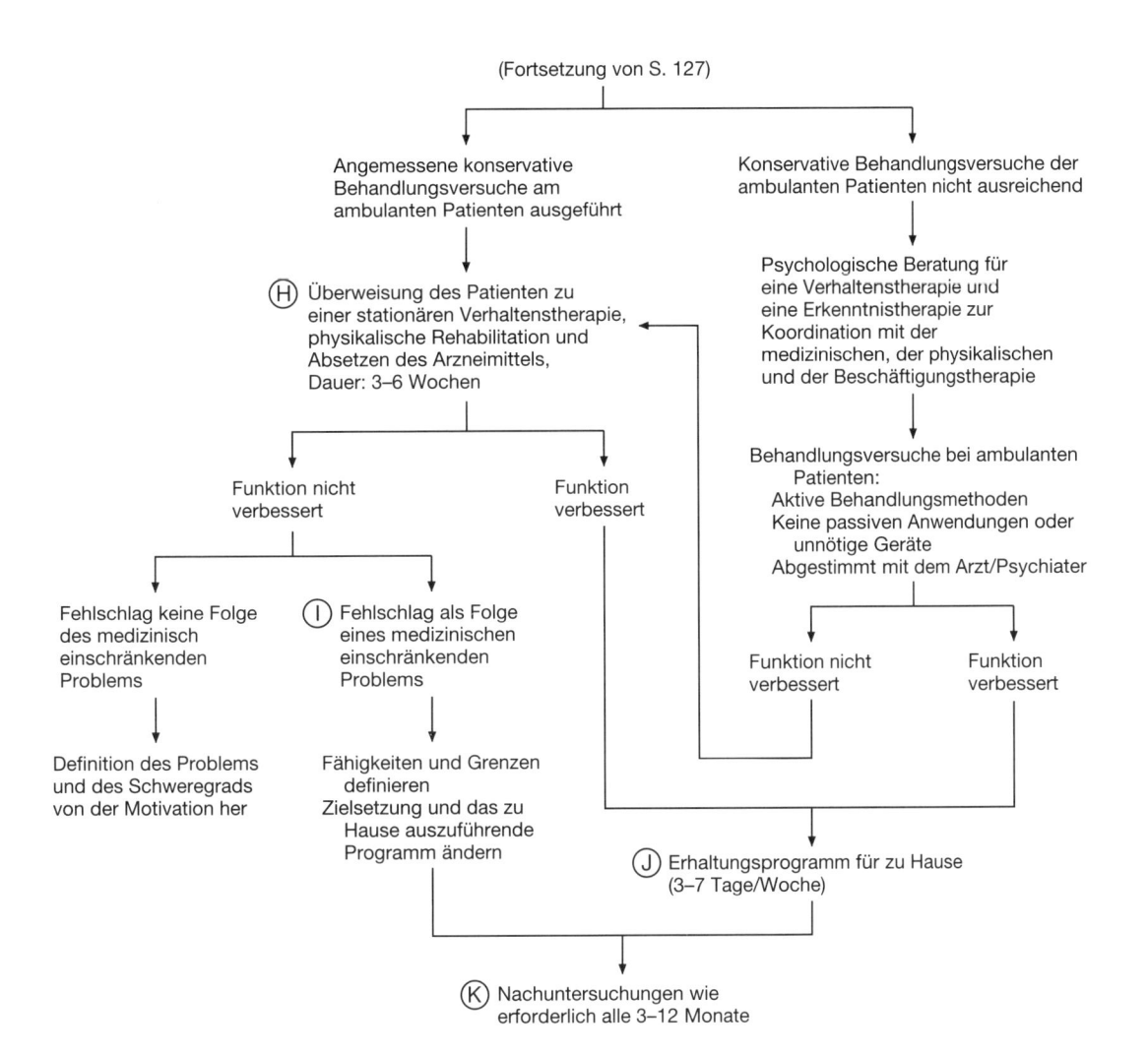

```
                              │
              ┌───────────────┴───────────────┐
              ▼                               ▼
   Angemessene konservative          Konservative Behandlungsversuche der
   Behandlungsversuche am            ambulanten Patienten nicht ausreichend
   ambulanten Patienten ausgeführt
              │                               │
              ▼                               ▼
   (H) Überweisung des Patienten zu   Psychologische Beratung für
       einer stationären Verhaltens-  eine Verhaltenstherapie und
       therapie, physikalische        eine Erkenntnistherapie zur
       Rehabilitation und             Koordination mit der
       Absetzen des Arzneimittels,    medizinischen, der physikalischen
       Dauer: 3–6 Wochen              und der Beschäftigungstherapie
                                              │
                                              ▼
                                      Behandlungsversuche bei ambulanten
                                      Patienten:
                                        Aktive Behandlungsmethoden
                                        Keine passiven Anwendungen oder
                                          unnötige Geräte
                                        Abgestimmt mit dem Arzt/Psychiater
```

- **(H)** Überweisung des Patienten zu einer stationären Verhaltenstherapie, physikalische Rehabilitation und Absetzen des Arzneimittels, Dauer: 3–6 Wochen

Funktion nicht verbessert / Funktion verbessert

- Fehlschlag keine Folge des medizinisch einschränkenden Problems
- **(I)** Fehlschlag als Folge eines medizinischen einschränkenden Problems

Definition des Problems und des Schweregrads von der Motivation her

Fähigkeiten und Grenzen definieren
Zielsetzung und das zu Hause auszuführende Programm ändern

Funktion nicht verbessert / Funktion verbessert

- **(J)** Erhaltungsprogramm für zu Hause (3–7 Tage/Woche)

- **(K)** Nachuntersuchungen wie erforderlich alle 3–12 Monate

129

LUMBOSAKRALE NERVENWURZELERKRANKUNGEN

Jonathan P. Lester

Der Verdacht auf eine lumbosakrale Nervenwurzelerkrankung ist eine der häufigsten Diagnosen bei Patienten mit Kreuzschmerzen. Sie liegt nahe, wenn die Patienten über Schmerzen, sensorische Störungen, Schwäche und Reflexveränderungen in einem radikulären Muster klagen. Die meisten lumbosakralen Nervenwurzelerkrankungen betreffen die L5- bzw. S1-Wurzeln. Röntgenaufnahmen können die strukturelle Ätiologie definieren, während elektrophysiologische Untersuchungen zur Untersuchung des Schweregrades und der spezifischen Eigenschaften der Wurzelbeschwerden eingesetzt werden. Viele Ursachen einer lumbosakralen Nervenwurzelerkrankung können erfolgreich mit konservativen Maßnahmen behandelt werden.

A. Die Beurteilung einer lumbosakralen Nervenwurzelerkrankung sollte mit einer umfassenden Anamnese, einer Allgemeinuntersuchung und in den meisten Fällen auch mit einem kompletten Satz von Röntgenaufnahmen des lumbosakralen Wirbelsäulenabschnitts beginnen.

B. Ein akutes Einsetzen der Symptome nach einem Wirbelsäulentrauma läßt darauf schließen, daß möglicherweise eine Wirbelsäulenfraktur mit Schädigungen der Nervenwurzeln, der Cauda equina oder des Rückenmarks vorliegt. Wenn ein starker Verdacht auf eines dieser Probleme besteht oder wenn Leeraufnahmen eine Fraktur zeigen, muß der Patient umgehend für weitere Untersuchungen an einen Spezialisten für Wirbelsäulenchirurgie überwiesen werden.

C. Eine akute lumbosakrale Nervenwurzelerkrankung in Verbindung mit einem Flexions-Rotations-Schaden ist meistens auf einen Bandscheibenprolaps zurückzuführen. Die meisten Fälle können mit einem Programm aus konservativen Maßnahmen behandelt werden. Patienten mit unstillbaren Schmerzen oder progressiven neurologischen Ausfällen sollten zur Beurteilung an einen Chirurgen überwiesen werden.

D. Die durch eine Einklemmung peripherer Nerven verursachten Neuropathien der unteren Extremitäten können einer lumbosakralen Nervenwurzelerkrankung sehr ähnlich sehen (pseudoradikuläre Symptomatik). Zur Diagnosestellung werden elektrodiagnostische Untersuchungen zusammen mit peripheren Nervenblocks und selektiven Nervenwurzelblocks eingesetzt. Die meisten Fälle lassen sich mit peripheren Nervenblocks oder einer Neurolyse erfolgreich lösen.

E. Wirbelsäulenstenose ist eine häufige Ursache monoradikulärer und polyradikulärer Krankheiten. Die Stenose kann entweder den zentralen Teil des Wirbelkanals umfassen und sich durch polyradikuläre Symptome oder das Kaudasyndrom zu erkennen geben, oder sie kann den lateralen Teil des Kanals betreffen, wobei sich isolierte monoradikuläre Symptome zeigen. Die Symptome werden gewöhnlich durch Aktivitäten in Streckstellung verschlimmert. Röntgenaufnahmen des lumbosakralen Wirbelsäulenabschnitts lassen häufig eine sklerotische Hypertrophie und eine Subluxation der Gelenkfacetten sowie eine Verengung des interlaminären Raums erkennen. Eine definitive Diagnose kann unter Anwendung eines CT gestellt werden. EMGs und dermatomale somatosensorische Reizpotentiale können das Ausmaß der neurologischen Störungen definieren. Viele konservative Maßnahmen können die Schwere der Symptome mindern. Oft ist jedoch ein chirurgischer Eingriff erforderlich, um die fixierte Knochenläsion anzugehen (S. 132).

F. Eine Spondylolisthesis oder degenerative Pseudolisthese kann eine laterale Wirbelsäulenstenose und eine sich daraus ergebende Nervenwurzelerkrankung verursachen. Anhand von Aufnahmen des lumbosakralen Wirbelsäulenabschnitts kann ein solcher anatomischer Defekt schnell erkannt werden. Mit EMGs und dermatomalen somatosensorischen Reizpotentialen kann die Schwere der neurologischen Beschwerden festgestellt werden. Eine konservative Behandlung kann versuchsweise angewandt werden, häufig ist jedoch ein chirurgischer Eingriff erforderlich.

G. Eine Herpes-zoster-Infektion kann lokalisierte Wurzelentzündungen zur Folge haben. In den meisten Fällen weisen die Patienten Schmerzen, eine Schwäche und sensorische Verluste im gleichen radikulären Versorgungsgebiet auf, in denen sich die Hautläsionen befinden. Die Dauer der Virusinfektion und die Schwere der klinischen Symptome müssen auf ein Minimum reduziert werden und – bei Patienten über 50 Jahren – muß einer postherpetischen Neuralgie (S. 48) vorgebeugt werden.

H. Eine diabetisch bedingte Polyneuropathie ist ein häufiger Befund im Zusammenhang mit chronischen lumbosakralen Nervenwurzelerkrankungen. Die Toxizität, die sich aus dem anomalen Glukosestoffwechsel ergibt, kann eine Anfälligkeit peripherer Nerven für Schädigungen an den Stellen auslösen, an denen häufig Einklemmungen vorkommen, wie zum Beispiel den neuralen Foramina. Außerdem kann eine diabetisch bedingte Polyneuropathie eine lokalisierte Mononeuritis (wobei in den meisten Fällen der Nervus femoralis betroffen ist) verursachen, die einer Nervenwurzelerkrankung sehr ähnlich sehen kann. Die Diagnose einer lumbosakralen Nervenwurzelerkrankung als Begleiterscheinung einer diabetisch bedingten Polyneuropathie wird gestellt, indem eine Untersuchung des Serumglukosestoffwechsels mit EMGs und Nervenleitungsuntersuchungen erfolgt. Eine gewisse Besserung läßt sich durch die verbesserte Einstellung des Glukosespiegels erzielen (S. 56).

I. Ein Rückenmark- oder Knochentumor kann zunächst in Form einer lumbosakralen Nervenwurzelerkrankung auftreten. Nachtschmerzen, Schmerzen, die sich nicht durch Ruhe lindern lassen, oder Schmerzen, die sich in Rückenlage verschlimmern, sollten die Aufmerksamkeit des Arztes wecken und zu einer gründlichen Untersuchung auf eine solche Läsion veranlassen.

J. Metabolische Knochenleiden, wie beispielsweise M. Paget Ostitis deformans, können radikuläre Schmerzen verursachen, wenn eine umfangreiche Umformung des Knochens eine Stenose des Wirbelkanals hervorruft. Röntgenaufnahmen des lumbosakralen Wirbelsäulenabschnitts lassen hyperostotische Wirbel erkennen, und ein Überblick über das Skelett bringt eine Krümmung der Tibia sowie eine Größenzunahme des Schädels zutage. Diese Patienten sollten für eine weitere Beurteilung und zur Behandlung an den entsprechenden Facharzt überwiesen werden.

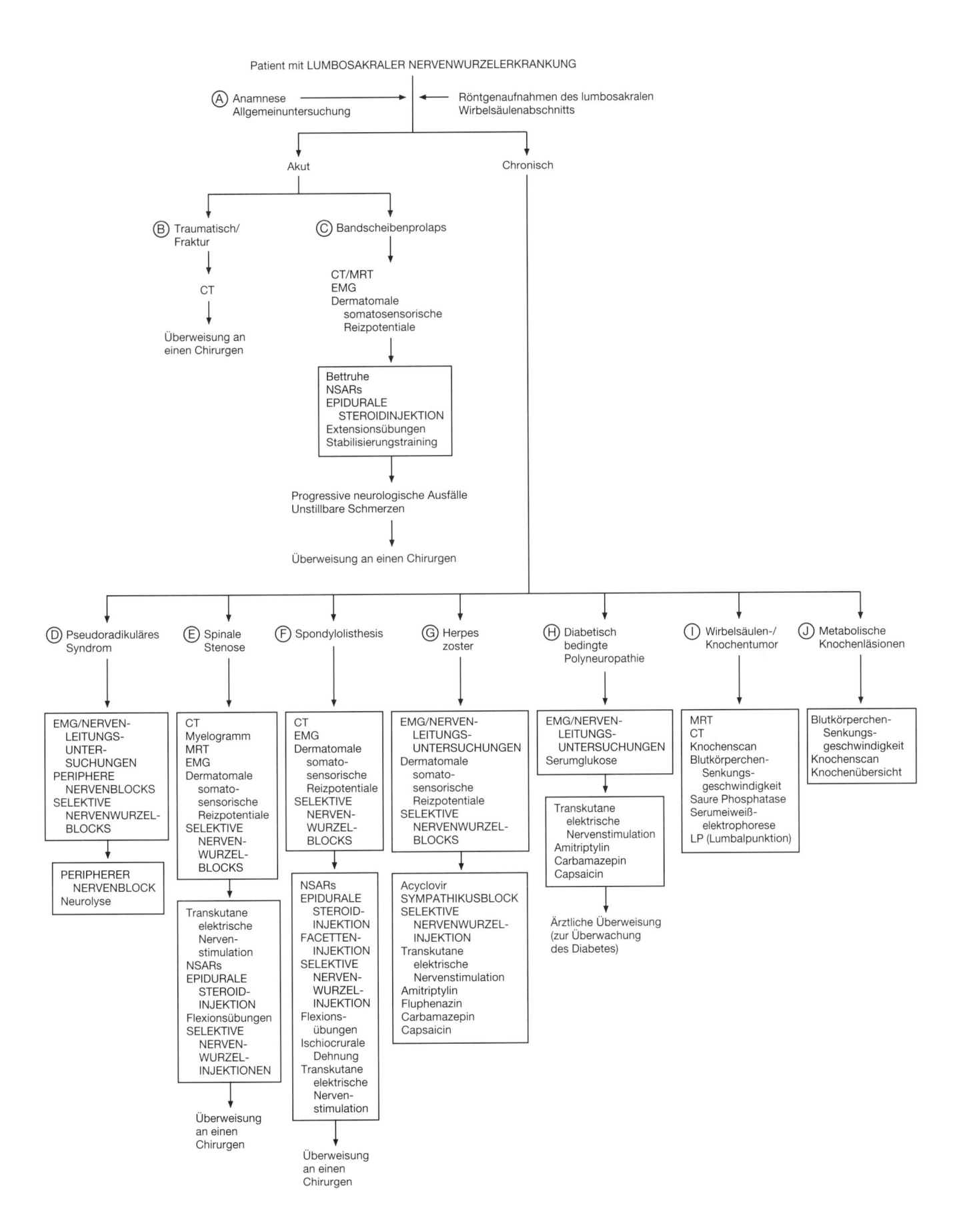

Patient mit LUMBOSAKRALER NERVENWURZELERKRANKUNG

- (A) Anamnese / Allgemeinuntersuchung → ← Röntgenaufnahmen des lumbosakralen Wirbelsäulenabschnitts

Akut

- (B) Traumatisch/Fraktur
  - CT
  - Überweisung an einen Chirurgen

- (C) Bandscheibenprolaps
  - CT/MRT
  - EMG
  - Dermatomale somatosensorische Reizpotentiale

  | Bettruhe |
  | NSARs |
  | EPIDURALE STEROIDINJEKTION |
  | Extensionsübungen |
  | Stabilisierungstraining |

  Progressive neurologische Ausfälle
  Unstillbare Schmerzen

  Überweisung an einen Chirurgen

Chronisch

- (D) Pseudoradikuläres Syndrom
  - EMG/NERVEN-LEITUNGS-UNTERSUCHUNGEN
  - PERIPHERE NERVENBLOCKS
  - SELEKTIVE NERVENWURZEL-BLOCKS

  - PERIPHERER NERVENBLOCK
  - Neurolyse

- (E) Spinale Stenose
  - CT
  - Myelogramm
  - MRT
  - EMG
  - Dermatomale somatosensorische Reizpotentiale
  - SELEKTIVE NERVEN-WURZEL-BLOCKS

  - Transkutane elektrische Nervenstimulation
  - NSARs
  - EPIDURALE STEROID-INJEKTION
  - Flexionsübungen
  - SELEKTIVE NERVEN-WURZEL-INJEKTIONEN

  Überweisung an einen Chirurgen

- (F) Spondylolisthesis
  - CT
  - EMG
  - Dermatomale somatosensorische Reizpotentiale
  - SELEKTIVE NERVENWURZEL-BLOCKS

  - NSARs
  - EPIDURALE STEROID-INJEKTION
  - FACETTEN-INJEKTION
  - SELEKTIVE NERVEN-WURZEL-INJEKTION
  - Flexionsübungen
  - Ischiocrurale Dehnung
  - Transkutane elektrische Nervenstimulation

  Überweisung an einen Chirurgen

- (G) Herpes zoster
  - EMG/NERVEN-LEITUNGS-UNTERSUCHUNGEN
  - Dermatomale somatosensorische Reizpotentiale
  - SELEKTIVE NERVENWURZEL-BLOCKS

  - Acyclovir
  - SYMPATHIKUSBLOCK
  - SELEKTIVE NERVENWURZEL-INJEKTION
  - Transkutane elektrische Nervenstimulation
  - Amitriptylin
  - Fluphenazin
  - Carbamazepin
  - Capsaicin

- (H) Diabetisch bedingte Polyneuropathie
  - EMG/NERVEN-LEITUNGS-UNTERSUCHUNGEN
  - Serumglukose

  - Transkutane elektrische Nervenstimulation
  - Amitriptylin
  - Carbamazepin
  - Capsaicin

  Ärztliche Überweisung (zur Überwachung des Diabetes)

- (I) Wirbelsäulen-/Knochentumor
  - MRT
  - CT
  - Knochenscan
  - Blutkörperchen-Senkungsgeschwindigkeit
  - Saure Phosphatase
  - Serumeiweiß-elektrophorese
  - LP (Lumbalpunktion)

- (J) Metabolische Knochenläsionen
  - Blutkörperchen-Senkungsgeschwindigkeit
  - Knochenscan
  - Knochenübersicht

WIRBELSÄULENSTENOSE

Susan J. Dreyer

Eine Wirbelsäulenstenose ist die Verengung des Wirbelkanals in lateraler (apophysärer) oder anteroposteriorer (laminarer) Richtung, woraus sich lateral eine Kompression der Spinalwurzeln bzw. anteroposterior eine Kompression der Cauda equina ergibt. Eine solche Verengung kann sich an jedem Punkt der Wirbelsäule zwischen dem Okziput und dem Os sacrum einstellen. Es können asymptomatische Röntgenbefunde vorliegen. Der Ursprung der Stenose kann angeboren oder erworben sein; in den meisten Fällen wird sie jedoch durch eine Arthrosis deformans verursacht. Sie tritt im typischen Fall im fünften Lebensjahrzehnt ein, obwohl bei Patienten, die unter einer vollkommenen Stenose leiden (anteroposteriorer Durchmesser des Wirbelkanals < 10 mm), bereits im dritten Lebensjahrzehnt eine Wirbelsäulenstenose zum Vorschein kommen kann. Es bestehen weiterhin kontroverse Auffassungen im Hinblick auf die Behandlung; dies trifft vor allem auf die zeitliche Festlegung einer Operation und das anzuwendende Verfahren zu. Die aktuelle Fachliteratur läßt darauf schließen, daß die degenerative laterale Stenose nicht so ubiquitär ist, wie ursprünglich angenommen wurde.

A. Zu den klassischen Symptomen zählen Kreuzschmerzen und Schmerzen in den Beinen, vor allem beim Stehen, Gehen oder Überdehnen. Die Schmerzen und Parästhesien in den unteren Extremitäten werden durch Flektieren der Wirbelsäule gelindert. Anders als bei einer vaskulären Claudicatio ist es schwerer vorauszusagen, wann eine solche Pseudoclaudatio eintritt. Es dauert außerdem länger, bis sie nachläßt, und sie ist nicht durch längeres Stehen zu lindern. Allgemeinuntersuchungen ergeben einen kräftigen peripheren Puls (sofern nicht gleichzeitig eine Gefäßkrankheit vorliegt) und minimale Anzeichen einer ischiatischen Spannung, beispielsweise beim Anheben des gestreckten Beins. Symptome einer zervikalen Stenose können in Form einer Myelopathie mit Schwäche, Atrophie, Hyperreflexie und Spastik vorliegen.

B. Röntgenübersichtsaufnahmen zeigen gewöhnlich eine Spondylolyse mit einem Rückgang der Bandscheibenhöhe, Osteophyten und einer Sklerose der Gelenkfacetten. Computertomographien, Myelographien und Kernspinresonanztomographien können die Läsion weiter umreißen, obwohl bei einer Myelographie weiter entfernte laterale Stenosen häufig übersehen werden. Die degenerative lumbale Stenose betrifft in den meisten Fällen das L4/5-Facettengelenk. Im Hals ist meistens die C5/6-Ebene betroffen. Klinische Entscheidungen können nicht auf isolierten Röntgenbefunden aufbauen. Jede Röntgenuntersuchung hat ihre Grenzen; bei der Myelographie ist zum Beispiel eine falsch-negative Quote von 10 % bis 25 % dokumentiert. Elektrodiagnostische Tests, wie beispielsweise Elektromyographie und somatosensorische Reizpotentiale, können ebenfalls bei der Lokalisierung mithelfen.

C. Viele der Beschwerden sind vermutlich auf gleichzeitig vorhandene Weichteilstörungen zurückzuführen, die in aggressiver Weise behandelt werden sollten.

D. Es muß sowohl die Ursache der Wirbelsäulenstenose als auch die betroffene Region ermittelt werden, um die Behandlung besser festlegen zu können. Eine Wirbelsäulenstenose, die als Folge einer Arthrosis deformans eintritt, spricht auf Calcitonin an, andere Erscheinungsformen der Wirbelsäulenstenose dagegen nicht. Das jeweilige Operationsverfahren wird durch die zugrundeliegende Störung bestimmt.

E. Bei den meisten Patienten sollte man es zunächst mit einer aggressiven konservativen Behandlung versuchen, die unter anderem Behandlungen wie Dehnungsübungen, Rückenschule und die Anwendung von NSARs umfaßt. Die besten Ergebnisse lassen sich in einem multidisziplinären Team erzielen, das sich auf die Wiederherstellung der Leistungsfähigkeit des Patienten konzentriert.

F. Epiduralblocks mit oder ohne Steroide können dazu beitragen, die Notwendigkeit eines chirurgischen Eingriffs aufzuschieben. Dies trifft besonders bei älteren Patienten mit Ischialgien zu.

G. Selektive Nervenwurzelblocks helfen dabei, die symptomatischen Ebenen zu diagnostizieren, da sich auf Röntgenaufnahmen häufig Stenosen erkennen lassen, die sich über mehrere Ebenen ausbreiten. Indem chirurgische Dekompressionen auf die symptomatischen Ebenen begrenzt werden, wird die iatrogene Instabilität auf ein Minimum reduziert.

H. Ein operativer Eingriff ist bei den Patienten indiziert, bei denen eine schwerwiegende neurologische Beteiligung vorliegt, wie beispielsweise eine deutliche oder progressive Muskelschwäche. Ein neurogener Darm oder eine neurogene Blase erfordert eine sofortige Dekompression der Cauda equina, um irreversible Schäden zu verhindern. Operative Eingriffe sollten bei den Patienten in Betracht gezogen werden, bei denen es nicht gelungen ist, mit der konservativen Behandlung eine Schmerzlinderung herbeizuführen. Die Hauptziele eines operativen Eingriffs bei einer Wirbelsäulenstenose bestehen darin, eine ausreichende Dekompression und eine ausreichende Stabilität herbeizuführen.

Literatur

Hopp E, ed. Spine: State of the Art Reviews, spinal stenosis. Vol. 2, no. 3. Philadelphia: Hanley & Belfus, 1987.

Lispon SJ, Branch WT. Low back pain. In: Branch W. Office practice of medicine. 2nd ed. Philadelphia: WB Saunders, 1987:875.

Loeser JD, Bigos SJ, Fordyce WE, Volinn EP. Low back pain. In: Bonica JJ, ed. The management of pain. 2nd ed. Philadelphia: Lea & Febiger, 1990:1468.

Wood GW. Other disorders of the spine. In: Crenshaw AH, ed. Campbell's operative orthopaedics. St. Louis: CV Mosby, 1987:3347.

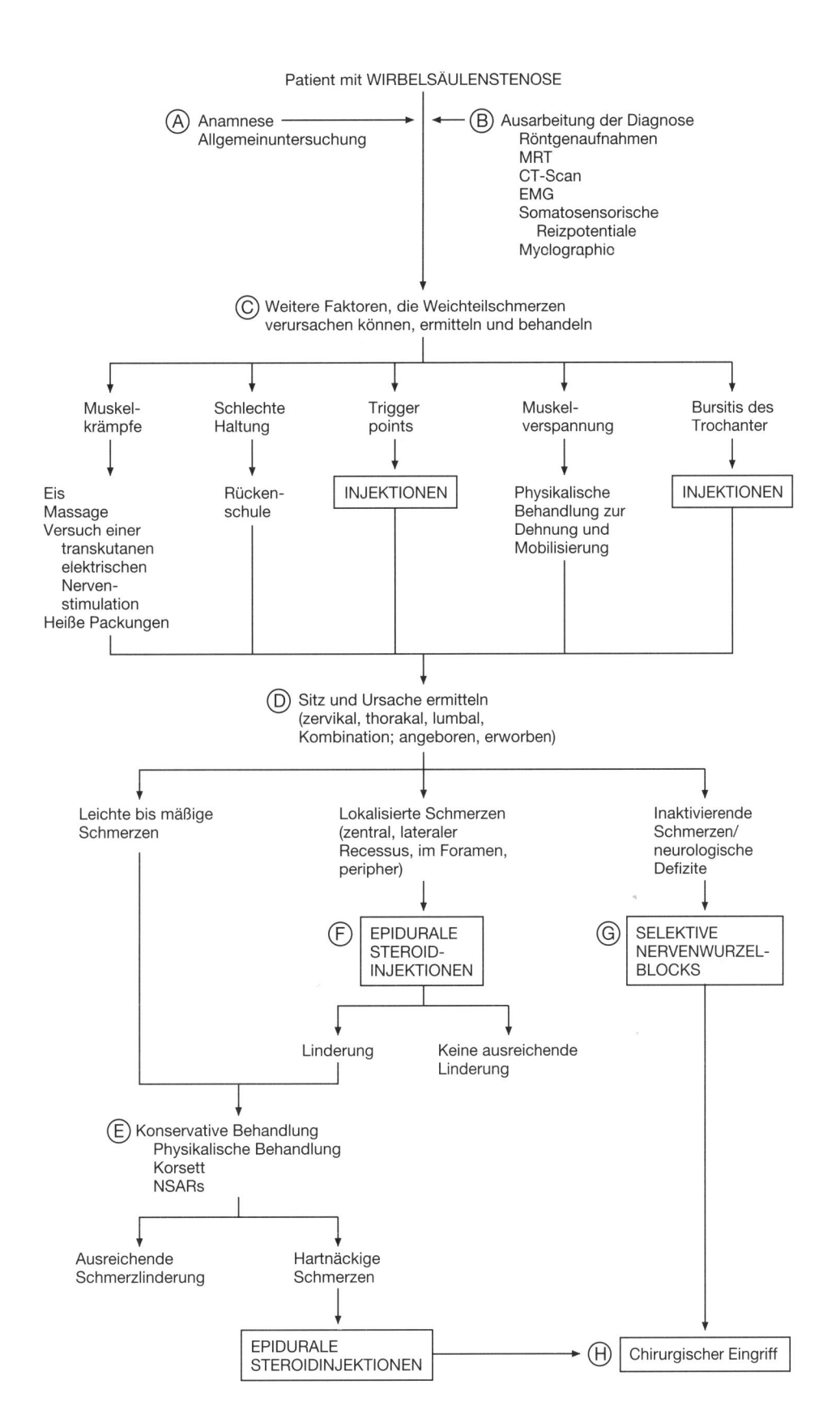

Patient mit WIRBELSÄULENSTENOSE

- (A) Anamnese
  Allgemeinuntersuchung
- (B) Ausarbeitung der Diagnose
  Röntgenaufnahmen
  MRT
  CT-Scan
  EMG
  Somatosensorische Reizpotentiale
  Myelographie

(C) Weitere Faktoren, die Weichteilschmerzen verursachen können, ermitteln und behandeln

Muskelkrämpfe	Schlechte Haltung	Trigger points	Muskelverspannung	Bursitis des Trochanter
Eis
Massage
Versuch einer transkutanen elektrischen Nervenstimulation
Heiße Packungen	Rückenschule	INJEKTIONEN	Physikalische Behandlung zur Dehnung und Mobilisierung	INJEKTIONEN

(D) Sitz und Ursache ermitteln (zervikal, thorakal, lumbal, Kombination; angeboren, erworben)

- Leichte bis mäßige Schmerzen
- Lokalisierte Schmerzen (zentral, lateraler Recessus, im Foramen, peripher)
- Inaktivierende Schmerzen/ neurologische Defizite

(F) EPIDURALE STEROID-INJEKTIONEN

(G) SELEKTIVE NERVENWURZEL-BLOCKS

- Linderung
- Keine ausreichende Linderung

(E) Konservative Behandlung
Physikalische Behandlung
Korsett
NSARs

- Ausreichende Schmerzlinderung
- Hartnäckige Schmerzen

EPIDURALE STEROIDINJEKTIONEN → (H) Chirurgischer Eingriff

WIRBELSÄULENEINSTEIFUNG

Ellen Leonard

Bei neunzig Prozent aller Patienten, die unter Wirbelsäuleneinsteifung (Marie-Strümpell-Krankheit, Bechterew-Krankheit) leiden, einer seronegativen Spondylarthropathie, die überwiegend junge Männer befällt, fällt ein Test auf das HLA-B27-Antigen positiv aus.

A. Bei Patienten unter 40 Jahren, die über schleichend einsetzende Rückenschmerzen klagen, die sich morgens verschlimmern, sollte die Diagnose einer Spondylarthropathie in Betracht gezogen werden. Es sollte sorgfältig eine Anamnese aufgenommen werden, wobei die Aufmerksamkeit vor allem auf folgendes gerichtet werden sollte: die Häufigkeit von Psoriasis in der Familie, die Anamnese einer vorherigen Uveitis und Prostatitis und Symptome wie Gewichtsverlust, Müdigkeit, Unwohlsein, morgendliche Steifheit und Schmerzen in der vorderen Thoraxregion. Bei der umfassenden Allgemeinuntersuchung sollte der Beweglichkeit der Wirbelsäule (Schober-Methode), Schmerzen in den Sakroiliakalgelenken und dem Brustumfang besondere Aufmerksamkeit gewidmet werden.

B. Die Labordaten sollten die Senkungsgeschwindigkeit (BSG) und das Vorhandensein bzw. Fehlen des HLA-B27-Antigens einschließen. Die Senkungsgeschwindigkeit kann, muß jedoch nicht erhöht sein, während das HLA-B27-Antigen bei 90 % der Patienten mit dieser Krankheit vorzufinden ist. Röntgenaufnahmen sind unerläßlich. Die Befunde können von einer „Verwischung" der Sakroiliakalgelenke bis zur Bambusstabwirbelsäule reichen. Die New Yorker Kriterien teilen die Röntgenaufnahmen in die Klassen 0 bis IV ein.

C. Im Verlauf der Krankheit treten drei Phasen des Schmerzes auf:

I. Phase: Das Anfangsstadium der sakroiliakalen Entzündung wird häufig als Hüftschmerz beschrieben und häufig irrtümlich als Ischias bezeichnet. Die Schmerzen wecken den Patienten nachts und lassen nach, nachdem er bzw. sie aufgestanden ist und sich bewegt hat.

II. Phase: Das chronische mittlere Stadium der Krankheit ist durch morgendliche Steifheit gekennzeichnet, die sich bis zum Nachmittag bessert. Viele Patienten leiden außerdem unter Schmerzen mechanischen Ursprungs in der vorderen Thoraxregion.

III. Phase: Im Endstadium der Krankheit weisen die Patienten keine morgendliche Steifheit und Schmerzen auf, leiden jedoch weiter unter dumpfen interskapularen Nackenschmerzen und Kreuzschmerzen. Wenn die Patienten diese Phase erreicht haben, weisen sie bereits eine starre Wirbelsäule und eine dorsale Kyphose auf. Wenn diese Patienten unter starken fokalen Schmerzen leiden, besteht Verdacht auf eine Pseudarthrose.

D. Die Behandlung einer Wirbelsäuleneinsteifung baut auf zwei Ansätzen auf: Zum einen wird darauf abgezielt, die Schmerzen zu lindern, zum anderen wird angestrebt, die Deformität abzubauen und die Funktionsfähigkeit aufrechtzuerhalten. Eine Strahlentherapie wird nicht mehr angewandt, da sie das Risiko einer Leukämie mit sich bringt. Die pharmakologische Behandlung besteht aus der Verabreichung von NSARs. Die Wahl sollte dabei vorrangig auf Indometachin fallen (25–50 mg, 3- bis 4mal täglich). Die andere traditionelle Wahlmöglichkeit, Phenylbutazon, birgt das Risiko einer Knochenmarkaplasie in sich. Es können auch andere NSARs verwendet werden. Der zweite Behandlungsansatz umfaßt eine physikalische Therapie und Anleitung. Die Patienten sollten angewiesen werden, auf einer festen Matratze ohne Kissen zu schlafen. Die Übungen zielen darauf ab, eine Kyphose zu verhindern und die Beweglichkeit, die Motilität und die Lungenfunktion zu erhalten. Die Patienten sollten Extensionsübungen, Aufwärmübungen für den Morgen und Beweglichkeitsübungen erlernen. Sie sollten Übungen zur Ausdehnung des Brustkorbs ausführen, um einschränkende Lungenkrankheiten zu vermeiden und allgemeine Ausdaueraktivitäten betreiben.

E. In den letzten Stadien der Krankheit kann sich bei den Patienten eine schmerzhafte Pseudarthrose entwickeln, die mittels einer Immobilisation behandelt werden sollte. Die Patienten müssen lernen, welche Ruhestellung und Körperhaltung sie einnehmen sollten, um die starke Belastung der Halsmuskeln zu verringern. Bei einigen Patienten kann ein operativer Eingriff mit dem Ziel einer vertebralen Keilresektion indiziert sein.

Literatur

Calliet R. Low back pain syndrome. Philadelphia: FA Davis, 1986:197.
Delisa J, ed. Rehabilitation medicine: Principles and practices. Philadelphia: JB Lippincott, 1988:726.
Good A. The pain of ankylosing spondylitis. Am J Med 1986; 80:118.
Kottke F, Lehmann JF. Krusen's handbook of physical medicine and rehabilitation. 4th ed. Philadelphia: WB Saunders, 1990:631.
Rodnan G. Primer on the rheumatic diseases. Atlanta: Arthritis Foundation, 1983:85.

Patient mit SAKROILIAKALEN SCHMERZEN;
Verdacht auf eine WIRBELSÄULENEINSTEIFUNG

- (A) Anamnese
  Allgemeinuntersuchung
  (Schober-Methode)
- (B) Sakroiliakale Tests
  Röntgenaufnahmen
  Laboruntersuchungen

Patient wacht nachts mit Schmerzen auf
Morgendliche Steifheit
Schmerzen in der vorderen Thoraxregion
Anamnese einer Uveitis oder Prostatitis
Gewichtsverlust, Müdigkeit
Eingeschränkte lumbale Beweglichkeit
Verringerter Brustumfang
Positive Ergebnisse der sakroiliakalen
 Tests, der Röntgenaufnahmen und
 der Laboruntersuchungen

Anamnese, Allgemeinuntersuchung
und Laboruntersuchungen deuten
nicht auf Wirbelsäuleneinsteifung hin

Beurteilung anderer Ursachen für die
Rückenschmerzen fortsetzen

(C) Wirbelsäuleneinsteifung

- I. Phase (Anfangsstadium)
- II. Phase (mittleres Stadium)
- III. Phase (Endstadium)

(D) Behandlung

Symptomatisch:
Indomethacin
Phenylbutazon

Unterweisung und Therapie:
Richtige Schlafhaltung
Extensionsübungen
Übungen zur Ausdehnung
 des Brustkorbs
Allgemeine Konditionierung
Motilität

(E) Immobilisation
Operativer Eingriff

SYNDROM DER MISSLUNGENEN LAMINEKTOMIE

Mark E. Romanoff

Das Syndrom der mißlungenen Laminektomie ist kein alleinstehendes Krankheitsbild. Knochenanomalien (Spondylisthesis, Pseudoarthrose), Gelenkprobleme (Facettenarthropathie, degenerative Gelenkerkrankungen), Muskelveränderungen (myofasziales Schmerzsyndrom, Atrophie), neurale Störungen (Einwirkung auf die Nervenwurzel, Arachnoiditis, Deafferentierung) und psychologische Schwierigkeiten (Depression, Kompensation/Prozeß) können bei diesem schwer zu behandelnden Syndrom eine Rolle spielen. Es sind unterschiedliche Anzeichen und Symptome zu beobachten, je nachdem, welcher Faktor im Vordergrund steht. Für operative Eingriffe mit dem Ziel einer Laminektomie ist eine Fehlschlagquote von 40 % angegeben worden, wenn die präoperative Diagnose Fragen offengelassen hat. Eine Fehlschlagrate von 10–15 % mit daraus resultierenden Schmerzen und einer eingeschränkten Beweglichkeit ist häufiger zu beobachten.

Die Behandlung des Syndroms der mißlungenen Laminektomie muß dem einzelnen Patienten angepaßt werden. Die Erfolgsquote ist gering und erreicht in den meisten Untersuchungen keine 50 %. Das Syndrom der mißlungenen Laminektomie wird durch einen unangemessenen chirurgischen Eingriff, Komplikationen bei der Operation und durch den Patienten bedingte Faktoren erzeugt. Es sind von der American Academy of Orthopedic Surgeons und der Association of Neurological Surgeons strenge Richtlinien hinsichtlich der Indikationen für Rückenoperationen angenommen worden, um dazu beizutragen, unangemessene operative Eingriffe zu vermeiden.

A. Eine umfassende Anamnese ist erforderlich. Sie sollte unter anderem vorangegangene chirurgische Diagnosen, die Anzahl und Art vorangegangener Operationen, die Verwendung von Medikationen und das Ausmaß der Behinderung erfassen. Die Arbeitsumgebung und die häusliche Umgebung sollte ausgewertet werden. Es sollte eine psychologische Untersuchung vorgenommen werden. Um ein gutes Ergebnis zu erzielen, ist ein umfassender Behandlungsplan erforderlich, der all diese Faktoren berücksichtigt. Eine gründliche Allgemeinuntersuchung, die auch eine detaillierte neurologische Untersuchung einschließt, sollte dazu beitragen, einen vorläufigen diagnostischen Verdacht zu bestätigen oder zu widerlegen. Sie kann auch dazu herangezogen werden, um den Fortschritt zu verfolgen. Provokationstests, mit denen Beschwerden ausgelöst werden (Anheben des gestreckten Beins; sitting root test; Lasègue-Zeichen; Palpieren der Muskeln, Ligamente und Gelenke), sind wichtige Elemente der Allgemeinuntersuchung. Diese Allgemeinuntersuchung kann wertvolle Informationen liefern und erweckt außerdem in den Patienten das beruhigende Gefühl, daß aktiv nach den Ursachen des Problems gesucht wird. Es sollte eine umfassende Suche nach einem myofazialen Schmerzsyndrom (S. 46) vorgenommen werden, das gewöhnlich neben fast allen Diagnosen des Syndroms einer mißlungenen Laminektomie besteht. Eine frühzeitige Behandlung kann viele Symptome lindern und einen rascheren Therapieerfolg ermöglichen. Ein differenzierender Sakralblock und/oder ein Thiopentaltest kann dazu beitragen, den Ursprung der Schmerzen zu ermitteln.

B. Die diagnostischen Untersuchungen konzentrieren sich bei diesen Patienten auf mechanische Ursachen für die Schmerzen. Andere pathologische Zustände sollten dabei jedoch nicht übersehen werden. Die Anamnese, die Allgemeinuntersuchung, die Labortests und Röntgenverfahren sollten verwendet werden, um wichtige Diagnosen auszuschließen, wie beispielsweise Osteomyelitis, Wirbelsäulentumore, Ostitis deformans, Hämachromatose sowie von den Nieren, dem Pankreas oder der Aorta abdominalis ausstrahlende Schmerzen.

C. Die konservative Behandlung sollte bald nach der anfänglichen Anamneseaufnahme und der Allgemeinuntersuchung beginnen. Die meisten Patienten haben es zum Zeitpunkt der Auswertung bereits mit NSARs versucht oder nehmen NSARs. Es sollte ein angemessener Versuch mit NSARs über einen Zeitraum von mindestens 8 Wochen ausgeführt werden, bevor die Medikationen gewechselt oder abgesetzt werden. Wenn eine Klasse der NSARs keine Wirkung zeigt, sollte sie durch eine andere Klasse ersetzt werden. Antidepressive Medikationen können depressive Symptome und Schlafstörungen mindern und die Schmerzgrenze beeinflussen. Bei der Wahl des Antidepressivums sollten die Nebenwirkungen des Medikaments, das medizinische Profil des Patienten und sein psychischer Zustand berücksichtigt werden (s. S. 182). Narkotische Medikationen sind gewöhnlich nicht von Nutzen und sollten abgesetzt werden. Die physikalische Behandlung und/oder die Beschäftigungstherapie sollte begonnen werden. Eine zunehmende Aktivität kann dazu beitragen, das erlernte Verhalten des Patienten umzukehren sowie den Tonus und die Beweglichkeit der Muskeln zu verbessern. Transkutane elektrische Nervenstimulationen können häufig wirksam die Schmerzen verringern, die durch ein myofaziales Schmerzsyndrom, degenerative Gelenkerkrankungen und Nervenwurzelreizungen verursacht werden. Transkutane elektrische Nervenstimulationen sind in der Vergangenheit häufig versuchsweise angewandt und von den Patienten für unwirksam gehalten worden. Der Versuch einer transkutanen elektrischen Nervenstimulation sollte wiederholt werden (S. 194). Psychologische Interventionen können ebenfalls die Schmerzbekämpfung unterstützen.

D. Bildgebende Verfahren sollten während der Anfangsphase der Behandlung auf solche Patienten beschränkt werden, bei denen der Verdacht auf eine operativ zu behandelnde Krankheit (radikuläre Symptome bei der Allgemeinuntersuchung) besteht, bei denen neue Symptome auftreten oder bei denen die Reaktion auf die konservative Behandlung nicht optimal war. Ein verbessertes MRT oder ein CT-Scan können bei der Diagnose helfen, eine epidurale Fibrose gegen sequestriertes Bandscheibenmaterial abzugrenzen. Ein MRT erzeugt schärfere Bilder der Weichteile, während eine Computertomographie wirksamer ist, wenn es darum geht, Knochenabnormalitäten festzuhalten. Patienten mit Metallimplantaten sollten keiner MRT unterzogen werden.

E. Es sollten nur dann Wiederholungsoperationen durchgeführt werden, wenn überwältigende Anzeichen einer chirurgisch zu korrigierenden Läsion vorliegen. Zu den Beispielen

(Fortsetzung auf S. 138)

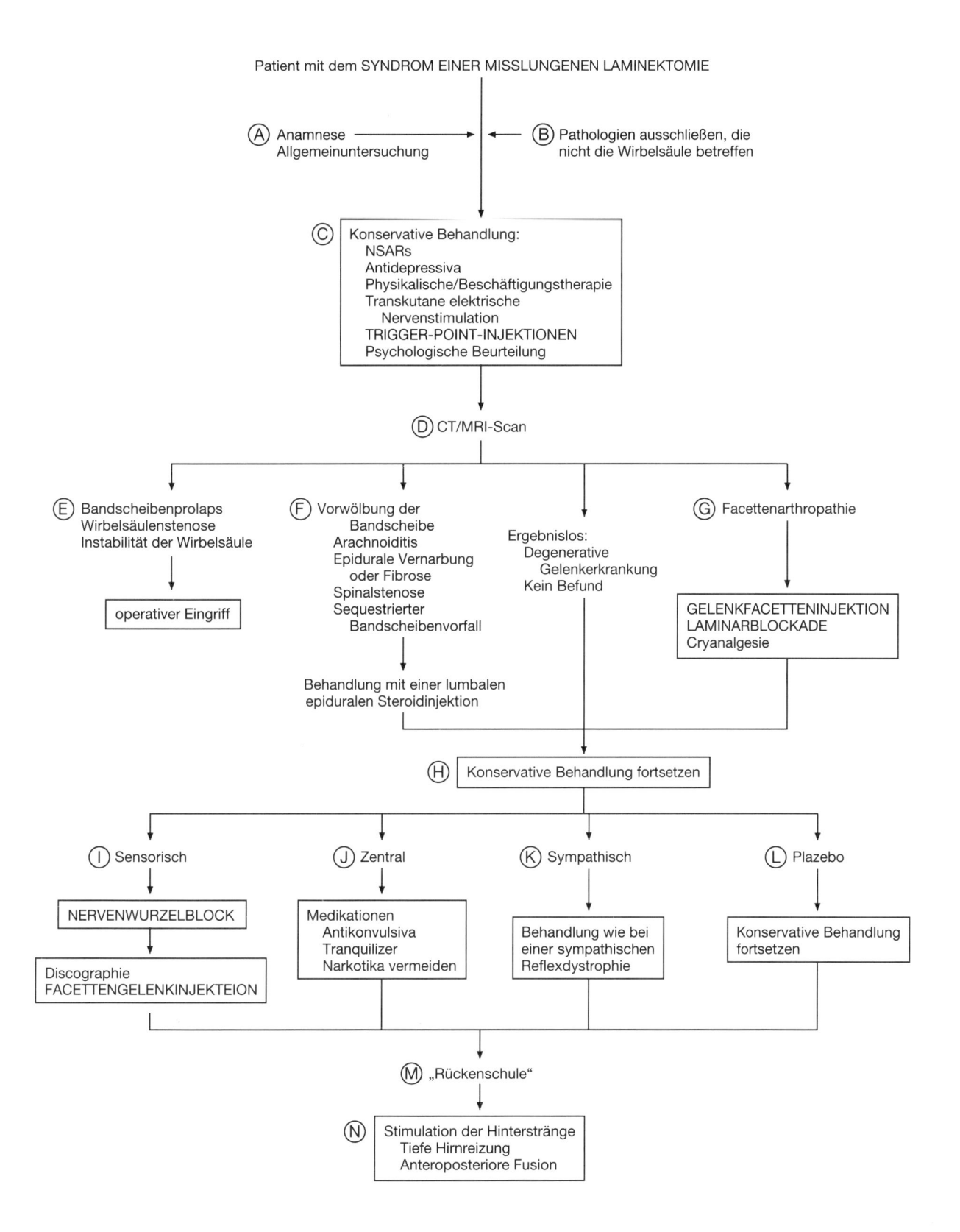

Patient mit dem SYNDROM EINER MISSLUNGENEN LAMINEKTOMIE

- (A) Anamnese / Allgemeinuntersuchung
- (B) Pathologien ausschließen, die nicht die Wirbelsäule betreffen

(C) Konservative Behandlung:
- NSARs
- Antidepressiva
- Physikalische/Beschäftigungstherapie
- Transkutane elektrische Nervenstimulation
- TRIGGER-POINT-INJEKTIONEN
- Psychologische Beurteilung

(D) CT/MRI-Scan

(E) Bandscheibenprolaps / Wirbelsäulenstenose / Instabilität der Wirbelsäule
→ operativer Eingriff

(F) Vorwölbung der Bandscheibe / Arachnoiditis / Epidurale Vernarbung oder Fibrose / Spinalstenose / Sequestrierter Bandscheibenvorfall
→ Behandlung mit einer lumbalen epiduralen Steroidinjektion

Ergebnislos: Degenerative Gelenkerkrankung / Kein Befund

(G) Facettenarthropathie
→ GELENKFACETTENINJEKTION / LAMINARBLOCKADE / Cryanalgesie

(H) Konservative Behandlung fortsetzen

(I) Sensorisch
- NERVENWURZELBLOCK
- Discographie / FACETTENGELENKINJEKTEION

(J) Zentral
- Medikationen
- Antikonvulsiva
- Tranquilizer
- Narkotika vermeiden

(K) Sympathisch
- Behandlung wie bei einer sympathischen Reflexdystrophie

(L) Plazebo
- Konservative Behandlung fortsetzen

(M) „Rückenschule"

(N) Stimulation der Hinterstränge / Tiefe Hirnreizung / Anteroposteriore Fusion

zählen sequestriertes Bandscheibenmaterial oder ein wiederkehrender Bandscheibenvorfall am vorherigen Operationssitus; eine Instabilität oder Pseudarthrose an der Stelle einer vorhergehenden Fusion (dies läßt sich mit Hilfe einer CT/MRT diagnostizieren, erfordert jedoch eine Bestätigung durch eine laterale Flexions/Extensions-Röntgenaufnahme – es kann eine Bewegung gefunden werden, sie ist jedoch nicht immer die Ursache der Schmerzen); oder eine Wirbelsäulenstenose. In einer Studie, die sich mit Wiederholungsoperationen bei Patienten mit dem Syndrom einer mißlungenen Laminektomie befaßte, wurde festgestellt, daß über 80 % von 67 Patienten eine gewisse Schmerzlinderung erfuhren und 43 % die Anwendung von Narkotika einstellten. Es erfuhren jedoch nur 12 % dieser Patienten eine gute Schmerzlinderung, und es wurde außerdem eine Komplikationsquote von 13 % beobachtet. Bei ungefähr 50 % der Patienten mit einer epiduralen Fibrose zeigte sich nach der Wiederholungsoperation ein schlechtes Ergebnis. Die besten Ergebnisse nach einer Wiederholungsoperation waren mit den vier folgenden Faktoren verbunden: (1) eine schmerzfreie Periode von mehr als einem Jahr nach der ersten Operation, (2) ein vollständiger myelographischer Block, (3) ein echter Bandscheibenvorfall und (4) Anzeichen einer Instabilität.

F. Bei Patienten mit Kreuzschmerzen und radikulären Symptomen scheinen lumbale epidurale Steroidinjektionen den höchsten Wirksamkeitsgrad zu haben. Patienten mit einer Arachnoiditis oder einer epiduralen Vernarbung können auf lumbale epidurale Steroidinjektionen ansprechen, wenn jedoch eine Fibrose vorliegt, wird die entzündungshemmende Wirkung der Steroide von geringem Nutzen sein.

G. Das Facettensyndrom kann den Anzeichen und Symptomen einer Nervenwurzelkompression sehr ähnlich sein (S. 140). Es wird bei der Differentialdiagnose des Syndroms einer mißlungenen Laminektomie häufig als Krankheitsbild übersehen. Es können Gelenkfacetteninjektionen mit Lokalanästhetika und Steroiden vorgenommen werden, oder die neurale Versorgung des Gelenks kann unterbrochen werden (S. 266). Wenn diese Maßnahmen zwar wirksam sind, aber nur eine kurzfristige Schmerzlinderung herbeiführen, kann versucht werden, mit Hilfe einer Cryoanalgesie (S. 226), einer Hochfrequenzläsion oder eines neurolytischen Blocks eine langfristige Schmerzbekämpfung zu erzielen.

H. Zu diesem Vorgehen können zu diesem Zeitpunkt weitere konservative Methoden hinzugefügt werden. Biofeedback, Entspannungsmethoden und Hypnose können sich als nützlich erweisen. Die Dosierungen der NSARs und Antidepressiva können gegebenenfalls heraufgesetzt oder die Medikationen gewechselt werden.

I. Bei diesen Patienten können sich lumbale oder transsakrale Nervenwurzelblocks als wirksame Behandlungsmethoden erweisen. Eine vorübergehende Schmerzlinderung nach einer Serie von Blocks kann auf eine Nervenwurzelkompression hindeuten. Es sollte aktiv nach den Ursachen dieser Kompression gesucht werden. Ein Fehlschlagen dieser Blocks kann auf Bandscheibenschmerzen oder Schmerzen in den Gelenkfacetten hinweisen. Eine Bandscheibenaufnahme, die die Schmerzen des Patienten reproduziert, läßt sich für einen chirurgischen Eingriff rechtfertigen. Wenn in der letzten Zeit kein Versuch einer Gelenkfacetteninjektion durchgeführt wurde, sollte sie zu diesem Zeitpunkt durchgeführt werden.

J. Patienten mit einem zentralen Schmerzsyndrom kann eine versuchsweise Anwendung antikonvulsiver Medikationen helfen. Narkotika sind wahrscheinlich nicht von Nutzen.

K. Durch den Sympathikus übertragene Schmerzen sollten wie eine sympathische Reflexdystrophie behandelt werden (S. 50)

L. Einige Patienten, die auf ein Plazebo ansprechen oder Anzeichen psychisch bedingter Schmerzen aufweisen, sollten am besten konservativ behandelt werden.

M. Mit der „Rückenschule" sollte dann begonnen werden, wenn keine weitere intervenierende Behandlung geplant ist. Dazu sollte die Konditionierung des Operierten, eine Verhaltensänderung, eine physikalische Therapie/Beschäftigungstherapie und häufig auch eine Medikamententgiftung zählen. Bei diesen intensiven Programmen sind Erfolgsquoten von über 70 % erzielt worden. Gegner führen die hohen Rückfallquoten als eines der Probleme bei diesem Ansatz an.

N. Eine Stimulation der Hintersäule (S. 224) oder des Rückenmarks hat sich bei einigen Patienten als wirksam erwiesen. In einer Studie, die 89 Patienten mit Arachnoiditis und dem Syndrom der mißlungenen Laminektomie verfolgte, ließ sich 3 Monate nach der Implantation bei 85 % der Patienten eine hervorragende Reaktion beobachten, die jedoch nach 4–8 Jahren auf nur 35 % gesunken war. Es wurde weiter eine Komplikationsquote von 24 % ermittelt, wobei die Wanderung der Elektrode und Infektionen die häufigsten Komplikationen waren. Bei Patienten, die nicht auf eine Stimulation des Rückenmarks ansprechen, ist versuchsweise eine tiefe Hirnreizung vorgenommen worden. Bei tiefen, drückenden Schmerzen scheint eine Stimulation des medialen Thalamus die wirksamste Methode zu sein. Brennende, heftige, durchzuckende Schmerzen werden mit einer Stimulation des lateralen Thalamus bekämpft. In einigen Studien, in denen eine periventrikuläre Graustimulation angewandt wurde, sind Erfolgsraten von 80 % festgehalten worden. Zu den angeführten Komplikationen zählen intraventikuläre Hämorrhagie, Infektionen und eine Bewegung der Elektrode.

Eine gleichzeitig ausgeführte kombinierte vordere und hintere Spondylodese ist für Patienten mit behindernden Kreuzschmerzen empfohlen worden. Bei Anwendung dieser Methode wiesen 61 % der Patienten gute Ergebnisse auf, und 14 % erfuhren eine mäßige Schmerzlinderung; es wurde eine Komplikationsquote von 14 % ermittelt. Patienten mit kombinierten, sich über mehrere Ebenen ausdehnenden Befunden, mit ringförmigen Rissen auf einer oder mehreren Ebenen sowie mit einem Bandscheibenvorfall sprachen am besten an, während sich bei denjenigen kein Erfolg einstellte, die unter einer degenerativen Bandscheibenkrankheit litten, die sich über mehrere Ebenen erstreckte.

Literatur

Bogduk N. Back pain: Zygapophyseal blocks and epidural steroids. In: Cousins MJ, Bridenbaugh Po, eds. Neural blockade in clinical anesthesia and management of pain. 2nd ed. Philadelphia: JB Lippincott, 1988:935.

Burton CV, Kirkaldy-Willis WH, Yong-Hing K, et al. Causes of failure of surgery on the lumbar spine. Clin Orthop 1981; 157:191.

Finnegan WJ, Fenlin JM, Marvel JP, et al. Results of surgical intervention in the symptomatic multiply-operated back patient. J Bone Joint Surg 1979; 61A:1077.

Kozak JA, O'Brien JP. Simultaneous combined anterior and posterior fusion. An independent analysis of a treatment of the disabled low-back pain patient. Spine 1990; 15:322.

Long DM, Filtzer DL, BenDaebba M, Hendler NH. Clinical features of the failed-back syndrome. J Neurosurg 1988; 69:61.

Plotkin R. Results in 60 cases of deep brain stimulation for chronic intractable pain. Proc. 8th Meeting World Soc. Stereotactic and Functional Neurosurgery, Part I, Zurich, 1981. Appl Neurophysiol 1982; 45:201.

Siegfried J, Lazorthes J. Long-term follow-up of dorsal cord stimulation for chronic pain syndrome after multiple lumbar operations. Proc. 8th Meeting World Soc. Stereotactic and Functional Neurosurgery, Part I, Zurich, 1981. Appl Neurophysiol 1982; 45:201.

Spangfort E. Disc surgery. In: Wall P, Melzack R. eds. Textbook of pain. New York: Churchill Livingstone, 1984:795.

Turk DC, Meichenbaum D. A cognitive-behavioural approach to pain management. In: Wall P, Melzack R. eds. Textbook of pain. New York: Churchill Livingstone, 1984:1001.

Wilkinson HA. Failed-back syndrome. J Neurosurg 1989; 70:659.

FACETTENSYNDROM

Emil J. Menk

Die Differentialdiagnose bei Rückenschmerzen ist nach wie vor ein großes diagnostisches Dilemma. Obwohl das Facettensyndrom schon vor mehr als 50 Jahren zum ersten Mal beschrieben wurde, ist es immer noch ein vages, aber bedeutendes klinisches Problem. Ein aufmerksamer Kliniker kann zwar auf der Grundlage einer Kombination aus Symptomen, Anzeichen und Untersuchungsergebnissen eine Verdachtsdiagnose stellen, dennoch hängen die entscheidenden Bestimmungen von den Ergebnissen diagnostischer Nervenblockaden ab.

Es hat sich allmählich ein Grundverständnis der Pathogenese dieses Syndroms entwickelt. Eine Erklärung bringt sie mit der allmählichen Verkümmerung der Gelenkknorpel in Verbindung. Diese Synovialgelenke unterliegen wie andere Gelenke progressiven degenerativen Veränderungen. Der Vorgang als Ganzes ist als ein stetiges Fortschreiten von einer Synovitis über eine Schlaffheit der Kapsel bis zu einer Subluxation der Gelenkoberflächen beschrieben worden, wobei schließlich eine Vergrößerung der Gelenkfacette und ein Rückgang der Gelenkknorpel zu verzeichnen ist. Dieser Vorgang erzeugt eine Reizung und Entzündung der betroffenen Nerven. Das unpräzise, veränderliche Schmerzmuster, das sich durch eine erkrankte Gelenkfacette ergibt, wird verständlicher, wenn man die komplexe Innervation berücksichtigt.

A. Der Patient kann eine Vorgeschichte von Kreuzschmerzen in der unteren lumbalen oder der lumbosakralen Ebene anführen. Der Schmerz kann einseitig auftreten, wenn nur eine Seite der Gelenkfacetten betroffen ist. Der Patient kann eine Vorgeschichte von Schmerzen aufweisen, die zu den ipsilateralen Gesäßbacken und dem posterolateralen Schenkel, aber selten in die Ebene unterhalb des Knies ausstrahlen – diese Schmerzen sind in einer gestützten Haltung am schlimmsten und können durch eine leicht flektierte neutrale Stellung bis zu einem gewissen Grad gelindert werden. Der Patient kann eine Anamnese eines Traumas aufweisen.

B. Die Allgemeinuntersuchung kann ergeben, daß sich bei einer Extension (vor allem bei einer Extension der Hüfte in Bauchlage), einer lateralen Flexion und bei einer Rotation der Wirbelsäule Schmerzen einstellen. Die Haltung des Patienten kann starr sein und einen Rückgang der Lordose aufweisen. Die Beweglichkeit der Wirbelsäule kann in der betroffenen Ebene eingeschränkt sein, und der Patient kann leichte bis mäßige Beschwerden entlang der paraspinalen Muskeln der betroffenen Seite verspüren. Eine tiefe Palpation kann ein deutliches Unbehagen über der betroffenen Gelenkfacette auslösen. Patienten mit einer Spondylolyse der Pars interarticularis können alle oben genannten Anzeichen aufweisen; ein solcher Schaden müßte sich mit Hilfe einer Röntgenuntersuchung leicht diagnostizieren lassen.

C. Keine der aufgeführten Untersuchungen ist spezifisch für die Diagnose des Facettensyndroms; sie können jedoch im Rahmen der allgemeinen Ausarbeitung einer Diagnose für Kreuzschmerzen durchgeführt worden sein. EMGs und myelografische Untersuchungen müßten normale Befunde aufweisen. Eine Röntgenaufnahme der Gelenkfacetten kann degenerative Veränderungen, eine Verengung der Gelenkscheibe und eine Asymmetrie des Gelenks zum Vorschein bringen. Eine CT und eine MRI können dasselbe ergeben, darüber hinaus aber auch noch eine subchondrale Sklerose, Erosionen und eine Hypertrophie der Facette erkennen lassen; es wurde jedoch bei keiner Studie festgestellt, daß diese Störungen pathognomonisch für eine Gelenkfacettenerkrankung sind oder Schmerzen verursachen. Die Rolle von Radionuklid-Szintigraphien ist umstritten. Obwohl eine Studie darauf hindeutete, daß eine Radionuklid-Szintigraphie nicht von Nutzen war, hat der Autor festgestellt, daß Abtastungen mit einer hohen Auflösung sehr nützlich sind, wenn sie in Verbindung mit der Anamnese und einer Allgemeinuntersuchung ausgewertet werden.

D. Die Diagnose des Facettensyndroms stützt sich letztlich ausschließlich auf intraartikuläre Injektionen, die mit Hilfe einer Durchleuchtung vorgenommen werden. Eine Bestätigung der Diagnose ist dann gegeben, wenn nach der Injektion eine Linderung der Schmerzen eintritt, die bei Extensions-, lateralen Flexions- und Rotationsversuchen ausgelöst werden.

E. Die Behandlung des Facettensyndroms umfaßt routinemäßig mehrere Modalitäten. Sofern keine Kontraindikationen vorliegen, sollten alle Patienten ein NSAR erhalten. Obwohl ein Ausruhen während der akuten Phasen vorteilhaft ist, sollten Übungen empfohlen werden, sobald eine ausreichende Schmerzlinderung erzielt wurde. Die Erhaltung der Kraft, der Funktionen und der Beweglichkeit ist für eine langfristige Schmerzbekämpfung unbedingt erforderlich. In den akuten Phasen kann sowohl eine transkutane elektrische Nervenstimulation als auch eine Manipulation der Wirbelsäule von Nutzen sein. Heiße und kalte Umschläge können ebenfalls schmerzhafte Muskelkrämpfe lindern. Injektionen in die Gelenkfacetten sorgen häufig für eine sofortige Linderung und können zu einer langfristigen Besserung führen, wenn sie mit Steroiden vorgenommen werden. In hartnäckigen Fällen können Denervierungsmethoden, wie zum Beispiel Cryoanalgesie, ein Hochfrequenzverfahren oder eine chemische Neurolyse, hilfreich sein.

Literatur

Boas RA. Facet joint injections. In: Stanton-Hicks M, Boas R, eds. Chronic low back pain. New York: Raven Press, 1982:199.

Bogdak N. Back pain: zygapophysial blocks and epidural steroids. In: Cousins MJ, Bridenbaugh PO, eds. Neural blockade in clinical anesthesia and management of pain. 2nd ed. Philadelphia: JB Lippincott, 1988:935.

Raymond JR, Dumas JM, Lisbona R. Nuclear imaging as a screening test for patients referred for intra-articular facet block. J Can Assoc Radiol 1984; 35:291.

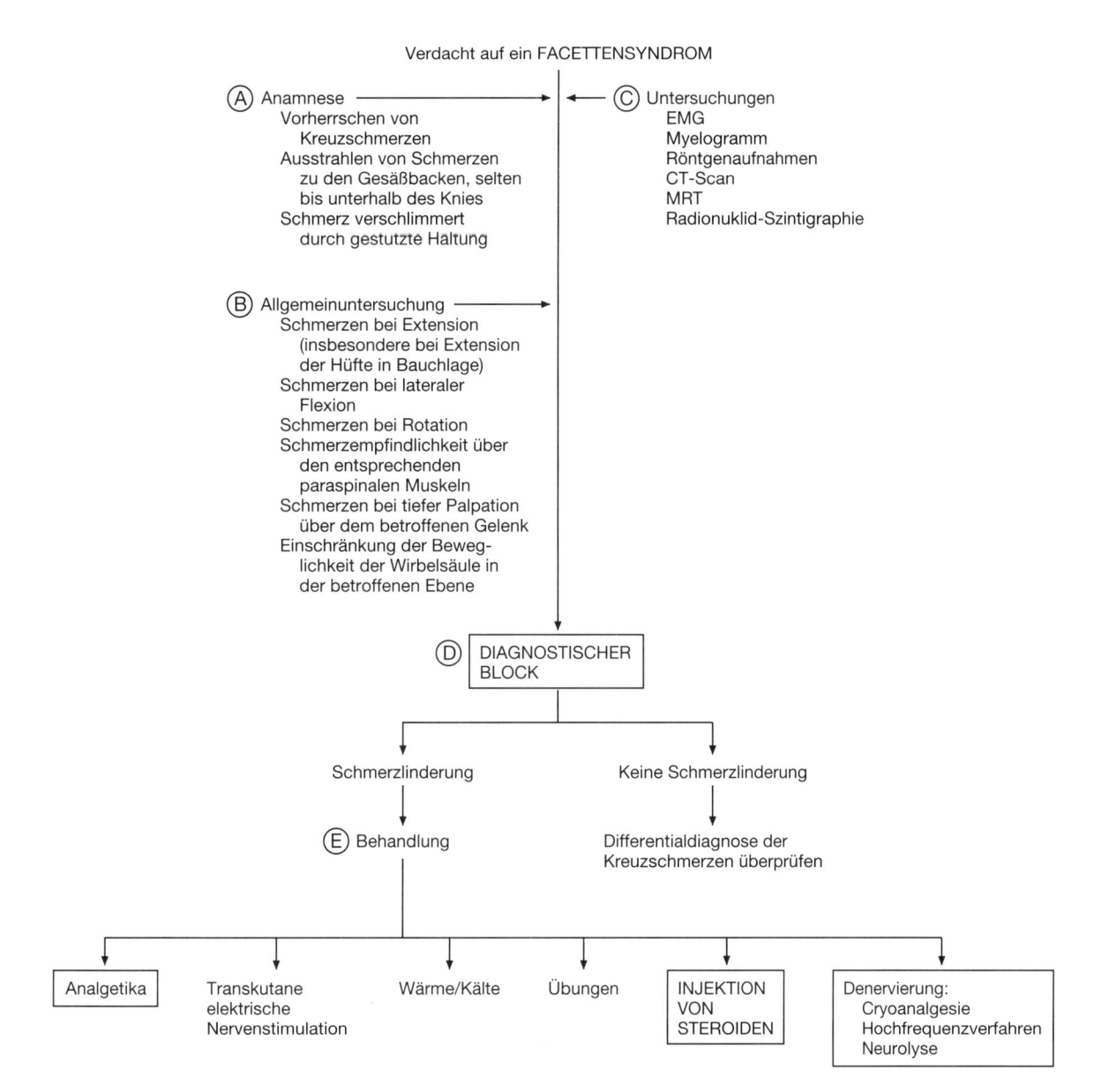

Verdacht auf ein FACETTENSYNDROM

- (A) Anamnese
  - Vorherrschen von Kreuzschmerzen
  - Ausstrahlen von Schmerzen zu den Gesäßbacken, selten bis unterhalb des Knies
  - Schmerz verschlimmert durch gestutzte Haltung

- (C) Untersuchungen
  - EMG
  - Myelogramm
  - Röntgenaufnahmen
  - CT-Scan
  - MRT
  - Radionuklid-Szintigraphie

- (B) Allgemeinuntersuchung
  - Schmerzen bei Extension (insbesondere bei Extension der Hüfte in Bauchlage)
  - Schmerzen bei lateraler Flexion
  - Schmerzen bei Rotation
  - Schmerzempfindlichkeit über den entsprechenden paraspinalen Muskeln
  - Schmerzen bei tiefer Palpation über dem betroffenen Gelenk
  - Einschränkung der Beweglichkeit der Wirbelsäule in der betroffenen Ebene

(D) **DIAGNOSTISCHER BLOCK**

- Schmerzlinderung → (E) Behandlung
- Keine Schmerzlinderung → Differentialdiagnose der Kreuzschmerzen überprüfen

(E) Behandlung:
- Analgetika
- Transkutane elektrische Nervenstimulation
- Wärme/Kälte
- Übungen
- **INJEKTION VON STEROIDEN**
- Denervierung:
  - Cryoanalgesie
  - Hochfrequenzverfahren
  - Neurolyse

SCHMERZEN IM SAKROILIAKALGELENK

James Griffin

Das Sakroiliakalgelenk kann eine Hauptquelle für Schmerzen sein. Die Schmerzen können zum Sakroiliakalgelenk hin oder vom Sakroiliakalgelenk zu den lumbalen Facetten, zum Ligamentum iliolumbale sowie zum Musculus gluteus, Musculus piriformis, Musculus iliopsoas und Musculus adductor ausstrahlen. Eine viszerale Ausstrahlung kann vom Dickdarm und – bei Frauen – von den Geschlechtsorganen ausgehen. Systemische Beschwerden, wie beispielsweise eine Wirbelsäulenversteifung, Ileitis regionalis und Gicht können ebenfalls Schmerzen im Sakroiliakalgelenk hervorrufen. Wenn die Behandlung dieser Ursachen die Schmerzen im Sakroiliakalgelenk zwar verringert, aber nicht beseitigt, muß auch eine Beteiligung des Sakroiliakalgelenks in Betracht gezogen werden. Umgekehrt können Schmerzen im Sakroiliakalgelenk, die nicht auf eine Behandlung ansprechen, Symptome eines anderen Problems sein.

A. Primäre sakroiliake Probleme sind häufig die Folge eines Unfalls oder einer Verletzung, sie können sich jedoch auch aus einer unvorsichtigen oder unerwarteten Bewegung, chronischer Überanstrengung am Arbeitsplatz oder sich ständig wiederholenden Bewegungen ergeben, wie beispielsweise dem Schwingen eines Golfschlägers. Schmerzen im Sakroiliakalgelenk während oder nach einer Schwangerschaft sind nichts Ungewöhnliches.

B. Bei Personen, die ein anatomisch kurzes Bein oder eine verstärkte einseitige Pronation aufweisen, können sich als Folge sakroiliakale Schmerzen einstellen. Die Beseitigung oder Korrektur dieser Belastungen kann leicht Abhilfe schaffen. Schmerzen im Sakroiliakalgelenk treten häufig in Verbindung mit anderen muskuloskelettalen Störungen auf, die behandelt werden müssen, um eine vollständige Linderung sicherzustellen. Häufig ist die Muskulatur, die das Sakroiliakalgelenk und das Becken umgibt, unbeweglich und weist Trigger points auf. Diese Trigger points sprechen auf die Methoden an, die von Travell entwickelt wurden, wobei ein Kältespray verwendet wird, während der Muskel gedehnt wird; es können jedoch Triggerpoint-Injektionen erforderlich sein, um eine ausreichende Linderung zu erzielen.

C. Probleme mit dem Sakroiliakalgelenk können mittels Injektion (S. 268) oder Manipulation behandelt werden. Eine Behandlung in Form einer Manipulation erfordert es, daß der Praktiker den Beckenmechanismus kennt, um eine Auswertung vornehmen zu können, und über die notwendige Fertigkeit verfügt, um das jeweilige manipulatorische Verfahren ausführen und die normale Mechanik wiederherstellen zu können. Die Verfahren, die angewandt werden, können high-velocity-, low-amplitude thrust-Techniken oder aber Muskelenergie-Techniken umfassen, die eine Form der präzisen Dehnungen der Muskeln im angespannten/entspannten Zustand darstellen, mit denen das Gelenk mobilisiert wird. Eine Manipulation alleine kann ausreichen, um viele Probleme des Sakroiliakalgelenks zu lösen. Ein sakroiliakaler Gürtel, der bei Gewichtsbelastungen eng um das Becken herum getragen wird, und zwar unmittelbar oberhalb der Ebene des Darmbeinkamms und über der Schamfuge, kann bei hypermobilen Patienten für Stabilität sorgen, indem das Sakroiliakalgelenk komprimiert wird.

D. Wenn der Praktiker nicht über die notwendige manuelle Fertigkeit verfügt, die Manipulation fehlschlägt oder die Patienten zu reizbar sind, um eine manuelle Behandlung zu ertragen, erweist sich eine unter Röntgendurchleuchtung vorgenommene Injektion in das Gelenk als wirksam. Eine Injektion von 0,25%igem Bupivacain, von dem 1 ml auf das Gelenk und 3 ml auf das hintere Ligament und den Muskel verteilt werden, kann bei einigen Patienten den normalen Beckenmechanismus wiederherstellen und die Schmerzen lindern. In manchen Fällen kann eine Kombination aus Injektion und Manipulation erforderlich sein, um den normalen Mechanismus wiederherzustellen und die Reizung im Gelenk zu mindern. Dysfunktionen im unteren lumbalen Abschnitt der Wirbelsäule müssen erkannt und behandelt werden. Außerdem können sogar noch in so proximalen Abschnitten wie der Halswirbelsäule kompensatorische Veränderungen der Wirbelsäule auftreten, die auf eine sakroiliakale Dysfunktion zurückzuführen und dementsprechend bei Patienten, die nicht auf die Behandlung ansprechen, zu beachten sind. Patienten mit chronischen Schmerzen im Sakroiliakalgelenk leiden bis zu einem gewissen Grad unter Dekonditionierung und sollten einem Programm unterzogen werden, um wieder zu Kraft, Beweglichkeit und Ausdauer zu gelangen. Die Patienten sollten zu einer richtigen Rückenschulung angeregt werden.

E. Die Anwendung einer neurolytischen Injektion kann bei hartnäckigen Schmerzen im Sakroiliakalgelenk erforderlich sein, wenn diese auf andere Behandlungsmethoden nicht ansprechen. Eine Injektion von sklerosierenden Agenzien kann das Gelenk stabilisieren.

Literatur

Aitken GS. Syndromes of lumbo-pelvic dysfunction. In: Grieve GP, ed. Modern manual therapy of the vertebral column. New York: Churchill Livingstone, 1986.

Bernard TN, Kirkaldy-Willis WH. Making a specific diagnosis. In: Kirkaldy-Willis WH, ed. Managing low back pain. 2nd ed. New York: Churchill Livingstone, 1988.

Bourdillon JF, Day EA. Spinal manipulation. 4th ed. Norwalk, CT: Appleton & Lange, 1987.

Cassidy JD, Kirkaldy-Willis WH. Manipulation. In: Kirkaldy-Willis WH, ed. Managing low back pain. 2nd ed. New York: Churchill Livingstone, 1988.

Greenman PE. Principles of manual medicine. Baltimore: Williams & Wilkins, 1989.

Grieve GP. Referred pain and other clinical features. In: Grieve GP, ed. Modern manual therapy of the vertebral column. New York: Churchill Livingstone, 1986.

Kirkaldy-Willis WH. A comprehensive outline of treatment. In: Kirkaldy-Willis WH, ed. Managing low back pain. 2nd ed. New York: Churchill Livingstone, 1988.

Kirkaldy-Willis WH,. The site and nature of the lesion. In: Kirkaldy-Willis WH, ed. Managing low back pain. 2nd ed. New York: Churchill Livingstone, 1988.

Travell JG, Simmons DG. Myofascial pain and dysfunction. Baltimore: Williams & Wilkins, 1983.

Wallace LA. Limb length difference and back pain. In: Grieve GP, ed. Modern manual therapy of the vertebral column. New York: Churchill Livingstone, 1986.

Wells PE. The examination of the pelvic joints. In: Grieve GP, ed. Modern manual therapy of the vertebral column. New York: Churchill Livingstone, 1986.

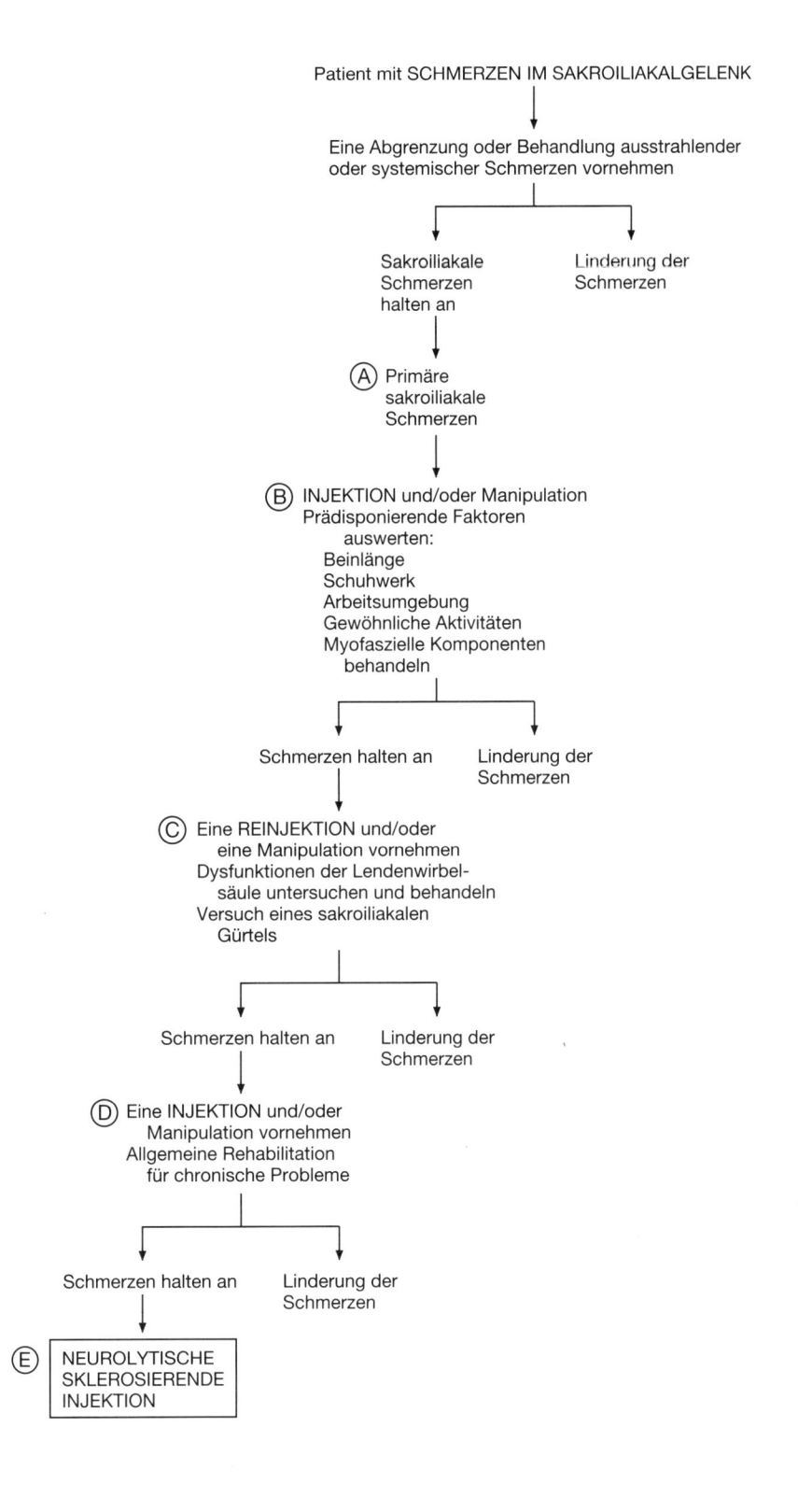

```
                    Patient mit SCHMERZEN IM SAKROILIAKALGELENK
                                        │
                                        ▼
                    Eine Abgrenzung oder Behandlung ausstrahlender
                       oder systemischer Schmerzen vornehmen
                                        │
                        ┌───────────────┴───────────────┐
                        ▼                               ▼
                   Sakroiliakale                   Linderung der
                    Schmerzen                       Schmerzen
                    halten an
                        │
                        ▼
                 Ⓐ  Primäre
                     sakroiliakale
                     Schmerzen
                        │
                        ▼
                 Ⓑ  INJEKTION und/oder Manipulation
                     Prädisponierende Faktoren
                        auswerten:
                        Beinlänge
                        Schuhwerk
                        Arbeitsumgebung
                        Gewöhnliche Aktivitäten
                        Myofaszielle Komponenten
                        behandeln
                        │
                ┌───────┴───────┐
                ▼               ▼
         Schmerzen halten an   Linderung der
                                 Schmerzen
                │
                ▼
         Ⓒ  Eine REINJEKTION und/oder
             eine Manipulation vornehmen
             Dysfunktionen der Lendenwirbel-
               säule untersuchen und behandeln
             Versuch eines sakroiliakalen
               Gürtels
                │
        ┌───────┴───────┐
        ▼               ▼
  Schmerzen halten an   Linderung der
                          Schmerzen
        │
        ▼
  Ⓓ  Eine INJEKTION und/oder
      Manipulation vornehmen
      Allgemeine Rehabilitation
      für chronische Probleme
        │
   ┌────┴─────┐
   ▼          ▼
Schmerzen   Linderung der
halten an    Schmerzen
   │
   ▼
Ⓔ ┌─────────────────┐
  │ NEUROLYTISCHE   │
  │ SKLEROSIERENDE  │
  │ INJEKTION       │
  └─────────────────┘
```

SCHMERZEN IN DEN UNTEREN EXTREMITÄTEN

Ischias
Piriformissyndrom
Sympathische Reflexdystrophie der unteren
  Extremitäten
Schmerzen im Fuß
Beurteilung einer Claudicatio Intermittens

ISCHIASSCHMERZ

Jonathan P. Lester

Schmerzen, die im Versorgungsgebiet des Nervus ischiadicus nach unten zur hinteren Partie des Schenkels und des Beins ausstrahlen, können durch verschiedene Störungen der knöchernen Elemente und der darüberliegenden Weichteile des lumbosakralen Abschnitts der Wirbelsäule verursacht werden. Die Ursache wird häufig durch die Dauer der Symptome angedeutet. Die meisten Fälle können mit Hilfe einer umfassenden Anamnese und einer gründlichen Allgemeinuntersuchung diagnostiziert werden. Schwierige Fälle oder Fälle, denen mehrere Ursachen zugrundeliegen, können eine zusätzliche Bewertung anhand von Röntgenuntersuchungen, elektrodiagnostischen Untersuchungen und diagnostischen Blocks erforderlich machen. Die meisten Fälle von Ischiasschmerz lassen sich erfolgreich mit konservativen Methoden behandeln.

A. Ein akuter Eintritt von Ischiasschmerz ist häufig als Folge eines Bandscheibenprolapses zu beobachten, der eine lumbosakrale Nervenwurzelerkrankung verursacht. Die Anamnese einer vorhergegangenen Flexions-/Rotationsverletzung und damit verbundene radikuläre Beschwerden deuten sehr stark auf einen Bandscheibenprolaps hin. Eine konservative Behandlung lindert häufig die Schmerzen. Die Patienten werden in der angemessenen Rückenschule unterwiesen, um Rückfällen vorzubeugen, und Patienten mit progressiven neurologischen Ausfällen oder unstillbaren Schmerzen, die nicht auf die konservative Behandlung ansprechen, werden zur Beurteilung an einen Neurochirurgen überwiesen.

B. Beschwerden in Form einer Darm- oder Blasenstörung in Verbindung mit einer Reithosenanästhesie oder radikulären Schmerzen deuten auf ein mögliches Cauda-Syndrom hin. Die Patienten müssen umgehend zur Beurteilung an einen Neurochirurgen überwiesen werden.

C. Ein myofaziales Schmerzsyndrom läßt sich leicht am Befund spezifischer Trigger points erkennen, die lokale und ausstrahlende Schmerzmuster erzeugen. Die Behandlung wird darauf ausgerichtet, den übermäßig leicht auf Reiz ansprechenden Herd angespannter Muskelfasern zu beseitigen, der den Trigger point bildet. Es haben sich viele Behandlungsmethoden als wirksam erwiesen; dazu zählen unter anderem das Einsprayen und Dehnen, Trigger-point-Injektionen, die Mobilisierung der Weichteile sowie Dehnübungen (S. 46).

D. Das Piriformissyndrom ist eine schmerzhafte myofasziale Störung, bei der ein Trigger point im Bauch des Musculus piriformis vorhanden ist. Es sollte ähnlich behandelt werden (S. 148).

E. Das Facettensyndrom wird durch eine schmerzhafte Entzündung oder Dysfunktion der Gelenkfacette hervorgerufen (S. 140). Um jegliche Reizung des Gelenks zu vermindern und die normale Biomechanik des Gelenks wiederherzustellen, wird eine konservative Behandlung angewandt. Patienten, die vorübergehend auf Serien von Facetteninjektionen oder Blocks der medialen Nervenäste ansprechen, können als Kandidaten für eine neurolytische Rhizotomie, eine Hochfrequenzrhizotomie oder eine Rhizotomie in Betracht gezogen werden.

F. Eine spinale Stenose läßt sich leicht mit Hilfe eines CT-Scans diagnostizieren. Die Patienten können über eine Claudicatio der unteren Extremitäten in Verbindung mit monoradikulären oder polyradikulären Symptomen klagen. Eine konservative Behandlung ist häufig von Nutzen, obwohl bei vielen Patienten letztlich ein operativer Eingriff erforderlich sein kann (S. 132).

G. Eine Spondylolisthesis kann leicht auf schräg aufgenommenen lumbosakralen Röntgenbildern erkannt werden. Ob diese Störung bei Patienten mit Ischiasschmerz einen zufälligen Befund oder die Ursache der Schmerzen darstellt, ist häufig nicht klar. Patienten mit einem geringen Grad von Spondylolisthesis (< 50 %) nützt häufig eine konservative Behandlung. Patienten mit einer hochgradigen Spondylolisthesis oder mit Anzeichen radikulärer Beschwerden werden zur Beurteilung an einen Neurochirurgen überwiesen.

H. Wiederholte Flexions-/Rotationsverletzungen an den Ringfasern der Bandscheibe können zu einer schmerzhaften Störung des Bandscheibenaufbaus führen, die als „interne Bandscheibenstörung" bekannt ist. Sie läßt sich am besten mit Hilfe einer provokativen CT und einer Diskographie diagnostizieren. Übermäßig degenerierte Bandscheibenebenen können jedoch auch anhand einer MRT ermittelt werden. Die konservative Behandlung hat nur eingeschränkte Möglichkeiten. Patienten, die eine isolierte Bandscheibenerkrankung aufweisen, die sich über ein oder zwei Ebenen ausbreitet, können als Kandidaten für eine Spondylodese in Betracht gezogen werden.

I. Chronische Ischiasbeschwerden, die nach einer vorangegangenen Operation an der Lendenwirbelsäule auftreten, sind nichts Ungewöhnliches. Sie werden häufig als das Syndrom einer nicht erfolgreichen Rückenoperation bezeichnet. Zu den weit verbreiteten Ursachen des Ischiasschmerz zählen bei diesen Patienten ein wiederkehrender Bandscheibenprolaps, eine Wirbelsäulenversteifung, eine segmentäre Instabilität sowie Arachnoiditis. Die Beurteilung dieser Patienten erfordert sowohl Röntgenuntersuchungen als auch elektrophysiologische Tests. Die konservative Behandlung baut auf der entsprechenden Diagnose auf (S. 136).

Literatur

Frymoyer J. Back pain and sciatica. N Engl J Med 1988; 318:291.
Saal J. Diagnostic studies of industrialized low back injuries. Top Acute Care Trauma Rehabil 1988; 2:31.
Saal J. Rehabilitation of sports-related lumbar spine injuries. Phys Med Rehabil: State of the Art Reviews 1987; 1.
Zucherman J, Schofferman J. Pathology of failed back surgery syndrome: background and diagnostic alternatives. Spine: State of the Art Reviews 1986; 1:1.

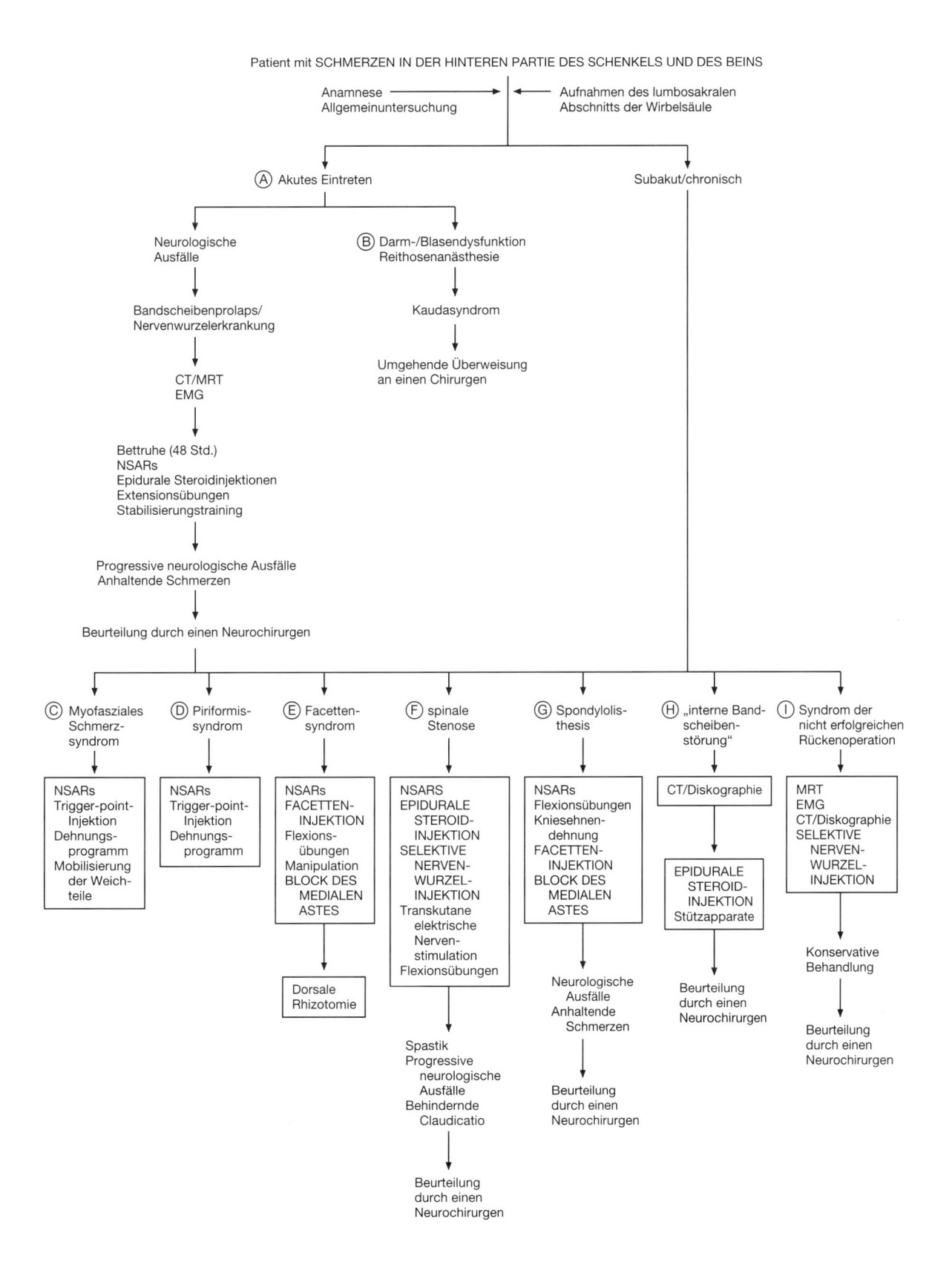

Patient mit SCHMERZEN IN DER HINTEREN PARTIE DES SCHENKELS UND DES BEINS

Anamnese / Allgemeinuntersuchung ⟷ Aufnahmen des lumbosakralen Abschnitts der Wirbelsäule

(A) Akutes Eintreten

Neurologische Ausfälle
Bandscheibenprolaps / Nervenwurzelerkrankung
→ CT/MRT, EMG
→ Bettruhe (48 Std.), NSARs, Epidurale Steroidinjektionen, Extensionsübungen, Stabilisierungstraining
→ Progressive neurologische Ausfälle / Anhaltende Schmerzen
→ Beurteilung durch einen Neurochirurgen

(B) Darm-/Blasendysfunktion, Reithosenanästhesie
→ Kaudasyndrom
→ Umgehende Überweisung an einen Chirurgen

Subakut/chronisch

(C) Myofasziales Schmerzsyndrom
- NSARs
- Trigger-point-Injektion
- Dehnungsprogramm
- Mobilisierung der Weichteile

(D) Piriformissyndrom
- NSARs
- Trigger-point-Injektion
- Dehnungsprogramm

(E) Facettensyndrom
- NSARs
- FACETTEN-INJEKTION
- Flexionsübungen
- Manipulation
- BLOCK DES MEDIALEN ASTES
→ Dorsale Rhizotomie

(F) spinale Stenose
- NSARS
- EPIDURALE STEROID-INJEKTION
- SELEKTIVE NERVEN-WURZEL-INJEKTION
- Transkutane elektrische Nervenstimulation
- Flexionsübungen
→ Spastik / Progressive neurologische Ausfälle / Behindernde Claudicatio
→ Beurteilung durch einen Neurochirurgen

(G) Spondylolisthesis
- NSARs
- Flexionsübungen
- Kniesehnendehnung
- FACETTEN-INJEKTION
- BLOCK DES MEDIALEN ASTES
→ Neurologische Ausfälle / Anhaltende Schmerzen
→ Beurteilung durch einen Neurochirurgen

(H) „interne Bandscheibenstörung"
- CT/Diskographie
→ EPIDURALE STEROID-INJEKTION, Stützapparate
→ Beurteilung durch einen Neurochirurgen

(I) Syndrom der nicht erfolgreichen Rückenoperation
- MRT
- EMG
- CT/Diskographie
- SELEKTIVE NERVEN-WURZEL-INJEKTION
→ Konservative Behandlung
→ Beurteilung durch einen Neurochirurgen

147

PIRIFORMISSYNDROM

Jonathan P. Lester
Kevin L. Kenworthy

Das Piriformissyndrom ist eine gutartige, schmerzhafte myofasziale Störung, die anderen Ursachen für Kreuzschmerzen und Behinderungen sehr ähnlich sehen kann. Der Musculus piriformis entspringt aus der inneren Partie des Os sacrum, verläuft lateral durch die Incisura ischiadica, läuft über den Nervus ischiadicus hinweg und setzt am Trochanter major an. In einigen Fällen kann es vorkommen, daß ein Teil des Nervus ischiadicus durch den Nervus piriformis hindurchläuft. Die Kontraktion des Musculus piriformis unterstützt die Außenrotation der Hüfte.

A. Eine leichte Gewalteinwirkung auf die Gesäßbacken oder die Hüfte, eine haltungsbedingte Überbeanspruchung oder eine Störung der Beckenmuskulatur kann zur Bildung eines schmerzhaften Trigger points im Bauch des Musculus piriformis führen. Daraus folgende Krämpfe des Musculus piriformis können den Nervus ischiadicus reizen und schmerzhafte radikuläre Beschwerden hervorrufen. Eine genaue Diagnose läßt sich anhand entsprechender anamnestischer Informationen und einer Allgemeinuntersuchung stellen. Die Behandlung ist konservativer Art, und in den meisten Fällen wird eine vollständige Lösung der Symptome erreicht.

B. Patienten mit einem Piriformissyndrom können über einen Tiefenschmerz klagen, der zur Hüfte, zur Leistengegend, zum Gesäß oder zur hinteren Partie des Schenkels ausstrahlt. Der Schmerz wird häufig als ziehend oder krampfartig beschrieben und verschlimmert sich beim Beugen, Sitzen, Hocken oder Anheben. Die Patienten können außerdem radikuläre Symptome im Versorgungsgebiet des Nervus ischiadicus beschreiben. Das Einsetzen der Symptome hängt häufig mit einem Trauma oder einer Überbeanspruchung des Beckens zusammen. Frauen können über eine Dyspareunie klagen. Bei der Allgemeinuntersuchung ist eine Schmerzempfindlichkeit über dem Bauch des Musculus piriformis festzustellen, die durch eine passive Innenrotation der Hüfte (Freiberg-Zeichen) oder eine gegen Widerstand ausgeführte Außenrotation der Hüfte (Pace-Zeichen) verschlimmert wird. Eine rektale Untersuchung trägt wesentlich zur Bestätigung der Diagnose bei. Andere Ursachen von Kreuzschmerzen und Schmerzen in der hinteren Schenkelpartie werden durch zusätzliche Allgemeinuntersuchungsverfahren ausgeschlossen.

C. Die konservative Behandlung besteht aus lokalen Trigger-point-Injektionen, aktivierenden Dehnungsübungen und NSARs. Narkotika und Muskelrelaxanzien sind nicht indiziert. In unserer Schmerzklinik werden Trigger-point-Injektionen in der Form ausgeführt, daß 20 ml 0,5%iges Lidocain durch eine ca. 9 cm lange 22-g-Lumbalpunktionsnadel in den Bauch des Musculus piriformis injiziert werden. Es sind auch Steroide zur Injektion hinzugefügt worden, wodurch nach Ansicht einiger Ärzte der Erfolg erhöht wird. Bei einigen Patienten kann eine partielle Blockade des Nervus ischiadicus eintreten; in diesem Fall ist eine Überwachung der Patienten in der Klinik für die Dauer der Anästhesie erforderlich. Aus diesem Grund vermeiden wir die Anwendung langwirkender Lokalanästhetika, wie beispielsweise Bupivacain. Nach der Trigger-point-Injektion werden die Patienten in einem Dehnungsprogramm für den Musculus piriformis und den Musculus gluteus unterwiesen. Die meisten Fälle lassen sich mit einigen wenigen Klinikbesuchen lösen. Rückfällen wird durch ein Dehnungsprogramm zur Aufrechterhaltung der Funktionsfähigkeit vorgebeugt. Bei schweren Fällen, die nicht auf die konservative Behandlung ansprechen, kann eine operative Resektion des Musculus piriformis von Nutzen sein.

Literatur

Bernard T, Kirkaldy-Willis W. Recognizing specific causes of nonspecific low back pain. Clin Orthop Rel Res 1987; 217:266.

Durrani Z, Winnie AP. Piriformis muscle syndrome: An underdiagnosed cause of sciatica. J Pain Sympt Manag 1991; 6:374.

Ludvig F, Siewer P, Bernhard P. The piriformis muscle syndrome: Sciatic nerve entrapment treated with section of the piriformis muscle. Acta Orthop Scand 1981; 52:73.

Pace J, Nagle D. Piriform syndrome. West J Med 1976; 124:435.

Steiner C, Staubs C, Buhlinger C. Piriformis syndrome: Pathogenesis, diagnosis, and treatment. JAOA 1987; 87:318.

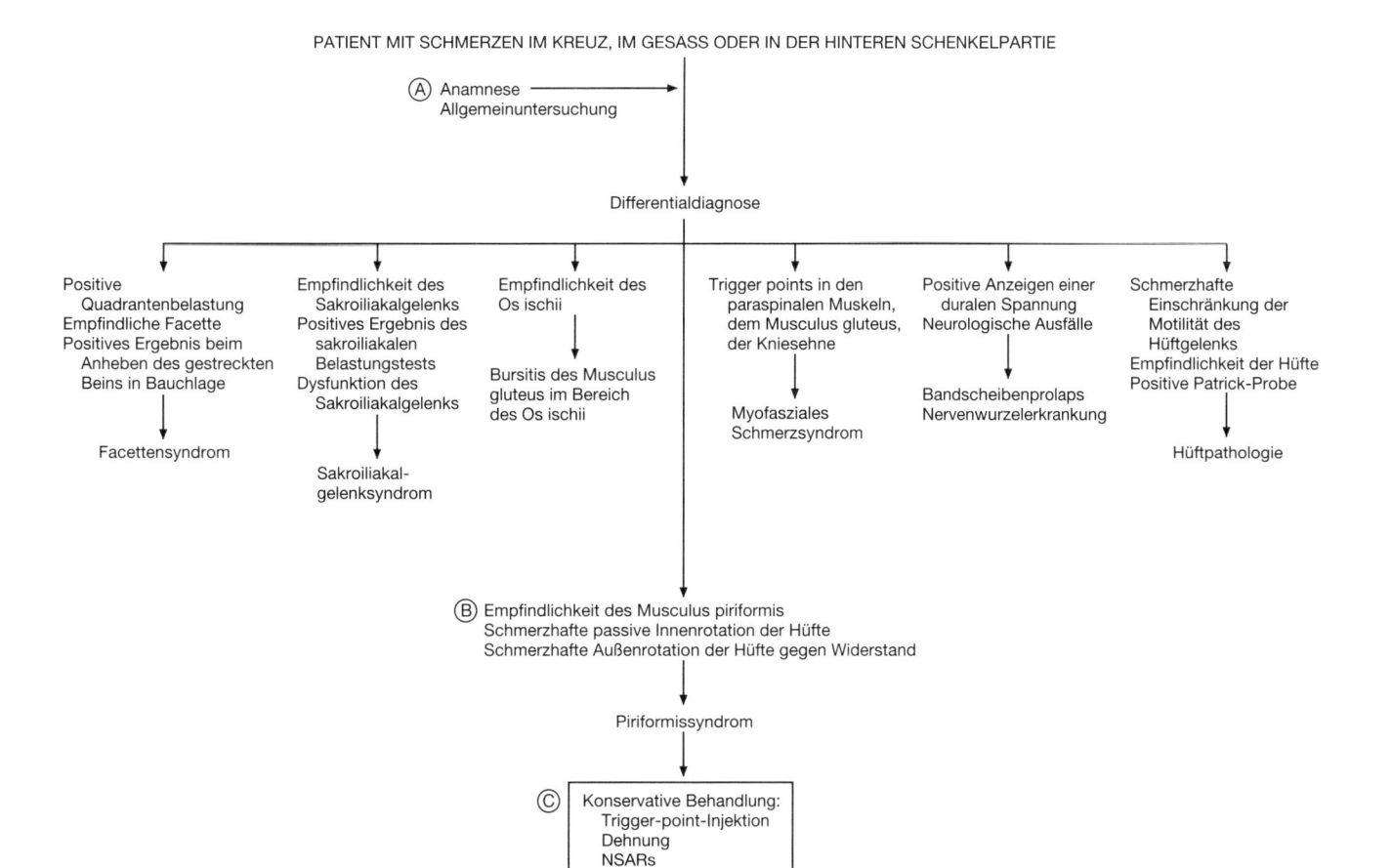

PATIENT MIT SCHMERZEN IM KREUZ, IM GESÄSS ODER IN DER HINTEREN SCHENKELPARTIE

Ⓐ Anamnese
Allgemeinuntersuchung

↓

Differentialdiagnose

- Positive Quadrantenbelastung
  Empfindliche Facette
  Positives Ergebnis beim Anheben des gestreckten Beins in Bauchlage
  → **Facettensyndrom**

- Empfindlichkeit des Sakroiliakalgelenks
  Positives Ergebnis des sakroiliakalen Belastungstests
  Dysfunktion des Sakroiliakalgelenks
  → **Sakroiliakalgelenksyndrom**

- Empfindlichkeit des Os ischii
  → **Bursitis des Musculus gluteus im Bereich des Os ischii**

- Trigger points in den paraspinalen Muskeln, dem Musculus gluteus, der Kniesehne
  → **Myofasziales Schmerzsyndrom**

- Positive Anzeigen einer duralen Spannung
  Neurologische Ausfälle
  → **Bandscheibenprolaps Nervenwurzelerkrankung**

- Schmerzhafte Einschränkung der Motilität des Hüftgelenks
  Empfindlichkeit der Hüfte
  Positive Patrick-Probe
  → **Hüftpathologie**

Ⓑ Empfindlichkeit des Musculus piriformis
Schmerzhafte passive Innenrotation der Hüfte
Schmerzhafte Außenrotation der Hüfte gegen Widerstand

↓

Piriformissyndrom

↓

Ⓒ Konservative Behandlung:
Trigger-point-Injektion
Dehnung
NSARs

SYMPATHISCHE REFLEXDYSTROPHIE DER UNTEREN EXTREMITÄTEN

David Vanos

Um eine sympathische Reflexdystrophie erfolgreich behandeln zu können, ist die korrekte Diagnose des Leidens durch die Erkennung seines klinischen Erscheinungsbildes und die Bestätigung der Diagnose durch die Anwendung selektiver Sympathikusblocks erforderlich. Nachdem die Diagnose bestätigt worden ist, werden im Rahmen der definitiven Behandlung gewöhnlich Serien von Sympathikusblocks erforderlich, zusammen mit einer physikalischen Therapie, einer Medikation sowie einer psychologischen Unterstützung und Behandlung. Zusätzlich müssen alle gleichzeitig vorhandenen Schmerzgrößen (zum Beispiel myofasziale Schmerzen, Bursitis, Arthritis) angesprochen werden, die als Folgeerscheinung eine sympathische Reflexdystrophie hervorrufen können.

A. Klinisch stellt sich die sympathische Reflexdystrophie als ständiger brennender Schmerz in einer Extremität (oder einem Teil der Extremität) dar, der nach irgendeiner Form eines Traumas oder Mikrotraumas auftritt, das keine größeren Nervenschäden verursacht hat und mit einer sympathischen Überaktivität verbunden ist. Zu den Symptomen zählen im Anfangsstadium Vasodilatationen, Schwellungen, Steifheit, Hyperhidrosis, Allodynia, Hyperalgesie, Hyperpathie und ein Anstieg der Temperatur. Im letzten Stadium sind Vasokonstriktionen, Kühle, Atrophie der Hautanhänge und Knochenatrophie (Sudeck-Atrophie) zu beobachten. Die Diagnose kann Röntgenaufnahmen und Knochenscans erforderlich machen, um Knochenatrophien bzw. Veränderungen in der Durchblutung zu dokumentieren, die einer sympathischen Reflexdystrophie entsprechen. Eine Thermographie kann ebenfalls bei der Diagnosestellung helfen. Die Differentialdiagnose sollte Frakturen, Verstauchungen, Überanstrengungen, Thrombose, posttraumatische Vasospasmen und Kausalgie einschließen.

B. Die Bestätigung einer sympathischen Reflexdystrophie der unteren Extremitäten durch Aufhebung der Schmerzen mit Hilfe von Sympathikusblocks kann durch lumbale Sympathikusblocks, intravenöse regionale Sympathikusblocks (mit Guanethidin) und intravenösem Phentolamin erreicht werden.

C. Plazeboreaktionen auf solche Blocks sollten ausgeschlossen werden, indem sorgfältig festgehalten wird, wann die Schmerzlinderung eintritt, mit welchen Anzeichen des Sympathikusblocks in der betroffenen Extremität sie in Beziehung steht und wie lange sie anhält.

D. Wenn die sympathische Reflexdystrophie durch diagnostische Sympathikusblocks bestätigt worden ist, können Serien von Blocks nötig sein, um eine permanente oder nahezu vollständige Beseitigung des Syndroms zu erreichen. Weitere Varianten des intravenösen Regionalblocks, die zur Behandlung der mit einer sympathischen Reflexdystrophie verbundenen Schmerzen herangezogen wurden, schließen die Anwendung von Steroiden, Reserpin, Prazocin, Prostaglandinen, Hydralazin, Diazoxid und kalziumhaltige Kanalblocker ein.

E. Eine physikalische Therapie sollte frühzeitig in die Behandlung eingeschlossen werden, um die Motilität der betroffenen Gelenke zu erhöhen, die Schwellungen abzubauen und die Empfindlichkeit der Extremität gegenüber physikalischen Reizen herabzusetzen.

F. Medikationen wie trizyklische Antidepressiva, NSARs und orale kalziumhaltige Kanalblocker können einen gewissen Nutzen haben und sollten angewandt werden, wenn es angezeigt erscheint.

G. Eine psychologische Auswertung, die aus der Anwendung der Minnesota Multiphasic Personality Inventory (MMPI – Minnesota-Mehrphasen-Persönlichkeitstest) und einem Gespräch mit einem klinischen Psychologen besteht, kann Anzeichen einer Depression und/oder einem Angstzustand zum Vorschein bringen, die einer Behandlung zugänglich sind (S. 6). Diese Auswertung kann ein Schlüsselelement bei der Behandlung vieler Patienten darstellen, die unter einer sympathischen Reflexdystrophie leiden.

H. Wenn die Schmerzen, die durch eine sympathische Reflexdystrophie verursacht werden, zwar mit gleichbleibendem Erfolg beseitigt werden können, die Schmerzlinderung jedoch nicht von langfristiger Dauer ist, kann dies eine Indikation dafür sein, eine permanente chemische oder sogar operative Sympathektomie in Erwägung zu ziehen.

Literatur

Löfström JB, Cousins MJ. Sympathetic neural blockade of the upper and lower extremity. In: Cousins MJ, Bridenbaugh PO, eds. Neural blockade in clinical anesthesia and management of pain. 2nd ed. Philadelphia: JB Lippincott, 1988:461.

Poplawski ZJ, et al. Post-traumatic dystrophy of the extremities: a clinical review and trial of treatment. J Bone Joint Surg 1983; 65A:642.

Raja SN, et al. Systemic alpha-adrenergic blockade with phentolamine: a diagnostic test for sympathetically maintained pain. Anesthesiology 1991; 74:691.

```
                    Verdacht auf eine SYMPATHISCHE
              REFLEXDYSTROPHIE DER UNTEREN EXTREMITÄTEN

        (A) Klinische Auswertung  ──────►  ◄──────  Röntgenaufnahmen
                                                    Knochenscans
                                    │
                                    ▼
        (B) SYMPATHIKUSBLOCK (LUMBALER
            SYMPATHIKUSBLOCK, INTRAVENÖSER
            REGIONALBLOCK, INTRAVENÖSES
            PHENTOLAMIN)
```

```
              Schmerz gelöst                      Schmerz nicht gelöst

       Kurzfristig      Langfristig        Fehlgeschlagener      Sympathikusblock
                                           Sympathikusblock      erfolgreich

    (C) Plazebo-        Sympathische       SYMPATHIKUSBLOCK      Schmerzen nicht auf
        effekt          Reflexdystrophie   WIEDERHOLEN           sympathische Reflex-
        ausschließen    bestätigt                                dystrophie zurückzuführen
                                                                 (zum Beispiel somatische
                                                                 Schmerzen, zentrale
                                                                 Schmerzen)

    (D) DEN SYMPATHIKUSBLOCK
        SERIENMÄSSIG
        WIEDERHOLEN

        Zusätzliche
        Maßnahmen

    (E) Physikalische    (F) Medikation    (G) Psychologische
        Behandlung                             Auswertung

        Kurzfristige Schmerzlinderung
        reproduzierbar, jedoch nur vorübergehend

    (H) Chemische oder operative
        Sympathektomie in Erwägung ziehen
```

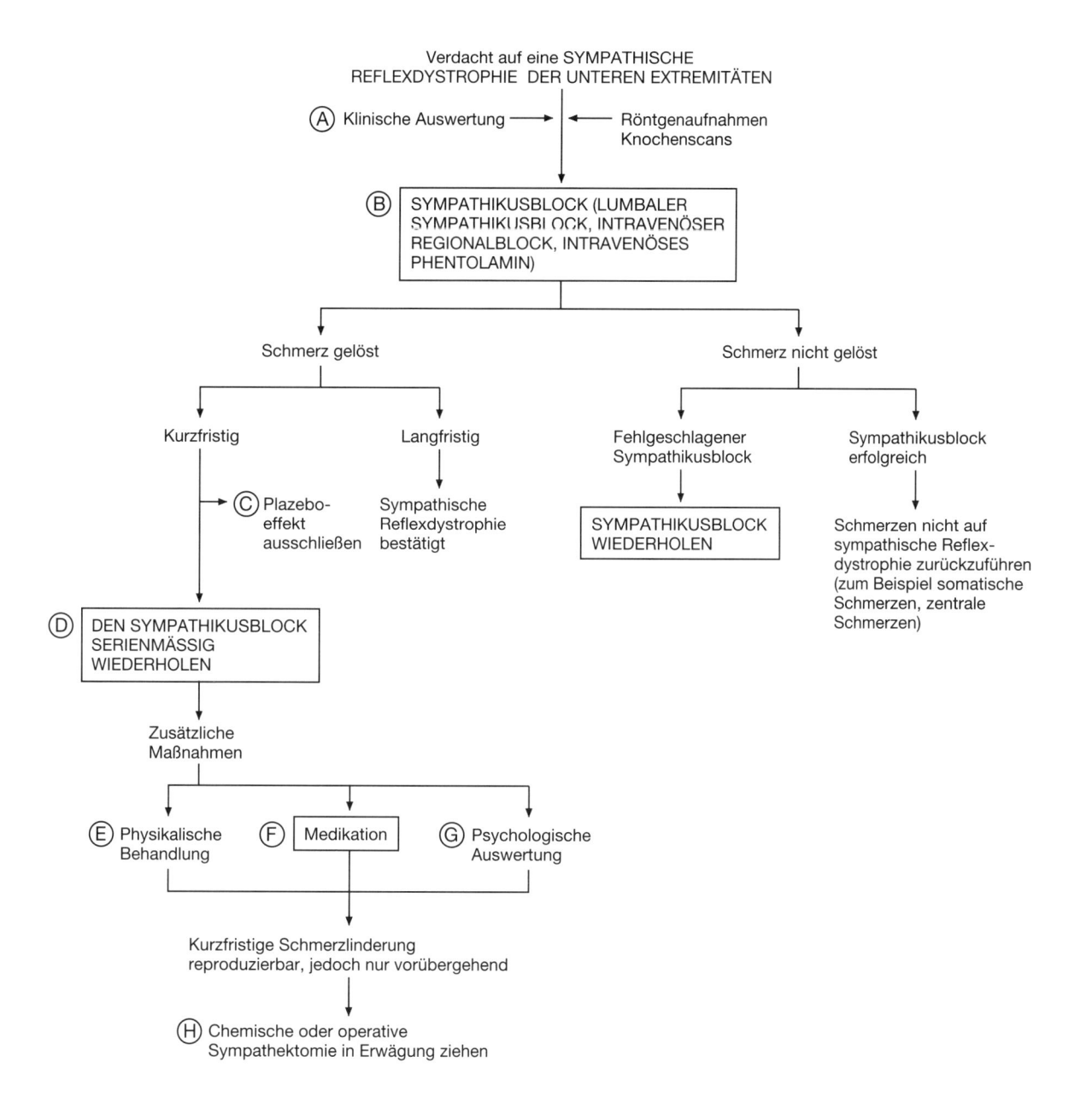

SCHMERZEN IM FUSS

James Griffin

Es muß eine sorgfältige Anamnese aufgenommen werden, um den Schmerzherd, die Art des Eintretens, die Intensität und die Eigenschaften des Schmerzes, das Schmerzprofil im Verlauf der Zeit und die Faktoren zu ermitteln, die zu einer Verschlimmerung oder einer Linderung der Schmerzen des Patienten führen. Die Allgemeinuntersuchung sollte eine Inspizierung, eine Palpation sowie eine Auswertung des neurologischen Zustandes und der aktiven und passiven Motilität umfassen. Es sollte eine biomechanische Beurteilung vorgenommen werden, wobei der Patient im Sitzen, im Stehen und im Gehen beobachtet wird.

A. Jede Behandlung von Fußschmerzen muß eine Beurteilung des Schuhwerks beinhalten. Schlecht sitzende oder abgetragene Schuhe können Schmerzen in den unteren Extremitäten verursachen oder zu ihnen beitragen.

B. Bei der Röntgenuntersuchung sollten antero-posteriore, Seiten- und Schrägaufnahmen erstellt werden, möglichst unter Gewichtsbelastung. Es sind spezielle Aufnahmen erforderlich, um die Verbindungen zwischen den Ossa sesamoidea, zwischen dem Talus und dem Kalkaneus sowie zwischen dem Talus und dem Os naviculare sichtbar zu machen. Belastungsaufnahmen, die die normale Seite mit der betroffenen Seite vergleichen, können auf eine Instabilität hinweisen. Knochenscans lassen Bereiche mit erhöhter Aufnahme erkennnen; sie sind diagnostisch für Belastungsreaktionen. Weichteiltumore können mit Hilfe eines CT-Scans oder einer MRI ausgewertet werden, um Größe und Zusammensetzung zu ermitteln.

C. Nervenleitgeschwindigkeitstests und EMGs können periphere Neuropathien und Tarsaltunnel-Entrapments zum Vorschein bringen. Es können weitere Untersuchungen erforderlich sein, um verschiedene Krankheitsprozesse zu identifizieren.

D. Eine sympathische Reflexdystrophie kann sich schon bei kleinsten Verletzungen am Fuß einstellen. Im Frühstadium wird sie häufig übersehen. Ein Verdacht ist dann gegeben, wenn die Schmerzen bei weitem über das Ausmaß hinausgehen, das zu erwarten wäre. Ein sofortiges Erkennen und eine umgehende Behandlung können die Weiterentwicklung zu einem irreversiblen, entkräftenden Zustand vermeiden (S. 150).

E. Weichteilschmerzen aufgrund von Hühneraugen und Schwielen sind häufig die Folge schlecht sitzenden Schuhwerks. Verrucae pedis (Sohlenwarzen) unterscheiden sich durch ihre extreme Empfindlichkeit gegen laterale Kompressionen von Hornschwielen. Nach einer Verletzung oder Immobilisation des Fußes oder der unteren Extremität können myofasziale Schmerzen Beschwerden hervorrufen - ein weit verbreitetes Problem, das jedoch nur selten als Hauptursache der Schmerzen betrachtet wird (S. 46).

F. Der große Zeh, die Stelle, an der am häufigsten eingewachsene Zehennägel vorzufinden sind, kann Überstreckbarkeit, zu geringe Beweglichkeit und Deformierung aufweisen. Der überstreckte erste Strahl kann das Gewicht auf andere Bereiche verlagern und dadurch Schmerzen verursachen. Um die Gewichtsverteilung zu normalisieren, werden Polster oder orthostatische Hilfsmittel verwendet. Ein Hallus rigidus hat Schmerzen und die Bildung einer dorsalen Exostose im ersten Metakarpophalangealgelenk zur Folge. Er kann auf NSARs und eine starre Rocker-Sohle ansprechen. Ein Hallux valgus kann konservativ mit akkomodierendem Schuhwerk und einer orthotischen Steuerung der übermäßigen Pronation behandelt werden. Operativ kann die Deformität behoben und die normale Biomechanik wiederhergestellt werden. Die Ossa sesamoidea können sich entzünden und lokal anschwellen; sie sprechen auf NSARs und eine verringerte Gewichtsbelastung bis zur Lösung der Entzündung an. Gicht kann örtlich begrenzt im ersten Metakarpophalangealgelenk auftreten, kann aber auch die gesamte mediale Säule des Fußes beeinflussen. Dieser Zustand kann durch Medikation gesteuert werden, aber im Falle einer fortgeschrittenen Degeneration ist gegebenenfalls ein operativer Eingriff erforderlich.

G. Eine Deformierung der kleinen Zehen kann Hühneraugen und Hornschwielen zur Folge haben. Ein langer zweiter Strahl mit einem überstreckten ersten Strahl kann eine schmerzhafte Fehlverteilung des Gewichts über die Mittelfußköpfchen erzeugen. Es können Polster oder orthotische Stützen erforderlich werden, ein operativer Eingriff ist möglicherweise indiziert.

H. Bei Spreizfüßen oder einwärts gedrehten Füßen können Schmerzen im vorderen Teil des Fußes unter den Mittelfußköpfchen auftreten, woraus sich ein Mißverhältnis in der Gewichtsbelastung ergibt. Eine Behandlung mit einer metatarsalen Schiene oder einer selektiven Polsterung kann ausreichend sein. Das Morton-Neurom zwischen dem dritten und dem vierten Zeh ist häufig vorzufinden und kann auf eine Steroidinjektion ansprechen. Bei Schmerzen im vorderen Teil des Fußes besteht Verdacht auf eine Marschfraktur. Da Röntgenaufnahmen und Knochenscans im akuten Fall normale Ergebnisse aufweisen, können Schmerzen im aktiven Zustand und Linderung in ruhendem Zustand die einzigen Befunde sein.

I. Beschwerden im mittleren Teil des Fußes aufgrund einer starken Belastung des Fußgewölbes können als eine Wechselwirkung der Fußmechanik auftreten, die gewöhnlich durch eine übermäßige Pronation, Aktivität, schlechte Schuhe und eine Schwäche der Muskulatur, die das mediale Fußgewölbe stützt, bedingt ist. Die Behandlung kann stützendes Schuhwerk, eine Veränderung der ausgeführten Aktivitäten und orthotische Hilfsmittel zur Korrektur der Pronation des Fußes einschließen. Schwere Verletzungen können eine Instabilität der metatarsocuneiformen Gelenke zur Folge haben, so daß ein Gipsverband oder eine chirurgische Stabilisierung erforderlich wird. Das Os cuboideum kann bei einer Inversionsverletzung subluxieren und dann für eine „chronische Knöchelverstauchung" gehalten werden. Die Verletzung spricht auf Manipulation und stützende Polster oder orthotische Hilfsmittel an. Eine tarsale Koalition ruft bei Aktivität Schmerzen hervor und kann eine Arthritis im subtalaren Gelenk oder anderen Gelenken zur Folge haben. Schmerzen, das Fehlen einer subtalaren Bewegung und Röntgenuntersuchungen bestätigen die Diagnose. Eine konservative

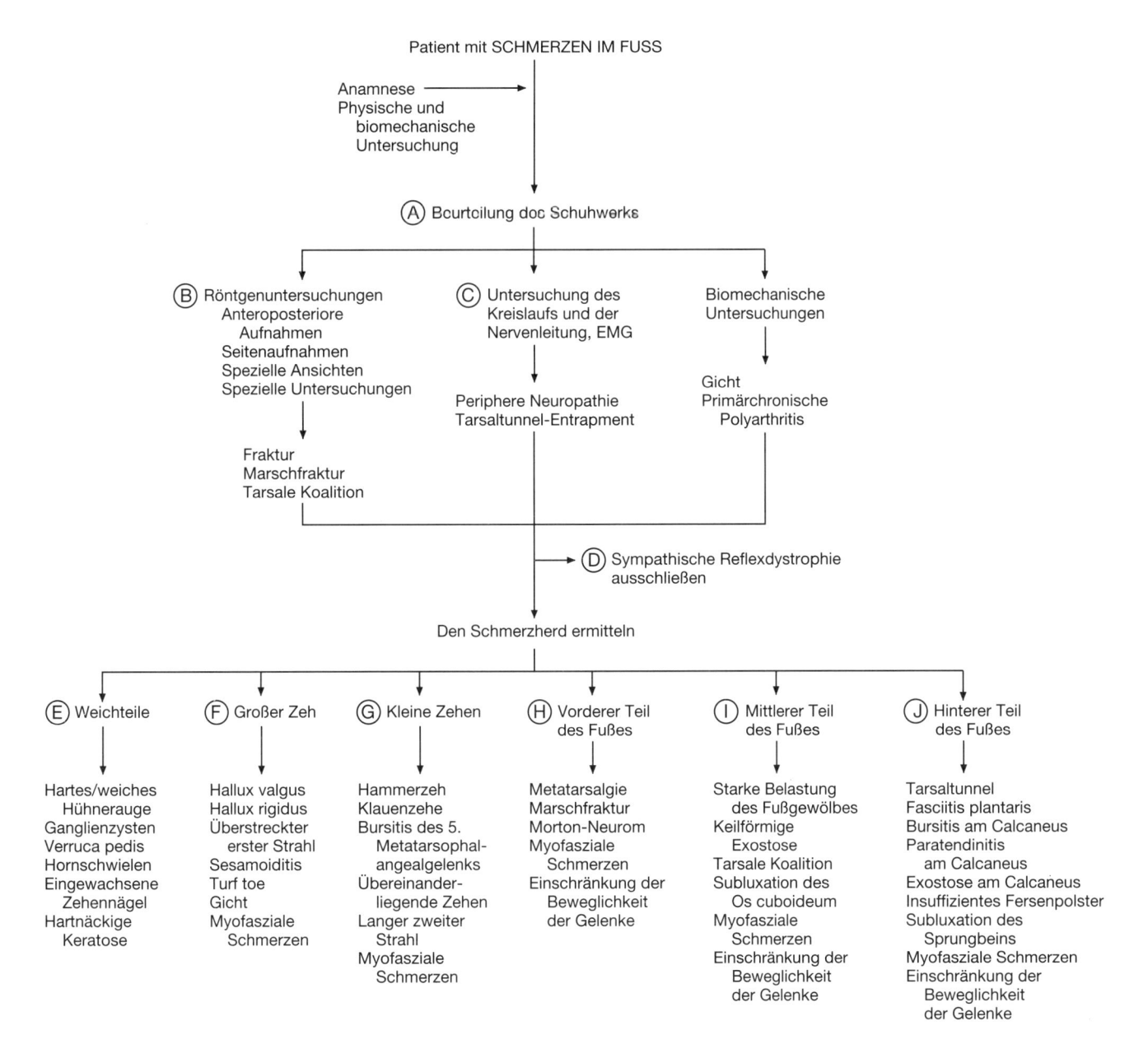

```
                          Patient mit SCHMERZEN IM FUSS
                                      │
                          Anamnese ────┐
                          Physische und │
                          biomechanische│
                          Untersuchung  │
                                        ▼
                              (A) Beurteilung des Schuhwerks
                                        │
           ┌────────────────────────────┼────────────────────────────┐
           ▼                            ▼                            ▼
   (B) Röntgenuntersuchungen    (C) Untersuchung des          Biomechanische
       Anteroposteriore              Kreislaufs und der       Untersuchungen
       Aufnahmen                     Nervenleitung, EMG
       Seitenaufnahmen                    │                        │
       Spezielle Ansichten                ▼                        ▼
       Spezielle Untersuchungen    Periphere Neuropathie       Gicht
           │                       Tarsaltunnel-Entrapment     Primärchronische
           ▼                                                   Polyarthritis
       Fraktur
       Marschfraktur
       Tarsale Koalition
                                        │
                                        ├──────► (D) Sympathische Reflexdystrophie
                                        │              ausschließen
                                        ▼
                              Den Schmerzherd ermitteln
```

(E) Weichteile	(F) Großer Zeh	(G) Kleine Zehen	(H) Vorderer Teil des Fußes	(I) Mittlerer Teil des Fußes	(J) Hinterer Teil des Fußes
Hartes/weiches Hühnerauge	Hallux valgus	Hammerzeh	Metatarsalgie	Starke Belastung des Fußgewölbes	Tarsaltunnel
Ganglienzysten	Hallux rigidus	Klauenzehe	Marschfraktur	Keilförmige Exostose	Fasciitis plantaris
Verruca pedis	Überstreckter erster Strahl	Bursitis des 5. Metatarsophalangealgelenks	Morton-Neurom	Tarsale Koalition	Bursitis am Calcaneus
Hornschwielen	Sesamoiditis	Übereinanderliegende Zehen	Myofasziale Schmerzen	Subluxation des Os cuboideum	Paratendinitis am Calcaneus
Eingewachsene Zehennägel	Turf toe	Langer zweiter Strahl	Einschränkung der Beweglichkeit der Gelenke	Myofasziale Schmerzen	Exostose am Calcaneus
Hartnäckige Keratose	Gicht	Myofasziale Schmerzen		Einschränkung der Beweglichkeit der Gelenke	Insuffizientes Fersenpolster
	Myofasziale Schmerzen				Subluxation des Sprungbeins
					Myofasziale Schmerzen
					Einschränkung der Beweglichkeit der Gelenke

Behandlung mit Stützschuhen und biomechanischen Stützapparaten sollte einem chirurgischen Eingriff vorangehen.

J. Schmerzen im hinteren Teil des Fußes können durch eine Subluxation des Sprungsbeins infolge einer Inversionsbelastung hervorgerufen werden. Wie bei der Subluxation des Os cuboideum werden diese Schmerzen häufig als eine „chronische Verstauchung" behandelt. Diese Entität kann eine Injektion in den Sinus tarsi erfordern, gefolgt von einer Manipulation des Talus und einer Rehabilitation des Knöchels. Es kann eine orthotische Stütze benötigt werden. Das Tarsaltunnelsyndrom erzeugt einen brennenden Schmerz oder ein Taubheitsgefühl im Versorgungsgebiet des Nervus tibialis posterior. Der Nerv ist empfindlich, und das Tinel-Zeichen kann vorhanden sein. Eine konservative Behandlung mit NSARs, Injektionen von Lokalanästhetika und Steroiden oder auch einer transkutanen elektrischen Nervenstimulation wird zur Korrektur der Hyperpronation durchgeführt. Hartnäckige Symptome erfordern eine chirurgische Dekompression. Eine plantare Fasciitis ist eine Entzündung der proximalen Ansatzstelle der Fascia plantaris, bei der die anteromediale Partie der Calx eine Schmerzempfindlichkeit aufweist. Die Behandlung besteht aus NSARs und der Verschreibung gut passender Schuhe, die das mediale Fußgewölbe stützen. Spricht der Patient nicht darauf an, ist eine Injektion, ein Gehgips oder, in seltenen Fällen, eine chirurgische Lösung erforderlich. Schmerzen in der hinteren Partie der Calx können aus einer Entzündung am Ansatz der Achillessehne herrühren, aus einer Entzündung der Bursa oder aus einer Entzündung des losen Gewebes, das den Ansatz der Achillessehne umgibt. Im allgemeinen wird eine konservative Behandlung vorgenommen. NSARs, die Anwendung einer Absatzerhöhung, eine Modifikation der Aktivitäten, Eismassage und die Dehnung einer angespannten Achillessehne können sich als nützlich erweisen. Wenn die einfachen Maßnahmen keinen Erfolg haben, können ein kurzer Beingips und eine Immobilisation erforderlich sein. Eine operative Entfernung des entzündeten Gewebes ist selten nötig. Das Ziel einer orthotischen Steuerung der Fußmechanik besteht darin, den Fuß in einer biomechanisch neutralen Stellung zu halten und die Belastung gleichmäßig zu verteilen. Gut passende orthotische Stützen gleichen biomechanische Ungleichheiten im Fuß, im Knöchel und in der unteren Extremität aus, um optimale Ergebnisse zu erzielen.

BEURTEILUNG EINER CLAUDICATIO INTERMITTENS

Susan J. Dreyer

Claudicatio intermittens ist das am häufigsten vorliegende Symptom einer chronischen peripheren arteriellen Verschlußkrankheit. Die Patienten verspüren beim Umhergehen Schmerzen im Gesäß und in den Beinen, die sich schnell durch Ruhe lindern lassen. Schmerzen im Gesäß und in den Beinen, extreme Schwäche und Muskelkrämpfe treten schneller ein, wenn der Patient das Tempo beim Gehen steigert oder bergauf geht. Atherosklerotische Verschlußkrankheiten setzen langsam und schleichend ein. Die Häufigkeit einer Claudicatio liegt bei Personen über 60 Jahren zwischen 1,3 % und 5,8 %. Die schmerzende Stelle steht in deutlicher Beziehung zur Verschlußstelle, zum ausgeübten Beruf und zum Lebensstil.

A. Eine Claudicatio intermittens läßt sich anhand der charakteristischen Anamnese und der objektiven Zeichen einer verringerten Durchblutung der unteren Extremität erkennen.

B. Schmerzen beim Gehen, die durch Pausen sofort gelindert werden, sind charakteristisch. Anders als bei einer Pseudoclaudicatio muß der Patient sich nicht hinsetzen, hinhocken oder hinlegen, um eine Linderung herbeizuführen. Eine Rötung in herabhängendem Zustand ist häufig zu beobachten, genauso wie eine starke Blässe beim Anheben. In schweren Fällen verringern sich die Schmerzen, wenn das Glied in eine herabhängende Stellung gebracht wird.

C. Die Differentialdiagnose schließt Wirbelsäulenstenose, Arthritis, degenerative Bandscheibenerkrankungen, myofaziale Schmerzen, Thromboangiitis obliterans, akuten Arterienverschluß, das Kompartmentsyndrom, Muskelkrämpfe und das McArdle-Syndrom ein.

D. Ein Vergleich des systolischen Drucks im Arm, im Schenkel, in der Wade und im Knöchel sorgt für eine nichtinvasive Bestätigung des vom Verschluß betroffenen Bereichs. Der normale Knöchel/Arm-Index ist größer als 1. Bei Diabetikern können aufgrund der nichtkomprimierbaren verkalkten Gefäße häufig keine entprechenden Blutdruckmessungsergebnisse ermittelt werden. Andere Durchblutungstests, wie beispielsweise die auf dem Doppler-Effekt aufbauende Ermittlung der Strömungsgeschwindigkeit und die Aufzeichnung des Pulsvolumens stellen nichtinvasive Mittel zur Untersuchung der Durchblutung einer Extremität sowohl vor als auch nach einer Belastung dar. Die Werte, die nach einer Belastung ermittelt werden, stehen in besserer Beziehung zum Ausmaß der Krankheit.

E. Bei leichten bis mittelschweren Beschwerden treten die Schmerzen bei Aktivität auf, beeinträchtigen jedoch nicht die Berufsausübung oder den Lebensstil.

F. Es ist unbedingt erforderlich, daß der Patient mit dem Rauchen aufhört. Körperliche Bewegung (beispielsweise Spazierengehen, Radfahren) ist nützlich, wenn sie täglich 30 bis 60 Minuten in einer Weise ausgeführt wird, daß keine Schmerzen auftreten. Der Blutdruck sollte kontrolliert werden, wobei der diastolische Druck auf ungefähr 90 mm Hg zu halten ist, um eine ausreichende kollaterale Durchblutung sicherzustellen. Eine sorgfältige Fußpflege ist unbedingt erforderlich, wobei darauf zu achten ist, daß die Fußnägel gerade geschnitten sind, daß der Fuß nicht der Kälte ausgesetzt wird, daß die Haut warm, trocken und geschmeidig bleibt und daß die Füße täglich kontrolliert werden. Eine zugrundeliegende systemische Krankheit, wie beispielsweise Stauungsherzinsuffizienz, chronische obstruierende Lungenkrankheiten und Diabetes, müssen streng überwacht werden. Polyzythämie wird behandelt, um den Hämatokritwert unter 55 % zu halten. Eine Gewichtsabnahme und die Bekämpfung einer Hyperlipidämie sind ebenfalls zu empfehlen. Gegen die Schmerzen werden NSARs verabreicht; bei stärkeren Schmerzen können Aspirin oder p-Azetaminophenol mit Kodein erforderlich sein. Vasodilatatoren und Antikoagulantien werden nicht mehr als wirksame Behandlung betrachtet. Die Wirkung von Pentoxifyllin ist immer noch unbestimmt, und eine fibrinolytische Behandlung zeigt bei chronischem Verschluß keinen wesentlichen Nutzen.

G. Schwere chronische periphere arterielle Verschlußkrankheiten sind neben einer Claudicatio intermittens durch Schmerzen im Ruhezustand, Ulzera, ischämische Neuropathie und ein dadurch verursachtes Taubheitsgefühl, Dysästhesien oder einen Knöchel/Arm-Index unter 0,6 gekennzeichnet.

H. Inaktivierende Symptome, die den Lebensstil oder den Lebensunterhalt beeinträchtigen, erfordern eine chirurgische Auswertung. Gangräne, nichtheilende Ulzera, ein systolischer Druck unter 45 mm am Knöchel oder ischämische Schmerzen im Ruhezustand sind weitere Indikationen für eine chirurgische Beurteilung.

I. Patienten, bei denen ein erhebliches Operationsrisiko gegeben ist oder nichttransplantierbare Gefäßveränderungen vorliegen, sind nicht als Kandidaten für eine Operation in Betracht zu ziehen.

J. Zu den chirurgischen Revaskularisationsverfahren zählen femoral-poplietale Bypass-Transplantationen, aortoiliakale Endarteriektomie oder Transplantationen, femoral-peronäale Venentransplantationen, infrapoplietale Bypass-Transplantationen sowie perkutane transluminale Angioplastie für aortoiliakale Erkrankungen. Die Anwendung einer Vene mit adäquatem Durchmesser (4 mm) ist einem künstlichen Transplantat vorzuziehen. Nach Möglichkeit sollte für diese Verfahren eine Regionalanästhesie angewandt werden. Eine Amputation ist die Alternative bei lebensbedrohenden, nicht durch Transplantation zu behebenden Krankheiten.

K. Eine chemische Sympathektomie kann bei den meisten Patienten, bei denen kein operativer Eingriff vorgesehen ist, für eine deutliche Linderung sorgen, wobei die Linderung in stärkerem Maße den Ruheschmerz als den von der Claudicatio verursachten Schmerz betrifft. Ein perkutaner Sympathikusblock kann zur Behandlung von ambulanten Patienten angewandt werden.

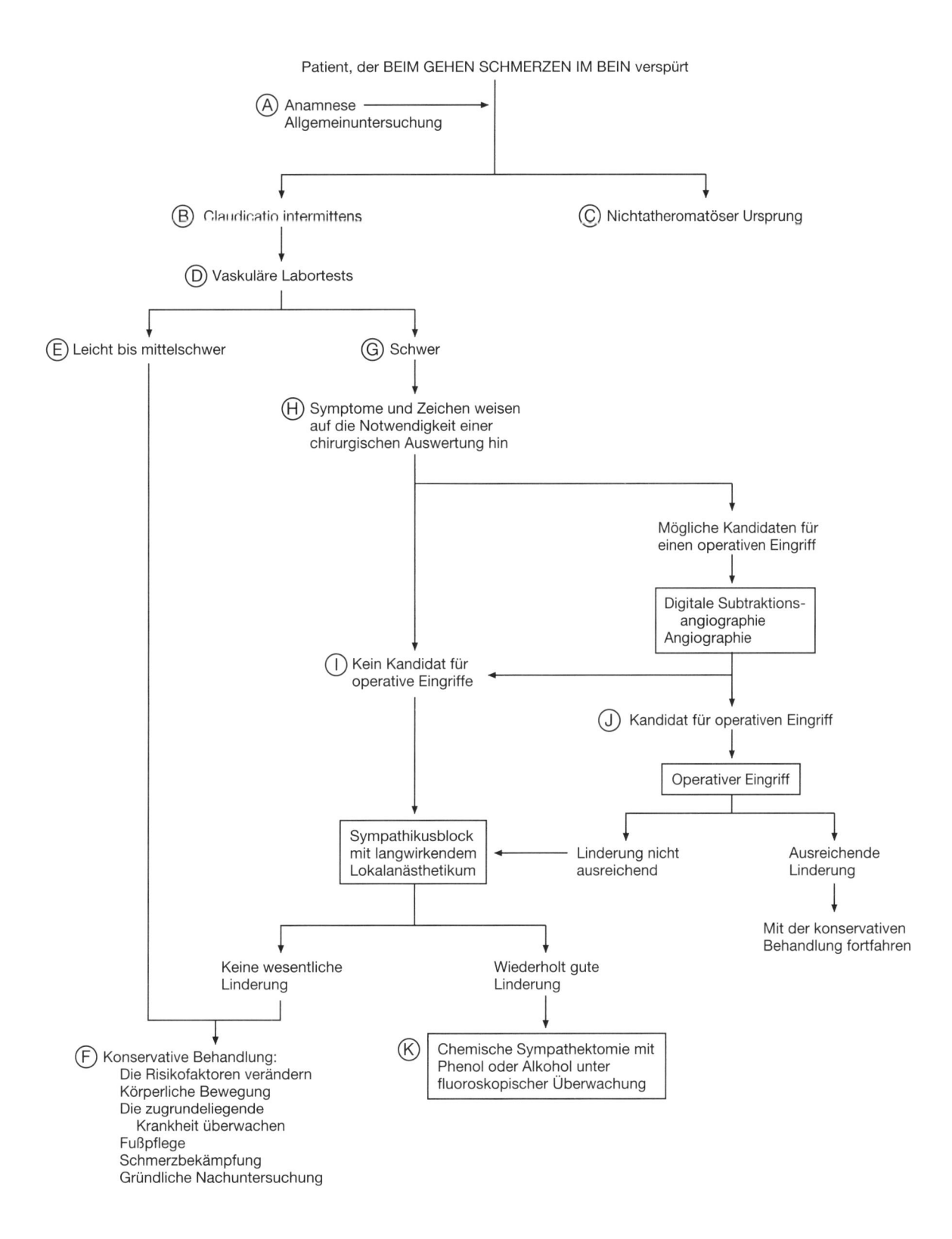

Patient, der BEIM GEHEN SCHMERZEN IM BEIN verspürt

- (A) Anamnese
  Allgemeinuntersuchung
- (B) Claudicatio intermittens
- (C) Nichtatheromatöser Ursprung
- (D) Vaskuläre Labortests
- (E) Leicht bis mittelschwer
- (G) Schwer
- (H) Symptome und Zeichen weisen auf die Notwendigkeit einer chirurgischen Auswertung hin

Mögliche Kandidaten für einen operativen Eingriff

Digitale Subtraktionsangiographie
Angiographie

- (I) Kein Kandidat für operative Eingriffe
- (J) Kandidat für operativen Eingriff

Operativer Eingriff

Sympathikusblock mit langwirkendem Lokalanästhetikum

Linderung nicht ausreichend

Ausreichende Linderung

Mit der konservativen Behandlung fortfahren

Keine wesentliche Linderung

Wiederholt gute Linderung

- (F) Konservative Behandlung:
  Die Risikofaktoren verändern
  Körperliche Bewegung
  Die zugrundeliegende
    Krankheit überwachen
  Fußpflege
  Schmerzbekämpfung
  Gründliche Nachuntersuchung
- (K) Chemische Sympathektomie mit Phenol oder Alkohol unter fluoroskopischer Überwachung

Literatur

Bonica JJ. Pain due to vascular disease. In: Bonica JJ, ed. The management of pain. 2nd ed. Philadelphia: Lea & Febiger, 1990:506.

Radack K, Wyderski R. Conservative management of intermittent claudication. Ann Intern Med 1990; 113:135.

Whittemore AD, Mannick JA. Intermittent claudication. In: Branch WT, Jr., ed. Office practice of medicine. 2nd ed. Philadelphia: WB Saunders, 1987:182.

SCHMERZTHERAPIE BEI KINDERN

Akute Schmerzen bei pädiatrischen Patienten
Durchführung schmerzhafter Verfahren bei pädiatrischen Patienten
Chronische und wiederkehrende Schmerzen in der Kindheit
Schmerzen bei pädiatrischen Krebspatienten

AKUTE SCHMERZEN BEI PÄDIATRISCHEN PATIENTEN

Dawn E. Webster

Kinder empfinden Schmerzen genauso stark wie Erwachsene, wenn nicht sogar noch stärker. Die Behandlung akuter Schmerzen wird bei Kindern jedoch durch verschiedene Faktoren erschwert: die Schwierigkeit, das Kind zu beurteilen, das unter Schmerzen leidet; falsche Vorstellungen hinsichtlich der Anwendung narkotischer Analgetika bei Kindern und fehlende Erfahrung mit Regionalanästhetikumsverfahren bei Kindern. Zwei Erscheinungformen akuter Schmerzen – postoperative Schmerzen und Verbrennungsschmerzen – werden im folgenden besprochen und können als Grundlage für die Behandlung anderer Arten akuter Schmerzen dienen.

A. Postoperative Schmerzen variieren je nach Verfahren und Patient. Es gibt keine „feste" Grenze für die Schmerzen, die mit einem bestimmten Verfahren verbunden sind, und man sollte Kindern glauben, wenn sie über Schmerzen klagen. Da einige Kinder – entweder aus Angst oder aufgrund fehlender Kommunikationsfähigkeiten – ihre Schmerzen nicht mitteilen, sollte ärztliches Personal mit erhöhter Aufmerksamkeit auf entsprechende Anzeichen achten. Die Anwendung der Entwicklung entsprechender Schmerzbekämpfungsmaßnahmen sowie eine sorgfältige Beobachtung der Verhaltensparameter und – in einem geringeren Umfang – der physiologischen Parameter können bei der Auswertung hilfreich sein. Beobachtungen der Eltern können sich ebenfalls als nützlich erweisen.

B. Regionalanästhetikumsverfahren werden besonders im postoperativen Rahmen geschätzt, ihre Anwendung kann jedoch auch auf andere Arten von Schmerz ausgedehnt werden (Traumata, Verbrennungen, Krebsschmerzen). Man geht davon aus, daß die toxischen Dosen von Lokalanästhetika den Werten bei Erwachsenen entsprechen, da nichts auf das Gegenteil hinweist. Das am häufigsten angewandte Verfahren, der kaudale Block, ist relativ einfach auszuführen und nur mit minimalen Komplikationen verbunden. Weitere Blocks, die mit Erfolg bei Kindern angewandt wurden, sind ilioinguinale, iliohypogastrische, penile, interkostale, interpleurale, Plexus-brachialis-, femorale und epidurale Blocks. Regionaltechniken werden mit allgemeinen Anästhetika oder unter starker Sedierung durchgeführt, da Kinder Angst vor Nadeln haben und das Setzen des Blocks mit gewissen Schmerzen verbunden sein kann. Eine Injektion von Fentanyl oder konservierungsmittelfreiem Morphium in den intrathekalen und epiduralen Raum ist bei pädiatrischen Patienten hilfreich. Die Nebenwirkungen ähneln denen bei Erwachsenen; sie umfassen unter anderem respiratorische Depression, Pruritus sowie Übelkeit und Erbrechen. Zu den Kontraindikationen für diese Methode zählen Infektionen an der Stelle, an der der Block ausgeführt werden soll, eine Ablehnung durch die Eltern sowie Koagulopathie.

C. Den Kern der postoperativen Schmerzbekämpfung bildet die pharmakologische Behandlung (Tabelle 1). Bei leichten Schmerzen kann es ausreichen, wenn p-Azetaminophenol (10 mg/kg, oral oder in Form von Zäpfchen) verabreicht wird und ein Elternteil anwesend ist. Bei stärkeren Schmerzen sorgen gewöhnlich orale oder intravenöse Narkotika, die entsprechend titriert und auf regelmäßiger Basis verabreicht werden, für eine Linderung. Die Nebenwirkungen sollten aktiv überwacht und behandelt werden. Kinder verheimlichen in manchen Fällen Schmerzen, um der Übelkeit oder Somnolenz zu entgehen, die mit der Medikation verbunden ist. Intramuskuläre Injektionen sollten, wenn irgend möglich, vermieden werden, da Kinder bekanntermaßen Angst vor Nadeln haben. Bei Kindern, die älter als drei Monate sind, ist keine größere Neigung zu respiratorischer Depression infolge von Narkotika gegeben, als es bei Erwachsenen der Fall ist; nur aufgrund einer übertriebenen Furcht vor dieser Komplikation muß nicht auf die Anwendung von Analgetika verzichtet werden. Die Angst vor einer Sucht ist ebenfalls kein triftiger Grund, um von einer Behandlung akuter Schmerzen abzusehen – wenn überhaupt, tritt im akuten Zustand nur in seltenen Fällen eine Sucht bei pädiatrischen Patienten ein. Bei Säuglingen unter 3 Monaten muß ebenfalls für eine Linderung akuter Schmerzen gesorgt werden, hier ist jedoch eine intensivere Beobachtung auf eine respiratorische Depression und eine noch sorgfältigere Titrierung der Narkotikumsdosis erforderlich. Bei Jugendlichen, bei denen eine Compliance der Überwachung zu erwarten ist, wird eine patientengesteuerte Analgesie angewandt. Postoperativen Patienten ab 5 Jahren kann eine patientengesteuerte Analgesie ebenfalls helfen. Topisch angewandte anästhetische Agenzien sind bei bestimmten Arten postoperativer Schmerzen von Nutzen. 2%iges Lidocain kann sich nach einer Zirkumzision als wirksam erweisen. Bei einer Bruchoperation kann eine Durchsetzung der Inzision mit 0,5%igem Bupivacain am Ende des Eingriffs dazu beitragen, postoperative Schmerzen in der Bruchnaht zu bessern. Diese einfachen Methoden sind mit einem Minimum an Komplikationen verbunden, wenn sie korrekt ausgeführt werden, und eliminieren die systemischen Nebenwirkungen, die im Zusammenhang mit der Verabreichung von Narkotika auftreten.

D. Verbrennungsschmerzen rühren nicht nur von der Verletzung selbst her, sondern auch von den Schmerzen an den Transplantatspendestellen, dem angstauslösenden Schmerz des Verbandwechselns und der Wundtoilette sowie dem Unbehagen bei der physikalischen Behandlung. Das Ausmaß und die Tiefe der Brandwunde steht in direktem Zusammenhang zur Intensität der Schmerzen. Schmerzen werden bei Patienten mit Verbrennungen häufig nicht ausreichend bekämpft, und bei Kindern werden noch seltener Anästhetika und Analgetika eingesetzt, als es bei Erwachsenen der Fall ist. Die pharmakologische Behandlung von Verbrennungsschmerzen erfolgt mit p-Azetaminopheol oder Cholin-Magnesium-Trisalizylat für leichte oder subakute Schmerzen. Obwohl bei diesen Patienten bereits das

Tabelle 1 Empfohlene Anfangsdosierungen für Analgetika

p-Azetaminophenol	10-15 mg/kg peroral 4-stündlich
Kodein	0,5-1 mg/kg peroral 4-stündlich
Fentanyl	0,5-2 µm/kg intravenös 1-2-stündlich
Morphium	0,08-0,1mg/kg intravenös 2-stündlich
	0,2-0,4 mg/kg peroral 4-stündlich

```
                    PÄDIATRISCHE PATIENTEN MIT AKUTEN SCHMERZEN
                    ┌───────────────────┴───────────────────┐
              (A) Postoperative Patienten            (D) Patienten mit Verbrennungen
            ┌──────┴──────┐                        ┌──────┴──────┐
```

(B) Regionalverfahren, wo es angebracht erscheint

(C) Pharmakologische Behandlung der Schmerzen

Leichte Schmerzen: p-Azetaminophenol
Mäßige Schmerzen: p-Azetaminophenol + Kodein
Starke Schmerzen: Morphium, Meperidin, Fentanyl
(Anwendung patientengesteuerter Analgesie oder routinemäßig verabreichte Injektion)

Regionalanästhetikumsverfahren, wo es angebracht erscheint (z.B. wenn sich Schmerzen an Spendestellen einstellen, wenn Verbrennungen auf ein Glied begrenzt sind, usw.)

(E) Bekämpfung der Schmerzen und Ängste beim Wechseln der Verbände

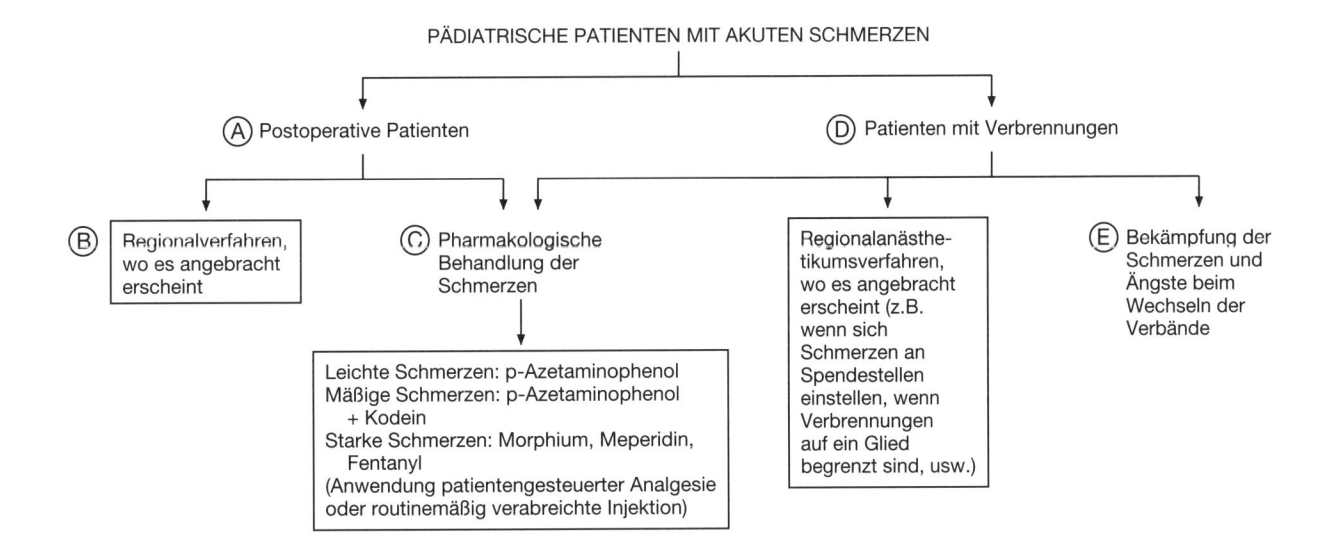

Risiko eines Streßulkus besteht, erhalten sie kein Aspirin. Die Stütze der Behandlung ist die Verabreichung von Narkotika, vorzugsweise auf oralem oder intravenösem Weg. Intravenöse Narkotika können entweder als Infusionen oder in Form von regelmäßig ausgeführten Injektionen verabreicht werden. Fentanyl kann sich beim Verbandwechseln als nützlich erweisen, läßt sich aber nur eingeschränkt zur Infusion verwenden, da es mit Thoraxwandstarre verbunden ist und infolge der Ausbildung einer Gewöhnung hohe Dosen erforderlich sind. Die Pharmakokinetik von Morphium kann sich bei Patienten mit Verbrennungen verändern, daher ist eine entsprechende Titrierung erforderlich. Die Angst vor einer Sucht ist bei diesen Patienten unbegründet. Eine körperliche Abhängigkeit kann durch eine langsame, sorgfältige Absetzung behandelt werden, sobald die Schmerzen verschwunden sind. Die Nebenwirkungen der Narkotika sollten auf aggressive Weise behandelt werden.

E. Die Behandlung der Schmerzen, die beim Wechseln der Verbände auftreten, ist bei Patienten mit Verbrennungen äußerst wichtig. Untersuchungen deuten darauf hin, daß ein erfolgreicher Ansatz darin besteht, dem Patienten eine gewisse Einflußnahme auf den Prozeß des Verbandwechselns zuzugestehen: In einigen Einrichtungen wird dem Kind gestattet, selbst festzulegen, wann die Verbände gewechselt werden sollen, so daß es weiß, daß andere Zeiten „sicher" sind. Das Kind kann auch ermutigt werden, selbst beim Entfernen der Verbände und dem Auftragen von Salben mitzuhelfen. Die Mithilfe und Mitarbeit sollte durch Lob bestätigt werden. Kindern, die nicht auf diesen Ansatz vorbereitet sind, können alternative Methoden helfen, indem z. B. die Verletzung verborgen wird und das Kind während der Prozedur abgelenkt wird. Eine Medikation mit Fentanyl oder Morphium 5 Minuten vor dem schmerzhaften Verbandwechseln und ein Erinnern des Patienten daran, wie wichtig das Wechseln des Verbandes für den Heilungsprozeß ist, sind ebenfalls wichtige Faktoren, mit denen die Toleranz gegenüber der Prozedur verbessert werden kann.

Literatur

McGrath PJ, Unruh AM. Pain in children and adolescents. New York: Elsevier, 1987.

Rice LJ. Management of acute pain in the pediatric patient. Dannemiller Refresher Courses, 1991.

Rice LJ. Regional anesthesia. Dannemiller Refresher Courses, 1991.

Ross DM, Ross SA. Childhood pain: current issues, research and management. Baltimore: Urban & Schwarzenberg, 1988.

Shannon M, Berde CB,. Pharmacologic management of pain in children and adolescents. Pediatr Clin North Am 1989; 36:855.

DURCHFÜHRUNG SCHMERZHAFTER VERFAHREN BEI PÄDIATRISCHEN PATIENTEN

Dawn E. Webster

Während der Behandlung verschiedener Krankheiten müssen Kinder viele schmerzhafte diagnostische und therapeutische Verfahren über sich ergehen lassen. Für viele Kinder zählen die Schmerzen, die mit Knochenmarkpunktionen und Lumbalpunktionen verbunden sind, zu den „denkbar schlimmsten" Schmerzen, die häufig als noch schlimmer empfunden werden als die Schmerzen, die durch den Krankheitsprozeß verursacht werden. Außerdem geht man davon aus, daß Patienten, die sich wiederholt schmerzhaften Verfahren unterziehen müssen, diesen Verfahren gegenüber eher sensibilisiert als desensibilisiert werden. Dennoch werden diese Schmerzen häufig ignoriert, teils weil es den Ärzten, die sich auf die Gesundheit der Patienten konzentrieren, schwerfällt zu akzeptieren, daß sie einem Kind Qualen zufügen können, teils weil anerkannte Richtlinien für die Behandlung fehlen. Nur wenige Institutionen haben Protokolle aufgestellt, die speziell auf dieses Problem der Schmerzbekämpfung während eines Behandlungsverfahrens ausgerichtet sind. Wir müssen uns diesem Problem widmen, wenn wir unseren pädiatrischen Patienten eine gewissenhafte, mitfühlende Behandlung zukommen lassen wollen.

A. Die Beschwerden, die durch ein geplantes Verfahren verursacht werden, sollten im voraus erkannt werden, und es sollte ein sorgfältiger, dem jeweiligen Entwicklungsstand angepaßter Plan ausgearbeitet werden. Da die erste Erfahrung mit einem Verfahren den Grundstein für zukünftige Verfahren legt, muß dem Problem schmerzhafter Verfahren schon früh im Krankheitsverlauf Beachtung geschenkt werden, vor allem bei solchen Kindern, die wahrscheinlich mehrere Verfahren benötigen. Eine psychologische Vorbereitung, in deren Rahmen das Kind über das jeweilige Vorhaben informiert wird und die Möglichkeit erhält, das Geschehen zu „proben", sollte begonnen werden, sobald ein Verfahren geplant wird. Die Eltern können häufig zuverlässige Informationen darüber geben, wie ihr Kind auf eine bestimmte Situation reagiert, was sich bei der Planung als hilfreich erweisen kann. Die Therapie sollte in einem Behandlungsraum durchgeführt werden, niemals im Bett des Patienten. Es sollte den Eltern gestattet werden, während des Verfahrens soviel wie möglich in nahem Kontakt mit ihrem Kleinkind oder Kind zu sein. Jugendlichen sollte ein gewisses Mitspracherecht bei der Ausarbeitung eines Schmerzbekämpfungsplans und hinsichtlich der Frage, inwieweit die Eltern miteinbezogen werden, zugestanden werden. Schließlich sollte, wenn möglich, der am besten qualifizierte Arzt das Verfahren durchführen, insbesondere bei einem Kind, bei dem mehrere Verfahren erforderlich sind.

B. Zu den psychologischen Methoden, die zur Vorbereitung solcher Verfahren helfen können, zählen Hypnose, Verhaltenstherapien und kognitiv-verhaltensmäßige Interventionen. Hypnose hat sich bei einigen Kindern und Jugendlichen als wirksam zur Linderung von Schmerzen erwiesen, die sich bei einer Knochenmark- oder Lumbalpunktion einstellen. Kognitiv-verhaltensmäßige Interventionen (eine Kombination aus positiver Verstärkung, emotionaler Vorstellung und Verhaltenstraining) sind bei Kindern mit Krebs erfolgreich angewandt worden. Beim „Gedankenstoppen" lernt ein Kind, mit der Angst vor einem Verfahren umzugehen, indem es positive Dinge mit dem Verfahren verbindet, diese Gedanken zusammenfaßt und sie immer dann wiederholt, wenn es Furcht oder Angst verspürt. Die emotionale Vorstellung zielt darauf ab, die Phantasiehelden des Kindes (z. B. Superman oder Batman) in das Schema einzubeziehen. Das Verhaltenstraining, bei dem das Kind angeregt wird, den „Arzt" für eine Puppe oder einen Teddy zu spielen, finden unter Überwachung eines Kindertherapeuten oder unter Aufsicht der Betreuer statt.

C. Eine Sedierung ist ein nützlicher Zusatz bei der Vorbereitung von Kindern für ein Verfahren (Tabelle 1). Die American Academy of Pediatrics hat Sicherheitsrichtlinien für Sedierungen aufgestellt. Der Arzt sollte die notwendige Ausrüstung bereitstehen haben, um die Atmung zu unterstützen und das Kind wiederbeleben zu können. Bei sedierten Patienten muß der Herzschlag, die Atemfrequenz, die Farbe der Schleimhäute und das Offenbleiben der Luftwege von einer zweiten Person überwacht werden. Der Patient muß ununterbrochen überwacht werden. Eine Sedierung, die den Patienten bei Bewußtsein läßt und es ihm so ermöglicht, entsprechend auf verbale oder physikalische Stimulationen zu reagieren, erfordert ein Agens mit einer weiten therapeutischen Bandbreite, wie beispielsweise Chloralhydrat. Eine tiefe Sedierung erfordert zusätzlich zu anderen Kontrollen eine Überwachung des Blutdrucks, außerdem ist eine dritte Person notwendig, um dem Operator zu helfen. Die Einhaltung eines NPO-Plans ist nötig, um dazu beizutragen, daß eine Aspiration vermieden wird (Tabelle 2).

Tabelle 1 Dosierungen von Sedativa und Opioiden für schmerzhafte Verfahren[1]

	Oral	Intravenös (3–5 Minuten vor dem Verfahren zu verabreichen)
Midazolam	max. 0,5 mg/kg bis zu 15 mg 15 Min. vor dem Verfahren	0,05 mg/kg
Diazepam	max. 0,2–0,3 mg/kg	
Morphium		0,05–0,1 mg/kg 2 Min. lang
Fentanyl[2]	1–2 µg/kg[3]	

[1] Diese Dosierungen sind nur Richtlinien; titrieren Sie entsprechend.
[2] Es ist beobachtet worden, daß Fentanyl Thoraxwandstarre, Bradykardie und respiratorische Depression verursacht, vor allem, wenn es mit Midazolam verabreicht wird.
[3] Falls Narkotika verwendet werden, muß Naloxon jederzeit verfügbar sein

Tabelle 2 NPO-Plan für Verfahren

0–3 Jahre	Nach Mitternacht keine feste Nahrung oder Milch Klare Flüssigkeiten bis 4 Stunden vor dem Verfahren
3–6 Jahre	Klare Flüssigkeiten bis 6 Stunden vor dem Verfahren
> 7 Jahre	Klare Flüssigkeiten bis 8 Stunden vor dem Verfahren

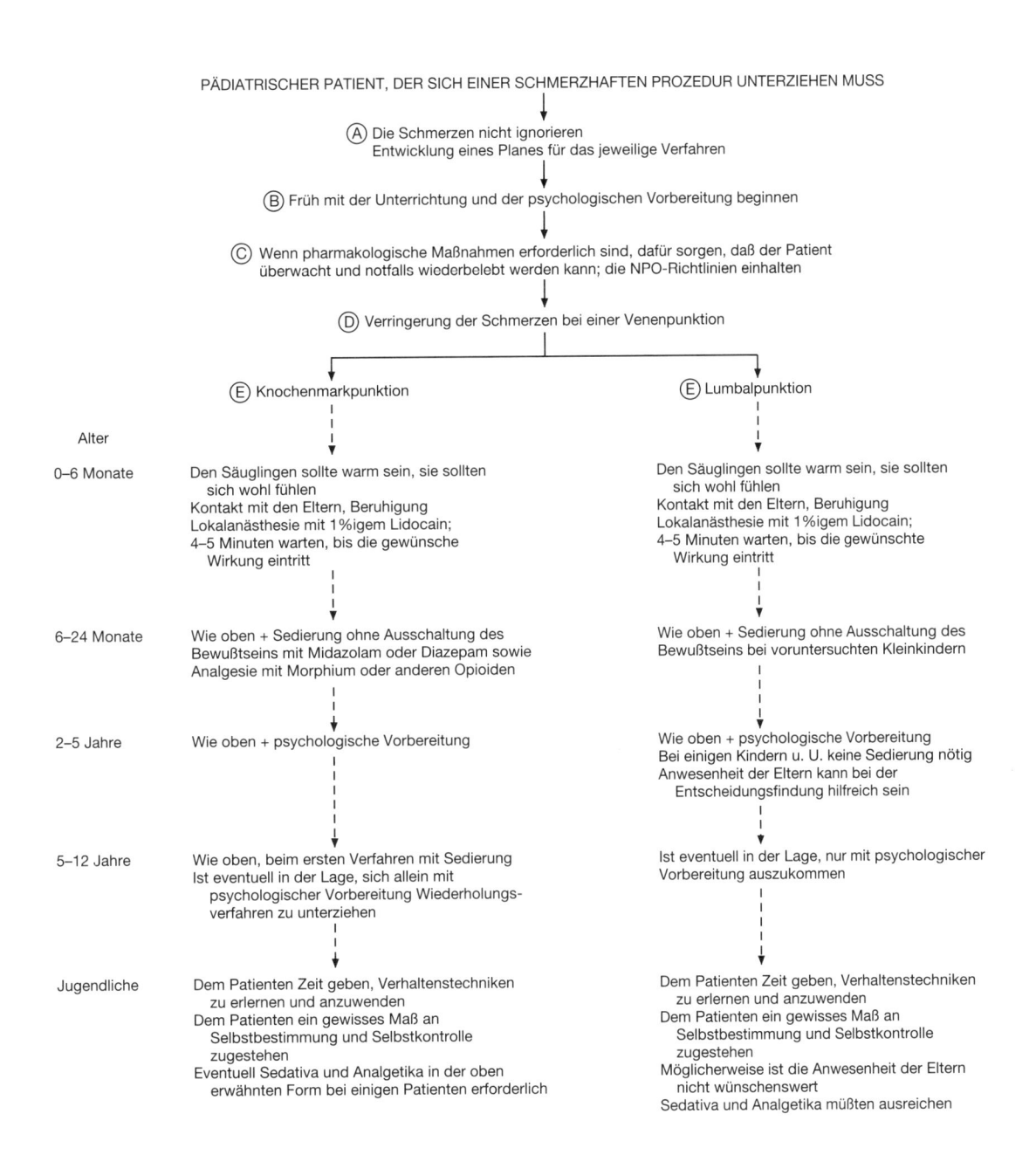

PÄDIATRISCHER PATIENT, DER SICH EINER SCHMERZHAFTEN PROZEDUR UNTERZIEHEN MUSS
↓
(A) Die Schmerzen nicht ignorieren
Entwicklung eines Planes für das jeweilige Verfahren
↓
(B) Früh mit der Unterrichtung und der psychologischen Vorbereitung beginnen
↓
(C) Wenn pharmakologische Maßnahmen erforderlich sind, dafür sorgen, daß der Patient überwacht und notfalls wiederbelebt werden kann; die NPO-Richtlinien einhalten
↓
(D) Verringerung der Schmerzen bei einer Venenpunktion

Alter	(E) Knochenmarkpunktion	(E) Lumbalpunktion
0–6 Monate	Den Säuglingen sollte warm sein, sie sollten sich wohl fühlen; Kontakt mit den Eltern, Beruhigung; Lokalanästhesie mit 1%igem Lidocain; 4–5 Minuten warten, bis die gewünsche Wirkung eintritt	Den Säuglingen sollte warm sein, sie sollten sich wohl fühlen; Kontakt mit den Eltern, Beruhigung; Lokalanästhesie mit 1%igem Lidocain; 4–5 Minuten warten, bis die gewünschte Wirkung eintritt
6–24 Monate	Wie oben + Sedierung ohne Ausschaltung des Bewußtseins mit Midazolam oder Diazepam sowie Analgesie mit Morphium oder anderen Opioiden	Wie oben + Sedierung ohne Ausschaltung des Bewußtseins bei voruntersuchten Kleinkindern
2–5 Jahre	Wie oben + psychologische Vorbereitung	Wie oben + psychologische Vorbereitung; Bei einigen Kindern u. U. keine Sedierung nötig; Anwesenheit der Eltern kann bei der Entscheidungsfindung hilfreich sein
5–12 Jahre	Wie oben, beim ersten Verfahren mit Sedierung; Ist eventuell in der Lage, sich allein mit psychologischer Vorbereitung Wiederholungsverfahren zu unterziehen	Ist eventuell in der Lage, nur mit psychologischer Vorbereitung auszukommen
Jugendliche	Dem Patienten Zeit geben, Verhaltenstechniken zu erlernen und anzuwenden; Dem Patienten ein gewisses Maß an Selbstbestimmung und Selbstkontrolle zugestehen; Eventuell Sedativa und Analgetika in der oben erwähnten Form bei einigen Patienten erforderlich	Dem Patienten Zeit geben, Verhaltenstechniken zu erlernen und anzuwenden; Dem Patienten ein gewisses Maß an Selbstbestimmung und Selbstkontrolle zugestehen; Möglicherweise ist die Anwesenheit der Eltern nicht wünschenswert; Sedativa und Analgetika müßten ausreichen

D. Schmerzhafte Venenpunktionen sollten zusammengefaßt, intramuskuläre Injektionen vermieden und Lokalanästhetika angewandt werden, um intravenöse Katheter zu plazieren. Wenn ein zentraler oder arterieller Zugang gelegt ist, sollte man überlegen, ob man auf diese Weise einige Proben erhalten kann, um eine Venenpunktur zu vermeiden. Jedes Kind, das älter als 2 Jahre ist, sollte über das geplante Verfahren informiert werden. Eine Ablenkung des Kindes während des Verfahrens kann hilfreich sein. Es sind Hautpflaster entwickelt worden, die auf der Haut befestigt werden können, bevor die Venenpunktion durchgeführt wird; allerdings müssen sie längere Zeit an ihrem Platz bleiben, bevor eine ausreichende Analgesie erzielt wird. Eine Sedierung wird empfohlen, wenn bei Kindern ein zentraler Zugang gelegt werden soll. Es müssen Methoden und Ausrüstungsgegenstände entwickelt werden, die die Schmerzen der Fersen- und Fingerlanzetten verringern.

E. Knochenmarkpunktionen und Lumbalpunktionen zählen zu den schmerzhaftesten Prozeduren und müssen bei einigen Kindern mehrmals ausgeführt werden. Es wird empfohlen, bei diesen Verfahren einen dem Entwicklungsstand entsprechenden Ansatz für die Vorbereitung, Sedierung und Analgesie anzuwenden. Das jeweilige Verfahren sollte von dem geschicktesten Praktiker ausgeführt werden, der verfügbar ist. Es sollte dabei ein Verfahren angewandt werden, bei dem so wenig wie möglich Schmerzen auftreten.

Literatur

American Academy of Pediatrics, Committee on Drugs, Section on Anesthesiology. Guidelines for the elective use of conscious sedation, deep sedation, and general anesthesia in pediatric patients. Pediatrics 1985; 76:317.

McGrath PJ, Unruh AM. Medically caused pain. In: Pain in children and adolescents. New York: Elsevier, 1987.

Report of the Consensus Conference on the Management of Pain in Childhood Cancer. Part 2. Pediatrics (Suppl) 1990; 86:5.

Schecter NL. The undertreatment of pain in children.: An overview. Pediatr Clin North Am 1989; 36:781.

Zeltzer L, Jay S, Fisher DM. The management of pain associated with pediatric procedures. Pediatr Clin North Am 1989; 36:941.

CHRONISCHE UND WIEDERKEHRENDE SCHMERZEN IN DER KINDHEIT

Dawn E. Webster

Auch bei Kindern gibt es chronische Schmerzen, also Schmerzen, die lange Zeit anhalten und keine nützliche Funktion haben. Diese Schmerzen müssen behandelt werden. Es wäre unmenschlich, die Schmerzen eines Kindes nicht zu behandeln; außerdem kann dies zu langfristigen physischen, kognitiven und Entwicklungsproblemen führen. Die Beurteilung von Schmerzen bei Säuglingen und Kindern ist schwer, nicht nur, weil kleine Kinder nicht in der Lage sind, Schmerzen mitzuteilen, sondern auch, weil sie Angst haben können, über Schmerzen zu klagen oder nicht erkennen, daß eine Linderung möglich ist. Außerdem kommt es gelegentlich vor, daß Klagen der Kinder über Schmerzen ignoriert, mißverstanden oder einfach nicht geglaubt werden.

A. Klassische wiederkehrende Bauchschmerzen liegen per definitionem dann vor, wenn über einen Zeitraum von drei Monaten mindestens drei Schmerzanfälle eingetreten sind, die schwer genug waren, um die Tätigkeiten zu beeinflussen, ohne daß organische Ursachen bekannt waren. Sie treten relativ häufig bei Kindern im schulpflichtigen Alter auf. Man hat bisher keine Ursache ermitteln können. Es sind jedoch viele Faktoren beteiligt, darunter Streß, von den Eltern vorgegebene Rollenmodelle und Depression. Die Richtlinien für die Beurteilung und Behandlung sehen die Aufnahme der Anamnese, eine Allgemeinuntersuchung sowie entsprechende Labortests (vollständiges Blutbild, Senkungsgeschwindigkeit, Urinanalyse und andere Tests, falls erforderlich) vor, um organische Ursachen auszugrenzen. Die Behandlung beginnt damit, daß alle möglichen organischen und psychologischen Faktoren bestimmt werden. Dem Patienten und den Eltern sollte bestätigt werden, daß die Schmerzen gutartiger Natur sind. Indem versuchsweise auf eine Ernährung mit einem erhöhten Ballaststoffanteil umgestellt wird (10 mg pro Tag zusätzlich an Ballaststoffen über einen Zeitraum von 6 Wochen), kann bei 50 % der Patienten eine Linderung erzielt werden. Als nützlich erweisen können sich Methoden wie Streßbekämpfung, Verhaltensänderung bei Eltern, die unbeabsichtigt ein Schmerzverhalten belohnen, Behandlung von Depressionen sowie Umstellung der Ernährung bei Verstopfung oder Laktose. Für Kinder, bei denen sich keine Besserung einstellt, sollten nur dann weitere Untersuchungen in Betracht gezogen werden, wenn die Schmerzen stark genug sind, um die Kosten und die möglichen iatrogenen Ergebnisse einer solchen Maßnahme zu rechtfertigen.

B. Eine Kolik ist als untröstliches Weinen ohne physische Ursache definiert, das länger als 3 Stunden am Tag anhält, mindestens 3mal pro Woche auftritt und über einen Zeitraum von mindestens 3 Wochen andauert. Sie löst sich gewöhnlich im Alter von 9 Monaten. Die Ursache ist unbestimmt und kann auf viele Faktoren zurückzuführen sein. Es sind viele Behandlungsverfahren erprobt worden, unter anderem Wiegen, Wickeln (extremes Wickeln führt zu Hüftluxation und zu einer gehemmten Entwicklung), Benutzung eines Schnullers, auditive Stimuli, Veränderung der Ernährung, Reagieren auf das Weinen, visuelle Ablenkung und Herumtragen. Koliken sind mit einer starken Belastung der Familie und einem erhöhten Vorkommen von Kindesmißhandlung verbunden. Sie können außerdem die langfristigen gegenseitigen Beziehungen zwischen dem Kind und den Eltern verändern. Die Behandlung umfaßt empathisches Zuhören, Beruhigung und Hilfestellung für die Mutter beim Bemühen um Unterstützung durch den Ehemann, die Familie oder sozialen Einrichtungen. Die Eltern sollten in der systematischen Anwendung von Beruhigungsmethoden unterwiesen, ihnen aber von häufigen Änderungen in der Ernährung abgeraten werden.

C. Wie bei Erwachsenen erfordert das Auftreten von Kopfschmerzen bei Kindern, daß die zugrundeliegende Krankheit durch die Anamnese, eine Allgemeinuntersuchung und indizierte Labortests ermittelt wird. Die Kopfschmerzen, die bei Kindern auftreten, unterscheiden sich dadurch von denen bei Erwachsenen, daß der muskelbedingte Typ und der migränartige Typ weniger deutlich erkennbar sind, und die Kopfschmerzen häufig eine Mischung aus beiden Komponenten darzustellen scheinen. Bei Kindern treten außerdem häufiger Übelkeit, Erbrechen und Bauchschmerzen auf. Es gibt widersprüchliche Berichte über die Auswirkungen von Migräne auf die schulischen Leistungen und die Koexistenz mit Lernschwächen. Wenn der Verdacht auf Migräne besteht, sollte das Kind von jemandem beurteilt werden, der Erfahrung mit Migräne bei Kindern hat. Migräne wird bei Kindern häufig mit Aspirin oder p-Azetaminophenol statt durch Behandlung mit Ergotaminpräparaten gelindert. Propranolol scheint einen gewissen prophylaktischen Wert zu haben, wie auch psychologische Methoden, beispielsweise Entspannung, Biofeedback und kognitive Interventionen. Durch Muskelkontraktionen bedingte Kopfschmerzen lassen sich ebenfalls mit p-Azetaminophenol oder Aspirin sowie Biofeedback oder Entspannungsmethoden lindern. Die meisten Kinder werden gut mit Kopfschmerzen fertig, ohne daß sie die Schule versäumen. Wenn ein Kind aufgrund von Kopfschmerzen nicht zur Schule gehen kann, muß das Syndrom chronischer unstillbarer Schmerzen berücksichtigt werden.

(Fortsetzung auf S. 164)

KIND MIT CHRONISCHEN SCHMERZEN

Ⓐ Klassische wiederkehrende Bauchschmerzen
↓
Definition organischer und psychologischer Faktoren
↓
→ Ausgrenzung behebbarer Ursachen
↓
Beruhigung des Patienten und seiner Familie
↓
Versuch einer ballaststoffreichen Ernährung

Ⓑ Kolik
↓
Beruhigung der Eltern
↓
Die systematische Anwendung beruhigender Maßnahmen zeigen
Von häufigen Veränderungen in der Ernährung abraten
↓
Der Mutter helfen, Hilfe und Unterstützung zu erhalten

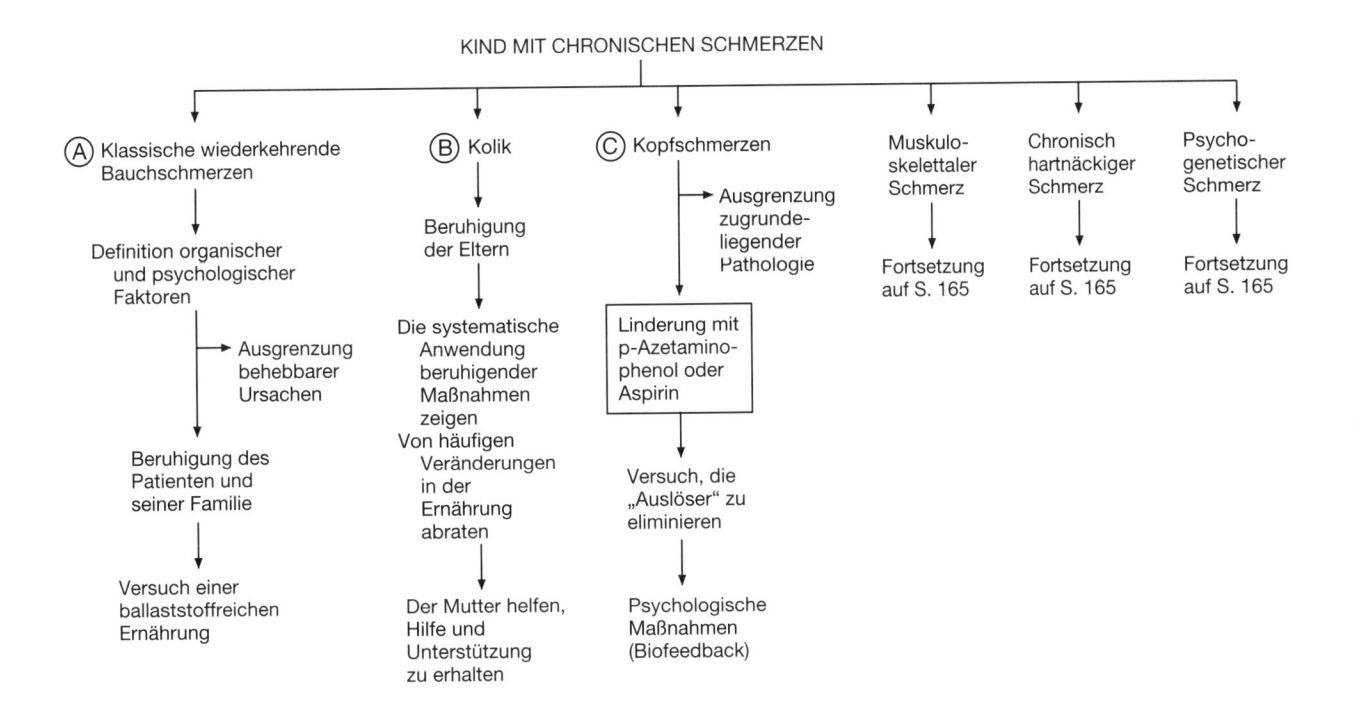

Ⓒ Kopfschmerzen
→ Ausgrenzung zugrundeliegender Pathologie
↓
Linderung mit p-Azetaminophenol oder Aspirin
↓
Versuch, die „Auslöser" zu eliminieren
↓
Psychologische Maßnahmen (Biofeedback)

Muskuloskelettaler Schmerz
↓
Fortsetzung auf S. 165

Chronisch hartnäckiger Schmerz
↓
Fortsetzung auf S. 165

Psychogenetischer Schmerz
↓
Fortsetzung auf S. 165

D. Muskuloskelettale Schmerzen bilden ein häufiges Problem bei Kindern. Sie treten bei 15,5 % der Kinder im schulpflichtigen Alter auf, wobei 4,5 % der Kinder eine Einschränkung der Aktivität über einen Zeitraum von mehr als 3 Monaten erfahren. Zu dieser Kategorie zählt auch der akute wiederkehrende Schmerz einer juvenilen Polyarthritis. Kinder mit einer juvenilen Polyarthritis klagen häufig über zunehmende Schmerzen, je älter sie werden, vielleicht deshalb, weil sie gelernt haben, die Schmerzen mit einer Auflösung der Gelenke in Verbindung zu bringen. Eine soziale Beratung dieser Patienten kann hilfreich sein. Die medizinische Behandlung erfolgt durch Aspirin und NSARs. Bei Kindern kann eine Fibromyalgie – Schmerzen, Beschwerden und Steifheit an vielen Stellen – auftreten, die durch Müdigkeit, Streß, Inaktivität und kaltes, feuchtes Wetter verschlimmert wird (die Häufigkeit ist nicht bekannt). Sie wird mit NSARs und Wärme behandelt. Eine sympathische Reflexdystrophie läßt sich bei Kindern mit zunehmender Häufigkeit nach Distorsionen, Frakturen oder Operationen beobachten. Auch hier ist die Häufigkeit nicht bekannt. Wie bei Erwachsenen ist eine frühzeitige Behandlung erforderlich, um dystrophischen Veränderungen vorzubeugen. Die Behandlung umfaßt eine aggressive physikalische Therapie, Sympathikusblocks und möglicherweise hohe Dosierungen von Steroiden. „Wachstumsschmerzen" – intermittierende, inaktivierende Schmerzen tief in den Armen oder den Beinen, die häufig nachts auftreten – werden mit Wärme, Massage, Linderung mit Aspirin oder p-Azetaminophenol, Dehnübungen und Beruhigung behandelt. Rückenschmerzen sind selten bei Kindern zu beobachten. Sie stellen häufig einen pathologischen Zustand dar und rechtfertigen eine gründliche Suche nach der zugrundeliegenden Krankheit.

E. Jede Art von Schmerzsyndrom kann schließlich zu einem Syndrom chronischer unstillbarer Schmerzen werden, das als Schmerz mit bekannter oder unbekannter Ursache definiert ist, der lange Zeit anhält und das Leben des Kindes beeinträchtigt. Viele Faktoren tragen zu diesem Syndrom bei, so zum Beispiel das „Funktionieren der Familie" (insbesondere ein übermäßig starkes Eingreifen der Eltern) oder eine modellhafte Verstärkung des Schmerzverhaltens. Die Bekämpfung chronischer unstillbarer Schmerzen umfaßt die Behandlung von Depressionen, eine Reduzierung des Stresses, die Anwendung von Entspannungsmethoden und eine Verstärkung eines nicht auf den Schmerz ausgerichteten Verhaltens. Die Familie sollte dabei mit eingeschlossen werden. Dem Patienten gegenüber sollte hervorgehoben werden, daß das Ziel der Behandlung nicht darin besteht, die Schmerzen vollständig verschwinden zu lassen, sondern mit ihnen fertigzuwerden.

F. Psychogene Schmerzen sind per definitionem Schmerzen, die es einer Person ermöglichen, Unterstützung durch eine Umgebung zu erhalten, die anderenfalls nicht erfolgen würde. Ihre Ursache ist durch viele Faktoren bedingt, darunter Angst, Meidung, direktes Belohnen eines Schmerzverhaltens oder Psychose. Diese Schmerzen sind echt und können zu einer Behinderung werden. Das Kind muß spüren, daß man ihm zuhört und glaubt, oder es kann sich eine Verstärkung des Schmerzverhaltens ergeben. Die spezielle Ursache bzw. die Ursachen, falls sie ermittelt werden können, müssen behandelt und es sollte betont werden, daß die Behandlung mehr darauf abzielt, mit den Schmerzen fertigzuwerden, als eine vollständige Lösung zu erreichen. Auch die Eltern werden in die Behandlung einbezogen. Verborgene Streßfaktoren in der Schule müssen beurteilt, dem Kind müssen Entspannungsmethoden und Verhaltensfertigkeiten, die angemessen erscheinen, gezeigt, es muß geschult und ihm muß Verständnis für Selbstmitleid entgegengebracht werden, ohne es jedoch zu fördern. Schließlich sollte daran gedacht werden, daß organische Krankheiten und organisch verursachte Schmerzen neben psychogenen Schmerzen existieren können. Es muß außerdem aufmerksam auf Zeichen geachtet werden, die darauf hindeuten, daß ein solcher Zustand eingetreten ist.

Literatur

Levine MD, ed. Recurrent pain in children. Pediatr Clin North Am 1984; 31:5.

McGrath PJ, Unruh AM. Pain in children and adolescents. New York: Elsevier, 1987.

Ross DM, Ross SA. Childhood pain: current issues, research and management. Baltimore: Urban & Schwarzenberg, 1988.

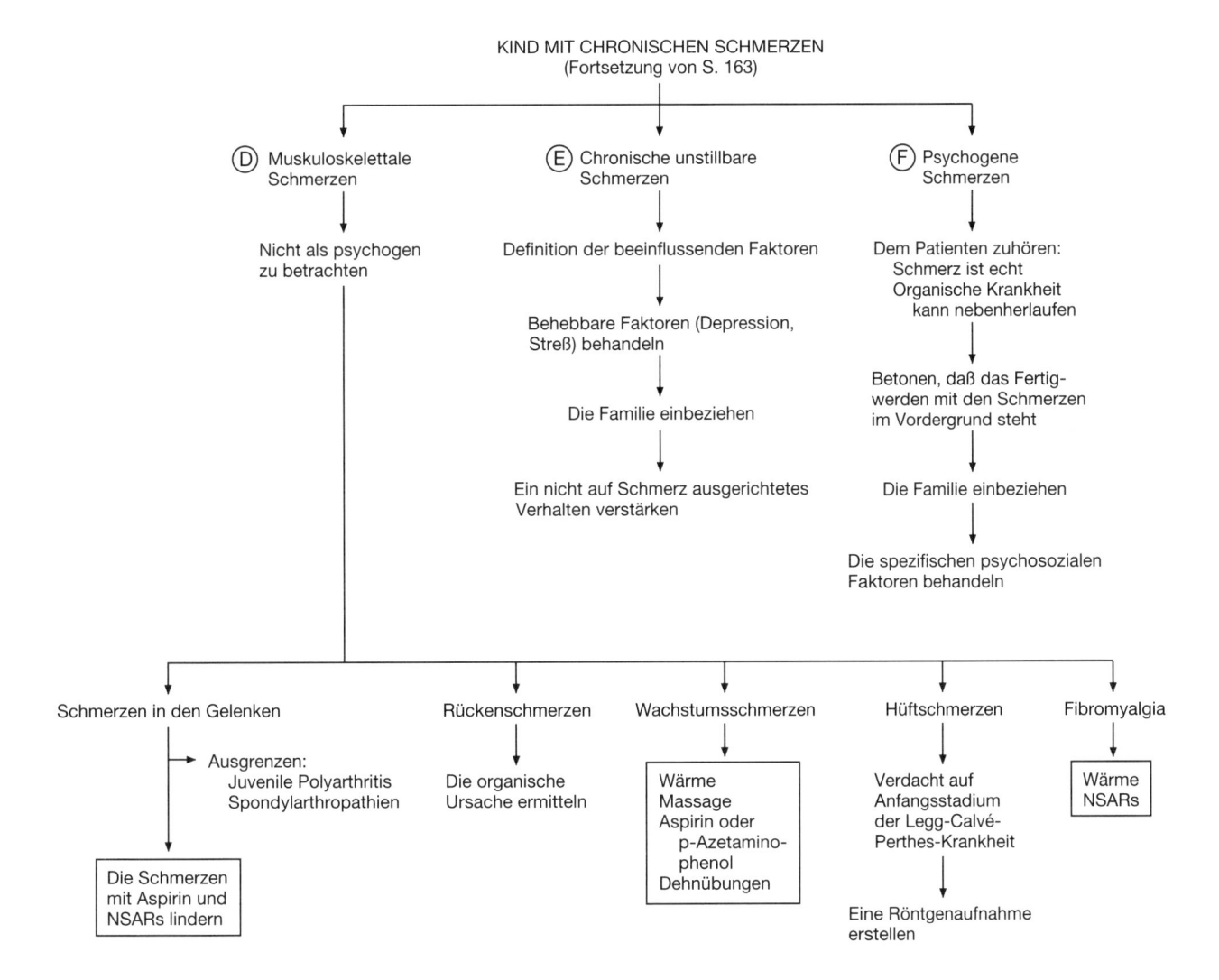

KIND MIT CHRONISCHEN SCHMERZEN
(Fortsetzung von S. 163)

- **D Muskuloskelettale Schmerzen**
  - Nicht als psychogen zu betrachten

- **E Chronische unstillbare Schmerzen**
  - Definition der beeinflussenden Faktoren
  - Behebbare Faktoren (Depression, Streß) behandeln
  - Die Familie einbeziehen
  - Ein nicht auf Schmerz ausgerichtetes Verhalten verstärken

- **F Psychogene Schmerzen**
  - Dem Patienten zuhören: Schmerz ist echt. Organische Krankheit kann nebenherlaufen
  - Betonen, daß das Fertigwerden mit den Schmerzen im Vordergrund steht
  - Die Familie einbeziehen
  - Die spezifischen psychosozialen Faktoren behandeln

Schmerzen in den Gelenken
- Ausgrenzen:
  - Juvenile Polyarthritis
  - Spondylarthropathien
- Die Schmerzen mit Aspirin und NSARs lindern

Rückenschmerzen
- Die organische Ursache ermitteln

Wachstumsschmerzen
- Wärme
- Massage
- Aspirin oder p-Azetaminophenol
- Dehnübungen

Hüftschmerzen
- Verdacht auf Anfangsstadium der Legg-Calvé-Perthes-Krankheit
- Eine Röntgenaufnahme erstellen

Fibromyalgia
- Wärme
- NSARs

SCHMERZEN BEI PÄDIATRISCHEN KREBSPATIENTEN

Dawn E. Webster

Schmerzen sind ein bedeutendes Problem bei Kindern mit Krebs. In einer Einrichtung litten 50 % der hospitalisierten Krebspatienten und 25 % der ambulanten Patienten unter Schmerzen. Die Schmerzen, unter denen die Patienten mit Krebs leiden, werden durch Tumore (in erster Linie durch einen Krebsbefall in den Knochen), schmerzhafte Eingriffe und die Behandlung (orale Mukositis, neuropathische Schmerzen, postoperative Schmerzen, Phantomschmerzen) verursacht.

A. Eine Einschätzung des Auftretens von Schmerzen sollte routinemäßig zur Beurteilung eines Kindes mit Krebs gehören. Es sollte eine Liste der Schmerzprobleme erstellt werden und ein Behandlungsplan für die verschiedenen Ursachen der Schmerzen ausgearbeitet werden. Es sollten häufige Neueinschätzungen der Schmerzen folgen, um die Wirksamkeit der Behandlung beurteilen zu können. Das Personal, das die Auswertung der Schmerzen vornimmt, muß sich bewußt sein, daß es keine „Höchstgrenze" für die Schmerzen gibt, die bei einem bestimmten Umfang an Gewebeschäden eintreten können.

B. Wenn der Patient über Schmerzen klagt, sollte man ihm oder ihr glauben. Wenn ein Kind, bei dem Gewebe zerstört ist, nicht über Schmerzen klagt, müssen die Gründe für diese Diskrepanz ermittelt werden (z. B. Angst vor einer Injektion, Depression). Zu den psychosozialen Faktoren, die die Schmerzen bei Kindern verschlimmern, zählen Angst, Depression, Furcht, vorangegangene Erfahrungen mit Schmerzen, Angst vor mangelnder Kontrolle, eine negative Interpretation der Situation, Angst der Eltern und Geschwister, schlechte Prognosen, eine langweilige Umgebung, ein Bestehen der Eltern auf stoischer Ruhe sowie ein übermäßig starkes Eingreifen der Eltern. Falls diese Faktoren vorliegen, sollten sie in die Liste der Schmerzprobleme aufgenommen werden. Zur Hilfestellung bei der Einschätzung der Stärke der Schmerzen stehen jetzt viele Schmerzskalen zur Verfügung, die den jeweiligen Entwicklungsstand berücksichtigen (Tabelle 1).

C. Bei der Behandlung von Krebsschmerzen steht die Behandlung behebbarer Ursachen an erster Stelle. Eine Behandlung des Tumors mittels Chemotherapie, Bestrahlung und/oder Kortikosteroiden kann die Schmerzen in manchen Fällen lindern, selbst wenn die Krankheit dadurch nicht geheilt wird. Darüber hinaus lassen sich Abszesse, Frakturen oder andere neue organische Ursachen für Schmerzen durch operative Eingriffe oder eine medizinische Therapie behandeln.

D. Psychologische Verfahren, wie Hypnose, Entspannungstraining, Imagination, kindgerechte Spielprogramme sollten bereits früh im Krankheitsverlauf in die Behandlung des Kindes integriert werden, um dabei zu helfen, die emotionalen und psychologischen Faktoren zu modifizieren, die zu den Schmerzen beitragen, und dem Kind Zeit zu geben, sich diese Techniken anzueignen, von denen sich einige als hilfreich erweisen, wenn schmerzhafte Prozeduren erforderlich werden, wie beispielsweise eine Knochenmarkpunktion. Falls möglich, sollten die Eltern in diese Phase der Schmerzbekämpfung einbezogen werden.

E. Für viele Kinder übertreffen die Schmerzen, die mit der Krebsbehandlung verbunden sind, die Schmerzen der Krankheit und tragen so zu einer Furcht vor der Behandlung bei. Ein frühzeitig einsetzender aggressiver Ansatz, mit dem eine Sedierung und Analgesie für Verfahren wie Knochenmark- und Lumbalpunktionen erzeugt wird, kann viel zum Abbau der Angst beitragen, die mit diesen Prozeduren verbunden ist. Entsprechend sollten Venenpunktionen und intravenöse Katheterisierungen nur dann durchgeführt werden, wenn es unbedingt erforderlich ist. Dabei wird der Zeitpunkt so gewählt, daß die Anzahl der „Stiche" auf ein Minimum reduziert ist; das Verfahren sollte von dem Personal mit der größten Erfahrung ausgeführt werden, und zwar in einer Weise, die so wenig wie möglich Schmerzen verursacht.

F. Die meisten Krebsschmerzen lassen sich pharmakologisch bekämpfen. Bei leichten Schmerzen wird p-Azetaminophenol angewandt. Falls erforderlich, können bei Patienten mit normaler Thrombozytenzahl NSARs angewandt werden, sie können jedoch Gastritis verursachen. Cholin-Magnesium-Salizylat hat nur geringe Auswirkungen auf die Blutungszeit und verursacht eine verhältnismäßig leichte Gastritis. Aspirin ist selten indiziert, da Blutungsprobleme befürchtet werden. Wenn diese Agenzien keine Schmerzlinderung herbeiführen, kann zusätzlich orales Kodein angewandt werden. Wenn nicht die Möglichkeit besteht, es auf oralem Wege zu verabreichen, können statt dessen kleine Dosierungen anderer intravenöser Narkotika verwendet werden. Die intravenöse Anwendung von Kodein ist nicht zu empfehlen. Intramuskuläre Injektionen sollten stets vermieden werden. Wenn diese Agenzien keine Wirkung zeigen, versucht man es mit Narkotika wie Morphium, Methadon, Hydromorphon oder Fentanyl auf intravenösem oder - bei Morphium, Methadon und Hydromorphon - oralem Wege. Die Dosierungen der Narkotika sollte entsprechend titriert werden. Wenn Narkotika verwendet werden, sollte stets Naloxon bereitgehalten werden, um eine respiratorische Depression behandeln zu können. Narkotika sind in verschiedener Weise bei Kindern mit Krebs angewandt worden: auf oralem Wege, als einzelne Injektionen, in Form einer kontinuierlichen Infusion und zur patientengesteuerten Analgesie. Narkotika sollen nicht auf Bedarfsbasis, sondern regelmäßig nach einem bestimmten Plan verabreicht werden. Häufig ist bei diesen Patienten eine körperliche Abhängigkeit von den Narkotika zu beobachten, dies stellt jedoch gewöhnlich kein Problem dar, wenn der Entzug allmählich erfolgt. Eine Sucht tritt in diesem Zusammenhang bei Erwachsenen äußerst selten auf, und es gibt keinen Grund zur Annahme, daß es bei Kindern anders sein könnte.

(Fortsetzung auf S. 168)

PÄDIATRISCHER KREBSPATIENT

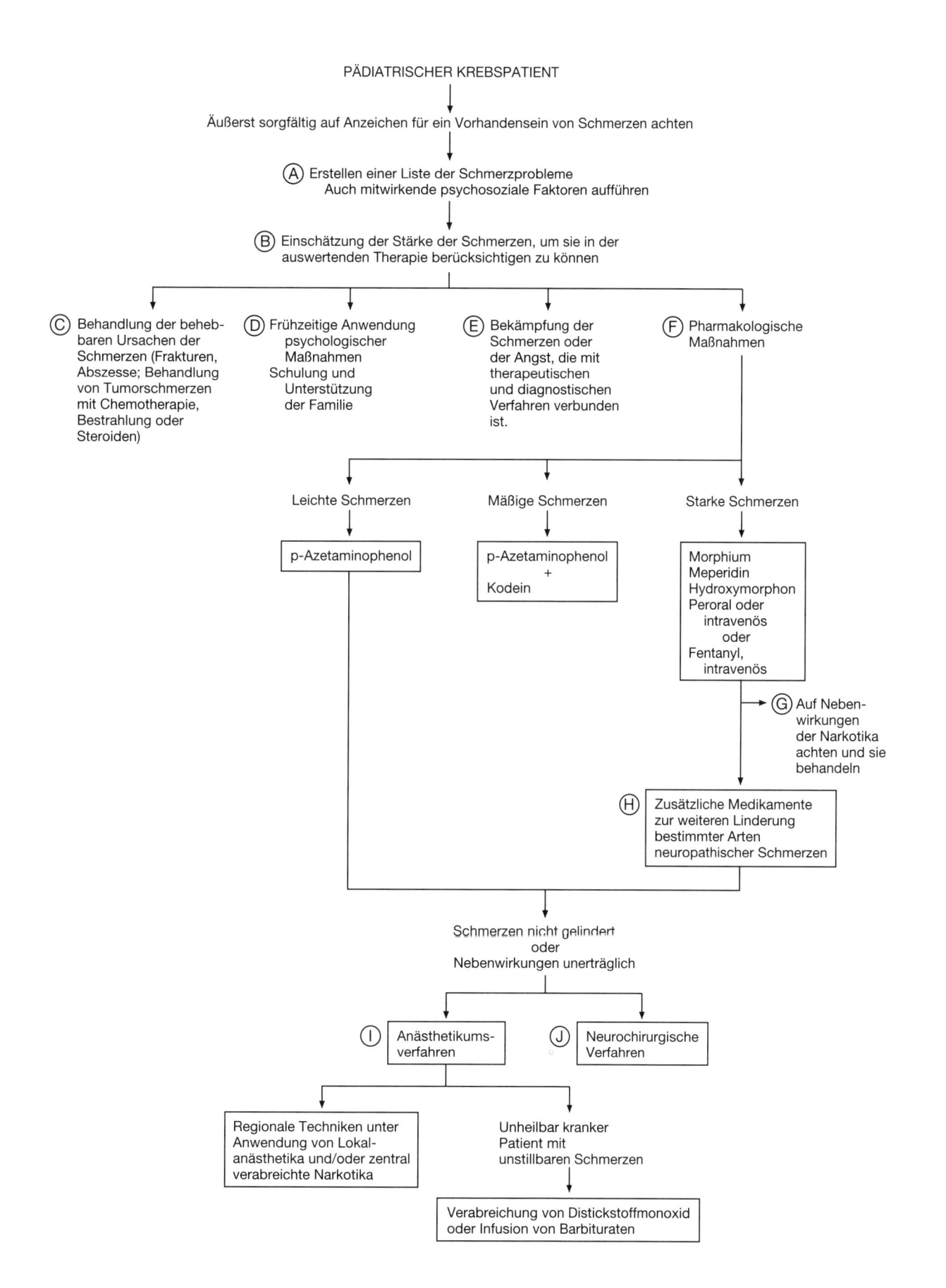

Äußerst sorgfältig auf Anzeichen für ein Vorhandensein von Schmerzen achten

(A) Erstellen einer Liste der Schmerzprobleme
Auch mitwirkende psychosoziale Faktoren aufführen

(B) Einschätzung der Stärke der Schmerzen, um sie in der auswertenden Therapie berücksichtigen zu können

(C) Behandlung der behebbaren Ursachen der Schmerzen (Frakturen, Abszesse; Behandlung von Tumorschmerzen mit Chemotherapie, Bestrahlung oder Steroiden)

(D) Frühzeitige Anwendung psychologischer Maßnahmen Schulung und Unterstützung der Familie

(E) Bekämpfung der Schmerzen oder der Angst, die mit therapeutischen und diagnostischen Verfahren verbunden ist.

(F) Pharmakologische Maßnahmen

Leichte Schmerzen: p-Azetaminophen

Mäßige Schmerzen: p-Azetaminophen + Kodein

Starke Schmerzen: Morphium, Meperidin, Hydroxymorphon Peroral oder intravenös oder Fentanyl, intravenös

(G) Auf Nebenwirkungen der Narkotika achten und sie behandeln

(H) Zusätzliche Medikamente zur weiteren Linderung bestimmter Arten neuropathischer Schmerzen

Schmerzen nicht gelindert oder Nebenwirkungen unerträglich

(I) Anästhetikumsverfahren

(J) Neurochirurgische Verfahren

Regionale Techniken unter Anwendung von Lokalanästhetika und/oder zentral verabreichte Narkotika

Unheilbar kranker Patient mit unstillbaren Schmerzen

Verabreichung von Distickstoffmonoxid oder Infusion von Barbituraten

167

G. Zu den Nebenwirkungen einer Bekämpfung mit Narkotika zählen respiratorische Depression, Übelkeit und Erbrechen, Verstopfung, Pruritus, Somnolenz und Schlafstörungen. Die Kinder werden direkt nach diesen Nebenwirkungen gefragt, da sie diese Informationen häufig nicht freiwillig geben. Die Nebenwirkungen können behandelt werden; es sollte versucht werden, ein Gleichgewicht zwischen einem annehmbaren Ausmaß der Nebenwirkungen und einer ausreichenden Schmerzlinderung herzustellen.

H. Die Wirksamkeit der Narkotika kann durch Hinzufügen anderer, nichtnarkotischer Medikationen unterstützt werden. Antikonvulsiva sind erfolgreich verwendet worden, um blitzartige, stechende neuropathische Schmerzen zu behandeln, und trizyklische Antidepressiva haben sich als wirksam erwiesen, wenn es sich um brennende oder neuropathische Schmerzen handelte.

I. Wenn die Nebenwirkungen oder die Behandlung der Nebenwirkungen der Narkotika in keinerlei Beziehung zur Analgesie stehen, die erzielt wurde, oder wenn die Schmerzen trotz der narkotischen Analgesie unstillbar bleiben, können verschiedene Anästhesieverfahren angewandt werden. Periphere Nervenblocks lassen sich mit Lokalanästhetika erzeugen. Kaudale, epidurale oder subarachnoidale Blocks können mit Lokalanästhetika und/oder Opioiden gesetzt werden. Katheter können tunnelartig unter der Haut hindurchgeführt werden, um einen Weg für langfristige Infusionen zu schaffen. Neurolytische Blocks mit Phenol oder Alkohol sollten von jemandem ausgeführt werden, der geschickt im Umgang mit diesen Verfahren ist. Bei unheilbar kranken Kindern mit unstillbaren Schmerzen können Infusionen mit Barbituraten oder eine Inhalation von Distickstoffmonoxid für eine Linderung sorgen.

J. Neurostimulatorische (Stimulation der Hintersäule) und neurodestruktive (Chordektomie, Rhizotomie) neurochirurgische Ansätze können sich bei Patienten, die lokalisierte Schmerzen in dermatomalen Versorgungsgebieten aufweisen und unter schweren Nebenwirkungen leiden oder nicht auf andere Maßnahmen ansprechen, als hilfreich erweisen.

Tabelle 1 Anhaltspunkte zur Einschätzung von Schmerzen (nach Alter)

	Anhaltspunkte nach Äußerungen des Patienten	*Anhaltspunkte entsprechend dem Verhalten*	*Physiologische Anhaltspunkte*
Beschreibung oder Beispiele	Einfach: „Autsch"-Skala, Spielmarken-Schlüssel, Schmerzthermometer, einfache lineare analoge Skala, Farbskala und Treppenskala Differenzierter: Einteilung nach Zahlen	Weinen; Unruhe; Herumfuhrwerken; Sich Zurückziehen; Abwehren; Schlafstörungen; Grimassen; Argwohn; Kind ißt und spielt weniger und ist unaufmerksamer	Herzfrequenz, Atemfrequenz, Blutdruck, vegetative Symptome (Schwitzen der Handflächen)
Nachteil	Bei Anwendung müssen bestimmte Fertigkeiten der entsprechenden Altersstufe berücksichtigt werden	Es gibt keine speziellen Anhaltspunkte, der Beginn der Veränderung ist unter Umständen schwer auszumachen	Keine speziellen Anhaltspunkte
0–3 Jahre	Nicht anwendbar	Optimal	
Vorschulalter	Am besten sind einfache selbst berichtete Anhaltspunkte	Hilfreich, wenn Eigenangaben des Kindes nicht verfügbar sind	Nicht von Bedeutung
Schulkinder	Optimal, weil einfache Skalen und numerische Einteilungen angewandt werden können	Hilfreich, wenn Eigenangaben des Kindes nicht verfügbar sind	Nicht von Bedeutung
Jugendliche	Können visuelle Analogskalen verwenden, die für Erwachsene entwickelt wurden. Aber zu beachten ist, daß sie bei akuter Erkrankung auf ein früheres Entwicklungsstadium zurückfallen und einfachere Skalen benötigen.	Nicht von Bedeutung	

Literatur

McGrath PJ, Unruh AM. Pain in children and adolescents. New York: Elsevier, 1987.

Miser AW, Dothage JA, Wesley RA, et al. The prevalence of pain in a pediatric and young adult cancer population. Pain 1987; 29:73.

Miser AW, Miser JS. The treatment of cancer pain in children. Pediatr Clin North Am 1989; 36:979.

Report of the Consensus Conference on the Management of Pain in Childhood Cancer. Pediatrics 1990, 86(Suppl 2):5.

Schecter NL. Pain in children with cancer. In: Foley KM, ed. Advances in pain research and therapy. Vol 16. New York: Raven Press, 1990:57.

Yaster M, Deshpande JK. Management of pediatric pain with opioid analgesics. J Pediatr 1988; 113:421.

PHARMAKOLOGIE

Wechselwirkungen zwischen Medikamenten
Anaphylaxie
Lokalanästhetikumstoxizität
Nichtsteroidale entzündungshemmende Medikamente
Antidepressiva
Opioide

WECHSELWIRKUNGEN ZWISCHEN MEDIKAMENTEN

Eric B. Lefever

Patienten, die in Schmerzkliniken überwiesen werden, nehmen häufig mehrere Medikamente, sowohl zur Behandlung ihrer Schmerzen als auch aus anderen medizinischen Indikationen. Die Häufigkeit von Wechselwirkungen zwischen den Medikamenten bei diesen Patienten liegt Schätzungen zufolge unter 5 %. Da die Anzahl der verfügbaren Medikationen, die Verabreichungsformen und die neuen Verfahren zur Schmerzbekämpfung ständig zunehmen, ist ein Grundverständnis der Wechselwirkungen zwischen Medikamenten erforderlich. Die Kenntnis häufig auftretender Wechselwirkungen zwischen bestimmten Medikamenten ermöglicht es dem Kliniker, entweder eine alternative Medikation zu wählen oder die Dosierungen bzw. den Zeitplan der Medikamentenverabreichung anzupassen. Obwohl eine umfassende Auflistung möglicher Wechselwirkungen zwischen Medikamenten und Medikationen, die gewöhnlich in der Schmerzbekämpfung zu diagnostischen und therapeutischen Zwecken herangezogen werden, deutlich über den Rahmen dieses Beitrags hinausgeht, werden im folgenden einige Grundprinzipien vorgestellt.

A. Welche Wechselwirkungen eintreten, wenn Medikamente gleichzeitig verabreicht werden, kann nicht unbedingt aus der Wirkungsweise abgeleitet werden, die sie haben, wenn sie allein verabreicht werden. Die pharmakologische Reaktion kann sich letztlich aus der Hemmung des einen Medikaments durch ein anderes ergeben, aus der Verstärkung der Wirkung beider Medikamente oder aus der Entwicklung einer völlig neuen Wirkungsweise.

B. Für die Wechselwirkung zwischen Medikamenten sind mehrere Mechanismen verantwortlich. Im Einzelfall kann nur ein Mechanismus zum Tragen kommen, es können aber auch mehrere sein.

C. Zahlreiche Wechselwirkungen beeinflussen die chemischen oder physikalischen Eigenschaften der Medikamente. Als Beispiele wären die elektrostatische Wechselwirkung zwischen Heparin und Protamin sowie die Ausfällung zu nennen, die sich einstellt, wenn saure Mittel wie Thiopental zusammen mit basischeren Medikamenten injiziert werden.

D. Veränderungen in der gastrointestinalen Absorption wirken sich auf viele therapeutische Agenzien aus, da die meisten gewöhnlich auf oralem Wege eingenommen werden. Zu diesen Mechanismen zählt eine gastrische Wasserstoffionenkonzentration, die durch H_2-Blocker verändert wird, und eine gastrische Transitzeit, die durch Anticholinergika verlangsamt und durch Metoclopramid beschleunigt wird. Die systemische Absorption kann in peripheren Bereichen auch dadurch beeinflußt werden, daß regelmäßig Vasokonstriktoren zu den Lokalanästhetika hinzugefügt werden, um zum einen die Wirkungsdauer zu erhöhen und zum anderen die systemische Toxizität herabzusetzen.

E. Viele Medikamente binden reversibel Plasmaeiweiß. Wenn mehrere Medikamente um diese Bindungsstellen konkurrieren, kann dies bedeutende Auswirkungen haben, insbesondere bei Agenzien, die stärker eingebunden werden. NSARs gehen eine sehr feste Bindung mit Proteinen ein und können andere Medikamente verdrängen. Lokalanästhetika können davon ebenfalls betroffen werden, obwohl sie sich bevorzugt mit Glykoprotein verbinden, während Albumin der Hauptbindungsort der meisten anderen Medikamente ist.

F. Biotransformationsreaktionen von Medikamenten vollziehen sich in erster Linie in der Leber. Die Wechselwirkungen zwischen den Medikamenten können den speziellen Arzneistoffwechsel entweder erhöhen oder herabsetzen und den hepatischen Kreislauf beeinflussen. Enzym-induzierende Agenzien, wie beispielsweise Phenytoin und Barbiturate, Rauchen und ein erhöhter hepatischer Kreislauf steigern die Clearance vieler Medikamente. Propranolol und Cimetidin verringern die Clearance von Lokalanästhetika, indem sie zum einen die Enzymsysteme hemmen und zum anderen den hepatischen Kreislauf herabsetzen.

G. Agonisten und Antagonisten üben ihre pharmakologischen Aktivitäten an speziellen Rezeptoren aus, es treten jedoch aufgrund der mangelnden Spezifizität vieler Medikamente häufig Wechselwirkungen auf. Trizyklische Antidepressiva hemmen die Aufnahme von Guanethidin durch die sympathischen Nervenenden, wodurch die Wirksamkeit von Guanethidin herabgesetzt werden kann, wenn es für intravenöse regionale Sympathikusblockaden verwendet wird.

J. Veränderungen in der renalen Ausscheidung treten häufig bei Medikamenten ein, die die Wasserstoffionenkonzentration des Urins verändern, oder auch bei Medikationen, die um den tubulösen Transport konkurrieren. Eine Harnalkalisierung mit doppeltkohlensaurem Natrium oder Azetazolamid kann die Reabsorption trizyklischer Antidrepressiva erhöhen.

I. Veränderungen im pH-Wert oder der elektrolytischen Konzentration sind häufig bei Diuretika zu beobachten. Sie verändern die Absorption, die Verbreitung und die Nierenclearance anderer Medikamente. Die renale Ausscheidung von Lithium reagiert empfindlich auf Veränderungen im Natriumhaushalt und wird bei Hyponatriämie reduziert.

Literatur

Hansten PD. Drug interactions. Philadelphia: Lea & Febiger, 1985.

Murad F, Gilman AG. Drug interactions. In: Gilman AG, et al, eds. Goodman and Gilman's The pharmacological basis of therapeutics. 7th ed. New York: Macmillan, 1985.

Smith NT, Corbascio AN. Drug interactions in anesthesia. 2nd ed. Philadelphia: Lea & Febiger, 1986.

Tucker GT, Mather LE. Properties, absorption, and disposition of local anesthetic agents. In: Cousins MJ, Bridenbaugh PO, eds. Neural blockade in clinical anesthesia and management of pain. 2nd ed. Philadelphia: JB Lippincott, 1988.

(A) WECHSELWIRKUNGEN ZWISCHEN MEDIKAMENTEN

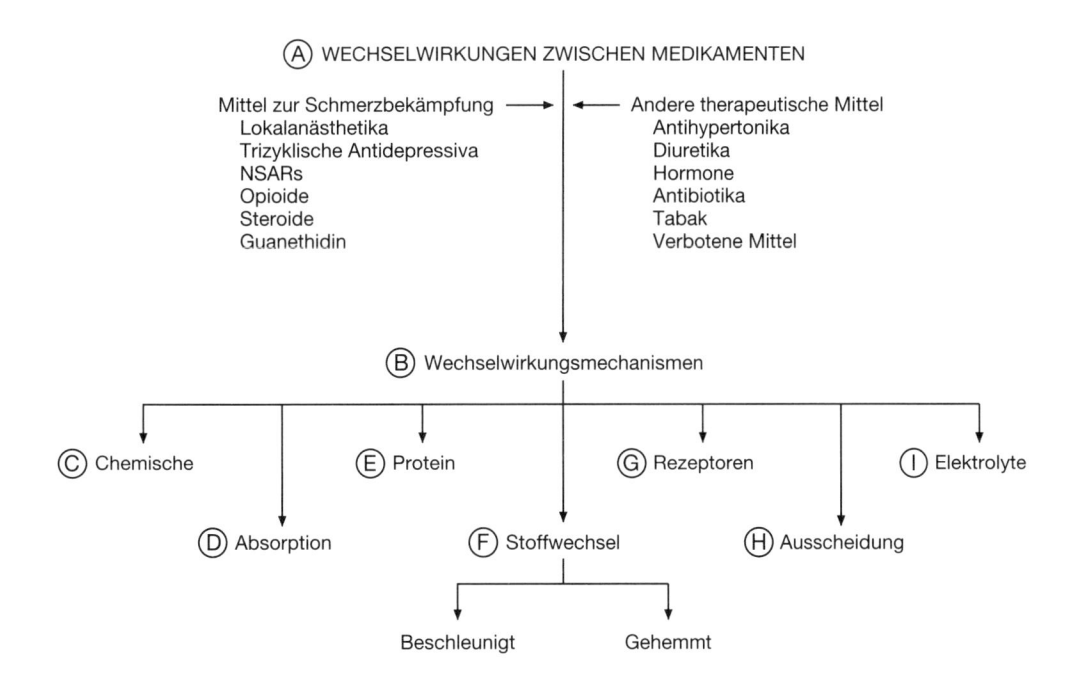

Mittel zur Schmerzbekämpfung ⟶ ⟵ Andere therapeutische Mittel
    Lokalanästhetika   Antihypertonika
    Trizyklische Antidepressiva   Diuretika
    NSARs   Hormone
    Opioide   Antibiotika
    Steroide   Tabak
    Guanethidin   Verbotene Mittel

(B) Wechselwirkungsmechanismen

- (C) Chemische
- (D) Absorption
- (E) Protein
- (F) Stoffwechsel
  - Beschleunigt
  - Gehemmt
- (G) Rezeptoren
- (H) Ausscheidung
- (I) Elektrolyte

ANAPHYLAXIE

Eric B. Lefever

Allergische Reaktionen sind eine unvermeidbare und nicht vorherzusagende Folge der Verabreichung therapeutischer und diagnostischer Medikationen, die gemeinhin im Rahmen der Schmerzbekämpfung verwendet werden. Eine Anaphylaxie ist die schwerste Form einer allergischen Reaktion.

A. Die Mechanismen allergischer Reaktionen haben eine gemeinsame Endstrecke. Die Freisetzung von Histaminen und anderen chemischen Mittlern aus Mastzellen und basophilen Granulozyten erzeugt die klinische Erscheinungsform. Eine Anaphylaxie erfordert einen vorausgegangenen Kontakt mit dem Medikament oder einer chemisch ähnlichen Substanz sowie die Produktion von IgE-Antikörpern, die sich sowohl mit basophilen Granulozyten als auch mit Mastzellen verbinden. Wenn der Organismus erneut dem Medikament ausgesetzt wird, werden die IgE-Antikörper vernetzt und Mittler freigesetzt. Komplementbindungen können ebenfalls eine Degranulierung verursachen, entweder mittels C3a und C5a oder nur durch C3a. Anaphylaktoide Reaktionen sind direkte Auswirkungen eines basischen Medikaments, das Histamin von Mastzellen und basophilen Granulozyten verdrängt. Bei Kontrastmitteln ist eine verringerte Häufigkeit von anaphylaktoiden Reaktionen zu verzeichnen, wenn nichtionische Agenzien mit einer niedrigen Basizität verwendet werden (S. 236).

B. Das Ausmaß hämodynamischer und pulmonaler Veränderungen wird nicht durch den Mechanismus der Allergie definiert, sondern hängt von der Menge und der Konzentration des injizierten Medikaments, der Menge der freigesetzten Mediatoren, der Reaktionsfähigkeit der unwillkürlichen vaskulären und bronchialen Muskeln sowie dem Zustand des vegetativen Nervensystems ab. Am häufigsten treten die Symptome als Hauterscheinungen (Erytheme, Rötungen und Schwellungen) auf; danach folgen Hypotension mit Tachykardie und Bronchialkrämpfe mit Hypoxämie. Histamin erweitert Arteriolen und erhöht die Kapillardurchlässigkeit, was zu einem Verlust an intravaskulärer Flüssigkeit und zur Bildung von Ödemen führt. Histamin verursacht außerdem eine Kontraktion der unwillkürlichen Bronchialmuskulatur. Eine Tachykardie ist sowohl auf die Freisetzung endogener Katecholamine als auch auf eine Hypotension zurückzuführen. Bronchialspasmen sind wahrscheinlich das ernsteste Symptom einer anaphylaktischen Reaktion, da eine nicht beseitigte arterielle Hypoxämie schnell zu Morbidität und zum Tod führen kann.

C. Im Zusammenhang mit einer plötzlich auftretenden Hypotension und Bronchialspasmen ist äußerste Aufmerksamkeit erforderlich. Alternative Ursachen sollten erst beseitigt werden, nachdem mit einer wirksamen Behandlung begonnen wurde. Vasovagale Reaktionen können auf der Grundlage der Bradykardie erkannt werden. Spannungspneumothorax, perikardiale Tamponade und Dysrhythmien lassen sich durch eine Allgemeinuntersuchung und EKGs diagnostizieren. Embolische Erscheinungen und erbliche angioneurotische Ödeme sind zwar unter Umständen schwerer genau zu diagnostizieren, sie sprechen jedoch auf Maßnahmen zur Hebung des Allgemeinbefindens an.

D. In jedem Behandlungsraum müssen Sauerstoff, Ausrüstungen zum Offenhalten der Luftwege und Medikationen zur Wiederbelebung bereitstehen. Bei lebensbedrohenden Reaktionen mit Hypotension und Bronchialspasmen muß sofort eine aggressive Behandlung eingeleitet werden. Natürlich muß die Zufuhr des verdächtigten Antigens gestoppt werden. Die Hauptkomponenten der Behandlung sind die Offenhaltung der Luftwege mit 100%igem Sauerstoff, eine Erhöhung der intravaskulären Flüssigkeitsmenge und die Verabreichung von Epinephrin. Die Unterstützung der Luftwege und der Ventilation kann eine umgehende Intubation der Trachea erforderlich machen, wenn Verdacht auf ein signifikantes laryngeales Ödem besteht. Es sollten schnell große Volumen an Kristalloiden infundiert werden. Epinephrin ist das Mittel, das für deutliche allergische Reaktionen zu wählen ist, weil es die adrenergischen Rezeptoren anregt um den Gefäßtonus und die Durchblutung wiederherzustellen, weil es als Bronchodilatator agiert und weil es die weitere Freisetzung von Mediatoren verhindert. Der Verabreichungsweg und die Dosierung von Epinephrin müssen der Schwere der Reaktion angepaßt werden. In ernsten Fällen kann eine Dosis von bis zu 5 µg/kg als intravenöse Bolusinjektion erforderlich sein. Weniger drastische Manifestationen müßten auf eine subkutane Zufuhr kleinerer Dosen ansprechen.

E. Die Optionen der Folgebehandlung umfassen unter anderem Antihistamine, um freie Histaminrezeptoren zu blockieren. Für refraktäre Bronchospasmen wird Aminophyllin verwendet. Kortikosteroide sind zwar aufgrund ihres verzögerten Wirkungseintritts zweitrangig zu verwendende Mittel, sie können jedoch Folgereaktionen abschwächen, indem sie die Zellmembrane stabilisieren und die Kapillardurchlässigkeit verringern. Histaminrezeptorenblocker und Steroide haben sich in Vorbehandlungsprotokollen vor dem Kontakt mit Kontrastmitteln als wirksam erwiesen; sie sollten bei Patienten in Betracht gezogen werden, bei denen ein erhöhtes Risiko von allergischen Reaktionen besteht. Dies schließt ebenfalls Patienten ein, bei denen eine Anamnese vorangegangener Reaktionen vorliegt, sowie Patienten, die eine chronische Atopie aufweisen (Asthma, Heuschnupfen). Jeder Patient, bei dem ein Verdacht auf eine anaphylaktische Reaktion besteht, sollte mindestens 24 Stunden im Rahmen einer Intensivpflege überwacht werden, da die Symptome sich nach der ersten Behandlung wiederholen können.

Literatur

Katzberg RW. Intravascular contrast media. In: Putnam CE, Ravin CE, eds. Textbook of diagnostic imaging. Philadelphia: WB Saunders, 1988.

Lasser EC, Berry CC, Talner LB, et al. Pretreatment with corticosteroids to alleviate reactions to intravenous contrast material. N Engl J Med 1987; 317:845.

Levy JH. Anaphylactic reactions in anesthesia and intensive care. Boston: Butterworth, 1986.

Stoelting RK. Allergic reactions during anesthesia. Anesth Analg 1983; 62:341.

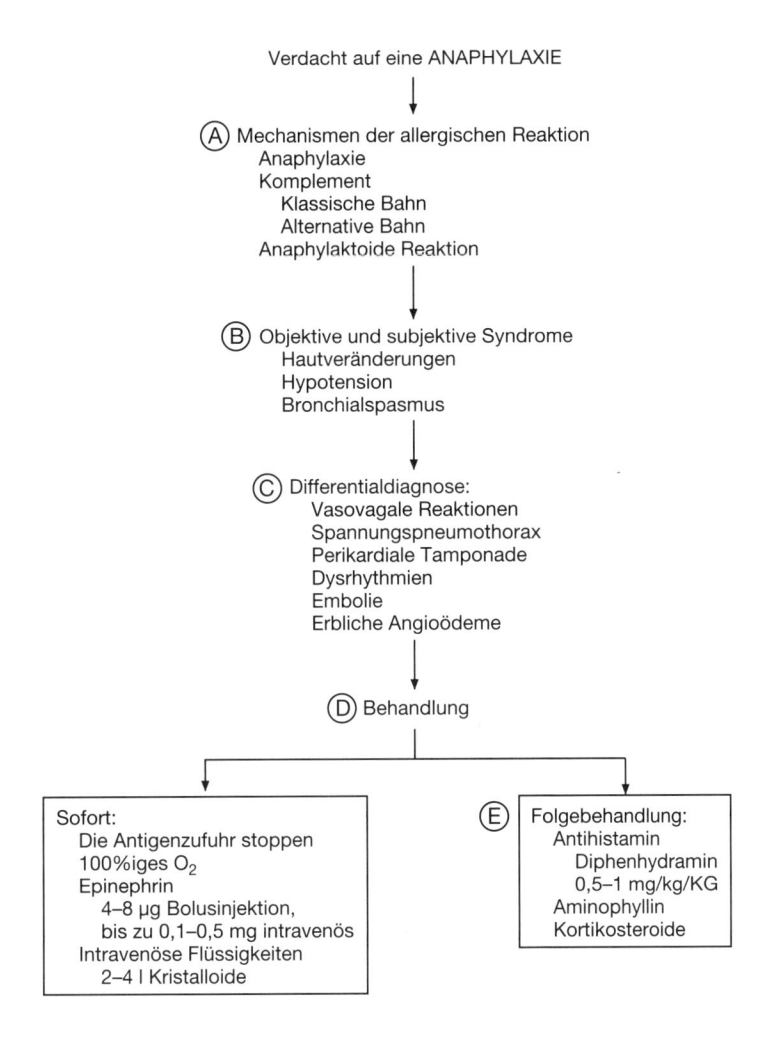

Verdacht auf eine ANAPHYLAXIE

(A) Mechanismen der allergischen Reaktion
   Anaphylaxie
   Komplement
      Klassische Bahn
      Alternative Bahn
   Anaphylaktoide Reaktion

(B) Objektive und subjektive Syndrome
   Hautveränderungen
   Hypotension
   Bronchialspasmus

(C) Differentialdiagnose:
   Vasovagale Reaktionen
   Spannungspneumothorax
   Perikardiale Tamponade
   Dysrhythmien
   Embolie
   Erbliche Angioödeme

(D) Behandlung

Sofort:
   Die Antigenzufuhr stoppen
   100%iges O_2
   Epinephrin
      4–8 µg Bolusinjektion,
      bis zu 0,1–0,5 mg intravenös
   Intravenöse Flüssigkeiten
      2–4 l Kristalloide

(E) Folgebehandlung:
   Antihistamin
      Diphenhydramin
      0,5–1 mg/kg/KG
   Aminophyllin
   Kortikosteroide

LOKALANÄSTHETIKUMSTOXIZITÄT

Rosemary Hickey

Es sind verschiedene Arten toxischer Reaktionen nach der Anwendung von Lokalanästhetika beobachtet worden. Die Häufigkeit toxischer Reaktionen ist jedoch sehr gering, wenn man die weit verbreitete Anwendung von Lokalanästhetika bedenkt.

A. Um systemische Reaktionen auf Lokalanästhetika auf ein Minimum zu reduzieren, sind intravaskuläre Injektionen zu vermeiden, die die häufigste Ursache für Konvulsionen darstellen. Bevor große Mengen an Lokalanästhetika injiziert werden, sollte eine sorgfältige intermittierende Aspiration durchgeführt werden. Eine Testdosis wird verabreicht und der Patient dann gefragt, ob ein metallischer Geschmack, ein Taubheitsgefühl um den Mund herum oder ein Klingeln in den Ohren zu bemerken ist, was auf eine intravaskuläre Plazierung der Nadel hinweist. Es wird die niedrigstmögliche wirksame Dosis und Konzentration verwendet, um einen toxischen Blutspiegel zu vermeiden. Eine Prämedikation wird mit Midazolam oder Diazepam durchgeführt, um die Anfallsschwelle heraufzusetzen.

B. Eine systemische Toxizität kann auf eine unbeabsichtigte intravaskuläre Injektion oder eine zu starke Dosis des Medikaments zurückzuführen sein. Eine intravaskuläre Injektion erzeugt noch während der Injektion Anzeichen einer Toxizität (gewöhnlich Konvulsionen). Bei relativen Überdosen tritt die toxische Reaktion ein, wenn der Höhepunkt der Konzentration im Blut erreicht ist, d. h. ungefähr 20 bis 30 Minuten nach der Injektion. Faktoren, die sich auf die Konzentration im Blut auswirken (Injektionsstelle, Medikament, Dosierung, Hinzufügung von Vasokonstriktoren, Geschwindigkeit der Injektion), beeinflussen ebenfalls das Potential der Entwicklung systemischer toxischer Reaktionen.

C. Lokalanästhetika sind relativ lipidlösliche Verbindungen mit einem niedrigen Molekulargewicht, die leicht die Blut-Hirn-Schranke überqueren. Wenn eine toxische Konzentration erreicht wird, sind Störungen in der Funktion des Zentralnervensystems zu beobachten. Die Lokalanästhetika erzeugen zunächst Anzeichen einer Reizung des ZNS. Zu den ersten Symptomen einer Überdosis zählen Kopfschmerzen, ein Klingeln in den Ohren, ein Taubheitsgefühl in der Zunge und im Mund, Zucken der Gesichtsmuskeln und Ruhelosigkeit. Während die Blutkonzentration steigt, treten generalisierte Konvulsionen tonisch-klonischer Natur auf. Wenn eine ausreichend hohe Blutkonzentration erreicht worden ist, folgt den anfänglichen Anzeichen einer Reizung des ZNS ein generalisierter Zustand einer ZNS-Depression. Aufgrund der toxischen Einwirkung von Lokalanästhetika auf das Atemzentrum in der Medulla können eine Atemdepression und schließlich ein Atemstillstand eintreten. Gelegentlich tritt das Reizungsstadium nicht in Erscheinung, und die Toxizität zeigt sich erst als ZNS-Depression.

D. Kardiovaskuläre Wirkungen ergeben sich entweder indirekt aus der Hemmung autonomer Bahnen während der Regionalanästhesie (wie bei hohen spinalen oder epiduralen Anästhesien) oder direkt aus der hemmenden Wirkung auf das kardiovaskuläre System. Das kardiovaskuläre System weist im allgemeinen eine höhere Widerstandsfähigkeit gegenüber einer Toxizität auf als das ZNS. Das Verhältnis von kardiovaskulären Toxizitäten zu ZNS-Toxizitäten ist bei Bupivacain und Etidocain niedriger als bei Lidocain. Die Konvulsionsaktivität kann anfangs mit einem Anstieg der Herzfrequenz, des Blutdrucks und des Herzzeitvolumens verbunden sein. Während die Konzentration des Lokalanästhetikums im Blut weiter ansteigt, tritt eine kardiovaskuläre Depression ein, die wiederum zu einem Abfall des Blutdrucks infolge einer myokardialen Depression, einer gestörten Herzleitung und schließlich einer peripheren Vasodilatation führt. Es können letztendlich Kreislaufkollaps und Herzstillstand eintreten. Zusätzlich verursachen bestimmte Agenzien, wie beispielsweise Bupivacain, Kammer-Arrhythmie und letales Kammerflimmern. Bei Bupivacain kann eine kardiovaskuläre Depression relativ früh einsetzen, und es ist möglich, daß sie nicht auf die üblichen therapeutischen Maßnahmen anspricht. Schwangere sind empfindlicher gegenüber den herzschädigenden Wirkungen von Bupivacain als Nichtschwangere.

E. Eine toxische Reaktion wird mit allgemeinen unterstützenden Maßnahmen behandelt. Wenn die ersten Anzeichen einer toxischen Reaktion eintreten, wird ein ständiger Sprechkontakt aufrechterhalten, Sauerstoff verabreicht, die Atmung unterstützt und die kardiovaskuläre Funktion überwacht. Wenn Konvulsionen eintreten, werden die Luftwege offengehalten und mittels einer gestützten oder kontrollierten Ventilation Sauerstoff zugeführt. Wenn die Konvulsionen anhalten, werden Thiopental (50–100 mg) oder Diazepam (2,5–5,0 mg) verabreicht. Es dürfen keine großen Dosen Thiopental gegeben werden, da sie eine zusätzliche ZNS-Depression oder kardiovaskuläre Depression erzeugen können. Wenn die Freihaltung des Luftweges gefährdet ist, wird Suxamethoniumchlorid verwendet, um eine endotracheale Intubation zu erleichtern. Muskelkrämpfe werden mit Suxamethoniumchlorid beendet; auf den Konvulsionsvorgang im Gehirn hat dies jedoch keine Einwirkung. Wenn eine kardiovaskuläre Depression eintritt, wird die Hypotension durch eine Erhöhung der intravenösen Flüssigkeitsmenge, eine korrekte Lagerung (hochgelagerte Beine) und mit Kreislaufmitteln wie Ephedrin behandelt.

F. Reaktionen auf Epinephrin werden gelegentlich mit Lokalanästhetikumsüberdosen verwechselt. Die systemische Absorption von Epinephrin erzeugt ungefähr 1–2 Minuten nach Beendigung der Injektion Herzunruhe und Ruhelosigkeit. Bei Patienten, die empfindlich auf Epinephrin reagieren (Hypertoniker, Patienten, die unter Hyperthyreoidismus oder Arrhythmie leiden), sollte ein Verzicht auf dieses Mittel in Betracht gezogen werden. Epinephrin wird nicht zum Blockieren der Finger, der Zehen oder des Penis verwendet.

G. Wenn Lokalanästhetika in den empfohlenen klinischen Konzentrationen verwendet werden, kommt es nur zu minimalen Reizungen der Nerven, der Haut und des Fettes. Nach dem Regionalblock tritt eine vollständige Wiederherstellung der Funktion ein. Es gibt jedoch Bedenken hinsichtlich möglicher neurotoxischer Wirkungen von intrathekalem Chlorprocain. Untersuchungen deuten darauf hin, daß die Kombination einer niedrigen Wasserstoffionenkonzentration mit dem Antioxidans

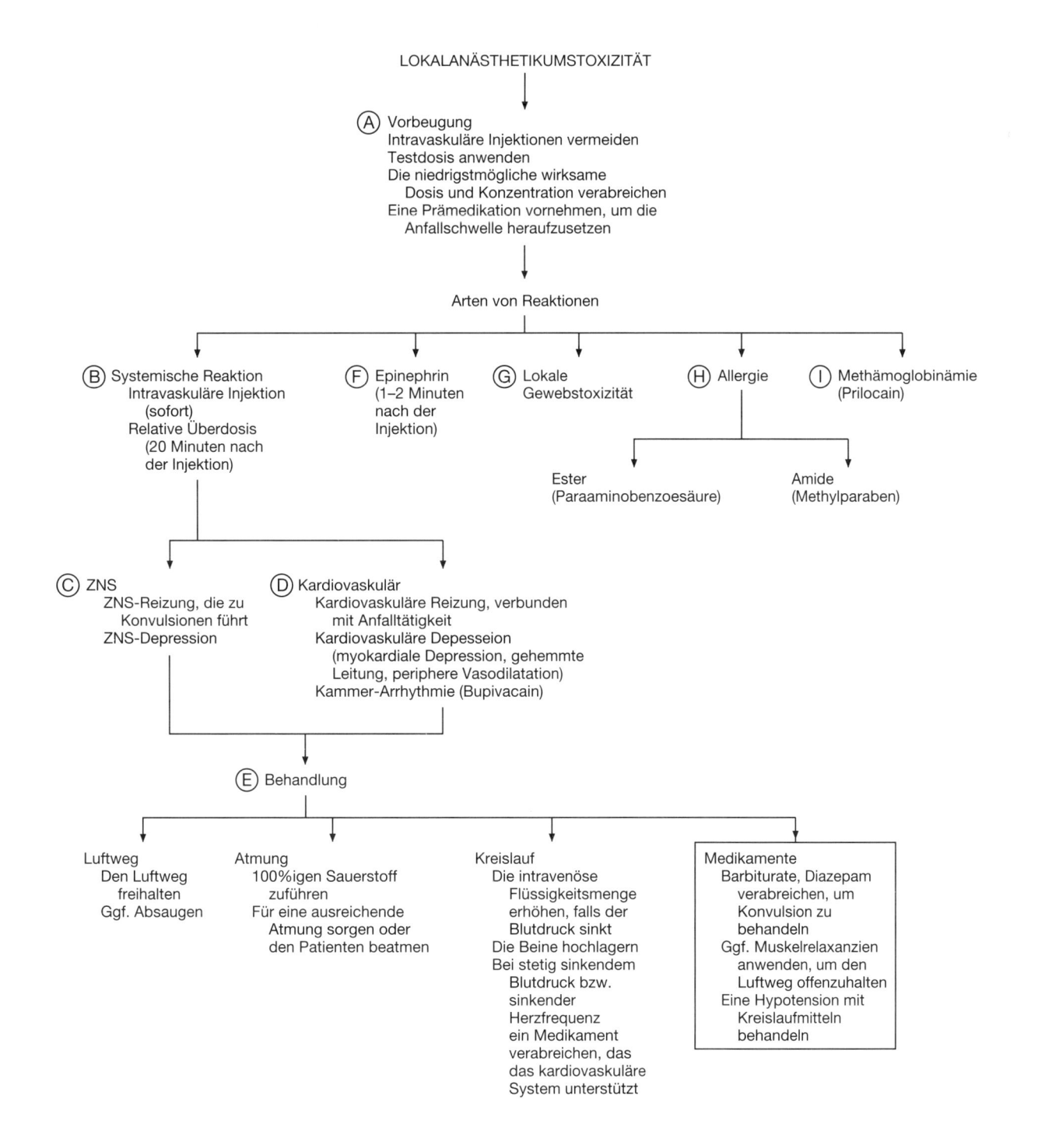

```
                    LOKALANÄSTHETIKUMSTOXIZITÄT
                                │
                                ▼
              (A) Vorbeugung
                  Intravaskuläre Injektionen vermeiden
                  Testdosis anwenden
                  Die niedrigstmögliche wirksame
                     Dosis und Konzentration verabreichen
                  Eine Prämedikation vornehmen, um die
                     Anfallschwelle heraufzusetzen
                                │
                                ▼
                         Arten von Reaktionen
    ┌───────────────┬──────────────┬──────────────┬──────────────┐
    ▼               ▼              ▼              ▼              ▼
(B) Systemische  (F) Epinephrin (G) Lokale    (H) Allergie   (I) Methämoglobinämie
    Reaktion         (1–2 Minuten    Gewebstoxizität              (Prilocain)
    Intravaskuläre   nach der
    Injektion        Injektion)
    (sofort)
    Relative Überdosis                        ┌──────┴──────┐
    (20 Minuten nach                          ▼             ▼
    der Injektion)                         Ester          Amide
                                       (Paraaminobenzoesäure)  (Methylparaben)
    ┌───────┴────────┐
    ▼                ▼
(C) ZNS          (D) Kardiovaskulär
    ZNS-Reizung, die zu   Kardiovaskuläre Reizung, verbunden
    Konvulsionen führt       mit Anfalltätigkeit
    ZNS-Depression        Kardiovaskuläre Depession
                             (myokardiale Depression, gehemmte
                             Leitung, periphere Vasodilatation)
                          Kammer-Arrhythmie (Bupivacain)
                                │
                                ▼
                           (E) Behandlung
    ┌───────────────┬──────────────────┬──────────────────┬──────────────────┐
    ▼               ▼                  ▼                  ▼
Luftweg         Atmung             Kreislauf          Medikamente
Den Luftweg     100%igen Sauerstoff Die intravenöse   Barbiturate, Diazepam
  freihalten      zuführen            Flüssigkeitsmenge  verabreichen, um
Ggf. Absaugen   Für eine ausreichende erhöhen, falls der  Konvulsion zu
                  Atmung sorgen oder  Blutdruck sinkt     behandeln
                  den Patienten beatmen Die Beine hochlagern Ggf. Muskelrelaxanzien
                                    Bei stetig sinkendem   anwenden, um den
                                      Blutdruck bzw.       Luftweg offenzuhalten
                                      sinkender           Eine Hypotension mit
                                      Herzfrequenz         Kreislaufmitteln
                                      ein Medikament       behandeln
                                      verabreichen, das
                                      das kardiovaskuläre
                                      System unterstützt
```

Natriumbisulfit für die neurotoxischen Reaktionen verantwortlich sein kann, die nach Verabreichung großer Mengen an Chlorprocainlösungen zu beobachten sind.

H. Eine allergische Reaktion auf Lokalanästhetika tritt selten ein. In manchen Fällen kann sie mit einer vasovagalen Reaktion oder einer Reaktion auf Epinephrin verwechselt werden. Ester rufen häufiger allergische Reaktionen hervor als Amide, weil diese Agenzien Derivate der Paraaminobenzoesäure sind. Die Verwendung von Amiden aus Mehrfachentnahmeflaschen kann aufgrund des Konservierungsmittels Methylparaben zu einer allergischen Reaktion führen. Intradermale Hauttests können erfolgreich angewandt werden, um negative Reaktionen zu diagnostizieren, obwohl es gelegentlich zu falsch-positiven Ergebnissen kommt.

I. Die Verabreichung großer Dosen Prilocain kann aufgrund der Akkumulation eines Metaboliten (o-Toluidin), der in der Lage ist, Hämoglobin in Methämoglobin umzuwandeln, zu Methämoglobinämie führen. Sie kann mit intravenösem Methylenblau behandelt werden.

Literatur

Covino BG. Clinical pharmacology of local anesthetic agents. In: Cousins MJ, Bridenbaugh PO, eds. Neural blockade in clinical anesthesia and management of pain. 2nd ed. Philadelphia: JB Lippincott, 1988:111.

Gissen AJ, Datta S, Lambert D. et al. Is chloroprocaine (2CP) neurotoxic? Reg Anaesth 1984; 9:37.

Kotelko DM, Shnider SM, Dailey PA, et al. Bupivacaine-induced cardiac arrhythmias in sheep. Anesthesiology 1984; 60:10.

STEROIDFREIE ENTZÜNDUNGSHEMMENDE MEDIKAMENTE

Kevin L. Kenworthy

Zu den zentralwirksamen Analgetika zählen auch p-Azetaminophenol und die NSARs. Diese Mittel weisen vier Hauptwirkungsmechanismen auf: Sie wirken analgetisch, antipyretisch, entzündungshemmend und thrombozytenaggregationshemmend. P-Azetaminophenol hat keine entzündungshemmende oder thrombozytenaggregationshemmende Wirkung, es ist jedoch hinsichtlich der analgetischen und antipyretischen Wirkung äquivalent mit der Acetylsalicylsäure. Alle NSARs hemmen das Enzym Cyclooxygenase in der Arachidonsäurebahn, woraus sich eine verringerte Prostaglandinkonzentration im Gewebe ergibt. Prostaglandine sind Mittler von Entzündungen, und sie ermöglichen die Funktion der Nozizeptoren, indem sie die Wirkungen von Schmerzmitteln wie Bradykinin verstärken. NSARs unterscheiden sich in drei wesentlichen Punkten von zentralwirksamen Analgetika: (1) Sie wirken hauptsächlich peripher, nicht zentral; (2) NSARs haben eine maximale Wirkung bezüglich der Analgesie; und (3) NSARs erzeugen keine Gewöhnung oder körperliche Abhängigkeit. NSARs weisen kaum voraussagbare individuelle Schwankungen in der Reaktion auf. Es sollten daher 12 bis 14 Tage lang therapeutische Versuche mit Standarddosierungen ausgeführt werden, bevor ein bestimmtes Agens abgesetzt wird.

A. NSARs werden verwendet, um leichte bis mäßig starke Schmerzen von akuter oder chronischer Dauer zu behandeln. Dies schließt auch Schmerzen und Entzündungen ein, die auf Traumata, chirurgische Eingriffe oder systemische Krankheiten, wie Arthralgie oder Neoplasmen, zurückzuführen sind. Weitere Beispiele wären Kopfschmerzen, Myalgie, Dysmenorrhoe und schmerzende Hauteffloreszenzen. Aufgrund ihres peripheren Wirkungsmechanismus werden NSARs häufig mit zentral wirkenden Opioiden kombiniert, um für eine bessere Analgesie zu sorgen. NSARs, und vor allem Acetylsalicylsäure, werden auch wegen ihrer antipyretischen und thrombozytenaggregationshemmenden Wirkung verwendet.

B. NSARs dürfen nicht bei schwangeren oder stillenden Patientinnen angewandt werden. Dasselbe gilt für Patienten mit chronischer Leber- oder Niereninsuffizienz, mit einer vorausgegangenen anaphylaktischen Reaktion auf Acetylsalicylsäure oder andere NSARs oder mit manifesten gastrointestinalen Blutungen sowie für Patienten, die sich in den folgenden 8 Tagen einer Operation unterziehen müssen. Zu den relativen Kontraindikationen für eine Anwendung von NSARs zählen Asthma bronchiale oder Nasenpolypen, eine Anamnese mit gastrointestinalen Ulzera, Hiatusbrüchen oder gastrointestinalen Blutungen, kardiovaskuläre Krankheiten (Hypertonie oder chronische Herzinsuffizienz), eine verringerte Nierendurchblutung oder eine Niereninsuffizienz und die Anwendung von Medikamenten, bei denen die Möglichkeit einer Wechselwirkung besteht. Acetylsalicylsäure ist besonders bei Kindern und Jugendlichen mit fieberhaften Erkrankungen kontraindiziert, da die Gefahr des Reye-Syndroms besteht.

C. Wechselwirkungen zwischen Medikamenten und NSARs können sich aus der Proteinbindungskonkurrenz, aus der durch die NSARs vermittelten Einschränkung der Nierenfunktion oder aus der Induktion bzw. Hemmung hepatischer Enzyme ergeben. Phenytoin, Hydantoin, orale Antidiabetika, Heparin und orale Antikoagulantien können durch NSARs von den Proteinbindestellen verdrängt werden, wodurch sich die Konzentration freier Medikamentmoleküle erhöht. NSARs können die blutdrucksenkende Wirkung von Diuretika oder Betablockern abschwächen, indem sie die Menge renaler Prostaglandine herabsetzen und eine Retention von Wasser, Natrium und Kalium herbeiführen. Bei Patienten, die Phenytoin, Tolbutamid, Phenobarbital oder Marcumar nehmen, kann sich die Wirkung aufgrund der Hemmung des Leberstoffwechsels durch die NSARs verstärken. Die Wirkung von Verapamil und Digoxin kann aufgrund eines durch die NSARs verursachten Anstiegs des Leberstoffwechsels abgeschwächt werden. NSARs erhöhen die Blutkonzentration und die Wirkungsdauer von Methotrexat, wodurch sich möglicherweise eine Toxizität ergeben kann.

(Fortsetzung auf S. 180)

SCHMERZBEKÄMPFUNG MIT NSARs

Ⓐ Indikationen:
Leichte bis mäßig starke Schmerzen infolge eines Traumas, einer Operation oder einer systemischen Krankheit (Arthralgie, Neoplasmen)
Antipyretisch
Thrombozytenaggregationshemmende Wirkung

Ⓒ Wechselwirkungen zwischen Medikamenten:
Konkurrenz um Proteinbindestellen (Phenytoin, Hydantoin, orale Antidiabetika, Heparin und andere orale Antikoagulantien, Methotrexat)
Durch NSARs vermittelte Herabsetzung der renalen Funktion oder der Urinausscheidung
Durch NSARs veränderter Leberstoffwechsel:
  Erhöht (Phenytoin, Tolbutamid, Phenobarbital, Marcumar)
  Gesenkt (Verapamil, Digoxin)

(Fortsetzung auf S. 181)

Ⓑ Kontraindikationen:
Vorausgegangene Reaktion
Schwangerschaft/Stillen
Asthma bronchiale
Nasenpolypen
Empfindlichkeit gegenüber Acetylsalicylsäure
Aktive Dyspepsie
Anamnese von:
  Gastrointestinalen Ulzera
  Hiatusbrüchen
  Leber-/Niereninsuffizienz
  Blutdyskrasie
Eine Woche vor einer Operation
Kind oder Jugendlicher mit fieberhafter Erkrankung oder Virusinfektion (Risiko des Reye-Syndroms)

D. Bei älteren Patienten besteht ein erhöhtes Risiko negativer Reaktionen aufgrund altersbedingter Veränderungen in der Leber- und Nierenfunktion, gestörter Flüssigkeits- und Elekrolytgleichgewichte, gleichzeitig bestehender systemischer Krankheiten sowie einer erhöhten Häufigkeit von Polypragmasie. Die häufigsten negativen Reaktionen betreffen Magen und Darm, wobei Dyspepsie am häufigsten auftritt. Gastrointestinale Geschwüre und Blutungen treten seltener auf. Zu den Faktoren, die das Risiko gastrointestinaler Nebenwirkungen erhöhen, zählen ein Alter über 60 Jahre, eine Anamnese gastrointestinaler Ulzera, die gleichzeitige Anwendung von Steroiden, Rauchen, Trinken sowie die Anwendung hochdosierter bzw. mehrerer NSARs. Um gastrointestinalen Nebenwirkungen vorzubeugen oder sie zu behandeln, sollte die Anwendung von NSARs bei Risikopatienten vermieden, NSARs nach den Mahlzeiten verabreicht, Antacida, H_2-Blocker oder Prostaglandin-Agonisten verabreicht und NSARs mit den geringsten gastrointestinalen Nebenwirkungen verwendet werden, zum Beispiel p-Azetaminophenol oder Acetylsalicylsäure. Bei gefährdeten Patienten kann die Anwendung von NSARs zu einer veränderten Nierenfunktion und Nierenschädigung führen. Indomethacin, Acetylsalicylsäure, Fenoprofen und Ibuprofen (in abnehmender Reihenfolge) sind möglicherweise an Nierenvergiftungen beteiligt gewesen. P-Azetaminophenol ist das Agens mit der geringsten Toxizität, gefolgt von Sulindac. Bei Risikopatienten sollten häufig Untersuchungen – einschließlich chemischer Urin- und Blutuntersuchungen – durchgeführt werden, um die Nierenfunktion einzuschätzen. ZNS-Nebenwirkungen treten selten auf; zu ihnen zählen Kopfschmerzen, Vertigo, Verwirrung, Somnolenz und Depression.

NSARs hemmen die Aggregation von Thrombozyten und wirken sich sowohl auf die intrinsischen als auch auf die extrinsischen Faktoren der Gerinnungskaskade aus. Acetylsalicylsäure sollte von den Patienten 7 bis 14 Tage vor einer Operation abgesetzt werden, andere NSARs 24 bis 48 Stunden vorher. Andere hämatologische Reaktionen, wie aplastische Anämie, Thrombopenie und hämolytische Anämie, sind sehr selten.

NSARs können eine leichte Anhebung der Lebertransaminase verursachen, die sich typischerweise nach dem Absetzen des NSARs spontan löst. Bei Patienten mit Leberkrankheiten muß die Leberfunktion überwacht werden. Wenn die SGOT den dreifachen Wert der üblichen Obergrenze erreicht, sollten NSARs abgesetzt werden. Bei Patienten mit chronischer Leberinsuffizienz sollten NSARs vermieden werden.

NSARs können außerdem Wehen verlängern oder hinauszögern und möglicherweise den Verschluß des fetalen Ductus arteriosus beeinflussen.

Außer bei Acetylsalicylsäure und p-Azetaminophenol kommt es selten zu einer Toxizität infolge von NSAR-Überdosen, und es ist in der Regel kein besonderes Antidot erforderlich.

E. Die Auswahl eines speziellen NSARs richtet sich nach dem Alter des jeweiligen Patienten, nach gleichzeitig vorhandenen Krankheitszuständen, nach dem relativen Risiko einer Organvergiftung, der Erfahrung des Klinikers, den Kosten und der Wahrscheinlichkeit der Compliance. Bei älteren Patienten, Diabetikern und Patienten mit kardiovaskulären, renalen und hepatischen Krankheiten müssen die erwähnten Vorsichtsmaßnahmen getroffen und eine Überwachung durchgeführt werden. Bei vielen Patienten gibt der Faktor den Ausschlag, daß der Patient vorher auf ein bestimmtes NSAR gut angesprochen hat. Die meisten Autoren betrachten das Verordnen von NSARs als eine „Kunst" - nicht als eine Wissenschaft.

Literatur
Benedetti C, Butler SH. Systemic analgesics. In: Bonica JJ, ed. The management of pain. 2nd ed. Philadelphia: Lea & Febiger, 1990:1660.

Brooks PM, Day RO. Nonsteroidal anti-inflammatory drugs - differences and similarities. N Engl J Med 1991; 324:1716.

Corrigan GD, Pantig-Felix L, Kanat IO. Potential complications of nonsteroidal anti-inflammatory drug therapy. J Am Pediatr Med Assoc 1989; 79:605.

Mortensen ME, Rennebohn RM. Clinical pharmacology and use of nonsteroidal anti-inflammatory drugs. Pediatr Clin North Am 1989; 36:1113.

```
                        Ungünstige Reaktionen
                        (Fortsetzung von S. 179)
```

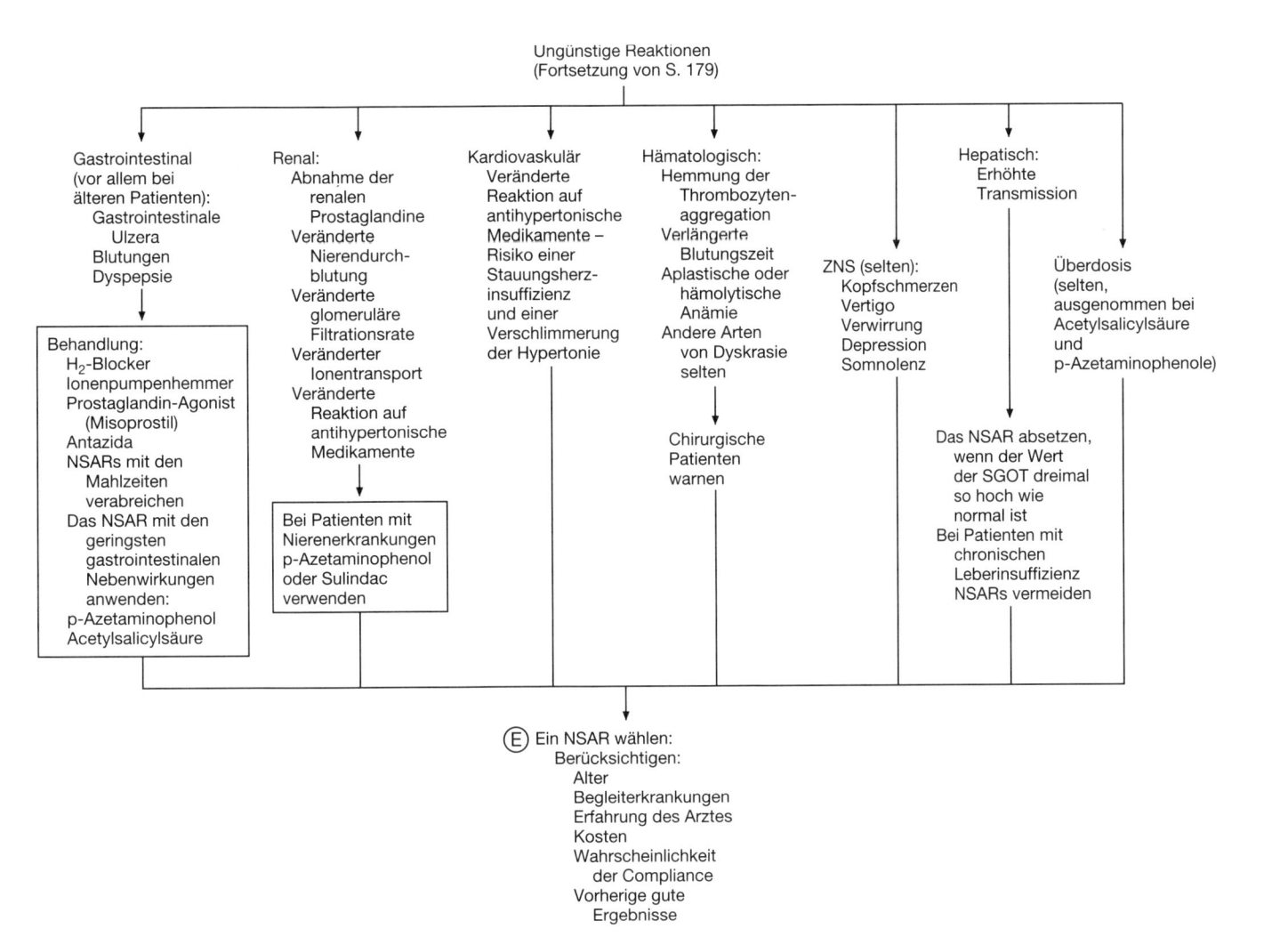

- **Gastrointestinal** (vor allem bei älteren Patienten):
  - Gastrointestinale Ulzera
  - Blutungen
  - Dyspepsie

  Behandlung:
  - H_2-Blocker
  - Ionenpumpenhemmer
  - Prostaglandin-Agonist (Misoprostil)
  - Antazida
  - NSARs mit den Mahlzeiten verabreichen
  - Das NSAR mit den geringsten gastrointestinalen Nebenwirkungen anwenden:
    - p-Azetaminophenol
    - Acetylsalicylsäure

- **Renal:**
  - Abnahme der renalen Prostaglandine
  - Veränderte Nierendurchblutung
  - Veränderte glomeruläre Filtrationsrate
  - Veränderter Ionentransport
  - Veränderte Reaktion auf antihypertonische Medikamente

  Bei Patienten mit Nierenerkrankungen p-Azetaminophenol oder Sulindac verwenden

- **Kardiovaskulär**
  - Veränderte Reaktion auf antihypertonische Medikamente – Risiko einer Stauungsherzinsuffizienz und einer Verschlimmerung der Hypertonie

- **Hämatologisch:**
  - Hemmung der Thrombozytenaggregation
  - Verlängerte Blutungszeit
  - Aplastische oder hämolytische Anämie
  - Andere Arten von Dyskrasie selten

  Chirurgische Patienten warnen

- **ZNS** (selten):
  - Kopfschmerzen
  - Vertigo
  - Verwirrung
  - Depression
  - Somnolenz

- **Hepatisch:**
  - Erhöhte Transmission

  Das NSAR absetzen, wenn der Wert der SGOT dreimal so hoch wie normal ist
  Bei Patienten mit chronischen Leberinsuffizienz NSARs vermeiden

- **Überdosis** (selten, ausgenommen bei Acetylsalicylsäure und p-Azetaminophenole)

(E) Ein NSAR wählen:
  Berücksichtigen:
  - Alter
  - Begleiterkrankungen
  - Erfahrung des Arztes
  - Kosten
  - Wahrscheinlichkeit der Compliance
  - Vorherige gute Ergebnisse

ANTIDEPRESSIVA

Roland Reinhart

Antidepressiva lassen sich häufig wirksam zur Bekämpfung chronischer Schmerzsyndrome einsetzen. Sie sind äußerst nützlich für bestimmte Arten von Schmerzen, wie z. B. Kopfschmerzen, Arthritis, diabetisch bedingte Neuropathien und Schmerzen im Gesicht. Eine der häufigsten Folgeerscheinungen chronischer Schmerzen ist Depression. Außerdem leiden 60 % aller depressiven Patienten in der einen oder anderen Form unter Schmerzen.

A. Die objektiven und subjektiven Symptome einer Depression sollten festgehalten werden. Tests können sich außerdem als nützlich erweisen. Antidepressiva verändern Neurotransmittermetaboliten, die Rezeptorempfindlichkeit, eine Rezeptoraufnahmeblockade und „firing rates" von Neuronen. Welche dieser Eigenschaften für eine Linderung von Depressionen sorgen, ist nicht bekannt.

B. Keines der trizyklischen Antidepressiva hebt sich in bezug auf die Schmerzlinderung deutlich gegenüber anderen hervor. Einige Antidepressiva zeigen jedoch eine besondere Wirksamkeit bei bestimmten Schmerzsyndromen, sie sollten daher jeweils zuerst versucht werden. Zu den am häufigsten verwendeten Mitteln zählen Doxepin, Amitriptylin, Imipramin und Clomipramine. Diese Mittel hemmen die Serotominaufnahme stärker als die anderen heterozyklischen Antidepressiva. Die Auswahl des Antidepressivums richtet sich nach dem Schmerzsyndrom, dem Alter und dem Gesundheitszustand des Patienten sowie den Nebenwirkungen des Medikaments. Es werden häufig Mittel mit einer stärkeren Sedierung bevorzugt, da Schlaflosigkeit für viele Patienten mit chronischen Schmerzen ein Problem darstellt.

C. Die Dosierung trizyklischer Antidepressiva beginnt mit 25 bis 50 mg und wird nach der ersten Woche alle 3-4 Tage angehoben, je nachdem wie es vertragen wird. Von den Monoaminooxydasehemmern wird Phenelzin am häufigsten verwendet (nur in den USA). Hier liegt die Dosis anfangs bei 15 mg und wird alle 2-3 Tage erhöht, bis eine Gesamtdosis von 45-60 mg/Tag erreicht wird. Die Dosierung wird reduziert, wenn ernste Nebenwirkungen eintreten. Die therapeutische Wirkung läßt sich nach 5 bis 7 Tagen beobachten. Einzeldosen sind genauso wirksam wie Teildosen, vorausgesetzt, die Nebenwirkungen sind erträglich. Der Schlafrhythmus verbessert sich in den ersten 3 Tagen, und die Schmerzlinderung verbessert sich im Laufe des ersten Monats.

D. Bei Patienten mit Arthritis erfuhren 60 bis 70 % eine Linderung durch Imipramin (20-75 mg/Tag), Amitriptylin (75 mg/Tag) oder Clomipramin (10-25 mg/Tag). Die niedrigen Dosierungen scheinen genauso wirksam zu sein wie die höheren. Bei einigen Untersuchungen zeigte sich jedoch keine Linderung. Die Häufigkeit von Migränekopfschmerzen wurde durch die Antidepressiva verringert. Die prophylaktische Wirkung konnte im ersten Monat der Behandlung beobachtet werden: Mit Phenelzin (45 mg/Tag) konnte in 80 % der Fälle eine Linderung erzielt werden, mit Amitriptylin (50-150 mg/Tag) bei 50-100 %. In einer Untersuchung schnitt Doxepin in einer Dosis von 30-50 mg/Tag besser ab als Amitriptylin. Ein 54-60 %iger Rückgang von Spannungskopfschmerzen trat ein, wenn die Dosierungen ähnlich denen waren, die für Migräne verwendet wurden. Doxepin, Amitriptylin und Diazepam linderten psychogene Kopfschmerzen, allerdings wirkte nach 2 Monaten nur noch Doxepin (30-50 mg). Amitriptylin (30-110 mg/Tag) führte bei 40-50 % der Patienten, die unter atypischen Schmerzen im Gesicht litten, zu einer Linderung; Phenelzin (45 mg/Tag) wirkte in 75 % aller Fälle und erwies sich auch bei der Behandlung der Depression, die mit den Schmerzen im Gesicht verbunden war, als wirksam. Amitriptylin allein (100 mg) oder in Kombination mit 2 mg Fluphenazin sorgte in zwei Untersuchungen bei 100 % der Patienten für eine Linderung von diabetischen neuropathischen Schmerzen, während mit Imipramin (100 mg/Tag) nur bei 58 % eine Linderung erzielt wurde. Antidepressiva hatten nur einen geringen Erfolg bei der Linderung von Rückenschmerzen, was unter Umständen auf das Vorhandensein mehrerer Ursachen für diese Beschwerden zurückzuführen ist. In den wenigen Studien, in denen sich eine Besserung zeigte, wurde festgestellt, daß die Patienten mit den stärksten Symptomen zu einer Besserung neigten. In allen Untersuchungen, die sich mit neoplastischen Schmerzen befaßten, wurde durch Antidepressiva eine deutliche Linderung erzielt.

E. Trizyklische Antidepressiva verursachen anticholinergische Nebenwirkungen, kardiovaskuläre Komplikationen, Gewichtszunahme und eine Sedierung unterschiedlicher Stärke, je nachdem welches Mittel verwendet wird. Diese Nebenwirkungen werden durch Verabreichung opioider Analgetika verstärkt. Methadon trägt in erheblichem Maße zu einer orthostatischen Hypotonie bei. Bei älteren Patienten sollte vor der Verabreichung ein EKG erstellt werden. Bei Patienten mit chronischen Schmerzen, die unter Reizleitungsstörungen leiden, kann zunächst versuchsweise Trazodon angewandt werden; es wirkt sedierend, hat aber keine starken anticholinergischen Wirkungen. Die meisten Medikamente, die stark anticholinergisch wirken, haben auch eine starke sedierende Wirkung. Symptomatische Weitwinkelglaukome und Prostatahypertrophie sind relative Kontraindikationen für trizyklische Antidepressiva.

Fluoxetin, ein neues Mittel zur Hemmung der Serotoninaufnahme, verursacht Übelkeit, wirkt aber nicht sedierend. Dieses Medikament ist vorzugsweise morgens zu verabreichen; es sollte nicht zusammen mit L-Tryptophan gegeben werden, da es zu starken Nebenwirkungen kommen kann. Als Nebenwirkungen treten bei Monoaminooxydasehemmern häufig Vertigo, Übelkeit und Gewichtszunahme ein. Patienten, die mit Monoaminooxydasehemmern behandelt werden, müssen eine tyraminfreie Ernährung einhalten und Sympathikomimetika meiden, die eine hypertonische Krise verursachen können. Tyramin ist in vielen Nahrungsmitteln enthalten, und die Furcht vor einer hypertonischen Krise schränkt die Anwendung dieser Mittel ein. Meperidin kann zusammen mit Monoaminooxydasehemmern eine Hyperpyrexie verursachen. Die Thrombozytenkonzentration sollte überwacht werden.

BEHANDLUNG MIT ANTIDEPRESSIVA in Betracht ziehen

- (A) Klinische Symptome
  - Schlaf
  - Geschlecht
  - Aktivitätsgrad
- Tests
  - MMPI
  - EKG
  - Leberfunktionstest

(B) Antidepressivum wählen

- (C) Dosierung:
  - Trizyklisch
  - Monoaminooxydasehemmer
- (D) Als wirksam erwiesen bei:
  - Arthritis
  - Kopfschmerzen
  - Schmerzen im Gesicht
  - Diabetischer Neuropathie
  - Krebsschmerzen
- (E) Nebenwirkungen:
  - Anticholinergisch
  - Sedierung
  - Orthostatische Hypotension

Literatur

Atkinson JH, Kremer EF, Garfin SR. Psychopharmacological agents in the treatment of pain. J Bone Surg 1985; 67A:337.

France R, Krishnan K. Psychotropic drugs in chronic pain. In: France R, Krishnan K, eds. Chronic pain. American Psychiatric Press, 1988.

Monks R, Merskey H. Psychotropic drugs. In: Wall PD, Melzack R, eds. Textbook of pain. 2nd ed. New York: Churchill Livingstone, 1989.

OPIOIDE

Roland Reinhart

Die Auswahl eines Analgetikums hängt von der Art, der Intensität, der Dauer und dem zugrundeliegenden Mechanismus der Schmerzen ab. Eine allgemeine Annäherung an eine systemische Analgesie beginnt mit nichtnarkotischen Analgetika und Hilfsmitteln. Wenn die Schmerzen anhalten, wird ein schwaches Opioid hinzugefügt. Wenn dies nicht ausreicht, können starke Opioide erforderlich sein. Im Gegensatz zu anderen Analgetika sorgen Opioide für eine dosisabhängige Analgesie ohne Einschränkung, es treten jedoch bei hohen Konzentrationen starke Nebenwirkungen ein, die die Medikamentendosis beschränken. Die Behandlung mit zusätzlichen Hilfsmitteln sollte fortgesetzt werden, damit die niedrigstmögliche wirksame Dosis angewandt werden kann. Im allgemeinen sollten gutartige Schmerzen aufgrund der möglichen Ausbildung einer Sucht oder einer Gewöhnung ohne Opioide behandelt werden. Starke, immer wieder eintretende chronische Schmerzen von kurzer Dauer können jedoch intermittierend mit Opioiden behandelt werden.

A. Bei der Auswahl eines Narkotikums und der Ausarbeitung eines Dosierungsplans ist der physische Zustand des Patienten zu berücksichtigen. Sehr junge, alte sowie unterernährte Patienten weisen eine veränderte Pharmakokinetik auf. Nieren- oder Leberfunktionsstörungen erhöhen das Risiko einer Toxizität. Krebsschmerzen können ungeachtet anderer Faktoren hochdosierte Opioide erfordern. Die Dosierung von Opioiden für starke Schmerzen sollte nach einem Zeitplan erfolgen, nicht auf Bedarfsbasis. Das Ziel besteht darin, den Patienten mit den geringstmöglichen Nebenwirkungen so schmerzfrei wie möglich zu halten.

B. Kodein weist eine hohe orale Wirksamkeit bei einer relativ geringen Gefahr einer körperlichen Abhängigkeit auf. Gewöhnung, Verstopfung, Erbrechen und eine eingeschränkte Potenz sind die Hauptnachteile. Häufig ist eine Medikation mit zusätzlichen Hilfsmitteln erforderlich, wenn leichte Krebsschmerzen zu behandeln sind. Propoxyphen (nur in den USA) hat eine geringere Wirksamkeit. Anfangs wurde angenommen, daß es ein geringeres Mißbrauchpotential mit sich bringt, dies trifft jedoch nicht zu. Hohe Dosen können Halluzinationen verursachen.

C. Meperidin (nur in den USA) wird häufig austauschbar mit Morphium eingesetzt, es hat jedoch eine geringere Wirkungsdauer. Es ist eine doppelte orale Dosis erforderlich, um die gleiche Wirkung wie bei einer intramuskulären Dosis zu erzielen. Normeperidin (nur in den USA), ein Metabolit, häuft sich bei einer chronischen Dosierung an, wodurch Anfälle verursacht werden können. Niereninsuffizienz ist eine Kontraindikation für dieses Mittel. Morphium ist das Standardmittel zur Schmerzbekämpfung. Es kann peroral, intravenös, intramuskulär oder rektal verabreicht werden. Nach einigen Wochen bis Monaten kann eine Gewöhnung und eine körperliche Abhängigkeit eintreten. Krebsschmerzen können gewöhnlich bis zu den letzten Lebenstagen mit oralem Morphinsulfat bekämpft werden, das alle 4 Stunden verabreicht wird. Morphinsulfat-Contin (nur in den USA) ist ein Morphinsulfat, das langsam freigesetzt wird und nur zwei Dosierungen pro Tag erfordert. Methadon weist eine lange Halbwertzeit auf und hat ein geringeres Risiko bezüglich der Entwicklung einer Gewöhnung. Es ist eine gute Alternative zu Morphinsulfat und eignet sich möglicherweise besser für chronische Schmerzen, da sich wirksame Plasmaspiegel leicht halten lassen. Eine Anpassung der Dosierung an eine niedrigere Stufe kann erforderlich werden, da dieses Mittel dazu neigt, sich im Laufe der Zeit zu akkumulieren. Levorphanol (nur in den USA) hat im wesentlichen dieselben Eigenschaften wie Methadon, es weist jedoch eine stärkere sedierende Wirkung auf. Es ist nützlich, wenn eine zusätzliche Sedierung gewünscht wird. Es kommt seltener zu Übelkeit und Erbrechen als bei Morphinsulfat. Oxymorphon (nur in den USA) steht als Suppositorium zur Verfügung und ist bei Patienten von Nutzen, bei denen unkontrolliertes Erbrechen oder andere Beschränkungen der oralen Einnahme vorliegen. Hydromorphon (nur in den USA) ist nur in Kombination mit Acetylsalicylsäure oder p-Azetaminophenol verfügbar (in Deutschland Monopräparat). Es hat eine stärkere Wirkung als Kodein, kann jedoch eine psychische Abhängigkeit verursachen. Ein Agonist-Antagonist-Gemisch kann sich als hilfreich erweisen, wenn Nebenwirkungen ein Problem darstellen. Bei Patienten, die mit anderen Opioiden behandelt werden, sollte nicht abrupt auf diese Kategorie umgestellt werden, da sich ein akutes Abstinenzsyndrom entwickeln kann. Buprenorphin kann sublingual verabreicht werden, und es entwickelt sich nur langsam eine Gewöhnung. Das Abstinenzsyndrom erreicht 2 Wochen nach dem Absetzen seinen Höhepunkt. Hier stellen die sedierende Wirkung und Übelkeit einschränkende Faktoren dar. Pentazocin hat dieselben Nebenwirkungen wie andere Opioide und erzeugt starke Entziehungserscheinungen. Es kann psychotomimetische Wirkungen verursachen (Anfälle therapierbar mit Nahron). Nalbuphin steht zur intramuskulären und intravenösen Anwendung zur Verfügung. Chronische hohe Dosen können sich vor allem bei Lebererkrankungen ansammeln und zu einer Reizung des ZNS führen. Nach einer einwöchigen Anwendung können sich Kopfschmerzen einstellen.

D. Eine respiratorische Depression kann einen tödlichen Ausgang haben, wenn der Patient eine Überdosis erhält. Patienten mit Krebsschmerzen sind widerstandsfähig gegenüber einer respiratorischen Depression, da Schmerzen ein starkes Atemstimulans darstellen. Wenn bei Krebspatienten ein Nervenblock durchgeführt wurde, der die Schmerzen lindert, werden sie anfällig für einen Atemstillstand. Zu den gastrointestinalen Auswirkungen zählt unter anderem eine generalisierte Herabsetzung der Darmmotilität, die zu Verstopfung führt. Diese sollte in aggressiver Weise behandelt werden. Die Beschwerden bei einer Verstopfung können schlimmer sein als die ursprünglichen Schmerzen. Häufig treten Übelkeit und Erbrechen auf. Durch Hinzufügen von Hydroxizin kann eine Linderung erzielt werden, außerdem wird es dadurch möglich, die Dosis des Opioids herabzusetzen. Es kann zu einer überhöhten Sedierung kommen. Das Hinzufügen eines Amphetamins kann sich als nützlich erweisen und niedrigere Dosen des jeweiligen Opioids ermöglichen. Es können Anfälle auftreten, wenn sich Überdosen oder toxische Metaboliten anhäufen (siehe Meperidin und Pentazocin). Eine Gewöhnung ist eine normale physiologische

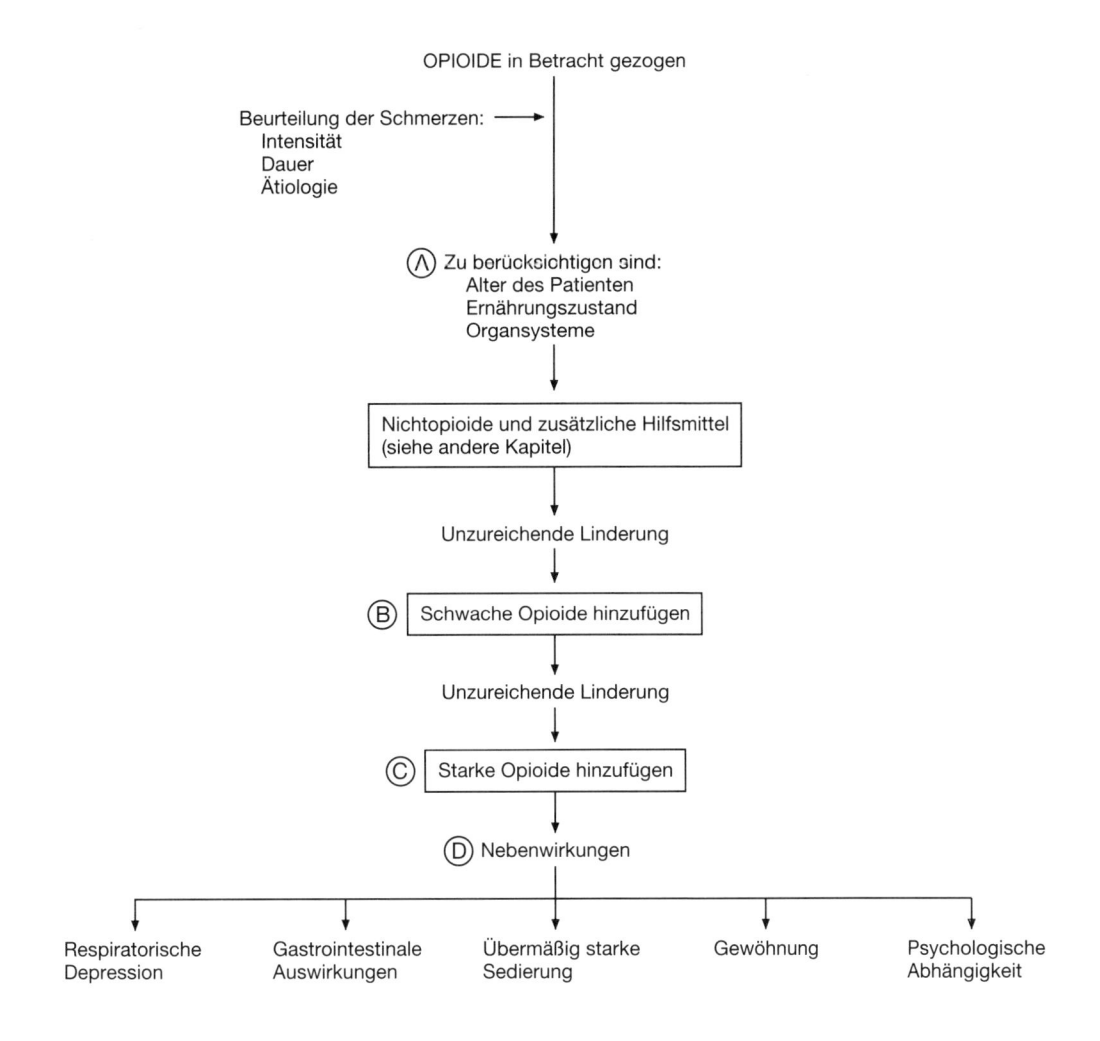

```
                    OPIOIDE in Betracht gezogen
       Beurteilung der Schmerzen: ──→
            Intensität
            Dauer
            Ätiologie
                                    ↓
                         Ⓐ  Zu berücksichtigen sind:
                              Alter des Patienten
                              Ernährungszustand
                              Organsysteme
                                    ↓
                    ┌─────────────────────────────┐
                    │ Nichtopioide und zusätzliche Hilfsmittel │
                    │ (siehe andere Kapitel)                   │
                    └─────────────────────────────┘
                                    ↓
                          Unzureichende Linderung
                                    ↓
                    ┌─────────────────────────────┐
                 Ⓑ  │ Schwache Opioide hinzufügen │
                    └─────────────────────────────┘
                                    ↓
                          Unzureichende Linderung
                                    ↓
                    ┌─────────────────────────────┐
                 Ⓒ  │ Starke Opioide hinzufügen   │
                    └─────────────────────────────┘
                                    ↓
                          Ⓓ  Nebenwirkungen
       ┌────────────┬────────────┬────────────┬────────────┬────────────┐
       ↓            ↓            ↓            ↓            ↓
  Respiratorische Gastrointestinale Übermäßig starke Gewöhnung  Psychologische
  Depression     Auswirkungen      Sedierung                   Abhängigkeit
```

Reaktion; die Behandlung sollte auf Opioide mit einer langen Halbwertzeit umgestellt werden. Eine psychische Abhängigkeit stellt bei Krebspatienten keinen entscheidenden Faktor dar, ist jedoch bei anderen Patienten schwer zu behandeln. Eine eingehende Erörterung würde über den Rahmen dieses Kapitels hinausgehen.

Literatur

Benedetti C, Butler S. Systemic analgesics. In: Bonica JJ, ed. The management of pain. 2nd ed. Philadelphia: Lea & Febiger, 1990:1640.

Bonica JJ. Cancer pain. In: Bonica JJ, ed. The management of pain. 2nd ed. Philadelphia: Lea & Febiger, 1990:400.

THERAPEUTISCHE MODALITÄTEN

Opioidentzug
Physikalische Behandlung
Berufliche Rehabilitation
Transkutane elektrische Nervenstimulation
Psychologische Interventionen
Hypnose
Biofeedback
Plazebo-Analgesie
Akupunktur
Kontinuierlicher Nervenblock

Intravenöser Regionalblock
Epidurale Steroidinjektionen
Intrathekale Narkotika
Neurolytischer Nervenblock
Komplikationen neurolytischer Blocks
Implantierbare Infusionspumpen
Stimulierung der Hintersäule
Cryoanalgesie
Neurochirurgische Verfahren zur Schmerzbekämpfung

OPIOIDENTZUG

David Vanos

Bei der Behandlung von Patienten mit chronischen Schmerzen sind Opioide häufig nur unter besonderen Umständen von Nutzen, wie zum Beispiel bei akuten Schmerzen oder Krebsschmerzen. Es ist in vielen Fällen erforderlich, die Opioide bei den Patienten abzusetzen, um die Schmerzen besser beurteilen und behandeln zu können. In solch einem Fall müssen eine körperliche und psychische Abhängigkeit berücksichtigt werden.

A. Eine körperliche Abhängigkeit zeigt sich, wenn ein abruptes Absetzen der Medikation zu objektiven Symptomen eines Entzugs oder zum Abstinenzsyndrom führt. Zu diesen Symptomen können Angstzustände, Erregbarkeit, Schüttelfrost, fliegende Hitze, Speichelabsonderung, Tränenbildung, Schwitzen, Diarrhoe, Übelkeit, Erbrechen, Bauchkrämpfe, Schlaflosigkeit und gelegentlich multifokale Muskelkrämpfe gehören. Zentral wirksame Analgetika mit einer kürzeren Halbwertzeit (z. B. Morphinsulfat) weisen einen früheren Beginn der Entzugssymptome auf, stärkere Symptome und einen kürzeren Verlauf (24 bis 72 Stunden) auf, während die Symptome von Agenzien mit einer längeren Halbwertzeit (z. B. Methadon) verzögert nach einigen Tagen auftreten können und von geringerer Intensität sind.

B. Unter einer psychischen Abhängigkeit, sonst auch als „Sucht" bezeichnet, ist der Wunsch zu verstehen, das Medikament zu anderen Zwecken als der Schmerzlinderung zu verwenden. Gewöhnlich ist dies mit Arzneimittelmißbrauch und einem aktiven Bemühen seitens des Patienten verbunden, das Medikament zu erhalten. Psychologische Interventionen können hilfreich sein, um sich mit diesem Aspekt zu befassen. Wichtig ist zu erkennen, daß nicht alle Patienten, die Opioide gegen Schmerzen erhalten, eine psychische Abhängigkeit erfahren.

C. Das Ziel bei der Entwöhnung eines Patienten von Opioiden besteht darin, erhebliche körperliche Entzugserscheinungen zu vermeiden. Dies läßt sich bei ambulanten Patienten erreichen, wenn die tägliche Opioiddosis auch niedrig bis mäßig ist. Es erfordert einen kooperativen, motivierten Patienten. Die Gründe für das Absetzen des Opioids, die zu erwartenden Auswirkungen und die zukünftigen Behandlungspläne sollten dem Patienten sorgfältig erläutert werden. Ambulante Patienten sollten einen schriftlichen Plan erhalten, den sie befolgen sollten. Die Unterstützung durch die Familie kann sehr hilfreich sein.

D. Patienten, die große Mengen an Opioiden nehmen, zentral wirksame Analgetika aus verschiedenen Quellen erhalten oder bei denen ein Arzneimittelmißbrauch gegeben ist, benötigen häufig ein stationäres Entgiftungsprogramm.

E. Gewöhnlich läßt sich die tägliche Opioiddosis des Patienten alle 2 Tage um 75 % reduzieren, ohne daß Anzeichen des Abstinenzsyndroms eintreten. (Hinweis: 75 % ist ein Richtwert; es kann ein niedriger Prozentsatz für die Reduktion gewählt werden.) Dies kann so lange fortgeführt werden, bis die tägliche Gesamtdosis des Opioids 30–45 mg oralem Morphinsulfat entspricht. Nach zwei Tagen auf diesem Stand kann die Medikation eingestellt werden. Methadon kann für eine orale Substitution in Betracht gezogen werden; zunächst wird eine Dosierung ermittelt, die der Stärke des gegenwärtig verwendeten Opioids entspricht, dann werden 25 % von diesem Wert als Ausgangspunkt genommen und schließlich dem oben beschriebenen Schema gefolgt.

F. Stichprobenartige Drogentests können dem Kliniker dabei helfen, die Compliance des Patienten festzustellen. Der Patient sollte zu Beginn des Entwöhnungsprozesses über die Möglichkeit solcher Tests informiert werden.

Literatur

Bonica JJ. The management of pain. 2nd ed. Philadelphia: Lea & Febiger, 1990:1671.

Payne R. Principles of analgesic use in the treatment of acute pain and chronic cancer pain. A concise guide to medical practice. American Pain Society. c/o American Pain Society, 1615 L Street, NW, Suite 925, Washington, DC 20036.

Tywcross RG, McQuay HF. Opioids. In: Wall PD, Melzack R, eds. Textbook of pain. 2nd ed. New York: Churchill Livingstone, 1989:694.

PATIENT AUF ZENTRAL WIRKSAMEN ANALGETIKA

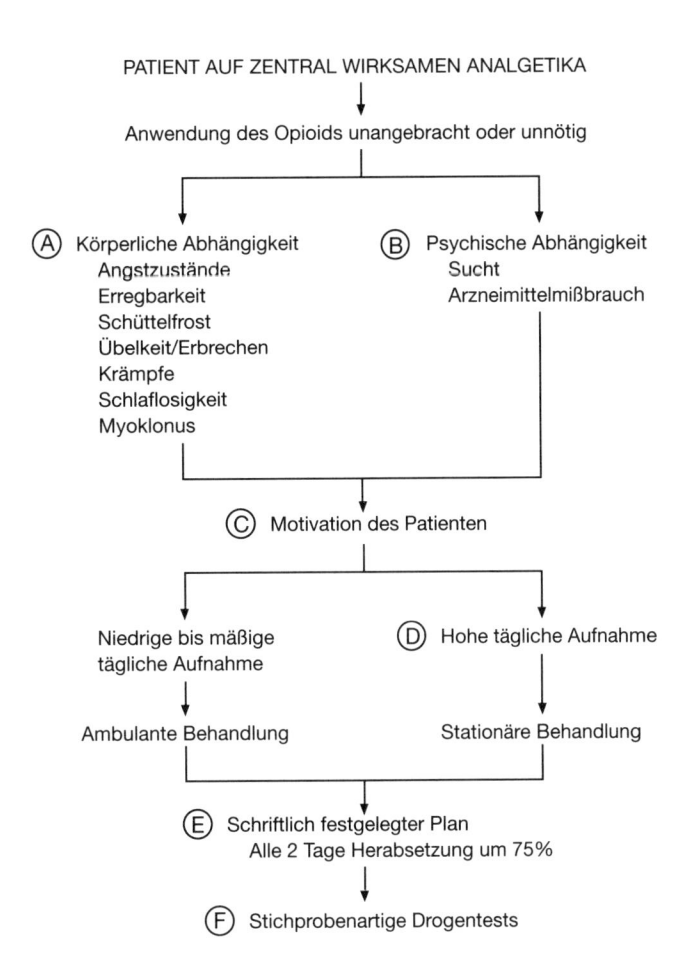

↓

Anwendung des Opioids unangebracht oder unnötig

↓

- (A) Körperliche Abhängigkeit
  - Angstzustände
  - Erregbarkeit
  - Schüttelfrost
  - Übelkeit/Erbrechen
  - Krämpfe
  - Schlaflosigkeit
  - Myoklonus

- (B) Psychische Abhängigkeit
  - Sucht
  - Arzneimittelmißbrauch

↓

(C) Motivation des Patienten

↓

- Niedrige bis mäßige tägliche Aufnahme
  ↓
  Ambulante Behandlung

- (D) Hohe tägliche Aufnahme
  ↓
  Stationäre Behandlung

↓

(E) Schriftlich festgelegter Plan
Alle 2 Tage Herabsetzung um 75%

↓

(F) Stichprobenartige Drogentests

PHYSIKALISCHE BEHANDLUNG

James Griffin

A. Wärme ist das wohl am häufigsten angewandte Verfahren der physikalischen Behandlung. Wärme erhöht die Durchblutung und die Dehnbarkeit des Gewebes, vermindert Muskelkrämpfe und erzeugt eine Analgesie, anscheinend durch die Tätigkeit kutaner Rezeptoren. Sie ist bei chronischer Steifheit, Krämpfen und Schmerzen indiziert und erweist sich im allgemeinen vor Dehnungen oder Übungen als nützlich. Heiße Packungen, Heizkissen, Paraffinbäder oder warme Bäder können angewandt werden, um Wärme zu applizieren. Kontraindikationen für eine Wärmeanwendung sind das Vorhandensein von Sinnesstörungen, Kreislaufschwäche, malignen Erkrankungen und Infektionen. Vorsicht ist auch bei älteren Patienten geboten, bei denen die Sinneswahrnehmungen und das Urteilsvermögen beeinträchtigt sein können.

B. Ultraschall wird durch elektrische Stimulation eines Quarzes oder eines künstlichen Kristalls erzeugt, der in Erwiderung schwingt. Bei 1 MHz tritt eine Durchdringung des Gewebes bis zu einer Tiefe von 5 cm ein. Eine schnelle Vibration des Gewebes infolge der Schallwellen erzeugt Wärme, wobei die maximale Wirkung an der Verbindungsstelle zwischen Knochen und Muskel eintritt. Ultraschall kann sich bei der Behandlung von Schultersteife, Postamputationsschmerzen, Dekubitalgeschwüren und sympathischer Reflexdystrophie als wirksam erweisen. Ultraschall kann gefahrlos bei Implantaten angewandt werden, deren Temperatur erhöht sich dabei nicht. Zu den Kontraindikationen zählen maligne Erkrankungen, Kreislaufstörungen, Schwangerschaft, eine Anwendung über dem Auge, gestörte Sinneswahrnehmungen und Infektionen. Kurzwellen- oder Mikrowellendiathermie erzeugt eine Erwärmung des Gewebes bis zu einer Tiefe von 3–4 cm. Die Indikationen sind dieselben wie bei einer Ultraschallbehandlung. Der Vorteil einer Diathermie besteht in der größeren Eindringtiefe. Während der Behandlung muß dafür gesorgt werden, daß kein Metall in das elektromagnetische Feld gelangt. Patienten mit Implantaten sollten nicht mit dieser Methode behandelt werden. Bereiche mit einem hohen Flüssigkeitsvolumen, wie beispielsweise die Augen oder Gelenkergüsse, können überhitzt werden. Schwangerschaft, ischämisches Gewebe und Schmerzen oder sensorische Ausfälle sind weitere Kontraindikationen.

C. Kälte verringert Schmerzen, Krämpfe, Schwellungen und die Nervenleitgeschwindigkeit. Sie wird im allgemeinen für akute Verletzungen oder akute Verschlimmerungen chronischer Schäden angewandt, kann sich aber auch bei chronischen Schmerzen als wirksam erweisen. Eisbeutel, Eismassage, wiederverwendbare kalte Packungen oder Kaltluft sind die häufigsten Arten der Kälteanwendung. Die Behandlung dauert 10-20 Min. bzw. so lange, bis die Region empfindungslos ist. Nach der Behandlung sollte der Bereich rot oder rosa aussehen und kalt und unempfindlich gegen Berührungen sein. Vorsicht ist geboten, wenn Extremitäten oder Bezirke über Oberflächennerven behandelt werden. Zu den Kontraindikationen zählen eine gestörte Sinneswahrnehmung oder Durchblutung sowie eine Überempfindlichkeit gegen Kälte. Kältesprays, wie beispielsweise Äthylchlorid, werden zusammen mit Dehnungen zur Behandlung myofaszialer Schmerzen verwendet. Wechselbäder, bei denen zwei Gefäße oder Kneippbecken benutzt werden, werden zur Behandlung der Extremitäten bei Distorsionen, Zerrungen, Arthritis und einigen Fällen peripherer Gefäßkrankheiten empfohlen.

D. Verschiedene Arten von Extensionen erweisen sich zur Behandlung von zervikalen und lumbalen Bandscheibenschäden, Muskelkrämpfen, Hypomotilität und degenerativen Veränderungen der Lendenwirbelsäule und der Halswirbelsäule als wirksam. Eine Schwerkraftextension gegen Kreuzschmerzen kann Extensionskräfte erzeugen, die bis zu 40 % des Körpergewichts des jeweiligen Patienten erreichen können. Eine manuelle Extension kann sowohl an der Halswirbelsäule als auch an der Lendenwirbelsäule vorgenommen werden, um die Wirksamkeit der Behandlung zu überprüfen oder um Patienten zu behandeln, die keine mechanische Extension ertragen. Autoextension ist eine Behandlungsform, die in Schweden entwickelt wurde und bei der Schwerkraftextensionen sowie dreidimensionale lagerungsabhängige Extensionen genutzt werden, um lumbale Bandscheibenprobleme zu behandeln. Die intermittierende mechanische Extension ist das am häufigsten eingesetzte Verfahren. Eine lumbale Extension kann angewandt werden, während sich der Patient in Rücken- oder Bauchlage befindet, wobei verschiedene Grade der Flexion erzeugt werden. Eine zervikale Extension erfordert einen Mindestzug von 11 kg, um eine Trennung der hinteren Elemente der Halswirbelsäule zu erreichen, wobei der Nacken eine Flexion von 25–30° aufweist. Die Distraktion der Articulatio atlanto-occipitalis und der Articulatio atlanto-axialis erfordert lediglich einen Zug von 4,5 kg in einer neutralen Position, hiermit kann eine symptomatische Linderung erzielt werden. Zu den Kontraindikationen einer Extension gehören Instabilitäten infolge eines Tumors, einer Krankheit, eines Traumas oder einer Infektion, vaskuläre Beschwerden, sowie Befunde, in denen Bewegungen kontraindiziert sind. Zu den relativen Kontraindikationen zählen nicht allzu lange zurückliegende Distorsionen oder Zerrungen, Osteoporose, Hiatusbrüche, Schwangerschaft und verstärkte neurologische Symptome bei der Behandlung. Patienten, die unter Klaustrophobie leiden, ertragen die einengende Art diese Behandlung unter Umständen nicht.

E. Eine elektrische Stimulation wird entweder mittels Gleichstrom oder mittels Wechselstrom erzeugt. Gleichstromgeräte werden heute gewöhnlich nur eingesetzt, um denervierte Muskeln zu stimulieren und Medikationen subkutan einzubringen (Iontophorese). Die meisten der auf dem Markt angebotenen Geräte arbeiten mit Wechselstrom. Die Wechselstromgeräte erzeugen eine niedrige Gesamtstrommenge und rufen keine thermalen oder chemischen Wirkungen hervor. Die meisten Wechselstromgeräte erzeugen eine hohe Spannung (> 150 Volt) mit einer einphasigen Wellenform und gestatten es, die Stärke, die Pulsfrequenz und die Impulsbreite einzustellen. Es stehen klinische Richtlinien für eine Hochspannungsstimulation zur Verfügung, die zur Behandlung akuter und chronischer Beschwerden, einschließlich Schmerzen, Gelenkergüsse, Muskelkrämpfe, Muskelinaktivitätsatrophie und Kreislaufstörungen sowie zur Wundheilung herangezogen werden kön-

```
                        Patient für eine PHYSIKALISCHE THERAPIE
                                        |
    ┌───────────────┬───────────────┬───────────────┬───────────────┐
    ↓               ↓               ↓               ↓               ↓
```

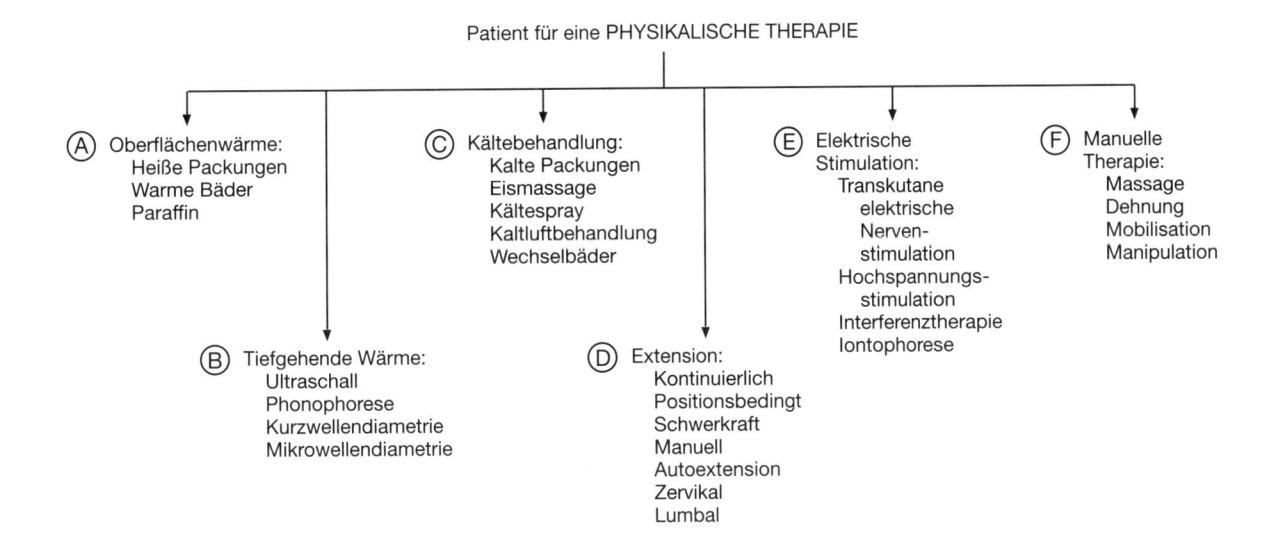

(A) Oberflächenwärme:
    Heiße Packungen
    Warme Bäder
    Paraffin

(C) Kältebehandlung:
    Kalte Packungen
    Eismassage
    Kältespray
    Kaltluftbehandlung
    Wechselbäder

(E) Elektrische
    Stimulation:
    Transkutane
       elektrische
       Nerven-
       stimulation
    Hochspannungs-
       stimulation
    Interferenztherapie
    Iontophorese

(F) Manuelle
    Therapie:
    Massage
    Dehnung
    Mobilisation
    Manipulation

(B) Tiefgehende Wärme:
    Ultraschall
    Phonophorese
    Kurzwellendiametrie
    Mikrowellendiametrie

(D) Extension:
    Kontinuierlich
    Positionsbedingt
    Schwerkraft
    Manuell
    Autoextension
    Zervikal
    Lumbal

nen. Ein „Interferenzstrom" soll angeblich das kutane Unbehagen der herkömmlichen elektrischen Stimulation vermeiden, indem ein Hochfrequenzträgerstrom verwendet wird, der nicht auf der Haut zu spüren ist und an der Behandlungsstelle aufgehoben wird, so daß eine niedrigere therapeutische Frequenz verbleibt. Eine elektrische Stimulation sollte nicht bei Patienten mit Schrittmachern, über dem graviden Uterus, zur Stimulation des Sinus caroticus oder bei Patienten mit systemischen Infektionen oder bösartigen Erkrankungen angewandt werden.

Die transkutane elektrische neuromuskuläre Stimulation wird als eine Sonderform der elektrischen Stimulation betrachtet (S. 194), obwohl letztlich jede elektrische Stimulation eine transkutane elektrische neuromuskuläre Stimulation ist. Für die Anwendung stehen zahlreiche klinische Richtlinien zur Verfügung.

Phonophorese ist die Anwendung von Ultraschall zum Einbringen eines Medikamentes durch die Haut. Bei der Iontophorese wird Gleichstrom benutzt, um denselben Zweck zu erreichen. Häufig werden dabei Lokalanästhetikum-NSAR und Steroidmedikationen verwendet. Beide Verfahren lassen sich wirksam bei einer oberflächlichen Bursitis, Tendinitis, ligamentärer Zerrung und zur Trigger-point-Behandlung einsetzen. Sie können sich außerdem bei Patienten als wirksam erweisen, die keine Injektionen vertragen. Zu den Kontraindikationen zählen Arzneimittelallergien und Nebenwirkungen sowie alle Vorsichtsmaßnahmen, die für eine Ultraschallbehandlung oder eine elektrische Stimulation zu berücksichtigen sind.

F. Im Rahmen der Schmerzbekämpfung können verschiedene manuelle Therapien angewandt werden. Eine Massage kann die Durchblutung verbessern und den venösen oder lymphatischen Rückfluß verbessern. Mit Hilfe besonderer manueller Verfahren können die Haut, die Faszie und das Bindegewebe gedehnt werden, um die Bewegung und die Geschmeidigkeit zu erhöhen (myofaziale Entspannung) oder Schmerzen zu behandeln (Akupressur). Eine Dehnung, ob sie nun manuell oder vom Patienten ausgeführt wird, spielt bei der Behandlung von Muskelschmerzen eine wichtige Rolle. Eine Gelenkhypomobilität kann mit Hilfe von manuellen Verfahren ausgewertet und behandelt werden. Die wiederholte Oszillation eines Gelenks kann die Motilität erhöhen und die „Qualität" der Bewegung eines Gelenks verbessern. Die Manipulation besteht in einer Mobilisation mit Impulsen, bei denen die Bewegungsgrenze erreicht und überschritten wird, um eine normalere Gelenkbewegung zu erhalten. Eine Manipulation ist bei vielen Gelenken im Körper möglich und wird zur Behandlung spezieller muskuloskelettaler Störungen an der Wirbelsäule und an peripheren Gelenken empfohlen. Zu den Kontraindikationen für Weichteilverfahren zählen offene Wunden, eine nicht allzu lange zurückliegende Operation sowie Infektionen. Bei der Gelenkmobilisation und den Manipulationsverfahren sind außerdem Osteoporose, Schwangerschaft und aktive entzündliche Prozesse im Gelenk als Kontraindikationen anzusehen. Weitere Kontraindikationen wären Tumoren, bösartige Erkrankungen, eine segmentale Instabilität sowie neurologische Defizite.

Literatur

Alon G. Principles of electrical stimulation. In: Nelson RM, Currier DP, eds. Clinical electrotherapy. Los Altos, CA: Appleton & Lange, 1987.

Cummings J. Iontophoresis. In: Nelson RM, Currier DP, eds. Clinical electrotherapy. Los Altos, CA: Appleton & Lange, 1987.

Greenman PE. Principles of manual medicine. Baltimore: Williams & Wilkins, 1989.

Griffin J, Karselis P. Physical agents for physical therapists. Springfield, IL: Charles C Thomas, 1982.

Kirkaldy-Willis WH. A comprehensive outline of treatment. In: Kirkaldy-Willis, ed. Managing low back pain. 2nd ed. New York: Churchill Livingstone, 1988.

Klein J, Pariser D. Transcutaneous electrical nerve stimulation. In: Nelson RM, Currier DP, eds. Clinical electrotherapy. Los Altos, CA: Appleton & Lange, 1987.

Kloth L. Shortwave and microwave diathermy. In: Michlovitz S, ed. Thermal agents in rehabilitation. Philadelphia: FA Davis, 1986.

Michlovitz S. Biophysical principles of heating and superficial heat agents. In: Michlovitz S, ed. Thermal agents in rehabilitation. Philadelphia: FA Davis, 1986.

Newell SG, Woodle A. Cuboid syndrome. Phys Sports Med 1981; 1:71.

Ottoson D, Lundberg T. Treatment by transcutaneous electrical nerve stimulation. New York: Springer-Verlag, 1988.

Saunders D. Lumbar traction. In: Grieve GP, ed. Modern manual therapy of the vertebral column. New York: Churchill Livingstone, 1986.

Savage B. Interferential therapy. Boston: Faber and Faber, 1984.

Travell JG, Simmons DG. Myofascial pain and dysfunction. Baltimore: Williams & Wilkins, 1983.

BERUFLICHE REHABILITATION

Paul T. Ingmundson

Viele Patienten, die zur Behandlung im Rahmen von Schmerztherapieprogrammen überwiesen werden, haben ungelöste Entschädigungsansprüche, (Krankengeld, Rente, Unfallversicherung, Arbeitsunfall etc.), die auf berufsbedingte Schädigungen zurückgehen. Solche Patienten sind häufig in einem System verfangen, in dem ihnen Anreize geboten werden, die Symptome einer Arbeitsunfähigkeit zu aggravieren, um einer Beschäftigung oder einer Rückkehr in eine unangenehme Arbeitsumgebung zu entgehen. Eine starke Konzentration auf medizinische Probleme ohne Berücksichtigung des sozialen und wirtschaftlichen Kontextes, in dem sich die schmerzhaften Beschwerden einstellen, kann zu einer Aufrechterhaltung der chronischen Arbeitsunfähigkeit und zu einer unangebrachten Inanspruchnahme zusätzlicher ärztlicher Leistungen führen. Dagegen kann eine kurze Einschätzung des beruflichen Status und eine Überweisung zu Rehabilitationsmaßnahmen die Rückkehr in ein produktives und unabhängiges Leben erleichtern.

A. Die Überweisung für eine berufliche Rehabilitation beginnt mit einer umfassenden Diagnose, die unter anderem jegliche anwendbare psychiatrische Diagnose und die Diagnose eines Mißbrauchs bestimmter Substanzen einschließt. Eine umfassende Diagnoseliste hilft dem Spezialisten für berufliche Rehabilitation bei der Planung der Behandlung und kann außerdem den Zugang zu bestimmten Programmen erleichtern, bei denen die Aufnahmekriterien auf bestimmte Formen der Arbeitsunfähigkeit zugeschnitten sind.

B. Eine rationale Rehabilitationsplanung erfordert eine Prognose sowie eine funktionale Beurteilung. Zeitlich begrenzte Schmerzsymptome erfordern gewöhnlich keinen Zugang zu Rehabilitationsmaßnahmen, chronische Schmerzsymptome können jedoch permanente Veränderungen hinsichtlich der ausgeübten beruflichen Tätigkeit erfordern. Stellungnahmen zu Einschränkungen und zur voraussichtlichen Dauer der Arbeitsunfähigkeit müssen so genau wie möglich sein. Aussagen über den zu erwartenden Bedarf einer Fortführung der medizinischen Behandlung sind ebenfalls ein notwendiger Bestandteil der prognostischen Auswertung.

C. Die Arbeit des Sozialarbeiters beginnt, sobald der Arzt die zutreffenden diagnostischen und prognostischen Informationen für die Überweisung zur Verfügung gestellt hat. Das Auswertungsverfahren schließt häufig Eignungstests (in den USA zum Beispiel die General Aptitude Test Battery [GATB]) sowie eine Analyse der bestehenden Interessen ein (in den USA zum Beispiel die Strong Campbell Interest Inventory [SCII]).

D. Der Sozialarbeiter muß gleichzeitig die eigenen Reserven des Patienten sowie die Möglichkeiten der Familie und des Umfeldes auswerten, die zur Hilfestellung im Rehabilitationsprozeß herangezogen werden können. Dies schließt auch spezielle Leistungsansprüche ein.

E. Eine Umschulung kann eine weiterführende Schule oder eine berufliche Umorientierung beinhalten. Die Wahl des Umschulungsprogramms wird von den Interessen des Patienten, seinen Fähigkeiten, seinen Stärken und seinen Behinderungen bestimmt. Sie hängt aber auch von den verfügbaren Schulungsmöglichkeiten und dem Bedarf des lokalen Arbeitsmarktes ab.

F. Zusätzlich zur Unterbringung in einem Beruf muß eine Vielfalt möglicher Ergebnisse in Betracht gezogen werden. Einige Patienten sind in der Lage, nach einer Verletzung oder Krankheit wieder in ihren alten Beruf zurückzukehren. Andere benötigen eine Schulung in anderen Fertigkeiten, die mit ihrer Behinderung vereinbar sind, können aber noch auf den allgemeinen Arbeitsmarkt zurückkehren. Einige Patienten verfügen nicht über die notwendigen Reserven, um selbst nach einer ausgedehnten Rehabilitation wieder am Wettbewerb auf dem allgemeinen Arbeitsmarkt teilnehmen zu können. Bei ihnen kann eine Unterbringung an einem betreuten Arbeitsplatz, wie beispielsweise einer Behindertenwerkstatt oder verschiedenen anderen staatlich geförderten Programmen, erforderlich werden. Weiter gibt es Patienten, die nicht in der Lage sind, wieder erwerbstätig zu werden, die jedoch unter Umständen an Aktivitäten wie freiwilliger Arbeit teilnehmen können. Bei einigen Patienten können die Zielsetzungen der Rehabilitation darauf beschränkt sein, ihre Fähigkeiten so weit zu erhöhen, daß sie bei der Gestaltung der Aktivitäten ihres täglichen Lebens einen möglichst hohen Grad an Autonomie erreichen.

Literatur

Caplan B. Rehabilitation psychology desk reference. Rockville, Md, Aspen, 1987.

Goldenson RM, Dunham JR, Dunham CS, eds. Diability and rehabilitation handbook. New York: McGraw-Hill, 1978.

Wright GN. Total rehabilitation. Boston: Little, Brown, 1980.

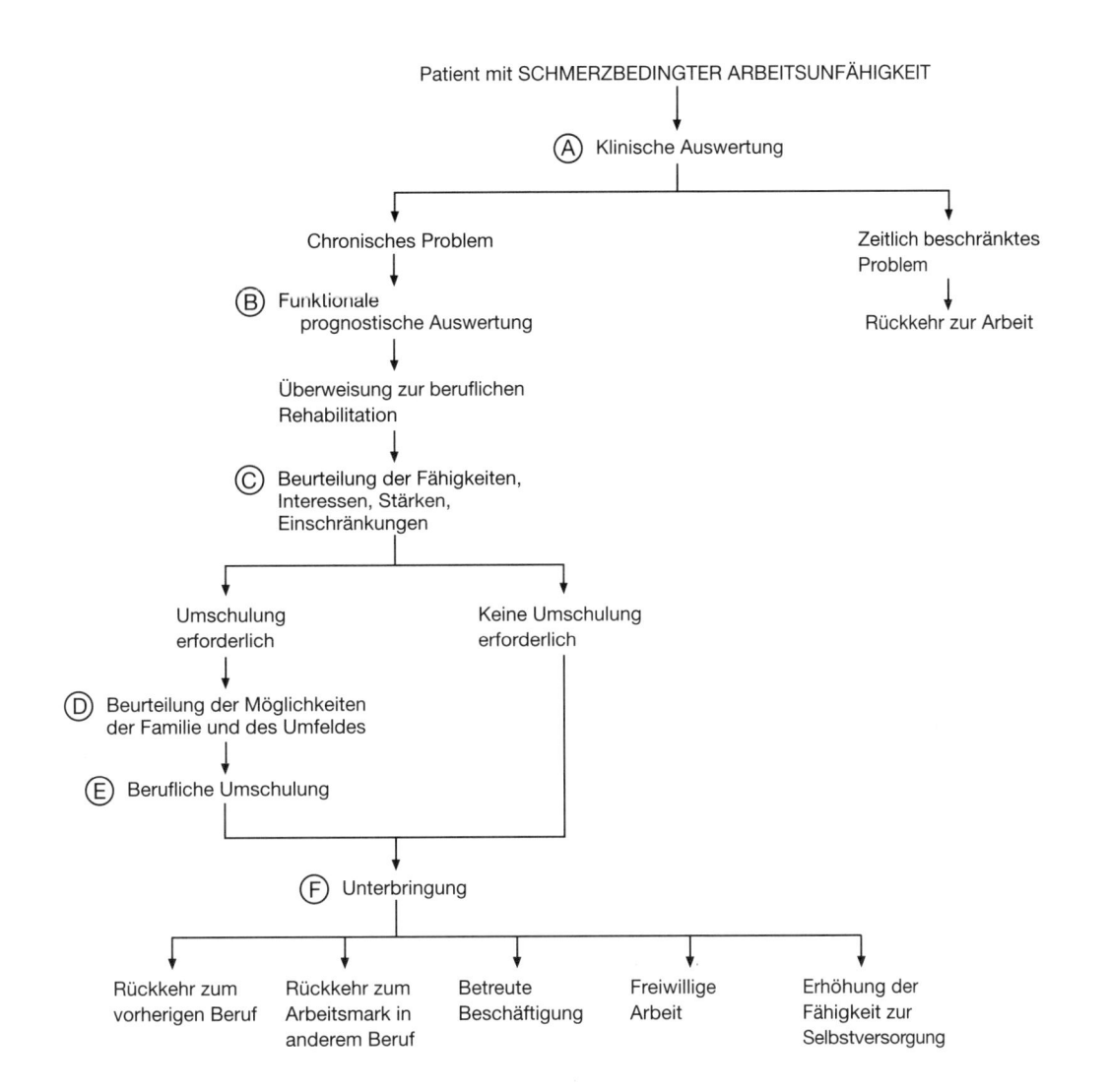

```
                    Patient mit SCHMERZBEDINGTER ARBEITSUNFÄHIGKEIT
                                         │
                                         ▼
                              (A) Klinische Auswertung
                                         │
                    ┌────────────────────┴────────────────────┐
                    ▼                                         ▼
          Chronisches Problem                        Zeitlich beschränktes
                    │                                        Problem
                    ▼                                         │
          (B) Funktionale                                     ▼
              prognostische Auswertung              Rückkehr zur Arbeit
                    │
                    ▼
          Überweisung zur beruflichen
          Rehabilitation
                    │
                    ▼
          (C) Beurteilung der Fähigkeiten,
              Interessen, Stärken,
              Einschränkungen
                    │
          ┌─────────┴─────────┐
          ▼                   ▼
    Umschulung          Keine Umschulung
    erforderlich        erforderlich
          │                   │
          ▼                   │
  (D) Beurteilung der         │
      Möglichkeiten der       │
      Familie und des         │
      Umfeldes                │
          │                   │
          ▼                   │
  (E) Berufliche              │
      Umschulung              │
          │                   │
          └─────────┬─────────┘
                    ▼
              (F) Unterbringung
                    │
   ┌──────────┬─────┼──────┬──────────┐
   ▼          ▼     ▼      ▼          ▼
Rückkehr  Rückkehr Betreute Freiwillige Erhöhung der
zum       zum      Beschäf- Arbeit     Fähigkeit zur
vorherigen Arbeits- tigung             Selbstversorgung
Beruf     markt in
          anderem
          Beruf
```

TRANSKUTANE ELEKTRISCHE NERVENSTIMULATION

James Griffin

Transkutane elektrische Nervenstimulationen können als Mittel der Schmerzbekämpfung für viele verschiedene akute und chronische Beschwerden eingesetzt werden. Dazu zählen unter anderem – aber nicht ausschließlich – akute und chronische muskuloskelettale Schmerzen, postoperative Schmerzen, Zahnschmerzen, Kopfschmerzen, periphere Neuropathien, sympathische Reflexdystrophie, postherpetische Neuralgie und Krebsschmerzen. Die Wirkungsweise einer transkutanen elektrischen Stimulation besteht offensichtlich darin, daß die Reizübertragung von kleinen afferenten Nerven zu spinalen Neuronen im Rückenmark vorübergehend durch unschädliche Reize gehemmt wird. Transkutane elektrische Nervenstimulationen können auch auf die endogenen Opioide des Körpers einwirken, da sich bei der Analgesie, die mit einigen Formen der transkutanen elektrischen Nervenstimulation erzeugt wird, gezeigt hat, daß sie durch Naloxon, einem Opioid-Antagonisten, aufgehoben werden können. Transkutane elektrische Nervenstimulationen sind sicher und führen nicht zu Sucht. Zu den Kontraindikationen zählen Schwangerschaft, eine Anwendung über dem Sinus caroticus, eine Anwendung auf Hyper- oder anästhetischen Hautarealen und das Vorhandensein eines Herzschrittmachers. Letzteres muß keine absolute Kontraindikation darstellen, da Kasuistiken vorliegen, in denen über eine sichere Anwendung von transkutanen elektrischen Nervenstimulationen bei Patienten mit Herzschrittmachern berichtet wird. Die unmittelbare Wirksamkeit von transkutanen elektrischen Nervenstimulationen bei der Schmerzbekämpfung lag in einigen Untersuchungen bei 60 bis 80 %; dieser Wert sinkt jedoch im Laufe der Zeit. Schätzungen zufolge fällt die Wirkung transkutaner elektrischer Nervenstimulationen bei chronischen Beschwerden nach einem Jahr auf 25 bis 30 %.

Transkutane elektrische Nervenstimulationen werden heute mit kleinen, tragbaren Geräten durchgeführt, die mit einer 9-V-Batterie betrieben werden. Die meisten Modelle verfügen über zwei Kanäle, die beide jeweils ein Elektrodenpaar steuern, das an den erforderlichen Stellen am Körper angebracht wird. Mit Ausnahme der Stärke ist die Leistung bei beiden Kanälen gleich. Sie kann durch Variieren der Stimulationsparameter der Einheit verändert werden. Die gebräuchlichen Modelle ermöglichen es dem Kliniker, die Intensität, die Impulsbreite und die Pulsfrequenz einzustellen. Darüber hinaus können sie auch Leistungsmerkmale wie einen automatischen Modulationsmodus, einen Brust- oder Akupunkturmodus, eine automatische Schaltuhr, eine Anzeige für den Batteriestand und andere Optionen für die Stimulation oder eine bequeme Handhabung aufweisen. Die TENS-Geräte erzeugen einen schwachen elektrischen Strom, der je nach Gerät bis zu 120 mA erreichen kann. Die meisten kommerziellen Geräte verändern die Spannungsleistung automatisch, um Schwankungen im Hautwiderstand Rechnung zu tragen, und erzeugen so einen konstanten Strom. Je nach Gerät kann die Pulsfrequenz zwischen 2 und 200 Impulse/Sekunde und die Impulsbreite zwischen 9 und 500 µsek eingestellt werden. Die meisten Modelle bieten heute eine Modulationseinstellung, die automatisch die Pulsfrequenz, die Impulsbreite und/oder die Intensität entsprechend vorher ausgewählter Parameter modifiziert. Dieses Leistungsmerkmal soll verhindern, daß sich der Körper an einen konstanten Reiz gewöhnt. Eine solche Gewöhnung ist einer der Gründe, weshalb die Wirkung transkutaner elektrischer Stimulationen der Theorie zufolge im Laufe der Zeit abnimmt. Die Wellenform hängt vom gewählten Gerät ab. Sie ist im allgemeinen kein einstellbarer Parameter. Es gibt keinen Konsens darüber, welche Wellenform die optimale ist, und wahrscheinlich gibt es keinen wesentlichen Unterschied zwischen den Wellenformen, sobald sie das Gewebe durchdrungen haben.

A. Hochfrequenzstimulationen oder konventionelle transkutane elektrische Nervenstimulationen bilden den am häufigsten verwendeten Stimulationsmodus. Dabei wird eine Pulsfrequenz von 50–100 Hz und eine kurze Impulsbreite von 20 bis 60 µsek eingesetzt. Die Behandlungsdauer kann von 30 Minuten pro Tag bis mehrere Stunden pro Tag auf einem wahrnehmbaren, angenehmen Niveau reichen. Untersuchungen an Schmerzpatienten zeigen, daß ein unterschwelliger Reiz ebenfalls wirkungsvoll für erste Behandlungsversuche mit transkutanen elektrischen Nervenstimulationen eingesetzt werden kann. Die herkömmlichen transkutanen Nervenstimulationen haben sich bei einer Vielfalt von Beschwerden als wirksam erwiesen. Sie sollten vorrangig zur Behandlung akuter oder postoperativer Zustände gewählt werden, und sie bilden den Ausgangspunkt für die Behandlung chronischer schmerzhafter Beschwerden.

B. Andere Stimulationsmodi können eine größere Wirkung bei chronischen Schmerzzuständen zeigen. Bei einer akupunkturähnlichen transkutanen elektrischen Nervenstimulation werden eine niedrige Frequenz (1-4 Hz) und ein breiter Impuls (150 bis 250 µsek) verwendet. Die Intensität wird so eingestellt, daß starke, sichtbare Muskelkontraktionen in dem betroffenen Myotom erzeugt werden. Die Behandlung dauert 20 bis 30 Minuten und wird ein- bis zweimal pro Tag ausgeführt. Es dauert zwar etwas länger, die Analgesie zu erzeugen, sie hält jedoch länger an, als es bei einer herkömmlichen transkutanen elektrischen Nervenstimulation der Fall ist.

C. Burst- oder Impulsfolgen ähneln der akupunkturartigen transkutanen elektrischen Nervenstimulation. Hierbei wird eine Serie von vier bis zehn Hochfrequenzimpulsen (70 bis 100 Hz) erzeugt, die ein- bis viermal pro Sekunde abgegeben werden. Die Intensität der Stimulation ist so eingestellt, daß eine Muskelkontraktion ausgelöst wird.

D. Bei einer kurzen, intensiven transkutanen elektrischen Nervenstimulation werden eine hohe Frequenz (über 100 Hz) und eine weite Impulsbreite (150 bis 250 µsek) mit der höchsten Intensität, die der Patient ertragen kann, 1 bis 15 Minuten lang angewandt. Man nimmt an, daß dieser Stimulationsmodus die „Schmerzerinnerung" unterbricht oder auf andere Weise zentral wirkt.

E. Wenn keiner der oben beschriebenen Modi eine annehmbare Analgesie erzeugt, kann der Kliniker versuchen, eine optimale Einstellung zu erreichen, indem er zunächst die Impulsbreite konstant auf ungefähr 100 µsek hält und die Skala der Pulsfrequenz in kleinen Schritten absucht, bis eine ideale Ein-

```
                    Patient für eine TRANSKUTANE ELEKTRISCHE NERVENSTIMULATION
                                        │
              Auswahl des Gerätes: ─────┤
                  Marke, Modell,
                  Leistungsmerkmale,
                  Preis, Garantiezeit
                                        ▼
                         Diagnose akuter oder chronischer Schmerzen
                                        │
                                        ▼
                             Den klinische Richtlinien folgen
      ┌──────────┬──────────┬──────────┼──────────┬──────────┬──────────┐
      ▼          ▼          ▼          ▼          ▼          ▼
   Ⓐ Konven-  Ⓑ Akupunk- Ⓒ Burst-    Ⓓ Kurze,   Ⓔ "Einge-  Ⓕ Transku-
   tionelle   turartige  transku-    intensive  stellte"    tane
   transku-   transku-   tane        transku-   transku-    elektrische
   tane       tane       elektrische tane       tane        Nerven-
   elektrische elektrische Nerven-   elektrische elektrische stimulation
   Nerven-    Nerven-    stimulation Nerven-    Nerven-     mit Mikrostrom
   stimulation stimulation           stimulation stimulation
```

Keine Linderung   Linderung

(Fortsetzung auf S. 197)

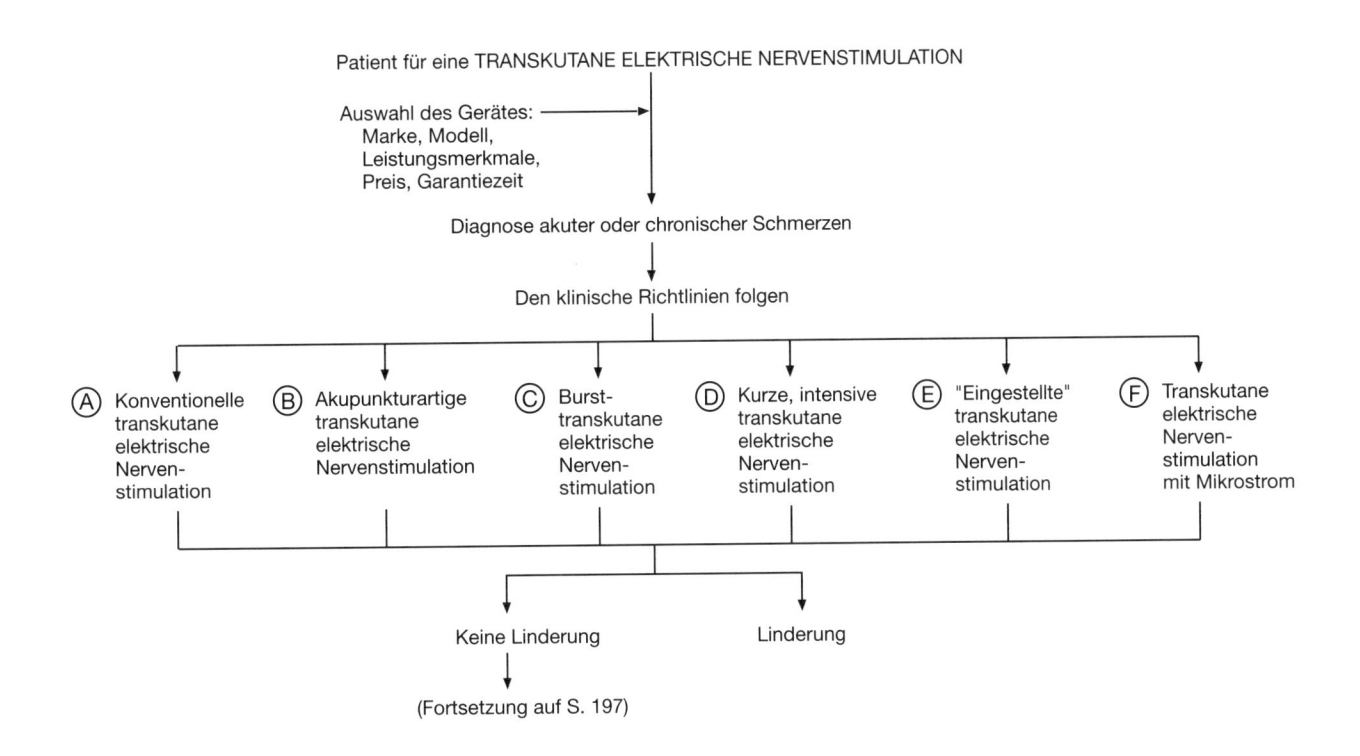

stellung gefunden worden ist. Dieser Vorgang wird dann für die Impulsbreite wiederholt, wobei die Pulsfrequenz auf dem zuvor ermittelten Stand gehalten wird.

F. Auf dem Markt werden Mikrostromgeräte zur transkutanen elektrischen Nervenstimulation angeboten, die angeblich mit sehr niedrigen Amperewerten arbeiten, um eine Schmerzlinderung bei Beschwerden zu erzielen, die mit traditionellen transkutanen elektrischen Nervenstimulationen behandelt werden. Es sind zahlreiche anekdotenhafte Behauptungen über diese Geräte aufgestellt worden, allerdings hat bisher keine Studie ihre Wirksamkeit nachweisen können.

(Fortsetzung auf S. 196)

G. Eine erfolgreiche Plazierung der Elektroden läßt sich durch verschiedene Verfahren erreichen, die sich in Untersuchungen als wirksam erwiesen haben. In den meisten Fällen werden die Elektroden so plaziert, daß sie sich auf der schmerzenden Stelle befinden oder sie umklammern. Die beiden Elektroden eines Kanals können sich auf derselben Seite des schmerzenden Bereichs befinden oder in einem kreuzartigen Muster angeordnet sein.

H. Die Elektroden können in die Dermatome, Myotome oder Sklerotome plaziert werden, in denen die schmerzende Stelle lokalisiert ist. Es können spezielle Stellen in einer Region zum Ziel genommen werden, wie zum Beispiel ein Trigger point, oder die Elektroden können auf die vordere und hintere Partie des Dermatoms plaziert werden, wie zum Beispiel in der Thoraxregion.

I. Akupunkturpunkte, Trigger points oder elektrische Reizpunkte können sich als wirksame Stimulationsstellen erweisen. Es bestehen starke Korrelationen zwischen Akupunkturpunkten und Trigger points sowie zwischen Akupunkturpunkten und den Oberflächenbereichen peripherer Nerven. Es stehen Akupunktur- und Trigger-point-Tafeln zur Verfügung, die vom Kliniker zur Hilfestellung herangezogen werden können. Akupunkturpunkte können mit Hilfe einer Sonde ermittelt werden, die auf Regionen mit einem verringerten Gewebswiderstand hinweisen. Der Kliniker kann dies jedoch auch erreichen, indem er sich selbst in den Stromkreis einbezieht, um solche Punkte zu lokalisieren.

J. Eine Stimulation peripherer Nerven kann dort vorgenommen werden, wo sie der Oberfläche am nächsten sind, um distal eine Analgesie zu erzeugen. Die Elektroden können paraspinal und distal in das jeweilige Dermatom plaziert werden, um Wurzelschmerzen zu behandeln.

K. Die Elektroden können kontralateral an geeigneten Reizstellen plaziert werden, wenn die ipsilaterale Seite zu leicht auf Reiz anspricht, um eine Plazierung der Elektroden zu gestatten, wie es zum Beispiel bei einer sympathischen Reflexdystrophie der Fall ist.

L. Wenn Schmerzen beim Bewegen eine der Hauptbeschwerden darstellen, kann man die Elektroden versuchsweise an verschiedenen Stellen plazieren und den Patienten die schmerzauslösenden Bewegungen ausführen lassen, während eine Stimulation an den gewählten Stellen vorgenommen wird. Als Stimulationsstelle kann jede beliebige Kombination der oben beschriebenen Punkte gewählt werden. Diese Methode kann zeitaufwendig sein, sie ist jedoch für den Patienten von großem funktionalen Nutzen.

M. Die Fachleute haben unterschiedliche Empfehlungen für die Dauer und die Häufigkeit der Stimulationen pro Tag abgegeben. In Experimenten konnte auf verschiedene Weise eine Schmerzlinderung erzielt werden; dies reichte von einer 30minütigen Behandlung, die zweimal pro Woche ausgeführt wurde, bis zu einer ständigen Stimulierung. Da transkutane elektrische Nervenstimulationen einen Überlagerungseffekt haben, sollte ein Behandlungszyklus angestrebt werden, der eine Linderung mittels planmäßiger „Ein"- und „Aus"-Zeiten erzielt. Einigen Theorien zufolge soll eine Gewöhnung an transkutane elektrische Nervenstimulationen durch Vermeiden einer ständigen Anwendung verzögert oder verhindert werden können. Eine intermittierende Anwendung kann außerdem die Abnahme endogener schmerzlindernder Substanzen verlangsamen oder verhindern, zu denen mit transkutanen elektrischen Nervenstimulationen ein Zugang gefunden wird.

N. Es sind verschiedene Typen von Elektroden für eine transkutane elektrische Nervenstimulation erhältlich. Elektroden aus karbonisiertem Silikon sind haltbar und kostengünstig, erfordern jedoch die Verwendung von leitfähigem Gel und irgendeiner Art von Haftgel oder Pflaster. Es gibt einmalig verwendbare und mehrfach verwendbare Wegwerfelektroden, die bereits mit Gel versehen sind und selbstklebend und steril (für postoperative Schmerzen) sind. Sie werden in verschiedenen Größen und Formen angeboten. Diese Elektroden sind leichter zu handhaben, sind aber teurer. Jede dieser Elektroden kann Hautreizungen verursachen, und die Chemie der Haut oder anstrengende Aktivitäten des Patienten können dazu führen, daß keine gute Verbindung aufrechterhalten werden kann. Es können Versuche mit verschiedenen Elektrodentypen erforderlich sein, um den besten Typ für den jeweiligen Patienten zu ermitteln.

Eine erfolgreiche Anwendung transkutaner elektrischer Nervenstimulationen erfordert Geschick und Ausdauer auf seiten des Arztes und des Patienten. Anfangs kann eine mehrstündige oder mehrtägige Behandlung mit transkutanen elektrischen Nervenstimulationen nötig sein, um eine Schmerzlinderung zu erzielen, da einzelne Patienten in unterschiedlicher Weise reagieren. Es können mehrere Versuche erforderlich sein, um die ideale Kombination von Stimulationsparametern und Elektrodenplazierung zu erhalten. Wenn während einer einzelnen Behandlungssitzung keine zufriedenstellenden Ergebnisse erzielt werden können, sollte man den Patienten weitere Stimulationsmodi oder -stellen vorschlagen, die diese dann zu Hause ausprobieren können, um die Erfolgsaussichten zu erhöhen. Obwohl zahlreiche klinische Richtlinien zur Verfügung stehen, hängt der Erfolg einer transkutanen elektrischen Nervenstimulation im Einzelfall davon ab, inwieweit der jeweils zu verwendende Elektrodentyp, die Elektrodenplazierung, die Stimulationsparameter und die Stimulationszeit an die Bedürfnisse des Patienten angepaßt werden.

Literatur

Barr Jo, Nielsen DH, Soderbert GL. Transcutaneous electrical nerve stimulation characteristics for altering pain perception. Phys Ther 1986; 66:1515.

Beriant SR. Method of determining optimal stimulation sites for transcutaneous electrical nerve stimulation. Phys Ther 1984; 64:924.

Gersh MR. Microcurrent electrical stimulation: Putting it in perspective. Clin Management 1989; 9:51.

Gersh MR, Wolf SL. Applications of transcutaneous electrical nerve stimulation in the management of patients with pain. Phys Ther 1985; 65:314.

Klein J, Pariser D. Transcutaneous electrical nerve stimulation. In: Nelson RM, Currier DP, eds. Clinical electrotherapy. Norwalk, CT: Appleton & Lange, 1987:209.

Lamm K. Optimal placement techniques for TENS: A soft tissue approach. Tucson, AZ: Kenneth E. Lamm, 1986.

Leo KC, Dostal WF, Bossen DG, et al. Effect of transcutaneous nerve stimulation characteristics on clinical pain. Phys Ther 1986; 66:200.

Ottoson D, Lundeberg T. Pain treatment by transcutaneous electrical nerve stimulation. New York: Springer-Verlag, 1988.

Shade SK. Use of transcutaneous electrical nerve stimulation for a patient wirth a cardiac pacemaker. Phys Ther 1985; 65:206.

Woolf CF. Segmental afferent fiber induced analgesia: Transcutaneous electrical nerve stimulation (TENS) and vibration. In: Wall PD, Melzack R, eds. Textbook of pain. New York: Churchill Livingstone, 1989:884

Keine Linderung
(Fortsetzung von S. 195)

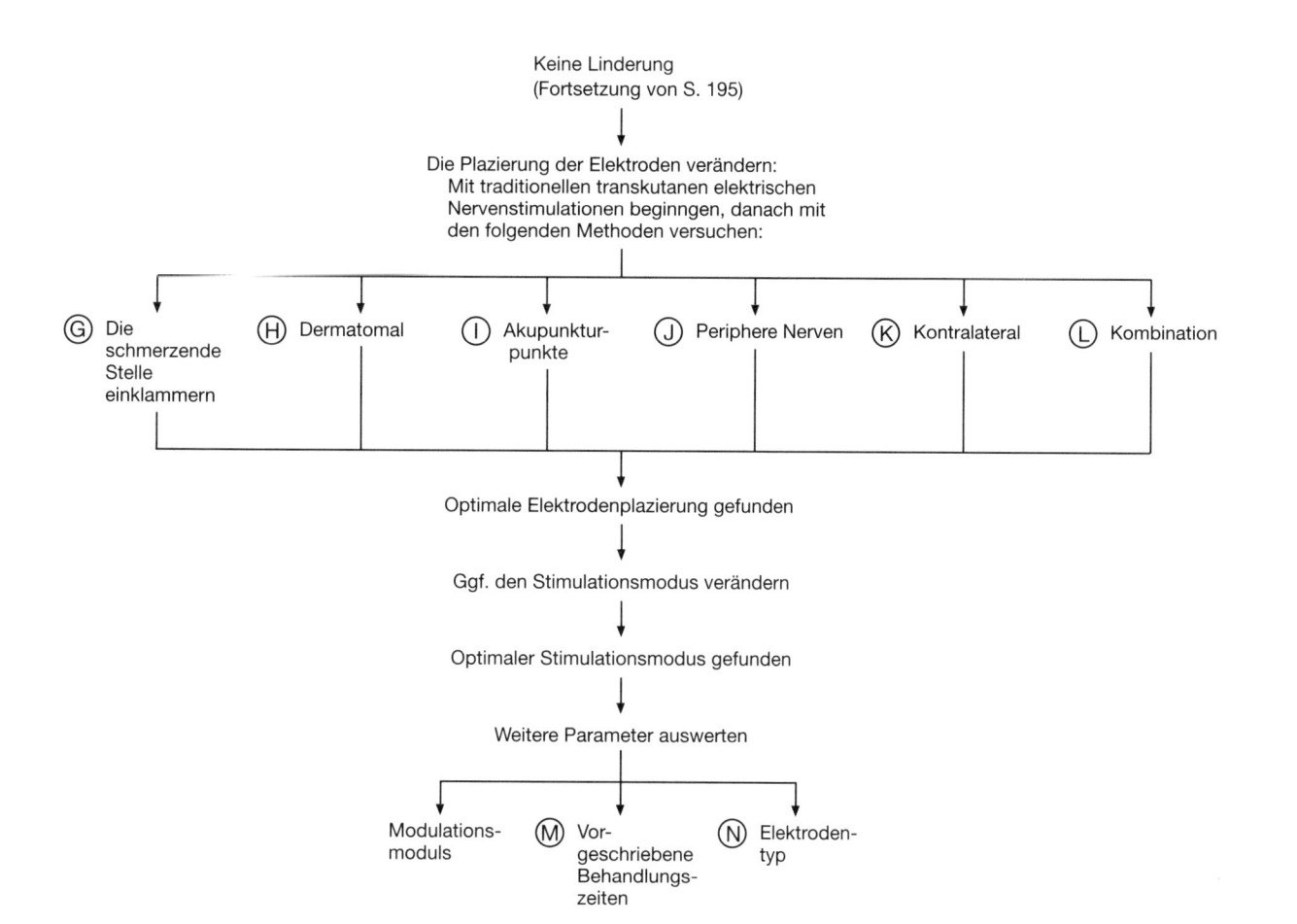

Die Plazierung der Elektroden verändern:
Mit traditionellen transkutanen elektrischen
Nervenstimulationen beginngen, danach mit
den folgenden Methoden versuchen:

- Ⓖ Die schmerzende Stelle einklammern
- Ⓗ Dermatomal
- Ⓘ Akupunkturpunkte
- Ⓙ Periphere Nerven
- Ⓚ Kontralateral
- Ⓛ Kombination

Optimale Elektrodenplazierung gefunden

Ggf. den Stimulationsmodus verändern

Optimaler Stimulationsmodus gefunden

Weitere Parameter auswerten

- Modulationsmoduls
- Ⓜ Vorgeschriebene Behandlungszeiten
- Ⓝ Elektrodentyp

PSYCHOLOGISCHE INTERVENTIONEN

Lawrence S. Schoenfeld

Eine umfassende Untersuchung von Patienten, die unter Schmerzen leiden, führt zur Identifikation von dysfunktionalen Faktoren in vier Hauptbereichen: Motivation, Wahrnehmung, Erregung und körperliches (somatisches) Wohlbefinden. Jeder dieser Faktoren trägt zur Wahrnehmung von Schmerzen bei und kann durch psychologische Interventionen modifiziert werden. Um Erfolge erzielen zu können, müssen Schmerzbehandlungsprogramme die dysfunktionalen Komponenten identifizieren und geeignete psychologische Interventionsmaßnahmen einleiten, um die Schmerzwahrnehmung herabzusetzen und ein anomales Krankheitsverhalten abzubauen.

A. Primäre und sekundäre Krankheitsgewinne durch zwischenmenschliche Manipulation und/oder das Umgehen von Verpflichtungen durch Schmerzverhalten erfordern eine direkte Lösung, damit sich eine Besserung beim Patienten einstellen kann. Berufsbedingter Streß, fehlende soziale Anerkennung, sexuelle Dysfunktion und Eheprobleme können erheblich zu Schmerzen beitragen. Diese Faktoren können durch Verhaltensänderung, eine unterstützende Psychotherapie, Ehe- und Sexualtherapie sowie berufliche Rehabilitation (S. 192) angesprochen werden.

B. Dysfunktionale Überzeugungen, Eigenschaften und Erwartungen halten ein Schmerzverhalten aufrecht. Kognitive Fertigkeiten für den Umgang mit Schmerzen können von den Patienten leicht erlernt werden.

C. Schmerzen werden häufig durch Depressionen, Angstzustände und Ärger verstärkt. Entspannungstherapien, einschließlich Biofeedback und Hypnose, bilden hilfreiche angstlösende Interventionen (S. 200 und 202). Medikationen mit Antidepressiva, Übungen und kognitive Verhaltenstherapien haben antidepressive und analgetische Eigenschaften und sorgen für eine Normalisierung des Schlafrhythmus. Die herkömmliche Psychotherapie kann dem Patienten insofern helfen, als das Einhalten der Rehabilitationspläne erleichtert wird.

D. Wenn ein Mißbrauch narkotischer und angstlösender Medikamente vorliegt, ist eine Entgiftung sowie eine geeignete psychologische Unterstützung erforderlich (S. 188). Myofasziellen Schmerzen und Mißbrauch können durch operante Änderungsstrategien des Verhaltens, Übungen, Biofeedback und psychotrope Medikation verringert werden.

Literatur

France R, Krishnau KRR, eds. Chronic pain. Washington, DC: American Psychiatric Press, 1988.

Turk D, Meichenbaum D, Genest M. Pain and behavioral medicine. New York: Guilford Press, 1983.

Patient mit chronischen Schmerzen benötigt PSYCHOLOGISCHE INTERVENTIONEN

Ⓐ Motivatinsbedingte Komponente:
- Lösung primärer und sekundärer Krankheitsgewinne
- Verhaltensänderung
- Unterstützende Psychotherapie
- Ehe-/Sexualberatung
- Berufliche Rehabilitation

Ⓑ Kognitive Komponente:
- Kognitive Verhaltenstherapie
- Hypnose
- Ablenkung der Aufmerksamkeit
- Gedankenunterbrechung

Ⓒ Affektive Komponente:
- Medikation mit Antidepressiva
- Übungen und Aktivität
- Kognitive Verhaltenstherapie
- Hypnose
- Entspannungstraining
- Biofeedback
- Familien-, Ehe-, Einzeltherapie

Ⓓ Physische Komponente:
- Entgiftung
- Biofeedback
- Medikation mit Antidepressiva
- Übungen und Aktivität
- Operante Verhaltensänderung

HYPNOSE

Lawrence S. Schoenfeld

Hypnose ist ein schmerzlinderndes Verfahren, das keine wesentlichen Nebenwirkungen oder eine Beeinträchtigung des Geisteszustandes verursacht. Der Mechanismus, der die hypnotische Schmerzlinderung herbeiführt, ist weiterhin unbekannt. Bei den meisten Patienten, die unter chronischen Schmerzen leiden, dient die Hypnose als Adjuvans zu anderen Interventionen, indem sie die Entspannungsreaktion erhöht und Selbstbeherrschungsstrategien verstärkt. Einige Patienten sind in der Lage, durch Autohypnose eine vollständige Kontrolle über ihre Schmerzen zu erhalten.

A. Hypnose erfordert, daß der Patient sich um ausdauernde oder auf einen Punkt gerichtete Aufmerksamkeit oder Konzentration bemüht. Wenn die Fähigkeit, eine konzentrierte Aufmerksamkeit beizubehalten, beeinträchtigt ist, bringt Hypnose nur geringen oder keinen therapeutischen Nutzen und kann den Patienten noch stärker frustrieren, wodurch die Motivation und das Entgegenkommen verringert wird. Eine erste klinische Beurteilung sollte Patienten ausschließen, die unter Psychose, einem hirnorganischen Psychosyndrom, geistiger Retardierung und schweren Depressionen leiden. Patienten mit deutlicher Depression sollten mit Antidepressiva behandelt werden, bevor der Versuch einer Hypnose unternommen wird.

B. Den Patienten muß ausführlich die zur Schmerzbekämpfung angewandte Hypnose erläutert werden. Die Patienten sollen sich versuchsweise einer Hypnoseerzeugung unterziehen, um die Empfänglichkeit für Hypnose zu ermitteln und um sich gegenüber dem Verfahren zu desensibilisieren. Die Anwendung formaler Skalen zur Bestimmung der Zugänglichkeit für Hypnose, (z. B. Stanford Hypnotic Susceptibility Scale oder Hypnotic Induction Profile), ist nicht erforderlich; sie könnten unter Umständen die Anwendung von Hypnose zur Schmerzbekämpfung beeinträchtigen. Sowohl direkte als auch indirekte Hypnoseverfahren sind bei der Schmerzbekämpfung von Nutzen.

C. Bei Patienten mit einer geringen Empfänglichkeit für Hypnose kann sich dieses Verfahren dennoch als nützlich erweisen, um die Entspannung zu erleichtern. Sie kann außerdem als Strategie zur Ablenkung der Aufmerksamkeit dienen. Die Entspannung und die Ablenkung der Aufmerksamkeit geben dem Patienten eine erkennbare Kontrolle über bestimmte Aspekte des Schmerzes.

D. Patienten, die sich mäßig bis sehr gut hypnotisieren lassen, sind in der Lage, die Wahrnehmung von Schmerzen in erheblichem Maße zu modifizieren. Diese Patienten unterziehen sich wiederholt einer Hypnose und erhalten direkte und indirekte Suggestionen, die eine Dissoziation, Analgesie und Anästhesie erleichtern. Die Schmerzwahrnehmung kann auf andere Bereiche des Körpers verlagert werden, und die Eigenschaften der Schmerzen können verändert werden, um die Widerstandsfähigkeit zu erhöhen. Lebensbejahende Einstellungen sollten verstärkt werden, um andere Behandlungen zu erleichtern.

E. Nach einer Einführung in die Hypnose kann sich der Patient dafür entscheiden, dieses Verfahren zur Schmerzbekämpfung anwenden zu lassen. Eine Tonbandaufnahme des Verfahrens kann dem Patienten dabei helfen, täglich Hypnose zu praktizieren. Häufig können Patienten zur Autohypnose übergehen, nachdem wiederholt aufgezeichnete Induktionen durchgeführt worden sind. Einige Patienten sind sogar in der Lage, nach einem einzigen Hypnoseversuch eine Autohypnose zur Schmerzbekämpfung zu erlernen. Es sollten wiederholt Nachuntersuchungen durchgeführt werden, um die Anwendung der Hypnose zu verstärken und dadurch das Einhalten der Therapie zu erleichtern und Veränderungen des Schmerzerlebens zu behandeln.

Literatur

Barber J. Rapid induction analgesia: a clinical report. Am J Clin Hypn 1977; 19:138.

Crasilneck H, Hall J. Clinical hypnosis: principles and applications. New York: Grune & Stratton, 1975.

Edmonston WE Jr. Hypnosis and relaxation. New York: John Wiley and Sons, 1981.

Orne M. Hypnotic methods for managing pain. In: Bonica J, ed. Advances in pain research and therapy. Vol. 5. New York: Raven Press, 1983:847.

Patient für HYPNOSE in Betracht gezogen

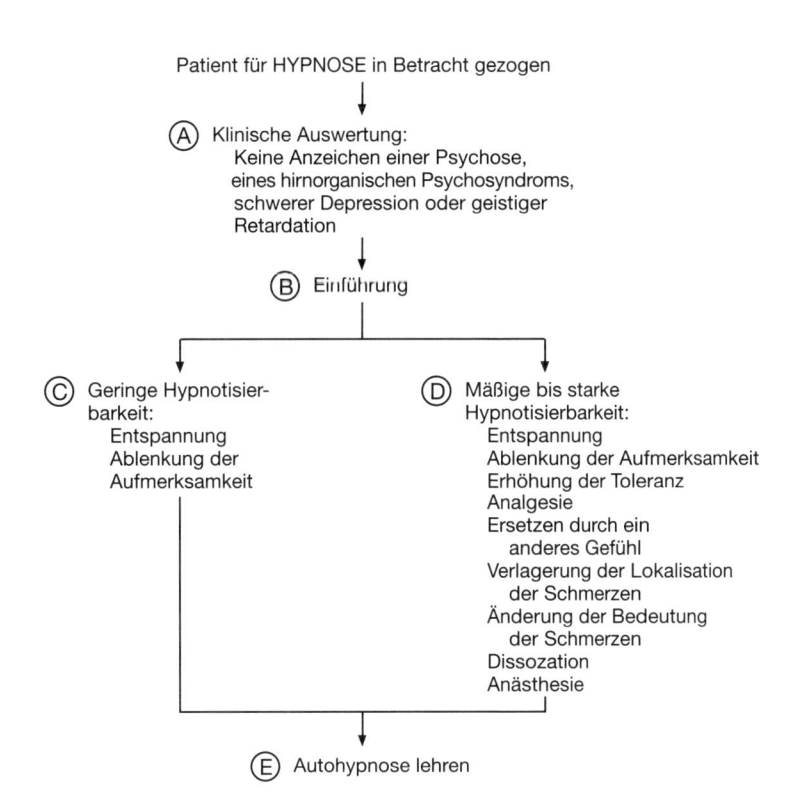

(A) Klinische Auswertung:
   Keine Anzeichen einer Psychose,
   eines hirnorganischen Psychosyndroms,
   schwerer Depression oder geistiger
   Retardation

(B) Einführung

(C) Geringe Hypnotisier-
    barkeit:
   Entspannung
   Ablenkung der
   Aufmerksamkeit

(D) Mäßige bis starke
    Hypnotisierbarkeit:
   Entspannung
   Ablenkung der Aufmerksamkeit
   Erhöhung der Toleranz
   Analgesie
   Ersetzen durch ein
     anderes Gefühl
   Verlagerung der Lokalisation
     der Schmerzen
   Änderung der Bedeutung
     der Schmerzen
   Dissozation
   Anästhesie

(E) Autohypnose lehren

BIOFEEDBACK

Paul T. Ingmundson

Biofeedback ist ein therapeutisches Verfahren, bei dem ein physiologischer Parameter (in der Regel ein Parameter unter autonomem Einfluß) ermittelt, verstärkt und an den Patienten „zurückgeleitet" wird, gewöhnlich in Form eines visuellen oder akustischen Signals. Das Rückleitungsverfahren versetzt den Patienten in die Lage, eine gewisse bewußte, selbstregulierende Kontrolle auf einen Vorgang auszuüben, der gewöhnlich als „unwillkürlich" betrachtet wird.

A. Der Auswahl von Patienten für eine Biodfeedbacktherapie geht gewöhnlich ein Auswertungsverfahren voraus. In vielen Fällen werden Patienten für eine konservative Behandlung ausgewählt, weil invasivere Ansätze fehlgeschlagen sind oder als ungeeignet betrachtet werden. Psychologische Tests können hilfreich sein, um Patienten mit Konzentrationsschwierigkeiten zu ermitteln, die als Folge von Depressionen eintreten und die Fähigkeiten der Patienten einschränken, an selbstregulierenden Behandlungsansätzen teilzunehmen. Bei Patienten mit einer erhöhten Anzahl von Punkten auf den MMPI Hypochondrie- und Hysterie-Skalen hat sich gezeigt, daß sich schlechtere Ergebnisse einstellen können. Jüngere Patienten weisen in manchen Fällen günstigere Ergebnisse auf als ältere Patienten. Patienten, die unter einer nicht behandelten Depression leiden, sollten gewöhnlich zur Behandlung der Störung der Gemütsverfassung überwiesen werden, bevor mit dem Biofeedbacktraining begonnen wird. Hypochondrische Tendenzen stellen keine definitive Kontraindikation für eine Biofeedbackbehandlung dar, sie können jedoch auf das Muster eines Krankheitsverhaltens oder eines sekundären Krankheitsgewinns hinweisen, das modifiziert werden muß, bevor ein selbstregulierender Ansatz, wie beispielsweise Biofeedback, einige Erfolgsaussichten aufweisen kann.

B. Der nächste Schritt bei der Durchführung eines Biofeedbackverfahrens besteht in der Auswahl einer Zielreaktion. Die am häufigsten gewählen Reaktionen sind die Hauttemperatur für Störungen, bei denen eine Fehlsteuerung der Durchblutung vorliegt, und EMGs für Störungen, bei denen eine erhöhte Muskelspannung eine Rolle zu spielen scheint. Es sind auch andere Parameter (E.E.G.-Alpha-Rhythmus) verwendet worden, jedoch scheinen die Hauttemperatur und EMGs die bei weitem beliebtesten Ansätze zu sein. Durchblutungsstörungen (Raynaud-Krankheit, vaskulär bedingte Kopfschmerzen) werden in der Regel mit Temperatur-Feedback-Verfahren behandelt. Störungen, die mit muskuloskelettalen Schmerzen verbunden sind (Rückenschmerzen, Erkrankungen des Kiefergelenks, Spannungskopfschmerz), werden gewöhnlich mit EMG-Feedback behandelt. Eine eindeutige Wahl ist nicht immer möglich, und die generalisierten Entspannungseffekte, die mit beiden Verfahren erzielt werden, deuten darauf hin, daß in vielen Fällen gleichartige Mechanismen zum Tragen kommen.

C. Nachdem festgestellt worden ist, daß ein EMG-Verfahren zu wählen ist, muß der Arzt als nächstes die geeignete Stelle für die Plazierung der Elektroden wählen. Ein Frontalis-EMG wird bei den meisten Patienten mit angstbedingten Störungen bzw. Patienten mit Spannungskopfschmerzen angewandt. Patienten, die aufgrund chronischer Kreuzschmerzen überwiesen werden, können ebenfalls einer Frontalis-EMG-Überwachung unterzogen werden, obwohl auch ein Feedback von Elektroden genutzt werden kann, die über dem Musculus erector spinae plaziert sind. Der Musculus trapezius und die paraspinalen Halsmuskeln werden in manchen Fällen bei Patienten mit Schmerzen im Nacken und den Schultern überwacht. Die Musculi masseter werden häufig bei Patienten mit Bruxismus oder Kiefermuskelerkrankungen überwacht.

D. Die meisten EMG-Biofeedbackverfahren werden durchgeführt, während sich der Patient in einer statischen Ruhestellung befindet. Ein alternativer Ansatz besteht jedoch darin, ein EMG-Feedback während dynamischer Bewegungen herbeizuführen. Dieses Verfahren ist gegenwärtig nur in relativ wenigen Labors durchführbar, es kann jedoch eine Brücke zwischen den herkömmlichen Biofeedbackverfahren und anderen Formen der physikalischen Therapie schlagen.

E. Eine Biofeedbackbehandlung besteht in der Regel aus der Einrichtung von Basisebenen, einer Serie von 5 bis 10 Behandlungssitzungen und einer Überwachung der Basisebenen nach der Behandlung. Interessanterweise korrelieren die Veränderungen bei den physiologischen Parametern nicht immer in starkem Maße mit der subjektiven Linderung der Symptome. Einige Theoretiker haben vorgebracht, daß die Behandlung derart wirkt, daß das allgemeine Angst- oder Spannungsniveau gesenkt wird, statt daß spezifische Veränderungen in der Durchblutung oder der Muskelaktivität stattfinden. Andere haben angedeutet, daß das Verfahren es den Patienten gestattet, ein stärkeres Gefühl für die Beherrschung oder Steuerung ihrer Symptome zu entwickeln.

F. Es sind Geräte für die Durchführung eines Biofeedbackverfahrens im häuslichen Bereich erhältlich, die meisten klinischen Anwendungen zielen jedoch darauf ab, den Patienten entweder eine generalisierte oder eine spezielle Reaktion anzutrainieren, die sie nach der Ausbildung ohne Anwendung peripherer Instrumente hervorrufen können.

Literatur
Blanchard EB, Ahles TA. Biofeedback therapy. In: Bonica JJ. The management of pain. 2nd ed. Philadelphia: Lea & Febiger, 1990:1722.
Keefe FJ. EMG-assisted relaxation training in the management of chronic low back pain. Am J Clin Biofeedback 1981; 4:93.
Wolf SL, Nacht M, Kelly JL. EMG biofeedback training during dynamic movement for low back pain patients. Behav Ther 1982; 13:395.

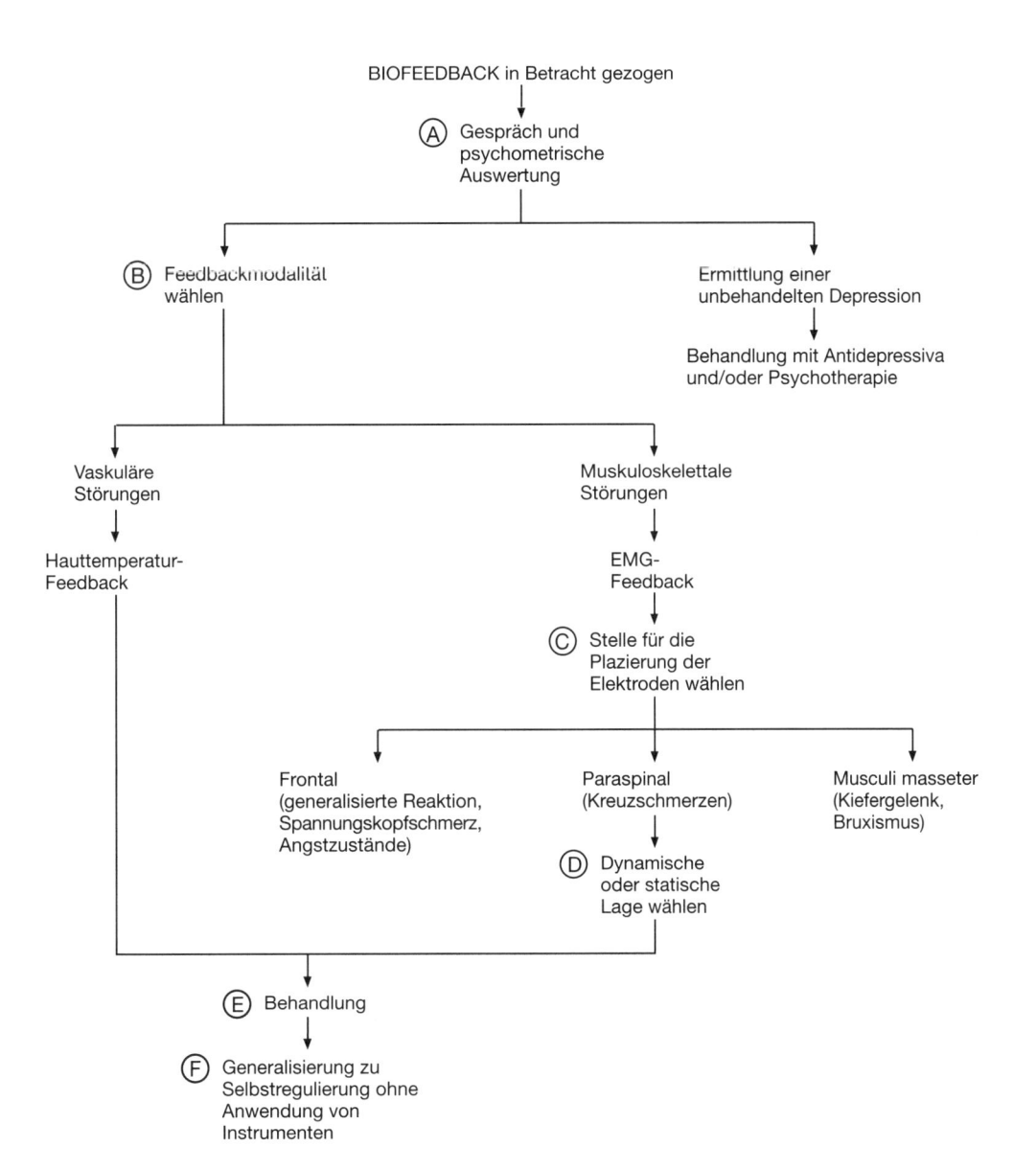

```
                    BIOFEEDBACK in Betracht gezogen
                                  │
                                  ▼
                    Ⓐ  Gespräch und
                        psychometrische
                        Auswertung
         ┌────────────────────────┴────────────────────────┐
         ▼                                                 ▼
    Ⓑ  Feedbackmodalität                          Ermittlung einer
        wählen                                     unbehandelten Depression
         │                                                 │
         │                                                 ▼
         │                                         Behandlung mit Antidepressiva
         │                                         und/oder Psychotherapie
    ┌────┴─────────────────────────┐
    ▼                              ▼
  Vaskuläre                  Muskuloskelettale
  Störungen                  Störungen
    │                              │
    ▼                              ▼
  Hauttemperatur-              EMG-
  Feedback                     Feedback
                                   │
                                   ▼
                              Ⓒ  Stelle für die
                                  Plazierung der
                                  Elektroden wählen
                    ┌──────────────┼──────────────┐
                    ▼              ▼              ▼
                 Frontal        Paraspinal     Musculi masseter
                 (generalisierte Reaktion,  (Kreuzschmerzen)  (Kiefergelenk,
                 Spannungskopfschmerz,                        Bruxismus)
                 Angstzustände)
                                   │
                                   ▼
                              Ⓓ  Dynamische
                                  oder statische
                                  Lage wählen
         │
         ▼
    Ⓔ  Behandlung
         │
         ▼
    Ⓕ  Generalisierung zu
        Selbstregulierung ohne
        Anwendung von
        Instrumenten
```

PLAZEBO-ANALGESIE

Joan Hoffman

Plazebos erzeugen ständig bei 30 % bis 40 % der Patienten, die unter unterschiedlich starken schmerzhaften Beschwerden leiden, eine Analgesie. Es hat sich gezeigt, daß Patienten mit stärkeren Schmerzen und Patienten mit starken Ängsten eher positiv auf eine Verabreichung von Plazebos ansprechen. Ein Patient, der in einer Situation eine Analgesie durch ein Plazebo erfährt, muß nicht unbedingt in jeder Situation, in der ein Plazebo verabreicht wird, von einer Analgesie berichten. Eine Reaktion auf ein Plazebo kann nicht herangezogen werden, um zu ermitteln, ob die Schmerzen eines Patienten „echt" sind. Die Reaktion auf jede Behandlung ist nicht nur das Ergebnis einer pharmakologischen Wirkung, sondern auch das Ergebnis eines nichtpharmakologischen Phänomens, das als „Plazebo-Effekt" bezeichnet werden kann. Die Kenntnis des Plazebo-Effekts (Tabelle 1) kann dabei helfen, die therapeutische Reaktion auf die verordneten Behandlungen zu maximieren. Es sollte außerdem ein Block mit einem Plazebo durchgeführt werden, bevor ein neurolytischer Block ausgeführt wird, um die pharmakologische Wirksamkeit des Blocks feststellen zu können.

A. Die Möglichkeit sollte berücksichtigt werden, daß das, was als Plazebo-Behandlung betrachtet wurde, eine besondere pharmakologische Wirkung hat.

B. Obwohl der Mechanismus einer Plazebo-Reaktion nicht vollständig klar ist, erklären verschiedene Theorien, wie Plazebos beständig eine so deutliche Reaktion erzeugen können. Eine Theorie besagt, daß die Reaktion durch die Freisetzung von Endorphin herbeigeführt wird. In verschiedenen Studien wurde die Plazebo-Analgesie zumindest teilweise durch die Verabreichung von Naloxon aufgehoben, wodurch diese Theorie gestützt wird.

C. Ein bedingter Reflex basiert gemäß der operanten und klassischen Konditionierungstheorie auf der vorangegangenen Erfahrung des Patienten mit der Behandlung. Ähnliche vorangegangene Behandlungen, die außerordentlich wirksam waren, könnten dafür sorgen, daß eine Plazebo-Behandlung mit einem wirksamen Ergebnis in Verbindung gebracht wird. Ebenso kann eine vorangegangene Erfahrung mit einem negativen Ergebnis einen Patienten so konditionieren, daß er negativ auf Plazebos reagiert.

D. Die speziellen Erfahrungen eines Patienten hinsichtlich dessen, was in einer bestimmten Situation geschehen wird, sind laut der Erwartungstheorie eine Hauptdeterminante dafür, was er oder sie erlebt. Konditionierung, verbale Überzeugung, Modellentwicklung und Beobachtung sind Methoden, durch die Erwartungen geweckt werden. Die Wechselwirkungen zwischen dem Patienten und dem Arzt, dem Enthusiasmus und den erwarteten Ergebnissen, die dem Patienten mitgeteilt wurden, und den Informationen, die der Patient aus anderen Quellen erhält, tragen alle zur Erwartung des Patienten bei. Die Nebenwirkungen, die häufig mit Plazebos verbunden sind, könnten ebenfalls durch diese Theorie erklärt werden.

E. Die Herabsetzung von Angstzuständen durch die Verabreichung eines Plazebos kann zu seiner Wirksamkeit beitragen. Bei experimentell herbeigeführten Schmerzen reagieren Patienten mit größerer Angst stärker auf Plazebos. Es sind weitere klinische Forschungen erforderlich, um die Rolle der Angstminderung bei Plazeboreaktionen zu klären.

Tabelle 1 Strategien zur Maximierung des Plazebo-Effekts

Offene, unterstützende Kommunikation mit dem Patienten entwickeln
Vertrauen in die Behandlung ausdrücken und Begeisterung für die Behandlung zeigen
Den Patienten umfassend über die zu erwartenden Vorteile informieren
Ggf. eine Behandlung anordnen, die mit den Überzeugungen und vorangegangenen Erfahrungen des Patienten übereinstimmt

Literatur

Beecher HK. Measurement of subjective responses: quantitative effect of drugs. New York: Oxford University Press, 1959.

Evans FJ. Expectancy, therapeutic instructions and the placebo response. In: White L, Tursky B, Schwartz GE, eds. Placebo: theory, research and mechanisms. New York: The Guilford Press, 1985.

Grevert P, Albert LH, Goldstein A. Partial antagonism of placebo analgesia by naloxone. Pain 1983; 16:129.

Levine JD, Gordon NC, Bornstein JC, Fields HL. Role of pain in placebo analgesia. Proc Natl Acad Sci USA 1979; 76:3528.

Levine JD, Gordon NC, Fields HL. The mechanism of placebo analgesia. Lancet 1978; 2:654.

Liberman R. An experiment study of the placebo response under three different situations of pain. J Psychiatr Res 1964; 2:233.

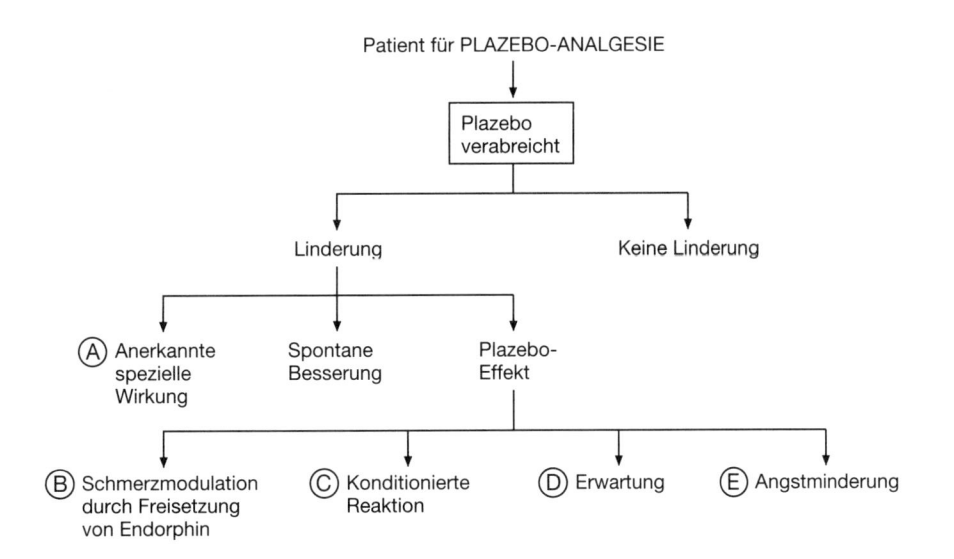

```
                    Patient für PLAZEBO-ANALGESIE
                                  │
                                  ▼
                            ┌───────────┐
                            │  Plazebo  │
                            │verabreicht│
                            └───────────┘
                        ┌─────────┴─────────┐
                        ▼                   ▼
                    Linderung          Keine Linderung
            ┌───────────┼───────────┐
            ▼           ▼           ▼
    Ⓐ Anerkannte   Spontane     Plazebo-
      spezielle    Besserung     Effekt
      Wirkung
                        ┌───────┬──────┴──┬────────┐
                        ▼       ▼         ▼        ▼
                 Ⓑ Schmerz-  Ⓒ Kondi-  Ⓓ Erwar-  Ⓔ Angst-
                   modulation   tionierte  tung     minderung
                   durch Frei-  Reaktion
                   setzung
                   von Endorphin
```

AKUPUNKTUR

Gregory J. Meredith
Richard Rosenthal

Akupunktur ist eine Form der ostasiatischen Medizin, die vor über 4500 Jahren entwickelt wurde und bei der traditionell Gold- oder Silbernadeln an verschiedenen Punkten des Körpers eingestochen werden. Man glaubte, daß Krankheitszustände durch ein Ungleichgewicht in der natürlichen Lebensenergie, von den Chinesen „Chi" genannt, verursacht wurden. Durch den Einstich von Akupunkturnadeln in Punkte entlang des Meridians, der den Fluß des Chi kennzeichnete, sollte die Lebensenergie in ein korrektes Gleichgewicht zurückgeführt und die Krankheit geheilt werden können. Im Verlauf der Jahrhunderte wurde die Akupunktur in verschiedener Weise modifiziert.

Ende der vierziger Jahre wurde in China statt der westlichen Medizin bevorzugt die Akupunktur als eine preisgünstige Methode zur medizinischen Behandlung von Millionen von Kranken und Verletzten angewandt. Nachdem Nixon Anfang der siebziger Jahre China „geöffnet" hatte, wurde Akupunktur im Westen bald zu einem Begriff, wobei die Medien sie schnell zum idealen Allheilmittel hochspielten. Dies wurde jedoch von der medizinischen Welt leicht widerlegt. Die ausgedehnten Forschungsarbeiten der letzten zwei Jahrzehnte haben gezeigt, daß Akupunktur weder ein Allheilmittel noch ein Schwindel ist und daß sich eine Akupunktur bei einer ausgewählten Gruppe von Patienten mit bestimmten, besonderen Störungen häufig als wirksam erweist. Es sind verschiedene Mechanismen vorgestellt worden, um die Linderung von Schmerzen durch Akupunktur zu erklären. Dazu zählen die Kontrolltheorie, die Freisetzung von Endorphinen im ZNS, angeregt durch die Manipulation der Akupunkturpunkte, sowie die Muskelkontraktionstheorie.

A. Zu den Patienten, die für eine Akupunkturbehandlung in Frage kommen, zählen Patienten, deren Beschwerden in Zusammenhang mit folgenden Faktoren auftreten: chronische muskuloskelettale Schmerzen, Fibromyalgie-Syndrom, spondylotische Nervenwurzelerkrankung, Facettensyndrom, durch Muskelspannung bedingte Kopf- und Nackenschmerzen, Kreuzschmerzen und, unter Umständen, bandscheibenbedingte Schmerzen im Frühstadium. Einige Untersuchungen haben gezeigt, daß Störungen, die sich aus einer Unterfunktion des parasympathischen Nervensystems (und folglich einem sympathischen Tonus, dem kein Widerstand entgegensteht) ergeben (z. B. das Raynaud-Syndrom, Asthma und Dysmenorrhoe), auf Akupunktur ansprechen können.

B. Um eine Akupunktur anzuwenden, müssen bestimmte Punkte auf dem Körper lokalisiert und stimuliert werden. Es stehen Tafeln zur Verfügung, in denen die häufigsten Akupunkturstellen aufgeführt werden. Die wirksamsten Therapiepunkte für eine Akupunktur sind häufig die Stellen, an denen der betroffene Muskel und seine Sehne zusammentreffen. Diese Punkte entsprechen den traditionellen Akupunkturpunkten sowie den Trigger points, die im Zusammenhang mit dem Fibromyalgie-Syndrom beschrieben werden, und den Punkten, die zur manipulativen Therapie im Rahmen einer osteopathischen Therapie eingesetzt werden. Sobald diese Punkte stimuliert worden sind, tritt im entsprechenden Muskel gewöhnlich ein kleiner, kurzer, leicht schmerzhafter Krampf ein.

C. Es sind mehrere Methoden möglich, um diese Punkte zu stimulieren. Eine Nadel kann vorsichtig in einen solchen Punkt eingestochen und darin gedreht werden. Ein anderer Ansatz kann darin bestehen, einen schwachen intermittierenden Strom von 9 Volt an die Nadel zu legen, nachdem sie eingestochen worden ist. Diese Methode ähnelt einer transkutanen elektrischen Nervenstimulation. Die Nadeln können erwärmt werden, indem Moxakräuter an ihrer Basis verbrannt werden. Die Injektion einer normalen Kochsalzlösung oder eines Lokalanästhetikums in einen Akupunkturpunkt ist im Rahmen der Behandlung myofaszialer Schmerzen (S. 46) beschrieben worden, während ein einfacher Druck auf den Punkt (Akupressur) häufig bei weniger starken Schmerzen nützlich ist. Die Punkte werden über einen Zeitraum von 4 Wochen einmal pro Woche 10 bis 20 Minuten lang stimuliert. Wenn die Patienten richtig ausgesucht wurden und die Behandlung korrekt angewandt wird, erweist sich eine Akupunktur als sehr wirksam.

D. Trotz der relativ gutartigen Natur der Akupunktur ist ihre Anwendung mit einer ständig wachsenden Liste von Komplikationen verbunden. Die wohl häufigste Komplikation ist eine Infektion, die entweder durch die Ausbreitung einer nebenherlaufenden lokalen Infektion an der Einstichstelle oder mittels Übertragung von Person zu Person durch Verwendung nicht sterilisierter Nadeln verursacht wird. Es ist eine Übertragung von Hepatitis B beschrieben worden, und es besteht die Möglichkeit einer HIV-Infektion. Berichten zufolge können die Nadeln subkutan abbrechen, so daß eine operative Entfernung erforderlich wird. Es wurde beschrieben, daß es zu einem Pneumothorax kommen kann, wenn die Nadeln zu tief in den Thorax plaziert werden.

Literatur

Annual Meeting Report: Acupuncture. J Tenn Med Assoc 1981; 75:202.
Bao JZ. Acupuncture treatment of Raynaud's disease: Report of 43 cases. J Tradit Chin Med 1988; 8:257.
Gray R, Maharajh GS, Hyland R. Pneumothorax resulting from acupuncture: Can Assoc Radiol J 1991; 42:139.
Gunn CC, Milbrandt WE. Acupuncture loci: A proposal for their classification according to their relationship to known neural structures. Am J Chin Med 1976; 4:183.
He LF. Involvement of endogenous opioid peptides in acupuncture analgesia. Pain 1987; 31:99.
He JA, Ma RY, Ahu L, Wang Z. Immediate relief and improved pulmonary functional changes in asthma symptomocomplex treated by needle warming moxabustion. J Tradit Chin Med 1988; 8:164.
Kent GP, Brondum J, Keenlyside RA, et al. A large outbreak of acupuncture-associated hepatitis B. Am J Epidemiol 1988; 127:591.
Melzack R. Myofacial trigger points: Relation to acupuncture and mechanism of pain. Arch Phys Med Rehabil 1981;62:114.
Travell J, Simons D. Myofacial pain and dysfunction: The trigger point manual. Baltimore: Williams & Wilkins, 1983.

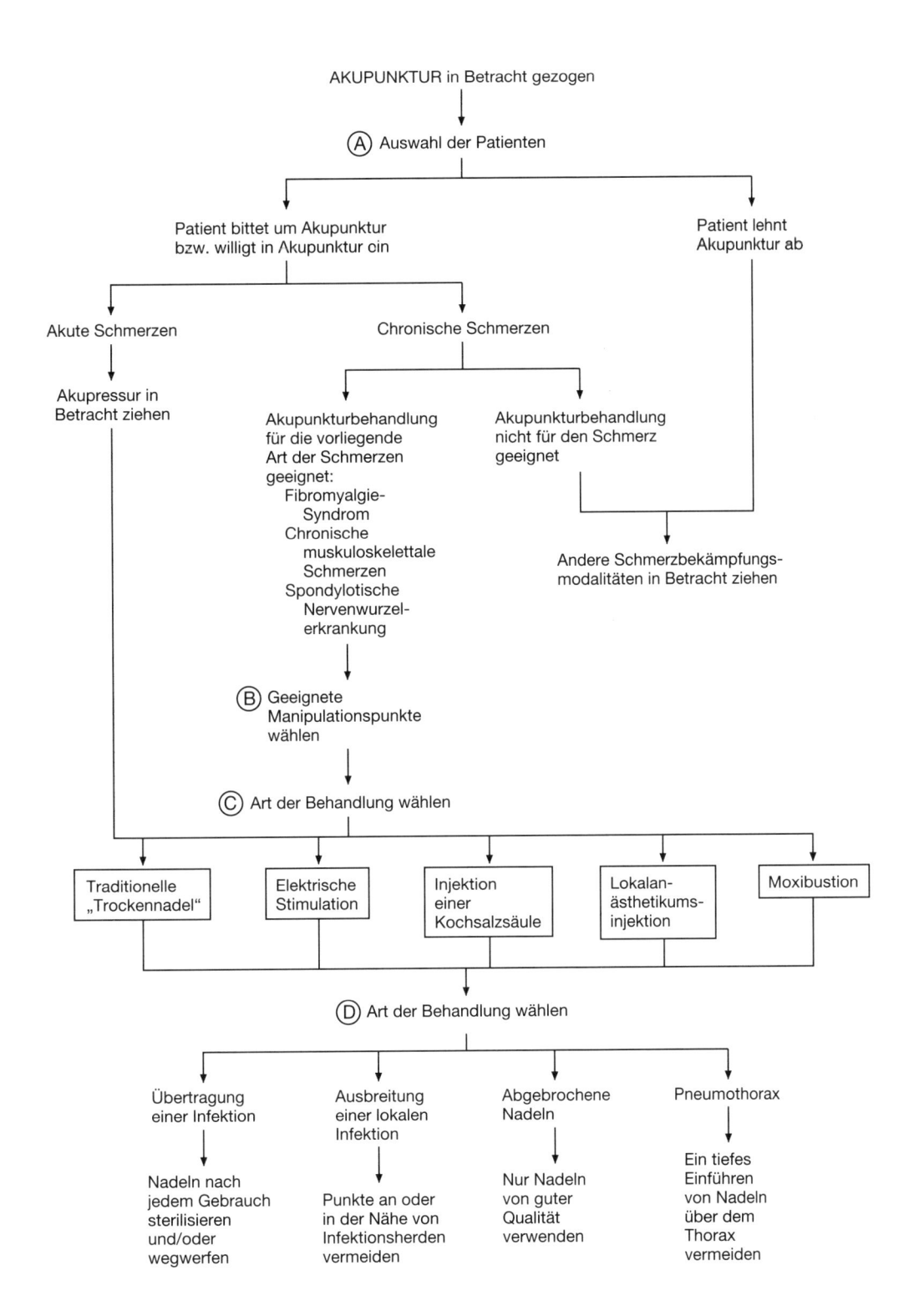

```
AKUPUNKTUR in Betracht gezogen
                │
                ▼
         Ⓐ Auswahl der Patienten
                │
        ┌───────┴────────────────────────┐
        ▼                                ▼
Patient bittet um Akupunktur      Patient lehnt
bzw. willigt in Akupunktur ein    Akupunktur ab
        │                                │
 ┌──────┴──────┐                         │
 ▼             ▼                         │
Akute       Chronische Schmerzen         │
Schmerzen       │                        │
 │       ┌──────┴──────────┐             │
 ▼       ▼                 ▼             │
Akupressur  Akupunktur-    Akupunktur-   │
in Betracht behandlung     behandlung    │
ziehen      für die        nicht für     │
            vorliegende    den Schmerz   │
            Art der        geeignet      │
            Schmerzen          │         │
            geeignet:          └─────┬───┘
              Fibromyalgie-          ▼
              Syndrom         Andere Schmerzbekämpfungs-
              Chronische      modalitäten in Betracht ziehen
              muskuloskelettale
              Schmerzen
              Spondylotische
              Nervenwurzel-
              erkrankung
                │
                ▼
         Ⓑ Geeignete
           Manipulationspunkte
           wählen
                │
                ▼
         Ⓒ Art der Behandlung wählen
```

- Traditionelle „Trockennadel"
- Elektrische Stimulation
- Injektion einer Kochsalzsäule
- Lokalanästhetikumsinjektion
- Moxibustion

Ⓓ Art der Behandlung wählen

- Übertragung einer Infektion → Nadeln nach jedem Gebrauch sterilisieren und/oder wegwerfen
- Ausbreitung einer lokalen Infektion → Punkte an oder in der Nähe von Infektionsherden vermeiden
- Abgebrochene Nadeln → Nur Nadeln von guter Qualität verwenden
- Pneumothorax → Ein tiefes Einführen von Nadeln über dem Thorax vermeiden

KONTINUIERLICHER NERVENBLOCK

Rosemary Hickey

Bei kontinuierlichen Nervenblocks wird ein Katheter plaziert, um wiederholte und/oder kontinuierliche Infusionen von Lokalanästhetika oder Narkotika zu ermöglichen. Zu den Indikationen für kontinuierliche Verfahren zählen unter anderem operative Eingriffe von langer Dauer (größere Gefäß- und Nervenrekonstruktionen), wiederholte operative Eingriffe, die Notwendigkeit eines langanhaltenden Sympathikusblocks bzw. einer entsprechenden Analgesie sowie eine Analgesie für postoperative Schmerzen. Ununterbrochene Infusionsverfahren ermöglichen unter Umständen auch die Anwendung einer stärker verdünnten Lokalanästhetikumslösung, wodurch hohe Spitzenkonzentrationen im Blut vermieden werden, die sich bei intermittierenden Verfahren einstellen können.

A. Bevor ein kontinuierlicher Nervenblock durchgeführt wird, muß bestätigt werden, daß keine Kontraindikationen für eine Regionalanästhesie vorliegen, wie zum Beispiel eine Gerinnungsstörung, Infektionen oder Tumore an der für den Block vorgesehenen Stelle und eine Ablehnung durch den Patienten. Wenn der klinische Zustand des Patienten es zuläßt, sollte eine Prämedikation verabreicht werden, um die Schmerzen zu reduzieren (Opioide), Ängste zu mindern und die Anfallschwelle heraufzusetzen (Benzodiazepine). Bei Schwangeren ist von einer Prämedikation für kontinuierliche epidurale Verfahren abzusehen bzw. der Umfang einer Prämedikation zu reduzieren, um Auswirkungen auf den Fetus zu vermeiden.

B. Für einen Block der oberen Extremitäten wendet man kontinuierliche Plexus-brachialis-Verfahren an. Ein Katheter wird in die Scheide des Plexus brachialis plaziert, indem entweder das Verfahren eines Interskalenusblocks, eines supraklavikularen Blocks, eines subklavikularen perivaskulären Blocks, eines infraklavikulären Blocks oder eines axillären Blocks angewandt wird. Das infraklavikuläre Blockverfahren hat den Vorteil, daß der Katheter relativ tief eingeführt wird, wodurch sich nur eine minimale Katheterbewegung ergibt. Die Scheide des Plexus brachialis wird unter Anwendung eines sterilen Verfahrens durch Parästhesien, das Knacken der Faszie oder einen Widerstandsverlust ermittelt oder mit Hilfe eines Nervenstimulators lokalisiert (S. 234). Wenn ein Nervenstimulator verwendet wird, wird vor der Injektion der Punkt der maximalen Kontraktion der Hand oder des Arms ermittelt und ein schwacher Strom (< 2mA) verwendet, um Kontraktionen zu erzeugen. Der Katheter wird direkt in die Scheide der Faszie eingeführt, oder der Raum wird zuerst mit einem geringen Volumen einer Lokalanästhetikumslösung gedehnt. Um die Stabilität des Katheters aufrechtzuerhalten und eine proximale Ausbreitung des Lokalanästhetikums zu fördern, wird der Katheter einige Zentimeter durch eine Kanüle eingeführt. Als Alternative kann ein Führungsdraht in die Scheide eingeführt und der Katheter über den Führungsdraht plaziert werden. Der Katheter wird an seinem Platz gesichert, indem er an die Haut genäht oder mit einem transparenten Heftpflasterverband fixiert wird. Man muß sich vergewissern, daß keine intravaskuläre Plazierung vorliegt, indem vor jeder Injektion eine sorgfältige Aspiration durchgeführt wird und Testdosen verabreicht werden.

C. Zu den Komplikationen, die mit einem Plexus-brachialis-Block verbunden sind, zählen eine Blockade des Nervus phrenicus (Interskalenusblock, supraklavikularer Block, subklavikularer perivaskulärer Block), Pneumothorax (Interskalenusblock, supraklavikularer Block, subklavikularer perivaskulärer Block), das Horner-Syndrom (Interskalenusblock, supraklavikularer Block, subklavikularer perivaskulärer Block), eine Blockade des Nervus laryngeus recurrens (Interskalenusblock, supraklavikularer Block, subklavikularer perivaskulärer Block), ein Epiduralblock (Interskalenusblock) sowie ein Subarachnoidalblock (Interskalenusblock)

D. Für einen Block der unteren Extremitäten oder des Abdomens werden kontinuierliche epidurale, spinale oder kaudale Verfahren angewandt. Kontinuierliche Verfahren können ebenfalls angewandt werden, um den Nervus femoralis, den Nervus ischiadicus und andere periphere Nerven zu blockieren, wenn eine Analgesie in einem gesonderten Bereich erzeugt werden soll. Bei den epiduralen und kaudalen Verfahren wird eine 18-gauge-Tuohynadel in den Epiduralraum eingeführt und ein Epiduralkatheter durch die Nadel eingefädelt, so daß der Katheter 2 bis 3 cm in den Epiduralraum vorgeschoben wird. Bei kontinuierlichen spinalen Methoden können eine Epiduralnadel und ein Katheter in den Subarachnoidalraum eingeführt werden, oder es kann alternativ ein Nadel- und Kathetersatz mit einem kleineren Durchmesser verwendet werden, der speziell für die kontinuierliche spinale Anästhesie entwickelt wurde. Nadeln und Katheter mit kleinerem Durchmesser haben den Vorteil, daß aufgrund der kleineren Duralpunktionsstelle spinale Kopfschmerzen weniger häufig auftreten, können jedoch den Nachteil haben, daß das Einführen größere Schwierigkeiten bereitet und der Katheter abknickt.

E. Epidurale, spinale und kaudale Methoden können Kopfschmerzen, Rückenschmerzen und Hypotension, verursacht durch einen sympathischen Block, zur Folge haben. Eine versehentliche Punktion der Dura, während eine epidurale Anästhesie mit einer 18-gauge-Nadel durchgeführt wird, ist zu vermeiden, da dies bei einem hohen Prozentsatz der Patienten mit Kopfschmerzen verbunden ist. Postspinale Kopfschmerzen sollten mit Bettruhe, Analgetika und reichlichen Mengen an oralen und/oder intravenösen Flüssigkeiten behandelt werden. Koffein-Natrium-Benzoat (500 mg zu 1 l intravenösen Flüssigkeiten hinzugefügt) kann ebenfalls von Nutzen sein. Wenn diese konservativen Maßnahmen keinen Erfolg zeigen, kann ein epiduraler „blood patch" erforderlich sein.

F. Das Lokalanästhetikum wird auf der Grundlage der erforderlichen Dauer der Anästhesie, der möglichen Toxizität (S. 176) und der erforderlichen Art des Blocks ausgewählt (sympathisch, sensorisch, motorisch). Subarachnoidale oder epidurale Opioide werden eingesetzt, wenn eine gezielte Regionalanästhesie erzeugt werden soll, ohne daß ein autonomer oder motorischer Block eintritt. Diese Agenzien (Fentanyl, Morphium, u. a.) wirken in der Substantia gelatinosa des Rückenmarks als präsynaptische und postsynaptische Rezeptorenblockaden und können entweder allein oder kombiniert mit Lokalanästhetika verwendet werden.

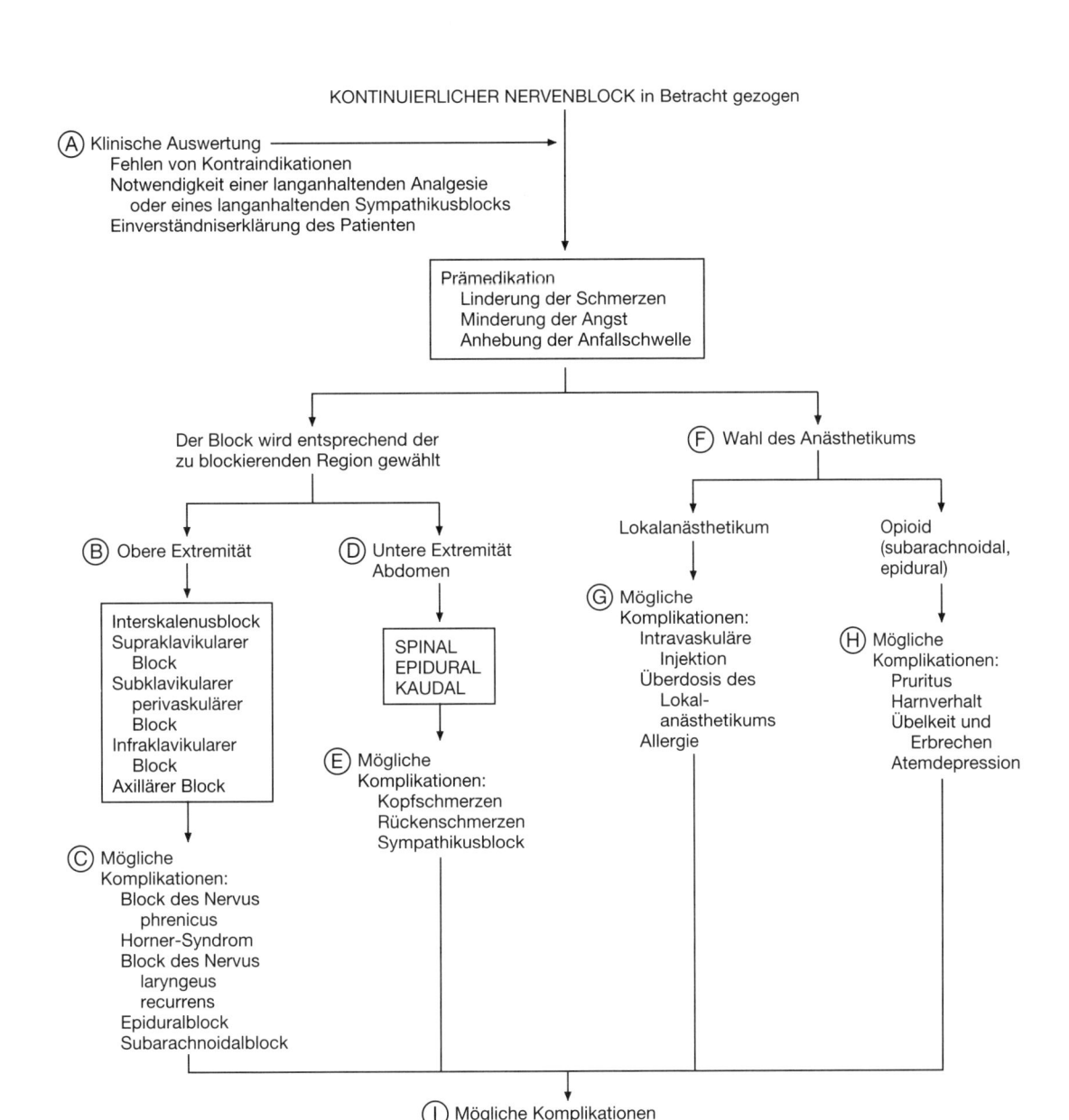

```
                            KONTINUIERLICHER NERVENBLOCK in Betracht gezogen
                                              │
  (A) Klinische Auswertung ───────────────────┤
       Fehlen von Kontraindikationen          │
       Notwendigkeit einer langanhaltenden Analgesie
         oder eines langanhaltenden Sympathikusblocks
       Einverständniserklärung des Patienten
                                              │
                                    ┌─────────┴─────────┐
                                    │   Prämedikation   │
                                    │ Linderung der Schmerzen
                                    │ Minderung der Angst
                                    │ Anhebung der Anfallschwelle
                                    └─────────┬─────────┘
                    ┌───────────────────────────────────────────┐
         Der Block wird entsprechend der        (F) Wahl des Anästhetikums
         zu blockierenden Region gewählt
                    │                                   │
         ┌──────────┴──────────┐            ┌───────────┴───────────┐
   (B) Obere Extremität   (D) Untere Extremität   Lokalanästhetikum   Opioid
                               Abdomen                              (subarachnoidal,
         │                     │                     │                epidural)
   ┌─────┴─────┐         ┌─────┴─────┐         (G) Mögliche              │
   │Interskalenusblock│  │  SPINAL   │         Komplikationen:     (H) Mögliche
   │Supraklavikularer │  │ EPIDURAL  │         Intravaskuläre      Komplikationen:
   │  Block           │  │  KAUDAL   │          Injektion           Pruritus
   │Subklavikularer   │  └─────┬─────┘         Überdosis des        Harnverhalt
   │  perivaskulärer  │   (E) Mögliche          Lokal-              Übelkeit und
   │  Block           │   Komplikationen:       anästhetikums        Erbrechen
   │Infraklavikularer │    Kopfschmerzen       Allergie             Atemdepression
   │  Block           │    Rückenschmerzen
   │Axillärer Block   │    Sympathikusblock
   └─────┬─────┘
   (C) Mögliche
   Komplikationen:
    Block des Nervus
      phrenicus
    Horner-Syndrom
    Block des Nervus
      laryngeus
      recurrens
    Epiduralblock
    Subarachnoidalblock
                            │
                       (I) Mögliche Komplikationen
                           bei einem Katheter:
                             Abknicken
                             Loslösung
                             Zerbrechen des Katheters
                             Infektion
```

G. Als Komplikationen können bei einer Lokalanästhesie intravaskuläre Injektionen, eine Überdosierung des Lokalanästhetikums und Allergien eintreten. Zur Vermeidung dieser Komplikationen wird vor der Injektion eine sorgfältige Aspiration durchgeführt, eine Testdosis verwendet und die Lokalanästhetikumdosen werden innerhalb der als sicher empfohlenen Grenzen gehalten.

H. Zu den Nebenwirkungen subarachnoidaler und epiduraler Narkotika zählen respiratorische Depression, Übelkeit und Erbrechen, Harnverhalt und Pruritus. Eine respiratorische Depression ist ein biphasisches Phänomen, das anfangs auf eine systemische Absorption (innerhalb der ersten Stunde nach der Injektion) und später (6 bis 8 Stunden) auf eine zentrale Wanderung des Mittels zurückzuführen ist. Eine respiratorische Depression wird mit intravenös verabreichtem Naloxon und allgemeinen Unterstützungsmaßnahmen behandelt (Sauerstoff, Freihalten der Luftwege, genaue Überwachung der Atemfunktion).

I. Die Komplikationen, die mit einem kontinuierlichen Nervenblock verbunden sein können, schließen auch solche Komplikationen ein, die mit der Einführung eines Katheters bzw. dem jeweiligen Typ des Blocks verbunden sind. Komplikationen bei einem Katheter schließen ein Abknicken oder Loslösen des Katheters, ein Zerbrechen des Katheters eine Infektion ein.

Literatur

Jarvis AP, Greenawalt JW, Fagraeus L. Intravenous caffeine for postdural puncture headache. Reg Anesth 1986; 11:42.

Kirkpatrick AF, Bednarczyk LR, Hime GW, et al. Bupivacaine blood levels during continuous interscalene block. Anesthesiology 1985; 62:65.

Rawal N. Postoperative pain and its management. In: Raj PP, ed. Practical management of pain. 2nd ed. St. Louis: Mosby-Year Book, 1992:367.

Rosenblatt RM. Continuous femoral anesthesia for lower extremity surgery. Anesth Analg 1980; 59:631.

Smith BE, Fischer HBJ, Scott PV. Continuous sciatic nerve block. Anaesthesia 1984; 39:155.

INTRAVENÖSER REGIONALBLOCK

James N. Rogers

Der intravenöse Regionalblock ist eine der ältesten Arten der Regionalanästhesie. Bei diesem Block wird durch eine intravenöse Injektion von Lokalanästhetika eine Analgesie in einer Gliedmaße erzeugt, während die Zufuhr von Blut in die Gliedmaße und der Rückfluß des Blutes aus der Gliedmaße okkludiert wird.

A. Intravenöse Regionalblocks sind sehr verläßlich und weisen eine hohe Erfolgsquote auf. Sie lassen sich leicht und sicher ausführen. Ihre Wirkung tritt schnell ein, und die Dauer der Wirkung ist gut steuerbar. Die Remission geht schnell vor sich. Ein intravenöser Regionalblock eignet sich besonders gut für operative Eingriffe an Arm und Unterarm, zur Einrichtung von Unterarmfrakturen sowie für Eingriffe am Fuß.

B. Zu den Nachteilen eines intravenösen Regionalblocks zählen Stauschlauchschmerzen, die die Dauer der Eingriffe beschränken; die Notwendigkeit einer Exsanguination der Gliedmaße und das Risiko toxischer Reaktionen auf das Lokalanästhetikum. Nach dem Verfahren ist aufgrund der schnellen Wiederherstellung der vollen Sinneswahrnehmung eine Schmerzbekämpfung erforderlich.

C. Nachdem der Patient informiert worden ist und seine Einwilligung gegeben hat, wird ein peripherer intravenöser Zugang in der am weitesten distal gelegenen Vene, die in der zu blockierenden Gliedmaße verfügbar ist, befestigt. Eine Staumanschette wird über der intravenösen Kanüle und dem Situs für den vorgesehenen Eingriff plaziert. In der kontralateralen Gliedmaße sollte eine zweite intravenöse Kanüle plaziert werden, um für einen intravenösen Zugang während des Verfahrens zu sorgen. Mit Hilfe einer Esmarch-Binde, die enganliegend von distal nach proximal gewickelt wird, sollte das Blut aus der Gliedmaße abgezogen werden. Die Staumanschette wird dann auf 50 bis 100 mm Hg über dem systolischen Blutdruck des Patienten aufgepumpt. Danach wird die Binde entfernt.

D. Zum Blockieren der oberen Extremitäten werden gewöhnlich 40 ml 0,5%iges Lidocain verwendet, für die unteren Extremitäten 50 ml. Die Injektion sollte langsam ausgeführt werden. Die Haut wird gewöhnlich gesprenkelt, und es tritt schnell eine Muskelentspannung sowie eine Analgesie ein.

E. Die Staumanschette sollte schrittweise gelöst werden: sie wird beispielsweise für 5 Sekunden, dann für 15 Sekunden erneut aufgepumpt, und dieser Zyklus wird vier- bis fünfmal wiederholt, um die toxische Wirkung des Lokalanästhetikums zu minimieren. EKG, Puls und Blutdruck werden überwacht. Es sollte eine Wiederbelebungsausrüstung bereitstehen.

F. Intravenöse regionale Sympathikusblocks können bei der Behandlung einer sympathischen Reflexdystrophie eingesetzt werden. Guanethidin, das eine hohe Affinität zu sympathischen Nervenenden aufweist, erzeugt einen langanhaltenden Sympathikusblock, der häufig Tage bis Wochen andauert. Für eine Blockade der oberen Extremitäten werden 20 mg in 0,5%igem Lidocain angewandt; zur Blockade der unteren Extremitäten werden 40 mg verwendet.

Literatur

Brown BR. Discussion on: The site of action of intravenous regional anesthesia. Anesth Analg 1972; 51:776.
Davies JAH, Gill SS, Weber JCP. Intravenous regional analgesia. Anaesthesia 1984; 39:416.
Driessen JJ, van der Werken C, Nicolai JPA, Crul JF. Clinical effects of regional intravenous guanethidine (Ismelin) in reflex sympathetic dystrophy. Acta Anaesthesiol Scand 1983; 27:505.
Hannington-Kiff JG. Intravenous regional sympathetic block with guanethidine. Lancet 1974; 1:1019.
Holmes CM. Intravenous regional neural blockade. In: Cousins MJ, Bridenbaugh PO, eds. Neural blockade in clinical anesthesia and management of pain. 2nd ed. Philadelphia: JB Lippincott, 1988:443.
McKain CW, Bruno JU, Goldner JL. The effects of intravenous regional guanethidine and response. J Bone Joint Surg 1983; 6:808.

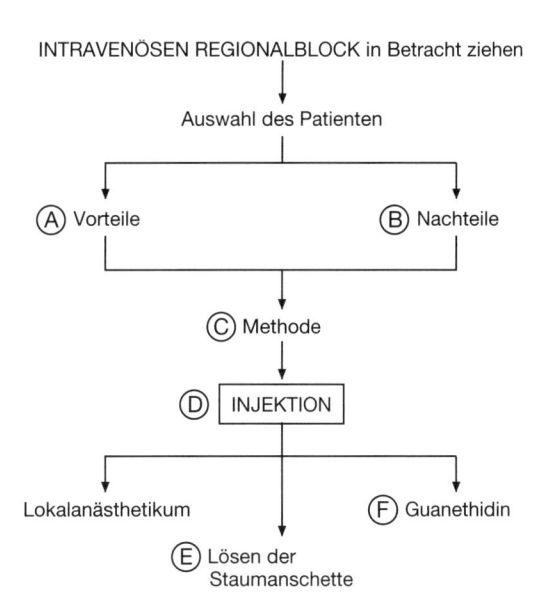

INTRAVENÖSEN REGIONALBLOCK in Betracht ziehen

Auswahl des Patienten

(A) Vorteile (B) Nachteile

(C) Methode

(D) INJEKTION

Lokalanästhetikum   (E) Lösen der Staumanschette   (F) Guanethidin

EPIDURALE STEROIDINJEKTIONEN

Jeffery J. Baeuerle

Epidurale Steroidinjektionen sind eine Form von nichtoperativer Behandlung für zervikale, thorakale oder lumbale Schmerzen. Sie haben sich bei zervikalen und lumbosakralen Nervenwurzelerkrankungen als wirksam erwiesen, die als Begleiterscheinung eines Bandscheibenprolapses, einer Bandscheibenvorwölbung oder einer Bandscheibendegeneration und einer dadurch verursachten Reizung der angrenzenden Nervenwurzel auftraten. Epidurale Steroidinjektionen sind zur Behandlung von Schmerzen angewandt worden, die durch degenerative Gelenkerkrankungen, Skoliose, Spondylolyse, Spondylolisthesis, das Postlaminektomiesyndrom und Facettenanomalien verursacht wurden. Sie sind außerdem mit Erfolg zur Behandlung von Schmerzen bei Herpes zoster sowie postherpetischen Neuralgien eingesetzt worden. Das Hauptkriterium für eine erfolgreiche Behandlung mit epidural verabreichten Steroiden ist das Vorhandensein einer Nervenwurzelentzündung, die durch das Steroid gelindert werden kann.

A. Alle Patienten sollten zuvor von einem Orthopäden oder einem Neurochirurgen beurteilt worden sein, um schwere neurologische Dysfunktionen auszuschließen. Maligne Erkrankungen müssen ebenfalls als Schmerzursache ausgegrenzt werden. Es dürfen keine Kontraindikationen für eine epidurale Plazierung vorliegen (z. B. Infektion, Koagulationsanomalien, Ablehnung durch den Patienten). Die Behandlung mit Steroiden zeigt größeren Erfolg bei den Patienten, wenn sie sich vorher keiner Operation unterziehen mußten und die Schmerzen seit weniger als 6 bis 12 Monaten aufgetreten sind.

B. Die epiduralen Steroidinjektionen sollten an oder in die Nähe des Bereichs der Nervenwurzelstörung plaziert werden. Gewöhnlich erhalten die Patienten eine Serie von drei Injektionen, die im Abstand von 2 Wochen verabreicht werden. Es sollte sich innerhalb von 6 Tagen nach einer Injektion eine Schmerzlinderung oder eine Besserung der Symptome einstellen. Wenn sich nach drei Injektionen keine Reaktion eingestellt hat, sollten andere Modalitäten geprüft werden. Die Steroide, die am häufigsten in den Epiduralraum injiziert werden, sind Methylprednisolonacetat (80 mg) und Triamcinolondiacetat (50 mg). Eine Verdünnung des Kortikosteroids mit einem Lokalanästhetikum oder einer konservierungsmittelfreien normalen Kochsalzlösung (6 bis 10 ml) sorgt für eine angemessene Ausbreitung des Steroids. Viele Kliniker wenden jedoch auch mit Erfolg ein Volumen von 2 cc unverdünntem Steroid an, ohne daß stärkere Nebenwirkungen auftreten. Das Lokalanästhetikum sorgt sowohl für eine Muskelentspannung und Schmerzlinderung als auch für eine Bestätigung der Plazierung des Steroids im Epiduralraum.

C. Der Processus spinosus C7 dient als Orientierungshilfe, und der C6/C7-Zwischenraum oder der C7/T1-Zwischenraum wird als Zugang zum zervikalen Epiduralraum benutzt. Gewöhnlich werden die Methode des „hängenden Tropfens" und ein Mittellinienansatz angewandt, um den Epiduralraum zu lokalisieren. Das Steroid wird so nahe wie möglich an den betroffenen Nervenwurzeln eingebracht. Eine laminare Annäherung an den Epiduralraum ermöglicht es, das Steroid auf einer bestimmten Seite der Nervenwurzeln einzubringen.

D. Wenn sich der Patient einer Laminektomie unterziehen mußte, kann ein kaudaler Ansatz gewählt werden, obwohl ein größeres Volumen des Diluens (20-40 ml) erforderlich wird, um den Bereich der Erkrankung zu erreichen. Eine Reproduktion der Schmerzen bei der Injektion ist ein guter Indikator für einen entzündlichen Prozeß im Epiduralraum und bringt ein größeres Potential für ein erfolgreiches Ergebnis mit sich. Es kann ein Epiduralkatheter angelegt werden, um einen Zugang zur entzündeten Nervenwurzel zu erhalten.

E. Epidurale Steroide sind mit Erfolg angewandt worden, um sowohl Schmerzen, die als Begleiterscheinung einer akuten Herpes-zoster-Infektion auftraten, als auch postherpetische Neuralgien zu behandeln. Wenn die Behandlung bereits im akuten Stadium einer Herpes-zoster-Infektion eingeleitet wird, kann die Entwicklung einer postherpetischen Neuralgie verhindert werden. Ein paramedianer Ansatz wird angewandt, um Zugang zum thorakalen Epiduralraum zu erhalten.

F. Komplikationen treten zwar selten auf, können sich jedoch infolge technischer Probleme bei der epiduralen Plazierung, aus dem Steroid und seinem Konservierungsmittel oder aufgrund einer Infektion ergeben. Eine versehentliche Punktion der Dura, die häufigste verfahrensbedingte Komplikation, kann zu Postpunktionskopfschmerzen führen. Wenn eine Punktion der Dura nicht bemerkt wird und eine intrathekale Steroidinjektion verabreicht wird, kann dies eine aseptische Meningitis, eine verwachsene Arachnoiditis, eine Pachymeningitis oder das Conusmedullaris-Syndrom zur Folge haben, obgleich viele Kliniker in der Vergangenheit gezielt intrathekale Steroide verwendet haben, ohne daß Probleme aufgetreten sind. Wenn es zu einer Punktion der Dura kommt, sollte wahrscheinlich keine intrathekale Steroidinjektion eingeleitet werden. Jeder Milliliter Methylprednisolonacetat enthält ungefähr 30 mg Polyäthylenglykol, das in modellhaften Experimenten mit Nervenschäden verbunden gewesen ist. Eine Verdünnung mit einer konservierungsmittelfreien normalen Kochsalzlösung oder einem Lokalanästhetikum senkt die Konzentration von Polyäthylenglykol erheblich. Eine Verschlimmerung von Rückenschmerzen ist weniger wahrscheinlich, wenn langsam ein Volumen von 6–10 ml injiziert wird. Epidurale Steroide beeinflussen die Hypothalamus-Hypophysen-Nebennierenrinden-Achse, woraus sich eine ca. 3–5 Wochen anhaltende Herabsetzung des Plasmakortisolspiegels ergibt. Epidurale Steroide haben bei empfindlichen Patienten ein iatrogenes Cushing-Syndrom, Stauungsherzinsuffizienz infolge von Flüssigkeitsretention sowie Veränderungen im Blutzuckerspiegel verursacht. Wenn eine zervikale Epiduralinjektion durchgeführt wird, können vasovagale synkopale Anfälle eintreten.

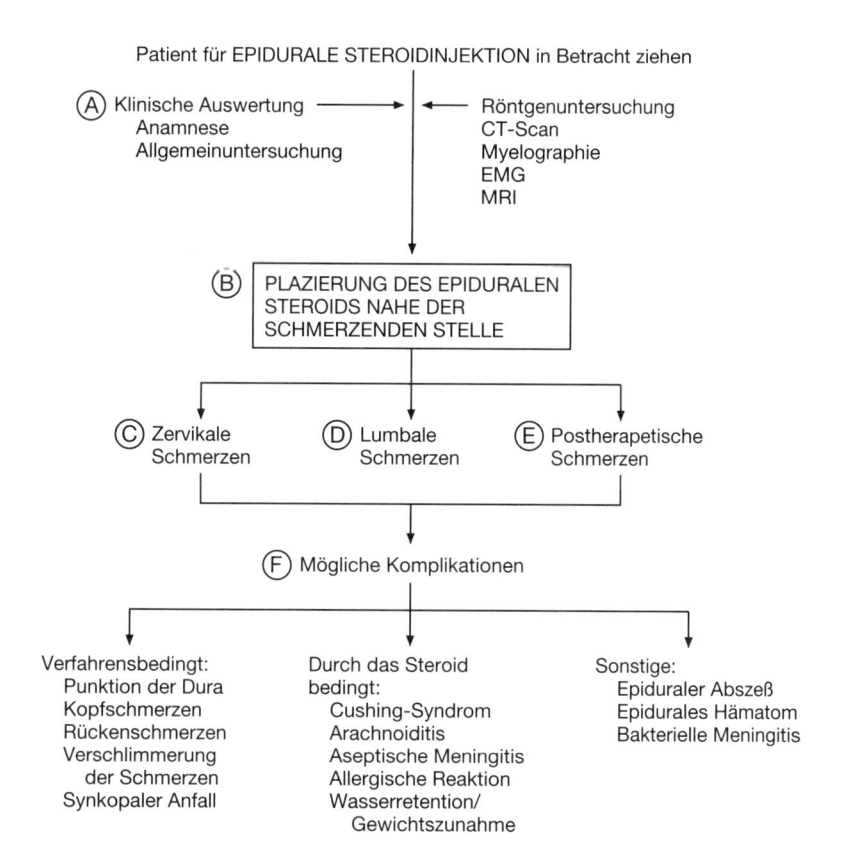

Patient für EPIDURALE STEROIDINJEKTION in Betracht ziehen

- (A) Klinische Auswertung
  - Anamnese
  - Allgemeinuntersuchung
- Röntgenuntersuchung
  - CT-Scan
  - Myelographie
  - EMG
  - MRI

(B) **PLAZIERUNG DES EPIDURALEN STEROIDS NAHE DER SCHMERZENDEN STELLE**

- (C) Zervikale Schmerzen
- (D) Lumbale Schmerzen
- (E) Postherapetische Schmerzen

(F) Mögliche Komplikationen

Verfahrensbedingt:
- Punktion der Dura
- Kopfschmerzen
- Rückenschmerzen
- Verschlimmerung der Schmerzen
- Synkopaler Anfall

Durch das Steroid bedingt:
- Cushing-Syndrom
- Arachnoiditis
- Aseptische Meningitis
- Allergische Reaktion
- Wasserretention/ Gewichtszunahme

Sonstige:
- Epiduraler Abszeß
- Epidurales Hämatom
- Bakterielle Meningitis

Literatur

Benzon HT. Epidural steroid injections for low back pain and lumbosacral radiculopathy. Pain 1986; 24:277.

Manchikanti L. Management of postherpetic neuralgia. Anesth Rev 1990; 17:31.

Nelson DA. Dangers from methylprednisolone acetate therapy by intraspinal injection. Arch Neurol 1988; 45:805.

Rowlingson JC, Kirschenbaum LP. Epidural analgesic techniques in the management of cervical pain. Anesth Analg 1986; 65:939.

Tuel SM, Meythaler JM, Cross LL. Cushing's syndrome from epidural methylprednisolone. Pain 1990; 40:81.

INTRATHEKALE NARKOTIKA

Kelly Gordon Knape

Wie epidurale Narkotika sorgen Narkotika, die über den Liquor cerebrospinalis verabreicht werden (subarachnoidale oder intrathekale Verabreichung), mit kleinen Dosen für eine ausgezeichnete, lang anhaltende Analgesie. Die Opioid-Rezeptoren können auf diesem Weg direkt angesprochen werden, wodurch die Zeit bis zum Wirkungseintritt gegenüber dem epiduralen Weg verbessert wird. Die Rezeptoren in der Substantia gelatinosa des Hinterhorns und die Rezeptoren in der Substantia grisea Aquaeductus cerebri können mittels einer Lumbalpunktion bzw. einer intraventrikulären Injektion erreicht werden.

A. Zu den Kontraindikationen für intrathekale Narkotika zählen unter anderem diejenigen, die bei Lumbalpunktionen oder Subarachnoidalblocks im Rahmen einer Spinalanästhesie gelten: Anzeichen eines erhöhten intrakraniellen Drucks ohne vorausgegangenen CT-Scan, Infektionen an der Punktionsstelle und eine Ablehnung durch den Patienten. Bei Patienten mit wiederkehrenden herpetischen Infektionen kann es nach intrathekalem Morphium zu einem Wiederaufflackern kommen. Angesichts der Möglichkeit einer respiratorischen Depression sollte diese Maßnahme bei Patienten mit schweren Erkrankungen der Atmungsorgane (Emphysembronchitis) oder einer dokumentierten Erhöhung des intrakraniellen Drucks mit Vorsicht angewandt werden. Sie sollte bei einer echten narkotischen Allergie sowie einer Anamnese übermäßig starker Nebenwirkungen vermieden werden. Bei jungen Patienten, insbesondere bei Gebärenden, besteht ein hohes Risiko „spinaler" Kopfschmerzen oder Postpunktionskopfschmerzen.

B. Intrathekale Narkotika erzeugen eine gute Analgesie für Kontraktionsschmerzen (wobei das mit einer Epiduralanästhesie verbundene Problem einer Sympathektomie und einer motorischen Blockade vermieden wird) sowie für Schmerzen nach einem Kaiserschnitt. Multipare Patientinnen benötigen unter Umständen aufgrund der kürzeren Wehentätigkeit nur eine einzige Injektion. Bei Erstgebärenden kann das jeweilige Mittel frühzeitig in der aktiven Phase verabreicht werden, um wiederholte Dosierungen mit systemischen Analgetika (und Atemdepression des Neugeborenen) zu vermeiden; gleichzeitig kann ein Epiduralkatheter plaziert werden, der dann später aktiviert wird. Die Narkotika können mit Sprotte- oder Whitacre-Nadeln mit kleinem Durchmesser (24G oder 25G) verabreicht werden, um die Häufigkeit von Postpunktionskopfschmerzen herabzusetzen. Kontinuierliche Spinalkatheter mit kleinem Durchmesser (28G oder 32G) können die Häufigkeit von Postpunktionskopfschmerzen bei dieser Risikogruppe reduzieren, indem eine sterile entzündliche Reaktion ausgelöst wird, die so wirkt, daß das Loch geschlossen wird. Fentanyl oder Sufentanil können allein verwendet werden, insbesondere bei kontinuierlichen Verfahren, sie werden jedoch gewöhnlich mit konservierungsmittelfreiem Morphium vermischt, um den Wirkungseintritt zu beschleunigen und die Wirkungsdauer zu verlängern.

C. Postoperative Schmerzen lassen sich wirksam und besser bekämpfen, indem Narkotika zu dem Lokalanästhetikum hinzugefügt werden, das für das jeweilige Subarachnoidalverfahren verwendet wird. Bei Eingriffen im Abdomen und an den unteren Extremitäten können „spinale" Einzelinjektionen eine ca. 24 Stunden anhaltende Analgesie erzeugen, wenn konservierungsmittelfreies Morphium hinzugefügt wird. Fentanyl kann eine intraoperative Anästhesie verbessern, hat jedoch eine zu kurze Wirkungsdauer, um eine postoperative Analgesie herbeizuführen, sofern es nicht erneut über einen kontinuierlichen Spinalkatheter verabreicht wird. Intrathekale Katheter können bei sterilen Verfahren wiederholt verwendet werden, man entfernt sie jedoch gewöhnlich aufgrund der Infektionsgefahr nach 24 Stunden. Berichten zufolge ist nach Verabreichung von Lokalanästhetika außerdem das Kaudasyndrom beobachtet worden.

D. Bei unheilbar Krebskranken, deren Schmerzen gegenüber anderen Maßnahmen refraktär sind, kann eine hervorragende Analgesie erzielt werden, indem intrathekale Narkotika als Zusatz oder als einzige Alternative verwendet werden. Patienten, bei denen normalerweise hohe Dosierungen systemischer Narkotika erforderlich sind, benötigen bedeutend niedrigere Dosierungen. Es sind allerdings höhere oder häufiger verabreichte Dosierungen notwendig als bei akuten Schmerzen. Implantierte Geräte, die für eine kontinuierliche Infusion sorgen, werden nur bei Patienten mit unheilbaren Krankheiten eingesetzt. Wenn alle weniger invasiven Behandlungsmethoden versagt haben, ist eine intraventrikuläre (intrakranielle) Verabreichung eine humane Option.

E. Die empfohlene Einzeldosis an konservierungsmittelfreiem Morphium für Wehen und postoperative Schmerzen liegt bei den meisten Erwachsenen zwischen 0,005 mg/kg und einem Maximum von 0,5 mg (gewöhnlich 0,25 mg). Bei älteren Patienten reicht in der Regel eine niedrigere Dosis von 0,1 mg aus. Die Wirkungsdauer beträgt ungefähr 24 Stunden. Wenn ein Katheter plaziert wurde, kann das Morphium alle 8 Stunden neu verabreicht werden. Fentanyl und Sufentanil eignen sich eher für kontinuierliche Verfahren, vor allem während der Wehentätigkeit; sie können stündlich verabreicht werden. Die Analgesie kann für die Entbindung unzureichend sein; in diesem Fall wird ein Lokalanästhetikum hinzugefügt, um einen echten „Sattelblock" zu erzeugen. Bei chronischen Schmerzen können höhere oder häufiger verabreichte Dosierungen erforderlich sein, mit deren Hilfe der tägliche Gesamtbedarf ermittelt werden kann. Danach können höhere, seltener verabreichte Dosierungen verwendet werden, um den täglichen Gesamtbedarf zu decken. Es gibt keine Maximaldosis, es sind allerdings nur mäßige Steigerungen erforderlich, sobald der Bedarf ermittelt worden ist.

F. Die Nebenwirkungen sind ähnlich denen, die sich bei einer epiduralen Verabreichung einstellen können, sie treten allerdings häufiger auf. Am häufigsten ist Pruritus zu beobachten, obwohl die Ursache unklar ist. Eine spinal vermittelte Urinverhaltung ist nichts Ungewöhnliches, vor allem bei männlichen Patienten. Eine respiratorische Depression ist zwar möglich, aber unwahrscheinlich, wenn für eine Überwachung, eine korrekte Dosierung und eine Vermeidung systemischer Narkotika und anderer Atemdepressiva gesorgt wird. Patienten mit chronischen Schmerzen, insbesondere diejenigen mit einer langen

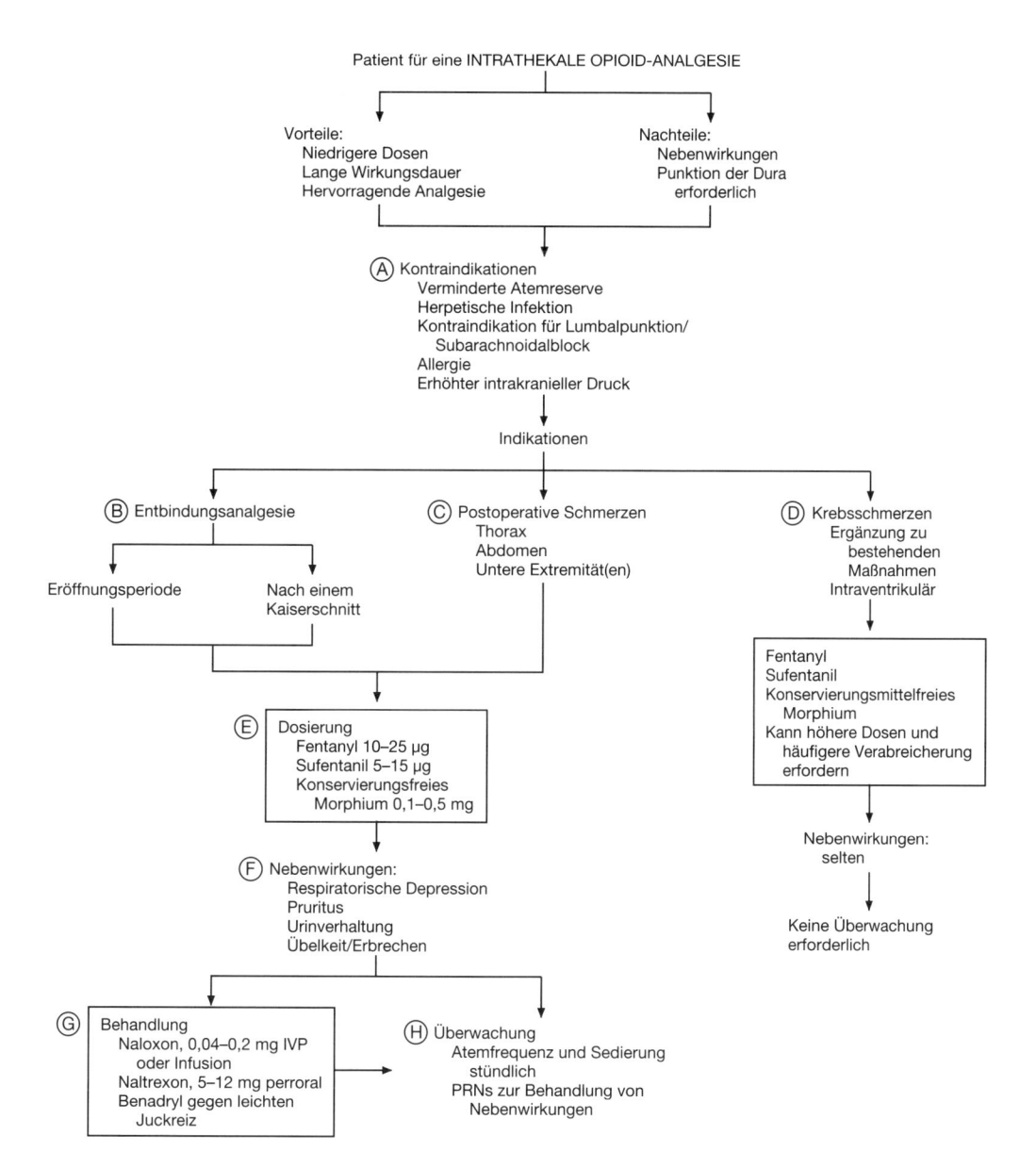

```
                    Patient für eine INTRATHEKALE OPIOID-ANALGESIE
                                        │
              ┌─────────────────────────┴─────────────────────────┐
         Vorteile:                                            Nachteile:
         Niedrigere Dosen                                     Nebenwirkungen
         Lange Wirkungsdauer                                  Punktion der Dura
         Hervorragende Analgesie                              erforderlich
                                                                  │
                                        Ⓐ Kontraindikationen
                                          Verminderte Atemreserve
                                          Herpetische Infektion
                                          Kontraindikation für Lumbalpunktion/
                                          Subarachnoidalblock
                                          Allergie
                                          Erhöhter intrakranieller Druck
                                                  │
                                             Indikationen
             ┌────────────────────────────────────┼────────────────────────────┐
     Ⓑ Entbindungsanalgesie       Ⓒ Postoperative Schmerzen           Ⓓ Krebsschmerzen
             │                          Thorax                           Ergänzung zu
      ┌──────┴──────┐                   Abdomen                          bestehenden
  Eröffnungs-   Nach einem               Untere Extremität(en)           Maßnahmen
  periode       Kaiserschnitt                                            Intraventrikulär
                                                                              │
                              Ⓔ Dosierung                                  Fentanyl
                                Fentanyl 10–25 µg                          Sufentanil
                                Sufentanil 5–15 µg                         Konservierungsmittelfreies
                                Konservierungsfreies                       Morphium
                                Morphium 0,1–0,5 mg                        Kann höhere Dosen und
                                      │                                    häufigere Verabreicherung
                              Ⓕ Nebenwirkungen:                            erfordern
                                Respiratorische Depression                    │
                                Pruritus                                  Nebenwirkungen:
                                Urinverhaltung                            selten
                                Übelkeit/Erbrechen                            │
                                                                          Keine Überwachung
                                                                          erforderlich
       Ⓖ Behandlung                          Ⓗ Überwachung
         Naloxon, 0,04–0,2 mg IVP              Atemfrequenz und Sedierung
         oder Infusion                         stündlich
         Naltrexon, 5–12 mg perroral           PRNs zur Behandlung von
         Benadryl gegen leichten               Nebenwirkungen
         Juckreiz
```

Geschichte eines Narkotikumgebrauchs, sind widerstandsfähig, so daß es selten zu Nebenwirkungen kommt. Eine daraus resultierende deutliche Verringerung der Aufnahme von Narkotika kann in seltenen Fällen Entzugserscheinungen auslösen.

G. Die beste Behandlung von Nebenwirkungen ist die Vorbeugung, indem kleine Dosierungen verwendet werden, die, falls erforderlich, entsprechend nach oben titriert werden (unter Anwendung eines intrathekalen Katheters). Höhere Dosen verstärken eher die Nebenwirkungen, als daß sie die Wirkungsdauer verlängern. Intravenöses Naloxon, das in titrierten Dosen von 40 µg angewandt wird, wirkt ohne die Analgesie zu beeinträchtigen. Aufgrund seiner kurzen Wirkungsdauer kann bei hartnäckigen Symptomen eine Naloxoninfusion erforderlich sein. Länger wirkendes Butorphanol und Nalbuphine können zur Vermeidung und zur Behandlung von Nebenwirkungen verwendet werden, und sie lassen sich auch sicher für „Durchbruch"-Schmerzen anwenden. Nichtnarkotische Analgetika, insbesondere NSARs, können verwendet werden, um eine Analgesie sicher zu verstärken.

H. Die standardmäßige Überwachung besteht in einer stündlichen Ermittlung der Atemfrequenz sowie der Ermittlung des Bewußtseins- oder Sedierungsgrads durch in diesen Verfahren ausgebildetes Personal. Bei Patienten, die gegenüber Opioiden widerstandsfähig sind, kann eine Überwachung in größeren Zeitabständen erfolgen. Aufgrund einer Retention von Kohlendioxid infolge einer rostralen Ausbreitung geht die Sedierung einer Veränderung in der Atemfrequenz voraus. Eine elektronische Überwachung der Atemfrequenz ist zulässig, obwohl es häufig zu einem falschen Alarm kommt. Eine Puls-Oxymetrie ist zwar hilfreich, allerdings kann bei Patienten, die als unterstützende Maßname Sauerstoff erhalten, ein Sauerstoffdefizit aufgrund einer „apnoischen Sauerstoffzufuhr" als Spätzeichen auftreten.

Literatur

Gwirtz KH. Intraspinal narcotics in the management of postoperative pain. Anesthesiol Rev 1990; 17:16.

Kirson LE, Goldman JM, Slover RB. Low dose intrathecal morphine for postoperative pain control in patients undergoing transurethral resection of the prostate. Anesthesiology 1989; 71:192.

Lazorthes Y, Verdie JC, Caute B, et al. Intracerebroventricular morphinotherapy for control of chronic cancer pain. Prog Brain Res 1988; 77:395.

NEUROLYTISCHER NERVENBLOCK

Richard Rosenthal

Neurolytische Nervenblocks waren Anfang des 20. Jahrhunderts recht beliebt. Ihre Anwendung ist jedoch in jüngster Zeit durch einen verstärkten Einsatz von Analgetika sowie durch neuere Operationsmethoden zurückgedrängt worden. So lassen sich beispielsweise unter Umständen mit einer Hochfrequenzneurolyse genauere und sicherere Ergebnisse erzielen als mit einer chemischen Neurolyse. Dennoch wird die chemische Neurolyse weiterhin in einer ausgewählten Gruppe von Patienten Anwendung finden, und zwar gewöhnlich bei solchen Patienten, die aufgrund von Krebs und anderen, nicht operablen chronisch schmerzhaften Beschwerden unter starken Schmerzen leiden und deren Lebenserwartung weniger als ein Jahr beträgt.

A. Eine sorgfältige Auswahl der Patienten ist der Schlüssel zu einem lohnenden Ergebnis. Die Behandlung der Schmerzen mit anderen Methoden muß erfolglos geblieben sein. Ein psychologischer Test ist ebenfalls von Bedeutung, um den Patienten beurteilen zu können, bevor ein neurolytischer Block in Erwägung gezogen wird. Ein Block ist gewöhnlich nur ein Bestandteil eines multidisziplinären Ansatzes. Antidepressiva und Analgetika, psychologische und/oder sozialmedizinische Beratungen sowie physikalische Therapie für die Schmerzlinderung sind wichtige Elemente der Behandlung. Ein ausführliches Gespräch mit dem Patienten, in dem die Risiken und Nutzen klar und deutlich vorgebracht werden, ist erforderlich, bevor die Behandlung mit einem neurolytischen Block fortgesetzt wird.

B. Ein diagnostischer Block mit Lokalanästhetika ist von entscheidender Bedeutung, um den Erfolg eines neurolytischen Blocks voraussagen zu können. Es sollten mehrere diagnostische Blocks mit Lokalanästhetika von unterschiedlicher Wirkungsdauer durchgeführt werden. Bei einem dieser Blocks sollte ein Plazebo verwendet werden, um die Reaktion auf ein Plazebo zu ermitteln. Die Dauer und der Umfang der Schmerzlinderung sollten dem verwendeten Agens entsprechen. Die Lokalanästhetikumblocks bestätigen die anatomische Zuordnung der Schmerzen und ermöglichen es dem Patienten, die Wirkung eines neurolytischen Blocks ohne großes Risiko kennenzulernen. Die Schmerzlinderung kann von einem Taubheitsgefühl oder einer Dysästhesie in der betroffenen Region abgelöst werden, was genauso quälend sein kann wie die ursprünglichen Schmerzen.

C. Wenn die diagnostischen Blocks nur eine vorübergehende Schmerzlinderung erzielt haben und der Patient die Risiken akzeptiert, kann ein neurolytischer Block von einem in dieser Methode erfahrenen Arzt ausgeführt werden. Eine schriftliche Einverständniserklärung des Patienten ist zwingend erforderlich.

D. Es können mehrere Chemikalien verwendet werden, um diese Blocks auszuführen. In den Vereinigten Staaten werden Alkohol und Phenol am häufigsten verwendet. Beide Mittel wirken unterschiedslos sowohl auf die motorischen als auch auf die sensorischen Nerven ein. Phenol kann intrathekal, epidural, für paravertebrale somatische und periphere Nervenblocks sowie für Sympathikusblocks verwendet werden. Es ist in Wasser schwer löslich und wird häufig mit Glycerin versetzt, um eine Konzentration > 7 % zu erhalten. Phenol kann mit Röntgenkontrastmitteln versetzt werden, um die Ausbreitung des Agens mittels Durchleuchtung sichtbar zu machen. Mit Glycerin versetztes Phenol ist hyperbar im Verhältnis zum Liquor cerebrospinalis. Das Medikament hat die Wirkungsweise eines Lokalanästhetikums, was zur Folge hat, daß die Schmerzen nach der Injektion nachlassen. Die Wirkung des Blocks kann erst nach 24-48 Stunden ausgewertet werden, um dem Lokalanästhetikumeffekt genügend Zeit zu geben, wieder zu verschwinden. Es kann eine Phenoltoxizität eintreten. Systemische Dosierungen > 8,5 g rufen Krampfanfälle und Bewußtlosigkeit hervor. Es kann außerdem eine renale Toxizität eintreten. Bei Dosierungen < 100 mg ist es unwahrscheinlich, daß es zu einer schweren toxischen Wirkung kommt.

E. Alkohol wird in erster Linie intrathekal, für Sympathikusblocks, für Plexus-coeliacus-Blocks sowie für die chemische Hypophysektomie verwendet. Alkohol ist hypobar im Verhältnis zum Liquor cerebrospinalis, ist im Körpergewebe leicht löslich und erzeugt bei der Injektion ein schmerzhaftes Brennen. Es dauert 12–24 Stunden, bis die Wirkung des Blocks bewertet werden kann.

F. Subarachnoidalblocks werden gewöhnlich nur bei Patienten ausgeführt, die unter einseitigen, auf einige wenige Rückenmarkssegmente begrenzte Schmerzen leiden. Das Ziel ist, eine chemische Rhizotomie der hinteren Wurzeln durchzuführen. Eine bestimmte Lagerung des Patienten und die Wahl eines geeigneten Agens (Barizität) sind erforderlich, um den Block erfolgreich durchzuführen. Bei ungefähr 50 % der Patienten müßten gute Resultate erzielt werden können. Zu den ernsthaften Komplikationen zählen Paraplegie und Parese des Darms/der Blase.

G. Neurolytische Epiduralblocks können bei Patienten mit bilateralen Schmerzen angewandt werden. Es sollte ein Katheter in den entsprechenden Bereich plaziert werden, durch den täglich kleine Dosierungen von Phenol (1 ml) injiziert werden, bis die Schmerzlinderung länger als 24 Stunden anhält.

H. Ein Block des Plexus coeliacus kann für eine hervorragende Linderung bei Schmerzen sorgen, die im Zusammenhang mit malignen Erkrankungen im Abdomen, insbesondere bei Pankreaskarzinom, auftreten. Es sind sowohl Katheter- als auch Einzelinjektionsmethoden erfolgreich angewandt worden. Eine zu starke Ausbreitung der Lösung kann eine Paraplegie hervorrufen; mit Hilfe einer Durchleuchtung kann dieses Risiko jedoch reduziert werden. Es kann außerdem zu einer orthostatischen Hypotension, zu Miktionsbeschwerden und Potenzstörungen kommen.

I. Neurolytische lumbale Sympathikusblocks können bei Patienten von Nutzen sein, die sympathisch bedingte Schmerzen in den unteren Extremitäten aufweisen, aber auch bei Patienten mit arteriellen Durchblutungsstörungen. Bilaterale Blocks soll-

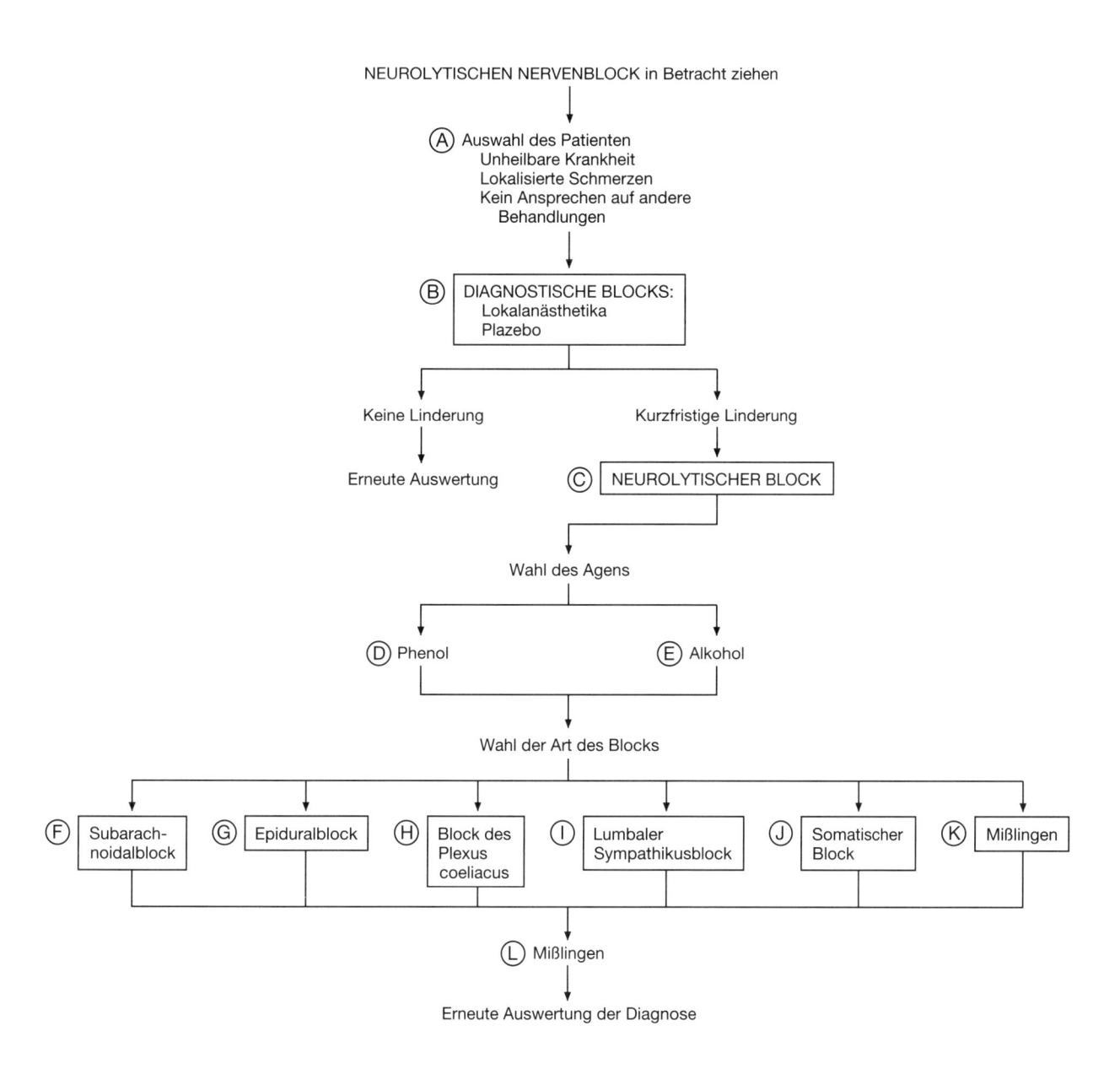

NEUROLYTISCHEN NERVENBLOCK in Betracht ziehen

- **A** Auswahl des Patienten
  - Unheilbare Krankheit
  - Lokalisierte Schmerzen
  - Kein Ansprechen auf andere Behandlungen

- **B** DIAGNOSTISCHE BLOCKS:
  - Lokalanästhetika
  - Plazebo

  - Keine Linderung → Erneute Auswertung
  - Kurzfristige Linderung → **C** NEUROLYTISCHER BLOCK

Wahl des Agens
- **D** Phenol
- **E** Alkohol

Wahl der Art des Blocks
- **F** Subarachnoidalblock
- **G** Epiduralblock
- **H** Block des Plexus coeliacus
- **I** Lumbaler Sympathikusblock
- **J** Somatischer Block
- **K** Mißlingen

L Mißlingen → Erneute Auswertung der Diagnose

---

ten bei männlichen Patienten vermieden werden, da sie sich störend auf die Ejakulation auswirken können.

J. Somatische Nervenblocks werden wegen der großen Häufigkeit von Neuralgie und Gliederschwäche nach dem Block nur selten zur Neurolyse verwendet, ausgenommen bei unheilbar kranken Krebspatienten.

K. Kraniale Nervenblocks werden häufig für eine Trigeminusneuralgie angewandt. Eine chemische Hypophysektomie kann für eine Linderung diffuser Schmerzen sorgen, die auf hormonabhängige metastasierende Karzinome zurückzuführen sind.

L. Die Wirkung eines neurolytischen Blocks kann Wochen bis Monate anhalten, je nach Art des Blocks und der Geschicklichkeit des Arztes. Ein Ausbleiben der Blockwirkung kann auf eine falsche Plazierung des neurolytischen Agens zurückzuführen sein. Es ist jedoch auch möglich, daß der Ursprung der Schmerzen anders ist als angenommen (z.B. psychogen oder zentral). Auch hier können diagnostische Blocks mit Lokalanästhetika/Plazebos das Risiko einer Fehldiagnose verringern.

Literatur

Black RG, Bonica JJ. Analgesic blocks. Postgrad Med 53:105.
Bonica JJ. Management of pain. 2nd ed. Philadelphia: Lea & Febiger, 1990:1980.
Cousins MJ, Bridenbaugh PO. Neural blockade in clinical anesthesia and management of pain. Philadelphia: JB Lippincott, 1980:1053.
Racz GB, ed. Techniques of neurolysis. Boston: Kluwer Academic, 1989.
Wall PD, Melzack R, eds. Textbook of pain. 2nd ed. New York: Churchill Livingstone, 1989:768.

KOMPLIKATIONEN NEUROLYTISCHER BLOCKS

Anthony Pellegrino

Neurolytische Blocks werden gewöhnlich bei Patienten mit starken unstillbaren Schmerzen ausgeführt. Die meisten dieser Patienten weisen Kontraindikationen zu bestimmten neurochirurgischen Behandlungsmethoden auf (z. B. schlechter Allgemeinzustand). Neurolytische Blocks können unter Anwendung vieler Lokalisationen (sympathisch, zentral oder peripher) von Nutzen sein, es können jedoch Komplikationen eintreten.

A. Die medizinisch-rechtlichen Aspekte der Schmerzbekämpfung sollten stets im Auge behalten werden. Es können aus vielen Gründen rechtliche Schritte unternommen werden. Viele Prozesse sind geführt worden, weil (1) durch die Injektion Komplikationen verursacht wurden, (2) der Patient keine Einwilligung zu dem Verfahren gegeben hatte, (3) die Behandlung nicht fachmännisch ausgeführt wurde, (4) das falsche Verfahren angewandt wurde oder (5) die Behandlung unzureichend war. Der Arzt muß daher stets die Indikationen erörtern, die Behandlungsmethode und die möglichen Komplikationen erläutern und vor Zeugen eine schriftliche Einwilligung unterzeichnen lassen, bevor er mit dem Block fortfährt. Jede Komplikation muß umgehend angesprochen werden und vom Arzt oder entsprechend geschultem Pflegepersonal behandelt werden.

B. Komplikationen, die im Zusammenhang mit neurolytischen paravertebralen Sympathikusblocks auftreten, sind in erster Linie auf eine Ausbreitung des neurolytischen Agens in den umliegenden anatomischen Strukturen zurückzuführen. Röntgenkontrastmittel und Durchleuchtungen können bei der Plazierung der Nadel von großem Nutzen sein. Breitet sich das Agens weiter als vorgesehen aus, können leicht interkostale und somatische Nerven (insbesondere der Nervus genitofemoralis und der Nervus lumboinguinalis) in den Block miteinbezogen werden. Es können motorische und sensorische Dysfunktionen eintreten. Es kann zu einer intravaskulären oder intrathekalen Injektion kommen, die dann wiederum partielle Paresen in einer der Extremitäten, eine Hypotension oder eine Dyspnoe zur Folge haben kann. Als weitere Komplikationen wären Neuritis, ein Einstich in die Nieren, Potenzstörungen und Rückenschmerzen zu nennen.

C. Wie bei paravertebralen Sympathikusblocks sind viele der Komplikationen eines neurolytischen Plexus-coeliacus-Blocks darauf zurückzuführen, daß wichtige Strukturen in unmittelbarer Nähe liegen. Auch hier können sich Kontrastmittel und Durchleuchtungen als nützlich erweisen, um die Nadel sicher und korrekt zu plazieren. Es sind stets intrathekale Injektionen mit verheerenden Folgen möglich. Zu den weiteren Komplikationen zählen Pneumothorax, intravaskuläre Injektionen, ein oder zwei Tage anhaltende Schmerzen im Injektionsbereich, ein vorübergehendes Ansteigen der gastrointestinalen Motilität, Neuritis, vorübergehende Miktionsbeschwerden, Ausbleiben von Ejakulationen und Paraplegie.

D. Neurolytische Trigeminusblocks haben vorübergehende Okulomotoriuslähmungen, Abduzensparesen sowie Glossopharyngeallähmungen zur Folge gehabt. Eine Anästhesie der Cornea sowie eine permanente Anästhesie der Wange und der Nase treten häufig auf. Es können außerdem Geschwürbildungen im Bereich der Nase, Blindheit, korneale Geschwürbildungen sowie eine motorische Schwäche des Nervus trigeminus auftreten. Wichtige Strukturen werden durch ihre Nähe zum Trigeminus durch Hämorrhagie oder eine Diffusion der Neurolytika gefährdet. Ein Block des Nervus mandibularis kann eine Parese oder Paralyse der Kaumuskeln und damit eine Kieferdysfunktion zur Folge haben. Ein Block des Nervus facialis kann eine permanente Paralyse der Musculi faciales hervorrufen. Zu den Komplikationen bei einem Block des Nervus glossopharyngeus zählen Dysphagie, Schorfbildung, Fibrose, Thrombosen in der Arteria carotis oder der Vena jugularis interna und ein Block des Nervus facialis. Es wird allgemein empfohlen, diese Injektionen mittels einer Röntgendurchleuchtung zu überwachen, da in dieser Region viele Nerven in unmittelbarer Nähe liegen (z. B. Nervus vagus, Nervus hypoglossus, Nervus accessorius).

E. Neurolytische Blocks des Plexus cervicalis können eine intrathekale oder intravaskuläre Injektion, Beschädigungen des Nervus oesophageus und/oder des Nervus accessorius spinalis und ein langanhaltendes Horner-Syndrom zur Folge haben. Am Plexus brachialis werden selten neurolytische Blocks ausgeführt, da es häufig zur Paralyse der oberen Extremitäten und zu Gefäßthrombosen kommt. Zu den Komplikationen eines neurolytischen Stellatumblocks zählen vorübergehende Heiserkeit und Dysphagie, verursacht durch eine Blockade des Nervus laryngeus recurrens, ein hartnäckiges Horner-Syndrom sowie eine Ausbreitung des Agens zum Plexus brachialis und in den paravertebralen bzw. subarachnoidalen Raum.

F. Neurolytische interkostale Blocks können subkutane und kutane Verschorfungen des Gewebes sowie schwere Fälle von Neuritis hervorrufen, vor allem, wenn Alkohol injiziert wurde.

G. Welche Komplikationen bei einem zentralen neurolytischen Block auftreten können, hängt davon ab, welcher Teil des Rückenmarks blockiert wird. Die Komplikationen können vorübergehend auftreten, aber auch von langer Dauer sein. Komplikationen wie Taubheitsgefühl, Parese der Blase, Kopfschmerzen, Parese der Muskulatur und des Darms, Parästhesie und Hyperästhesie haben Berichten zufolge bis zu 72 Stunden angehalten, nachdem eine intrathekale Injektion eines neurolytischen Agens erfolgte. Meningismus ist zwar selten, kann aber durchaus auftreten. Es sind außerdem das Cauda-Syndrom und Thrombosen in der Arteria spinalis anterior bzw. den Arteriae spinales posteriores beobachtet worden.

H. Eine epidurale Injektion von Alkohol kann eine schwere Neuritis zur Folge haben. Grunwald wandte bei 221 Krebspatienten 6–10%iges Phenol an. Bei 57 Patienten stellte sich Blaseninkontinenz ein (bei 17 dieser Patienten über einen Zeitraum von mehr als 2 Wochen), bei 21 Patienten Darminkontinenz (bei 8 von ihnen für mehr als 2 Wochen) und bei 14 Patienten eine Muskelschwäche (bei 3 Patienten für mehr als 2 Wochen). Eine hypertonische Kochsalzlösung löste eine permanente Paraplegie aus.

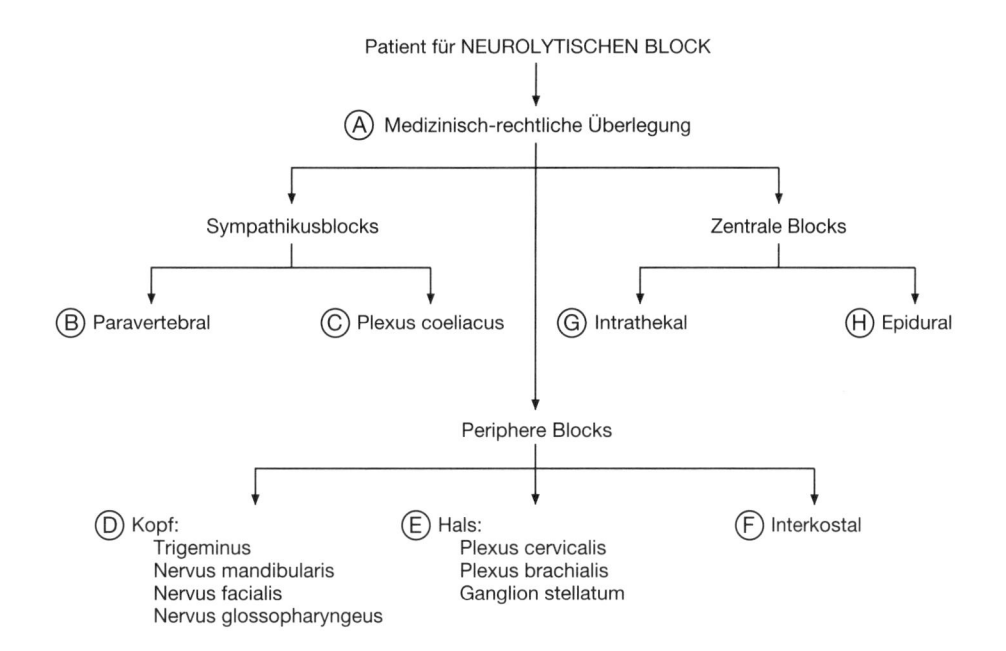

```
Patient für NEUROLYTISCHEN BLOCK
                │
                ▼
      (A) Medizinisch-rechtliche Überlegung
       ┌────────────┴────────────┐
       ▼                         ▼
  Sympathikusblocks          Zentrale Blocks
   ┌──────┴──────┐          ┌──────┴──────┐
   ▼             ▼          ▼             ▼
(B) Paravertebral  (C) Plexus coeliacus  (G) Intrathekal  (H) Epidural
             │
             ▼
       Periphere Blocks
   ┌─────────┼─────────┐
   ▼         ▼         ▼
(D) Kopf:   (E) Hals:          (F) Interkostal
  Trigeminus          Plexus cervicalis
  Nervus mandibularis Plexus brachialis
  Nervus facialis     Ganglion stellatum
  Nervus glossopharyngeus
```

Literatur

Benson HT. Convulsions secondary to intravascular phenol; a hazard of celiac plexus block. Anesth Analg 1979; 58:150.

Bonica JJ. Management of pain. 2nd ed. Philadelphia: Lea & Febiger, 1990.

Cherry DA. Chemical lumbar sympathectomy. Curr Concepts Pain 1984; 2:12.

Grunwald I. Neurolise com fenol: Uso da via peridural no tratamento da dor de cancer. Rev Bras Anestes 1976; 26(4):628.

Reid W, Watt JK, Gray TG. Phenol injection of sympathetic chain. Br J Surg 1970; 47:45.

Swerdlow M. Medicolegal aspects of complications following pain relieving block. Pain 1982; 13:321.

Swerdlow M. Complications of neurolytic neural blockade. In: Cousins MJ, Bridenbaugh PO, eds. Neural blockade in clinical anesthesia and management of pain. 2nd ed. Philadelphia: JB Lippincott, 1988:719.

IMPLANTIERBARE INFUSIONSPUMPEN

Mark E. Romanoff

Die meisten implantierbaren Infusionspumpen werden zur epiduralen oder intrathekalen Infusion von Narkotika zur Schmerzbekämpfung bei unheilbar kranken Krebspatienten verwendet. Bevor jedoch diese Pumpen implantiert werden, muß festgestellt werden, inwieweit die Anwendung dieser Art von System gegenüber einem implantierten Reservoir oder einem offenen System Vorteil bietet. Bei offenen Systemen wird der Spinalkatheter tunnelartig unter der Haut entlanggeführt und dann nach außen gelegt. Bei geschlossenen Systemen sind alle Komponenten (Spinalkatheter, Reservoir und Pumpe) unter der Haut des Patienten implantiert. Das Risiko einer Infektion ist bei offenen Systemen höher. Geschlossene Systeme haben den Vorteil, daß sie ein geringeres Infektionsrisiko bergen, daß es seltener zu einem Abbrechen des Katheters kommt und daß eine höhere Mobilität gegeben ist. Sie sind jedoch wesentlich teurer, unter Umständen schwerer zu injizieren und erfordern einen chirurgischen Eingriff, wenn die Komponenten entfernt oder ersetzt werden müssen.

Reservoirsysteme lassen sich kostengünstiger einsetzen als Pumpensysteme. Sie erfordern jedoch mehrere Injektionen, so daß täglich Nadeln, Spritzen und Medikationen vorbereitet werden müssen. Es wird täglich Hilfspersonal benötigt, wenn der Patient diese Aufgaben nicht selbst ausführen kann. Implantierbare Pumpen sind größer als Reservoirs, sie reduzieren jedoch Injektionen auf größere Zeitabständen (gewöhnlich alle 10–14 Tage). Eine kontinuierliche Infusion kann im Gegensatz zu intermittierenden Injektionen die Schmerzlinderung verbessern und das Auftreten von Nebenwirkungen verringern.

Die meisten Untersuchungen haben eine hervorragende Schmerzlinderung bei 50–80 % der Patienten ergeben. Der Verbrauch an systemischen Narkotika (oral oder intravenös) sinkt gewöhnlich um 50–75 %. Die Mobilität wird erhöht, und der Patient erzielt eine bessere Schmerzlinderung. Die Infusion von intrathekalem Morphin liegt anfangs gewöhnlich bei 1–6 mg pro Tag, obwohl auch schon bis zu 150 mg pro Tag verwendet worden sind. Nach einer Anwendung über einen Zeitraum von 6–9 Monaten scheint die Wirksamkeit der Schmerzlinderung deutlich zu sinken. Die Charakteristika implantierbarer Infusionspumpen sind in Tabelle 1 aufgeführt.

A. Die Kandidaten für eine Implantation leiden unter Schmerzen, die empfindlich auf Narkotika reagieren, sind jedoch aufgrund der Nebenwirkungen (Übelkeit, Erbrechen, Auswirkungen auf das ZNS) nicht in der Lage, mit der oralen Medikation fortzufahren. Jeweils als Kontraindikation anzusehen sind Koagulopathie, systemische Infektionen, lokale Infektionen an der Implantationsstelle, psychische Anomalien und das Fehlen geeigneter Hilfskräfte (Familie, Hospiz, Krankenpflege oder notärztliche Versorgung umgehend verfügbar). Es muß gewöhnlich eine Lebenserwartung von mehr als drei Monaten gegeben sein, um die Aufwendungen für das System zu rechtfertigen. Es müssen epidurale oder intrathekale Narkotika probeweise angewandt worden sein, bevor die Implantation erfolgen kann. Die Schmerzen sollten um mindestens 50 % reduziert worden sein, bevor fortgefahren werden kann.

B. Eine epidurale Plazierung erfordert höhere Dosierungen und größere Volumina des Narkotikums als eine intrathekale Plazierung, wodurch ein häufigeres Auffüllen des Reservoirs notwendig wird; die meisten implantierbaren Infusionspumpensysteme werden daher zusammen mit einem intrathekalen Katheter verwendet. Im folgenden werden die Charakteristika eines intrathekalen Katheters beschrieben.

C. Das Einsetzen erfolgt unter aseptischen Bedingungen in einem Operationsraum. Es können Lokal- oder Regionalanästhetika verwendet werden, um die Unannehmlichkeiten für den Patienten zu verringern. Der Patient wird in eine laterale Dekubitusprophylaxe gebracht. Die Nadeleinstichregion (in der Regel die L2-3-Mittellinie) und der Bereich, in dem die

(Fortsetzung auf Seite 222)

Tabelle 1 Charakteristika implantierbarer Infusionspumpen[*]

Pumpe	Kosten (in $)	Gewicht (in g)	Maße (in mm)	Energiequelle	Größe des Reservoirs (in cc)	Infusionsgeschwindigkeit	seitliche Durchlaßöffnung	Programmierbar
Infusaid[1] 100	3654	187	87 × 28	2phasig Geladene Flüssigkeit	47	1–6 cc/Tag	–	–
400	4795	208	87 × 28	Geladene Flüssigkeit	47	1–6 cc/Tag	+	–
600	In Klinikversuchen	100	63 × 22	Geladene Flüssigkeit	22	0,75 cc/Std oder 1,4 cc/Tag	+	–
1000	In Klinikversuchen	272	90 × 23	Geladene Flüssigkeit Lithiumbatterie	25	0,001–0,5 cc/Std	+	+
Medtronics[2] 8610/8611	12,600[3]	175	70 × 28	Lithiumbatterie	18	0,004–0,9 cc/Std	+	+

[*] Übernommen aus Kwan JW. Use of infusion devices for epidural or intrathecal administration of spinal opioids. Am J Hosp Pharm; 47:S18-23. Copyright 1990, American Society of Hospital Pharmacists, Inc. Alle Rechte vorbehalten. Nachdruck mit Genehmigung. R9223.
[1] Persönliches Gespräch mit Infusaid, Inc., Norwood MA (1/91).
[2] Persönliches Gespräch mit Medtronics, Minneapolis MN (1/91).
[3] Einschließlich Programmiereinheit.

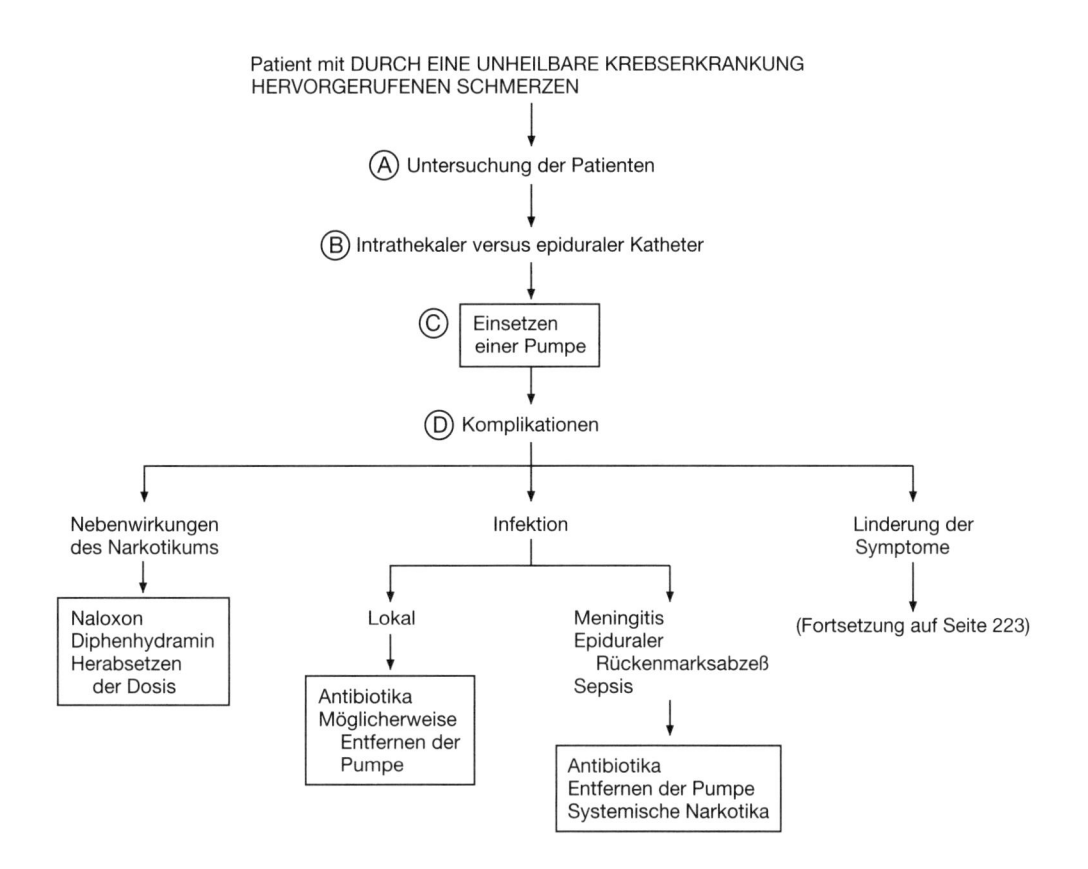

Patient mit DURCH EINE UNHEILBARE KREBSERKRANKUNG HERVORGERUFENEN SCHMERZEN

↓

Ⓐ Untersuchung der Patienten

↓

Ⓑ Intrathekaler versus epiduraler Katheter

↓

Ⓒ Einsetzen einer Pumpe

↓

Ⓓ Komplikationen

- Nebenwirkungen des Narkotikums
  - Naloxon
  - Diphenhydramin
  - Herabsetzen der Dosis
- Infektion
  - Lokal
    - Antibiotika
    - Möglicherweise Entfernen der Pumpe
  - Meningitis
    Epiduraler
    Rückenmarksabzeß
    Sepsis
    - Antibiotika
    - Entfernen der Pumpe
    - Systemische Narkotika
- Linderung der Symptome

(Fortsetzung auf Seite 223)

Pumpe implantiert wird (oberes seitliches Abdomen) werden vorbereitet und abgedeckt. Es wird eine 3–4 cm lange Inzision über dem Interkostalraum vorgenommen und eine Tuohy-Nadel in den Subarachnoidalraum eingeführt. Der Katheter wird unter Überwachung durch Durchleuchtung ungefähr 8–10 cm eingefädelt, bis er sich im richtigen Bereich befindet. Es wird eine 15–20 cm lange Inzision in die Lende vorgenommen und eine Tasche zur abdominalen Faszie hin geöffnet. Der Katheter wird tunnelartig zur Tasche hingeführt und an der Pumpe befestigt. Alle Verbindungen werden dann überprüft, Knicks werden beseitigt, und es wird ein ungehinderter Fluß des Liquor cerebrospinalis durch den Katheter geprüft. Die Pumpe wird in die Tasche plaziert und befestigt. Die Tasche wird dann geschlossen. Häufig wird eine Dosis eines Narkotikums in die seitliche Durchlaßöffnung gegeben, bevor die Haut geschlossen wird.

D. Berichten zufolge liegt die Komplikationsrate dieser Systeme bei 5–15 %. Die meisten Komplikationen sind auf systemische oder zentrale Wirkungen des Narkotikums zurückzuführen. Häufig treten auch mechanische Ausfälle, eine Wanderung des Katheters sowie Infektionen ein.

E. Ein Ausbleiben der Schmerzlinderung kann viele Ursachen haben. Eine unsachgemäße Injektionsmethode kann dazu führen, daß das Narkotikum subkutan eingebracht und nicht in das Reservoir eingelagert wird. Fehler bei der Zubereitung des Narkotikums können die Konzentration des injizierten Medikaments herabsetzen. Es können auch gerätebedingte Ausfälle und Abweichungen vorkommen.

F. Eine Injektion von Metrizamid in die seitliche Durchlaßöffnung der Pumpe kann dazu beitragen, eine Loslösung des Katheters, Knicks im Katheter und die Lage der distalen Spitze des Katheters zu umreißen. Fisteln des Liquor cerebrospinalis sind als Extravasationen zu erkennen, die von der distalen Katheterspitze in den subkutanen Bereich hineinragen. Wenn der Verdacht auf eine Fistel besteht, kann eine intrathekale Injektion von Technetium-99m-Pyrophosphat zu einem Nachweis beitragen.

G. Wenn sich bei der Injektion eines Lokalanästhetikums durch den seitlichen Durchlaß Zeichen einer Spinalanästhesie einstellen, ist das Kathetersystem mit großer Wahrscheinlichkeit intakt, so daß ein erneuter Versuch mit der Pumpe zu empfehlen ist. Wenn das Lokalanästhetikum keine Spinalanästhesie erzeugt, sollte das System entfernt werden.

H. In allen Studien, in denen die Patienten länger als 2 Wochen beobachtet wurden, wird von einer Gewöhnung und einem progressiven Anstieg des Narkotikumbedarfs berichtet. Die Gewöhnung kann auf eine stärkere Belastung durch Tumore oder auf pharmakodynamische bzw. pharmakokinetische Veränderungen des Narkotikums zurückzuführen sein. Die am häufigsten angewandte Therapie ist eine Erhöhung der Dosis des Narkotikums. Bei den meisten Pumpen sind feste Volumina vorgegeben, so daß die Konzentration des Narkotikums erhöht werden muß, um die Dosierung anzuheben. Morphinum sulfuricum ist in Konzentrationen von bis zu 60 mg/cm^3 verwendet worden, ohne daß eine Toxizität eingetreten ist. Andere Strategien bestehen darin, das Narkotikum abzusetzen (Medikamenten-"Urlaub", Verwendung von Lokalanästhetika), andere Narkotikumsrezeptoren zu verwenden und andere Rezeptoren mit Clonidin (alpha$_2$) oder Gamma-Aminobuttersäure (GABA) zu stimulieren. Es können auch neurodestruktive Verfahren in Betracht gezogen werden, wenn die Schmerzlinderung nicht zufriedenstellend ausfällt.

Literatur

Cherry DA. Drug delivery systems for epidural administration of opioids. Acta Anaesth Scand 1987; 31 (suppl 85):54.

Greenberg HS. Continuous spinal opioid infusion for intractable cancer pain. In: Foley KM, Inturrisi CE, eds. Advances in pain research and therapy. Vol. 8. New York: Raven Press, 1986:351.

Greenberg HS, Taren J, Ensminger WD, Doan D. Benefit from and tolerance to continuous intrathecal infusion of morphine for intractable cancer pain. J Neurosurg 1982; 52:360.

Hassenbusch SJ, Pillay PK, Magdinec M, et al. Constant infusion of morphine for intractable cancer pain using an implanted pump. J Neurosurg 1990; 73:405.

Kwan JW. Use of infusion devices for epidural or intrathecal administration of spinal opioids. Am J Hosp Pharm 1990; 47:S18.

Madrid JL, Fatela LV, Alcorta J, et al. Intermittent intrathecal morphine by means of an implantable reservoir: a survey of 100 cases. J Pain Symptom Management 1988; 3:67.

Onofrio BM, Yaksh TL. Long-term pain relief produced by intrathecal morphine infusion in 53 patients. J Neurosurg 1990; 72:200.

Ventafridda ES, Caraceani A, De Conno F. Intraspinal morphine for cancer pain. Acta Anaesth Scand 1987; 31 (suppl 85):47.

Waldman SD. Implantable drug delivery systems: practical considerations. J Pain Symptom Management 1990; 5:169.

Waldman SD. The role of spinal opioids in the management of cancer pain. J Pain Symptom Management 1990; 5:163.

Waldman SD, Feldstein GS, Allen ML. A troubleshooting guide to the subcutaneous epidural implantable reservoir. J Pain Symptom Management 1986; 1:217.

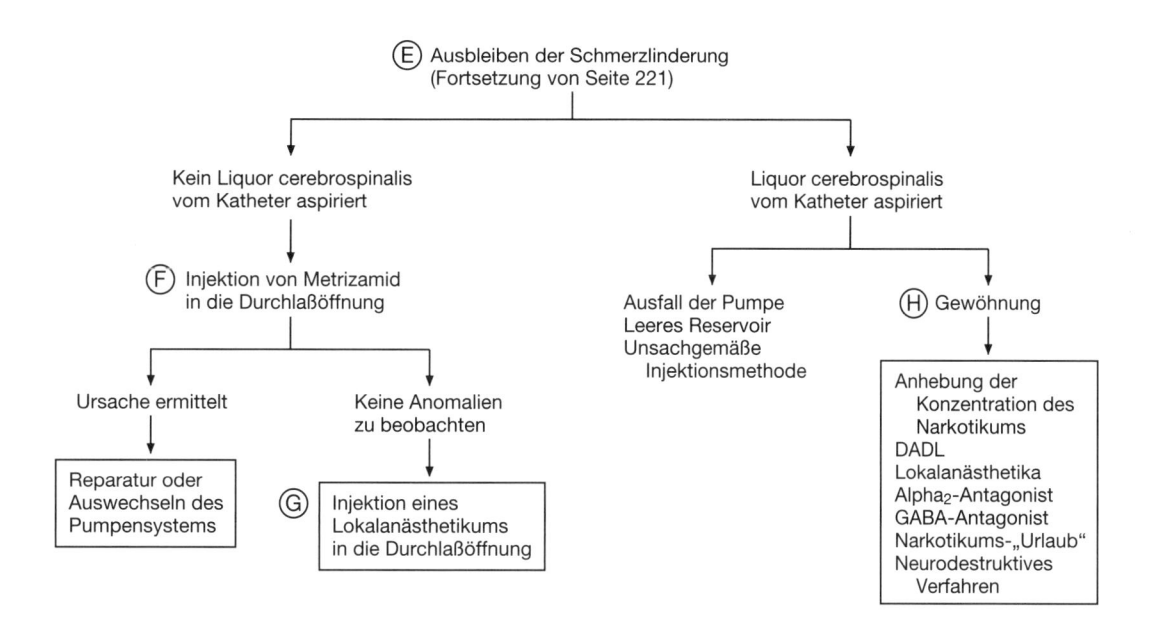

Ⓔ Ausbleiben der Schmerzlinderung
(Fortsetzung von Seite 221)

- Kein Liquor cerebrospinalis vom Katheter aspiriert
  - Ⓕ Injektion von Metrizamid in die Durchlaßöffnung
    - Ursache ermittelt
      - Reparatur oder Auswechseln des Pumpensystems
    - Keine Anomalien zu beobachten
      - Ⓖ Injektion eines Lokalanästhetikums in die Durchlaßöffnung
- Liquor cerebrospinalis vom Katheter aspiriert
  - Ausfall der Pumpe
    Leeres Reservoir
    Unsachgemäße Injektionsmethode
  - Ⓗ Gewöhnung
    - Anhebung der Konzentration des Narkotikums
      DADL
      Lokalanästhetika
      Alpha₂-Antagonist
      GABA-Antagonist
      Narkotikums-„Urlaub"
      Neurodestruktives Verfahren

STIMULATION DER HINTERSÄULE

Marc B. Hahn

Die elektrische Reizung der Hintersäule des Rückenmarks ist eine nichtdestruktive Behandlungsmethode, die angewandt wird, um bestimmte Schmerzsyndrome zu behandeln. Der physiologische Wirkungsmechanismus ist kaum bekannt. Der bis heute am weitesten anerkannte Mechanismus besteht in der Stimulation der depressorischen Bahnen in den Hintersäulen. Eine willkürliche Auswahl der Patienten, verbunden mit der Unzuverlässigkeit der ersten Geräte, ließ die Wirksamkeit dieses Verfahrens anfänglich fraglich erscheinen. Mit der richtigen Auswahl der Patienten und dem Aufkommen zuverlässiger, technisch fortgeschrittener Stimulatoren und Elektroden ist jedoch die Wirksamkeit deutlich angestiegen. Gegenwärtig wird so verfahren, daß die Elektroden für die Stimulierung der Hintersäule perkutan so in den Epiduralraum plaziert werden, daß sie durch die Dura von den Hintersäulen getrennt sind.

Die Schmerzzustände, die in erster Linie auf eine Reizung der Hintersäule ansprechen, sind neurogener Art (sie entstehen im Nervensystem). Diese schmerzhaften Beschwerden sind gewöhnlich mit bestimmten sensorischen Dysfunktionen verbunden. Schmerzen, die im Zusammenhang mit peripheren Gefäßkrankheiten auftreten, sprechen ebenfalls auf eine Stimulation der Hintersäule an. Nozizeptorische Schmerzen (die durch einen pathologischen Prozeß verursacht werden, der die Nervenenden stimuliert), supraspinale Schmerzen (z. B. thalamischer Infarkt) sowie Schmerzen, die bei bestimmten Deafferentierungen auftreten (als Folge einer Zerstörung afferenter Nerven), sprechen in der Regel nicht auf eine Stimulation der Hintersäule an.

Ein erfolgreicher präoperativer Versuch, bei dem eine transkutane elektrische Stimulierung der Nerven durchgeführt wird, kann bei der Auswahl geeigneter Patienten hilfreich sein. Ein Fehlschlagen dieser transkutanen elektrischen Nervenreizung muß jedoch nicht unbedingt zur Folge haben, daß auf einen Versuch der Stimulierung der Hintersäule verzichtet wird.

A. Eine Stimulierung der Hintersäule wird meistens zur Behandlung von Schmerzen bei Patienten angewandt, die sich mehreren Rückenoperationen unterzogen haben. Sie ist die wirksamste Therapie bei postoperativen Patienten mit einer echten adhäsiven Arachnoiditis oder einem Cauda-Syndrom. Subjektiv klagen diese Patienten über Wurzelschmerzen und Symptome in der Kreuzgegend. Objektiv können diese Patienten ein anomales EMG oder Nervenleitungsbefunde sowie Röntgenbefunde eines Cauda-Syndroms aufweisen. Kreuzschmerzen allein sind keine Indikation für eine Stimulation der Hintersäule.

B. Andere neurogene Schmerzsyndrome sprechen ebenfalls auf eine Stimulierung der Hintersäule an. Nach einer Amputation auftretende Schmerzen (Phantomschmerzen) können anfangs gut ansprechen, aber die Wirksamkeit kann mit der Zeit nachlassen. Eine sympathische Reflexdystrophie scheint positiv auf eine Stimulierung der Hintersäule zu reagieren, und diabetische Neuropathien sowie einige Plexusläsionen können ebenfalls darauf ansprechen.

C. Schmerzen, die als Folge von peripheren Gefäßkrankheiten auftreten, sind ein vielversprechendes neues Anwendungsgebiet für eine Stimulierung der Hintersäule. Zusätzlich zur Schmerzlinderung kann sich beim Patienten eine Ausdehnung der Gehstrecken, eine Verheilung kleinerer trophischer Geschwüre oder eine Verbesserung der kapillaren Durchblutung einstellen.

D. Bevor eine Stimulierung der Hintersäule versuchsweise durchgeführt wird, sollten adäquate herkömmliche Behandlungsmethoden und/oder anerkannte chirurgische Eingriffe versucht werden. Die Patienten sollten außerdem von einem Psychologen untersucht werden, um die Einflüsse psychosozialer Probleme auf ihre schmerzhaften Beschwerden zu ermitteln. Eine vorausgehende Unbedenklichkeitserklärung von einem Psychologen hilft bei der richtigen Auswahl der Patienten. Da eine Stimulation der Hintersäule ein teures und invasives Behandlungsverfahren ist, sollte sie nicht als erstrangiges Verfahren angewandt werden.

E. Die Elektroden werden unter sterilen Bedingungen und mit Hilfe einer Durchleuchtung plaziert. Die meisten leitenden Elektroden können perkutan durch eine stumpfe Nadel in den Epiduralraum plaziert werden. Um Schmerzen in den unteren Extremitäten zu behandeln, wird die Elektrode zwischen den 8. und 10. Brustwirbel, bei Schmerzen in den oberen Extremitäten zwischen die mittleren Halswirbel plaziert. Bei Patienten mit einseitig auftretenden Schmerzen wird die Elektrode auf die betroffene Seite ausgerichtet. Viele Elektroden verfügen über mehrere Kontakte, so daß die Stimulationswirkung variiert werden kann. Es lassen sich beim Stimulator im allgemeinen die Intensität, die Impulsfrequenz und die Impulsdauer einstellen. Die Plazierung der Elektroden, die Stimulatoreinstellungen, die Wahl der Elektrode und die Polarität werden variiert, bis die durch die Stimulierung der Hintersäule erzeugte Parästhesie die von dem Schmerz betroffene Region so genau wie möglich überdeckt. Die Elektrode wird verankert und mit einem sterilen Verband bedeckt. Mit den Teststimulationen wird 3 bis 7 Tage fortgefahren. Eine solche Teststimulation kann von 30 Minuten in 8-Stunden-Abständen bis zu einer Dauerstimulation von früh bis spät reichen. Gegebenenfalls wir der Stimulator neu eingestellt. Der Patient wird wahrscheinlich keine vollständige Schmerzlinderung erfahren. Daher muß er entscheiden, ob das Ausmaß der Schmerzlinderung ausreicht, um eine Implantation der Geräte zu rechtfertigen.

F. Die verankerte Elektrode wird entweder mit einer Antenne oder einem Impulsgenerator verbunden, die bzw. der in einer subkutanen Tasche plaziert ist. Es wird eine externe Antenne, die mit einem Stimulator verbunden ist, mit Pflasterstreifen über der subkutanen Antenne befestigt, um eine Stimulierung der Hintersäule mittels Induktion herbeizuführen. Der vollständig implantierte Impulsgenerator wird durch eine computerisierte Abfrageeinheit programmiert, die der Patient mit einem kleinen Magneten ein- und ausschalten kann. Die Epiduralelektrode wird nach 4 bis 6 Wochen durch Bindegewebe an ihrem Platz gehalten. In der Zwischenzeit sollte der Patient anstrengende Tätigkeiten vermeiden, sich nicht drehen und nichts heben. Es kann jedoch trotz dieser Vorsichtsmaßnahmen dazu kommen, daß die Elektrode wandert.

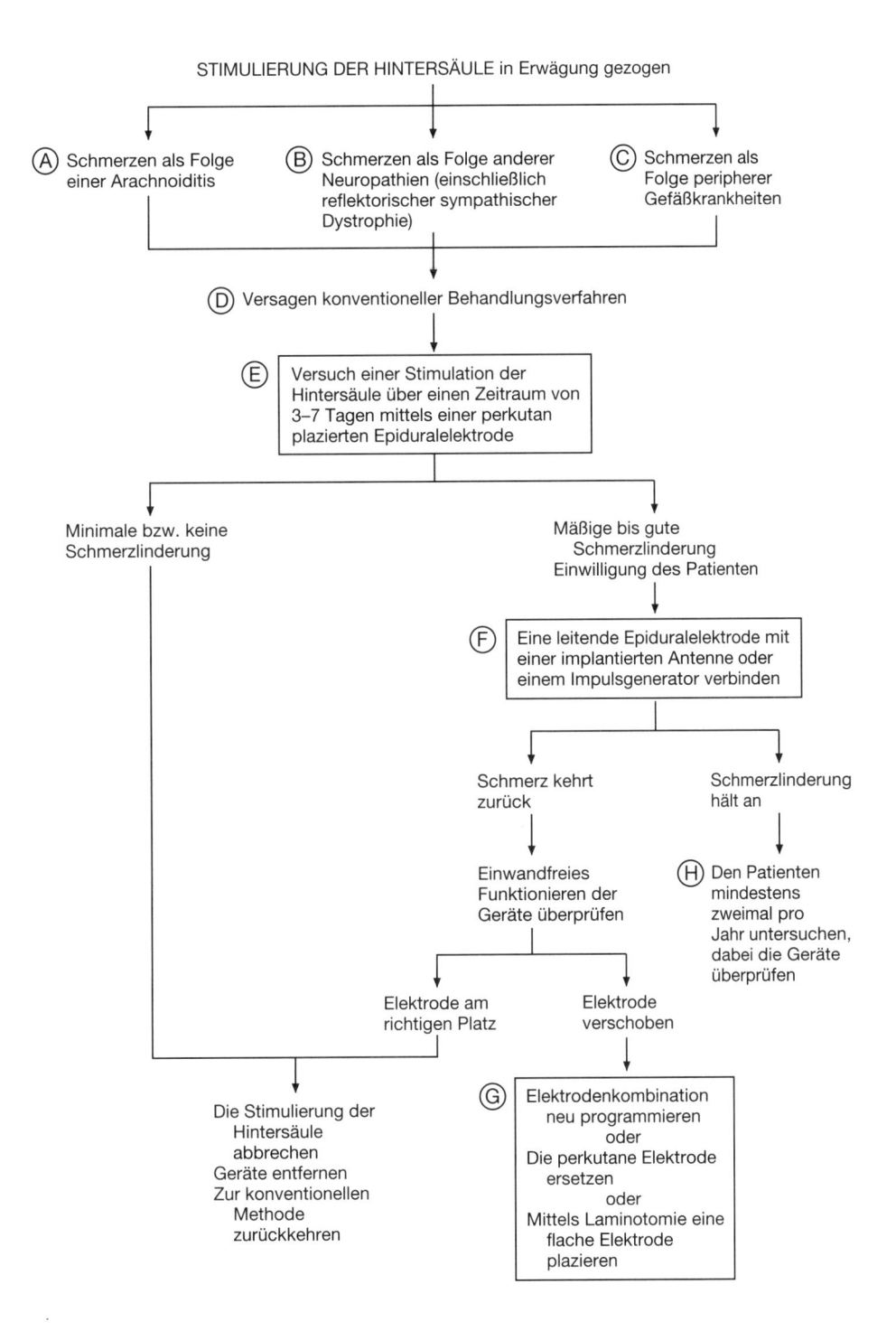

```
STIMULIERUNG DER HINTERSÄULE in Erwägung gezogen
                            │
        ┌───────────────────┼───────────────────┐
        ▼                   ▼                   ▼
   Ⓐ Schmerzen als     Ⓑ Schmerzen als Folge anderer    Ⓒ Schmerzen als
     Folge einer         Neuropathien (einschließlich     Folge peripherer
     Arachnoiditis       reflektorischer sympathischer    Gefäßkrankheiten
                         Dystrophie)
```

Ⓓ Versagen konventioneller Behandlungsverfahren

Ⓔ Versuch einer Stimulation der Hintersäule über einen Zeitraum von 3–7 Tagen mittels einer perkutan plazierten Epiduralelektrode

- Minimale bzw. keine Schmerzlinderung
- Mäßige bis gute Schmerzlinderung Einwilligung des Patienten

Ⓕ Eine leitende Epiduralelektrode mit einer implantierten Antenne oder einem Impulsgenerator verbinden

- Schmerz kehrt zurück
- Schmerzlinderung hält an

Einwandfreies Funktionieren der Geräte überprüfen

Ⓗ Den Patienten mindestens zweimal pro Jahr untersuchen, dabei die Geräte überprüfen

- Elektrode am richtigen Platz
- Elektrode verschoben

Die Stimulierung der Hintersäule abbrechen Geräte entfernen Zur konventionellen Methode zurückkehren

Ⓖ Elektrodenkombination neu programmieren oder Die perkutane Elektrode ersetzen oder Mittels Laminotomie eine flache Elektrode plazieren

G. Eine Neuprogrammierung der Parameter des Stimulators oder eine Änderung der Elektrodenkombination kann die richtige Stimulierung wiederherstellen. Wenn dies ohne Erfolg bleibt, sollte man in Erwägung ziehen, die perkutane Elektrode zu ersetzen. Die operative Implantation einer flachen Elektrode mittels einer Laminotomie minimiert die Gefahr einer Bewegung.

H. Der Patient sollte mindestens zweimal pro Jahr untersucht werden, um ein einwandfreies Funktionieren der Geräte sicherzustellen. Einige Studien deuten darauf hin, daß die Wirksamkeit einer Stimulierung der Hintersäule im Laufe der Zeit abnimmt. Es wäre außerdem nicht realistisch zu erwarten, daß sich mit der Stimulierung der Hintersäule eine vollständige Schmerzlinderung erzielen läßt.

Literatur

Jacobs M, Jorning P, Beckers R, et al. Foot salvage and improved microvascular blood flow as a result of epiduraspinal cord electrical stimulation. J Vasc Surg 1990; 12:354.

Long DM. Patient selection and the results of spinal cord stimulation for chronic pain. In: Hosobuchi Y, Corbin T, eds. Indications for spinal cord stimulation: proceedings of a symposium. New York: Excerpta Medica, 1981.

Myerson BA. Electrostimulation procedures: effects, presumed rationale and possible mechanisms. Adv Pain Res Ther 1983; 5:495.

Robaina FJ, Rodriquez JL, Martin MA. TENS and spinal cord stimulation for pain relief in RSD. Stereotact-Funct Neurosurg 1989; 52:53.

Shealy CN, Mortimer JT, Reswick JB. Electrical inhibition of pain by stimulation of the dorsal column. Anesth Analg 1967; 46:489.

Siegfried J, Lazorthes Y. Long-term follow-up of dorsal column operations. Appl Neurophysiol 1982; 45:201.

CRYOANALGESIE

Donald B. Tallackson
Robert E. Middaugh

Der Begriff Cryoanalgesie wurde 1976 geprägt, um eine Schmerzlinderung zu beschreiben, die durch eine Zerstörung peripherer Nerven herbeigeführt wurde, nachdem die Nerven einer extremen Kälte ausgesetzt worden waren. Wie das Gefrieren eine zellulare und insbesondere neurale Zerstörung bewirkt, ist noch umstritten. Verschiedene Grade der Zerstörung haben unterschiedliche klinische Ergebnisse zur Folge. Eine Zerstörung ersten Grades oder Neurapraxie verursacht minimale Schäden und stört die Funktion für ungefähr zwei Wochen. Eine Zerstörung zweiten Grades oder Axonotmesis zerstört sowohl die Axonscheide als auch die Myelinscheide. Sie kann für eine mehrere Monate anhaltende Schmerzlinderung sorgen. Die Zerstörungen dritten bis fünften Grades oder Neurotmesis haben sowohl den Untergang neuralen Gewebes als auch den Untergang stromalen Gewebes zur Folge. In diesem Stadium lassen sich keine Voraussagen mehr über die Regeneration und die Rückkehr der Funktionsfähigkeit machen.

A. Patienten mit Schmerzen unterschiedlicher Ursache sind Kandidaten für eine Cryoanalgesie; es muß bei ihnen jedoch möglich sein, eine Analgesie durch eine gezielte Plazierung der relativ großen Kältesonde an einer Stelle zu bewirken, an der nur ein minimaler Schaden im umliegenden Gewebe verursacht wird. Zu den akuten Beschwerden, die mit einer Cryoanalgesie behandelt wurden, zählen postoperative Schmerzen, die sich nach einer Thorakotomie oder nach Eingriffen zur Behandlung von Leistenbrüchen einstellten. Bestimmte chronische Schmerzzustände sprechen ebenfalls auf eine Kältetherapie an. Schmerzen in der Thoraxwand können mit spezifischen interkostalen Nervenblocks bekämpft werden. Bestimmte Schmerzsyndrome im Gesicht, wie beispielsweise ein Tic douloureux, sowie supraskapulare und bestimmte andere Neuralgien sind ebenfalls mit gutem Erfolg behandelt worden. Die Cryoanalgesie hat sich außerdem bei der Behandlung des Facettensyndroms und einer Coccygodynie als wirksam erwiesen. Die Cryoanalgesie wird im Bereich des Canalis sacralis durchgeführt, um bei perinealen Neuropathien oder Phantomschmerzen eine Linderung zu erzielen. Die Cryoanalgesie wird lokal bei Beschwerden angewandt, die durch Trigger points, schmerzende Neurome oder schmerzhafte Oberflächennarben hervorgerufen werden. Wenn es möglich ist, die Kältesonde zuverlässig mit einem nur geringfügigen Risiko der Schädigung anderer wichtiger Strukturen (d. h. motorischer Nerven) auf dem sensorischen Nerv zu plazieren, der die Schmerzimpulse weiterleitet, kann sich die Cryoanalgesie als wirksame Behandlungsmethode erweisen.

B. Bevor perkutan irgendein neurolytischer Block ausgeführt wird, sollte ein diagnostischer Block gesetzt werden. Nachdem die korrekte Plazierung der Nadel mittels einer Methode nach Wahl (z.B. einer Durchleuchtung) überprüft wurde, wird eine kleine Menge eines Lokalanästhetikums injiziert. Dies ermöglicht es, zu prüfen, ob eine angemessene Analgesie erzeugt werden kann, ohne daß wesentliche Nebenwirkungen eintreten. Wenn die Wirkung in beiden Kategorien ausbleibt, muß die korrekte Plazierung der Nadel erneut überprüft werden oder es müssen andere Modalitäten in Erwägung gezogen werden.

C. Die Cryoanalgesie kann mittels einer direkten Plazierung der Sonde durchgeführt werden, nachdem der gewählte Nerv chirurgisch isoliert wurde. Sie kann jedoch auch indirekt durchgeführt werden, und zwar mittels einer perkutanen Einführung einer relativ weiten Hohlnadelspitze unmittelbar neben dem Nerv. Die Plazierung der Nadel wird in der Regel mit Hilfe einer Durchleuchtung oder einer elektrischen Nervenstimulierung überprüft. Wenn die Spitze der Sonde korrekt positioniert ist, können zwei 2-minütige Gefrier-Auftau-Zyklen ausgeführt werden, wobei jeweils eine Temperatur von -60° C erreicht wird. Der Patient kann anfangs ein gewisses Unbehagen verspüren; dies sollte sich jedoch schnell legen, wenn die Sonde genau plaziert ist. Es wurde keine Axonotmesis herbeigeführt, wenn die Schmerzen anhalten. Die Kältesonde muß dann neu positioniert und das Verfahren wiederholt werden. Die spezifische Dauer, die Temperatur und die Vorsichtsmaßnahmen können von Block zu Block variieren. Diese Faktoren sind in der Fachliteratur ausführlich beschrieben worden und sollten dort nachgelesen werden.

D. Wenn die Cryotherapie bei einer Oberflächenläsion angewandt wird, können unter Umständen alle Hautschichten geschädigt werden, was eine Depigmentierung zur Folge hat. Interkostale Nervenblocks können durch einen Pneumothorax kompliziert werden. Es muß stets bedacht werden, daß es zu Schädigungen angrenzender Strukturen kommen kann. Die Dauer und das Ausmaß der Schmerzlinderung sind nicht immer vorauszusagen. Häufig hält die Wirkung nur Wochen oder Monate an; daher benötigen die Patienten eventuell wiederholte Behandlungen. Schließlich sind die Geräte teuer und erfordern eine Bedienung durch erfahrenes Personal, um optimale Ergebnisse zu erzielen. Zu den Vorteilen einer Cryoanalgesie zählen das Ausbleiben einer Neuritis bzw. Neurombildung sowie eine langanhaltende Schmerzlinderung, deren Auswirkungen sich aufheben lassen (im Gegensatz zur chemischen Neurolyse). Dieses Verfahren läßt sich gewöhnlich mit minimalen Gewebsschädigungen und ohne systemische Nebenwirkungen durchführen. Sie kann gewöhnlich zur ambulanten Behandlung von Patienten eingesetzt werden und läßt sich von Ärzten, die bereits Erfahrung mit den Methoden zur Blockierung von Nerven haben, leicht erlernen. Da die Fortschritte in der Technologie immer kleinere Sonden mit eingebauten Nervenstimulatoren hervorbringen, werden die Indikationen für eine Kältetheraphie weiter zunehmen.

Literatur

Glynn CJ, Lloyd JW, Barnard JD. Cryoanalgesia in the management of pain after thoracotomy. Thorax 1980; 35:325.

LLoyd JW, Barnard JDW, Glynn CJ. Cryoanalgesia: a new approach to pain relief. Lancet 1976; 2:932.

Myers R, et al. Biophysical and pathological effects of cryogenic nerve lesions. Ann Neurol 1981; 10:478.

Sunderland S. A classification of peripheral nerve injuries producing loss of function. Brain 1951; 74:491.

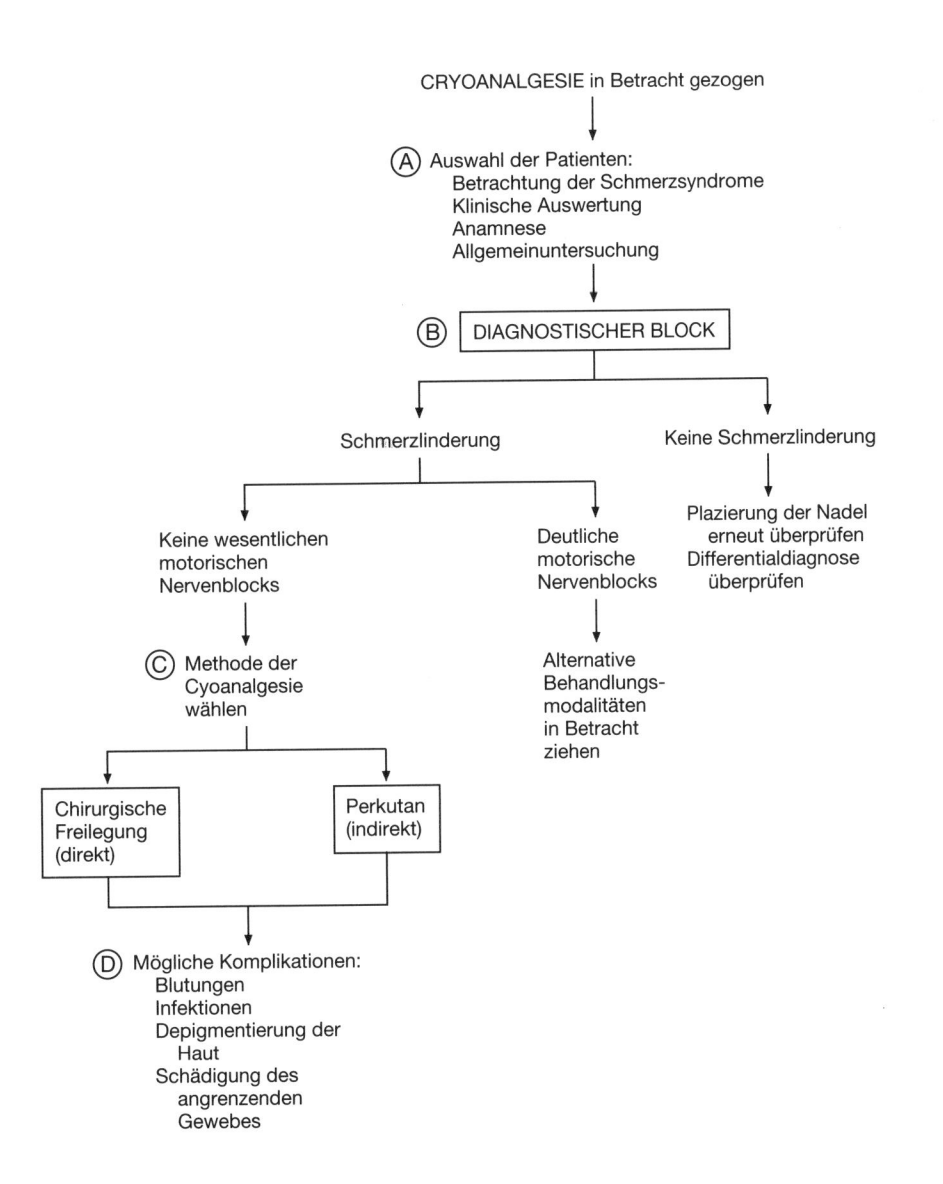

CRYOANALGESIE in Betracht gezogen
↓

(A) Auswahl der Patienten:
Betrachtung der Schmerzsyndrome
Klinische Auswertung
Anamnese
Allgemeinuntersuchung
↓

(B) DIAGNOSTISCHER BLOCK
↓

Schmerzlinderung → **Keine Schmerzlinderung**

Keine Schmerzlinderung:
- Plazierung der Nadel erneut überprüfen
- Differentialdiagnose überprüfen

Schmerzlinderung:

- Keine wesentlichen motorischen Nervenblocks
- Deutliche motorische Nervenblocks → Alternative Behandlungsmodalitäten in Betracht ziehen

(C) Methode der Cyoanalgesie wählen
↓

- Chirurgische Freilegung (direkt)
- Perkutan (indirekt)

(D) Mögliche Komplikationen:
Blutungen
Infektionen
Depigmentierung der Haut
Schädigung des angrenzenden Gewebes

227

NEUROCHIRURGISCHE VERFAHREN ZUR SCHMERZBEKÄMPFUNG

Somayaji Ramamurthy

Neurochirurgische Methoden können von Nutzen sein, wenn sie bei sorgfältig ausgewählten Patienten angewendet werden.

A. Eine sorgfältige Anamneseerhebung, eine gründliche Allgemeinuntersuchung sowie eine sorgfältige Ausarbeitung der Diagnose sind von entscheidender Bedeutung für die Auswahl der Patienten.

B. Bei allen Patienten sollte eine multidisziplinäre Auswertung der Schmerzen vorgenommen werden, bevor sie einem neurochirurgischen Verfahren unterzogen werden. Es müssen vor allem psychologische Faktoren, Arzneimittelmißbrauch und sekundäre Krankheitsgewinne berücksichtigt werden. Zunächst sollten in angemessener Weise nichtinvasive Behandlungen und nichtchirurgische Therapieansätze, einschließlich Nervenblockaden und physikalische bzw. psychologische Methoden, eingesetzt werden.

C. Patienten, die aufgrund von Neoplasmen unter Schmerzen leiden, die sich nicht durch orale Medikation (einschließlich Opioiden, NSARs, trizyklischen Antidepressiva und neuraxialer Opioidgabe) bekämpfen lassen, sollten für chirurgische Verfahren in Betracht gezogen werden. Wenn lokalisierte Schmerzen auftreten, sollte ein diagnostischer Nervenblock durchgeführt werden. Wenn der Patient durch einen Nervenwurzelblock oder einen Sympathikusblock eine vollständige Schmerzlinderung erhält, sollten Blocks wiederholt werden, um sicherzustellen, daß der Patient ständig eine gute Schmerzlinderung erhält und nicht einfach nur eine Plazeboreaktion aufweist. Dieses gibt dem Patienten außerdem die Möglichkeit, das Taubheitsgefühl, das Schwächegefühl und andere Auswirkungen einer Unterbrechung der Nervenbahnen beurteilen zu können. Eine dorsale Rhizotomie bzw. Sympathektomie in der Lumbal- und Thoraxregion kann für eine hervorragende Schmerzlinderung sorgen. Patienten, die unter diffusen Schmerzen leiden, kann eine Chordektomie, eine Myelotomie, eine Thalamotomie oder eine Zingulotomie helfen. Patienten mit diffusen Schmerzen, die auf metastasierenden Brustkrebs oder Prostatakrebs zurückzuführen waren, haben durch eine Hyphophysektomie, die unter Anwendung von Alkohol oder Kälte- bzw. Wärmeläsionen oder sogar mittels eines chirurgischen Eingriffs durchgeführt wurde, eine hervorragende Schmerzlinderung erfahren.

D. Patienten mit einer Trigeminusneuralgie, die nicht auf Carbamazepin, Phenytoin und andere Antikonvulsiva ansprechen, oder Patienten, die diese Medikamente aufgrund der Nebenwirkungen nicht vertragen, können für ein neurochirurgisches Verfahren vorgesehen werden. Eine Rhizotomie unter Anwendung von Glycerol sowie Hochfrequenzläsionen sind sehr wirksam. Obwohl es zu Rückfällen kommen kann, scheinen diese Verfahren für eine hervorragende Schmerzlinderung zu sorgen, ohne wesentliche sensorische Einbußen zu verursachen und die motorische Funktion des Nervus mandibularis zu beeinträchtigen. Mikrovaskuläre Dekompressionen weisen zwar eine hohe Erfolgsrate auf, der Zugang über die Fossa posterior bringt jedoch ein bedeutendes chirurgisches Risiko mit sich.

E. Patienten mit nicht durch maligne Erkrankungen bedingten Schmerzen können für Neurotomien oder für Nervenstimulationsverfahren geeignet sein, je nach Art, Ausmaß und Ort des Schmerzes.

F. Patienten im hohen Lebensalter, die unter Schmerzen leiden, die auf gutartige Erkrankungen zurückzuführen sind, eignen sich nicht als Kandidaten für neuroablative chirurgische Eingriffe. Es ist ein auffälliges Rückfallmuster zu beobachten, und jede Funktionsstörung infolge einer Muskelschwäche oder Blasen-/Darminkontinenz kann die Lebensqualität erheblich beeinträchtigen. Dysästhesien und eine Anaesthesia dolorosa können Beschwerden hervorrufen, die schlimmer sind als der ursprüngliche Schmerz. Patienten mit lokalisierten Schmerzen, die auf alle anderen Behandlungsverfahren nicht ansprechen, kann eine dorsale Wurzelrhizotomie helfen. Dadurch kann zwar die motorische Funktion verschont werden, wenn jedoch mehr als fünf oder sechs Wurzeln durchtrennt werden, kann dies einen Propriozeptionsverlust und eine mangelnde motorische Koordination zur Folge haben. Bei Patienten, die unter diffusen, insbesondere einseitigen Schmerzen leiden, kann eine Chordotomie von Nutzen sein. Patienten mit Atmungsstörungen sind jedoch keine geeigneten Kandidaten für dieses Verfahren. Eine perkutane Chordotomie ist einer offenen Chordotomie vorzuziehen. Patienten, die unter Schmerzen leiden, die durch eine Deafferentierung bedingt sind, können durch eine Durchtrennung der Hinterwurzel schmerzgelindert werden. Durch abgerissene Spinalnervenwurzeln hervorgerufene Schmerzen, postherpetische Neuralgien, Phantomschmerzen und nach einer Nervenwurzelerkrankung auftretende Schmerzen sind Berichten zufolge durch dieses Verfahren gelindert worden.

G. Wenn der Schmerz auf das Versorgungsgebiet eines einzelnen Nervs beschränkt ist, haben sich peripher implantierte Nervenstimulatoren bei Patienten, die unter Kausalgie und anderen peripheren Schmerzen litten, als wirksam erwiesen. Wenn sich diffuse Schmerzen über weite Bereiche des Körpers erstrecken, kann sich eine Stimulation der Hinterstrangbahnen als wirksam erweisen, die mittels einer in den Epiduralraum plazierten Elektrode mit einer implantierten Batterie oder über einen Hochfrequenzgenerator herbeigeführt wird. Eine solche Stimulation kann verschiedene Arten von Schmerzen lindern, insbesondere bei Patienten, die nach einer Laminektomie unter Schmerzen leiden, Phantomschmerzen verspüren oder eine sympathische Reflexdystrophie aufweisen. Bei Patienten mit stark diffusen Schmerzen kann eine Stammhirnreizung sehr wirksam sein.

Literatur

Bonica JJ, ed. Management of pain. Philadelphia: Lea & Febiger, 1990:2040.

Coffey RJ. Surgical technique in pain management. In: Raj PP, ed. Practical management of pain. 2nd ed. St. Louis: Mosby-Year Book, 1992:877.

```
                          Patient mit CHRONISCHEN SCHMERZEN
                                            │
        (A) Anamnese, Allgemeinuntersuchung, ──→ ←── (B) Multidisziplinäre Auswertung:
            Ausarbeitung einer Diagnose                  Nichtinvasive Behandlungen
                                                         Nichtchirurgische Ansätze,
                                                         einschließlich Nervenblocks,
                                                         physikalische und
                                                         psychologische Methoden
```

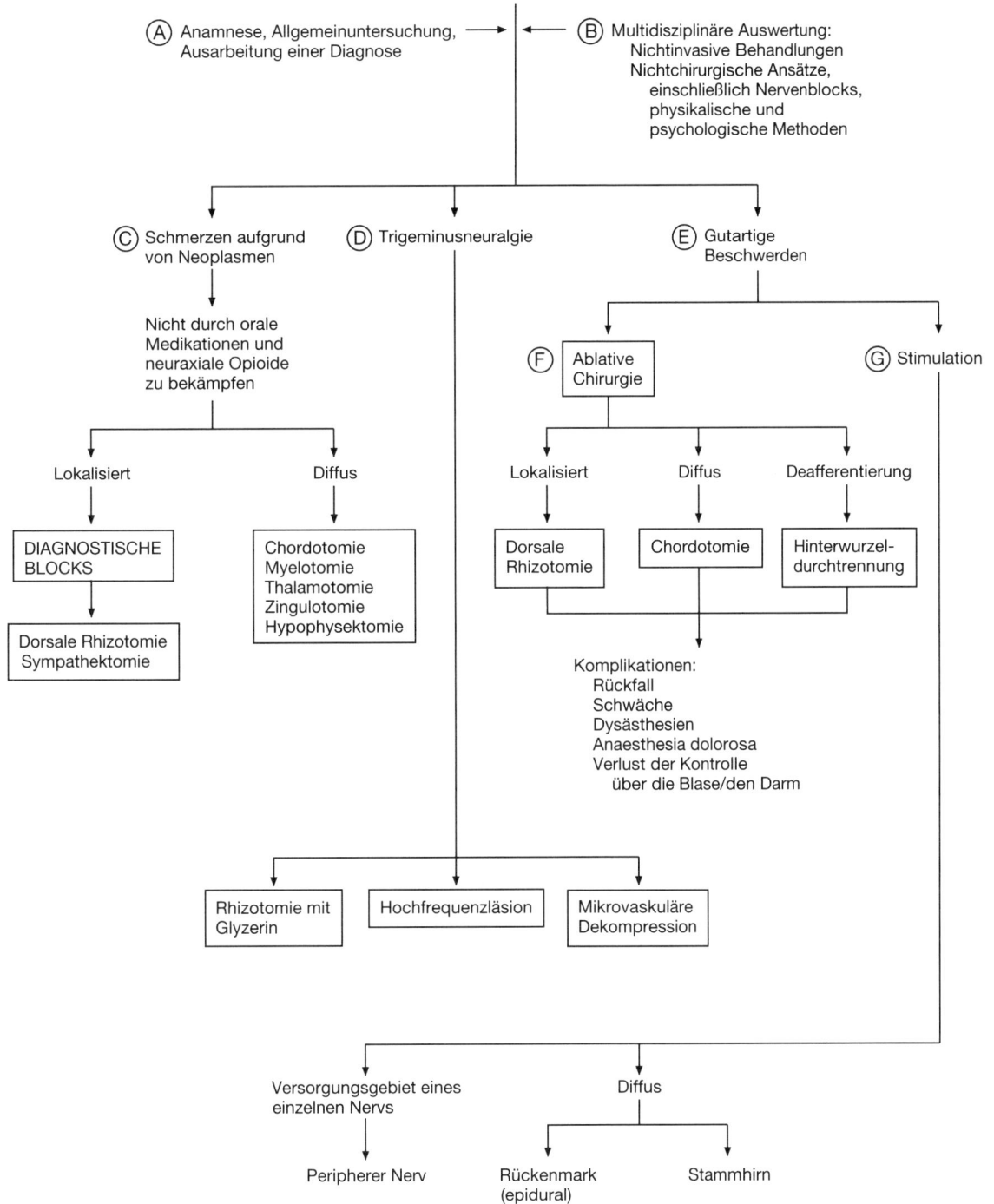

- **(C) Schmerzen aufgrund von Neoplasmen**
  - Nicht durch orale Medikationen und neuraxiale Opioide zu bekämpfen
    - **Lokalisiert** → DIAGNOSTISCHE BLOCKS → Dorsale Rhizotomie / Sympathektomie
    - **Diffus** → Chordotomie, Myelotomie, Thalamotomie, Zingulotomie, Hypophysektomie

- **(D) Trigeminusneuralgie**
  - Rhizotomie mit Glyzerin
  - Hochfrequenzläsion
  - Mikrovaskuläre Dekompression

- **(E) Gutartige Beschwerden**
  - **(F) Ablative Chirurgie**
    - **Lokalisiert** → Dorsale Rhizotomie
    - **Diffus** → Chordotomie
    - **Deafferentierung** → Hinterwurzeldurchtrennung

    Komplikationen:
    - Rückfall
    - Schwäche
    - Dysästhesien
    - Anaesthesia dolorosa
    - Verlust der Kontrolle über die Blase/den Darm

  - **(G) Stimulation**
    - **Versorgungsgebiet eines einzelnen Nervs** → Peripherer Nerv
    - **Diffus** → Rückenmark (epidural) / Stammhirn

SPEZIFISCHE BLOCKS

Kontraindikationen für eine Regionalanästhesie
Periphere Nervenstimulatoren
Röntgenkontrastmittel
Epiduralblock
Spinale Blockade
Stellatumblock
Thorakaler Sympathikusblock
Block des Plexus coeliacus
Lumbaler Sympathikusblock
Interpleurale Analgesie
Interkostaler Nervenblock
Block der Spinal-Nervenwurzeln
Trigeminusblock
Block des Ganglion Pterygopalatinum

Block des Plexus brachialis
Block des Nervus accessorius spinalis
Block des Nervus thoracicus longus
Gelenkfacetteninjektion
Sakroiliakalgelenkinjektion
Trigger-point-Injektion
Block des Nervus ischiadicus
Block des Nervus femoralis
Block des Nervus cutaneus femoris lateralis
Block des Nervus obturatorius
Block des Nervus tibialis
Handgelenkblock
Knöchelblock

KONTRAINDIKATIONEN FÜR EINE REGIONALANÄSTHESIE

Robert Sprague

Der Begriff Regionalanästhesie umfaßt viele verschiedene Verfahren, darunter spinale Nervenblockaden, Epiduralblockaden, kaudale Nervenblockaden, i.v.-Blockaden und die Blockade größerer Nervenstämme. Eine Regionalanästhesie hat Vor- und Nachteile, bei einigen Beschwerden ist jedoch jede Art von Regionalblockaden kontraindiziert. Medizinische Befunde können ebenfalls gegen eine Regionalanästhesie sprechen. Patienten mit schweren Lungenkrankheiten sind beispielsweise durch einen möglichen Pneumothorax gefährdet, daher sollten Methoden eines Plexus-brachialis-Blocks, bei denen die Gefahr eines Einstichs in die Lunge besteht, wie beispielsweise beim supraklavikularen Block, nicht angewandt werden, es sei denn, sie werden von Ärzten mit langjähriger klinischer Erfahrung ausgeführt.

A. Zu den absoluten Kontraindikationen für eine Regionalanästhesie zählen lokalisierte Infektionen; dermatologische Erkrankungen, die eine Desinfektion der Haut ausschließen; das Vorhandensein von Tumoren an der Einstichstelle; eine Ablehnung durch den Patienten; eine dokumentierte Allergie gegen amidhaltige Lokalanästhetika; das Vorhandensein einer schweren Hypovolämie; schwere Koagulationsstörungen; ein erhöhter intrakranieller Druck (spinal, kaudal, epidural); und eine Sepsis.

B. Eine relative Kontraindikation ist gegeben, wenn der Arzt beim Vorhandensein eines Regionalblocks nicht in angemessener Weise einen chirurgischen Eingriff ausführen kann. Bei bestimmten Krankheiten, wie z.B. einer Aortenstenose, kann es der Fall sein, daß der Patient keine spinalen, kaudalen oder epiduralen Blocks verträgt. Außerdem können bestimmte Erkrankungen, wie beispielsweise eine Wirbelsäulenversteifung, schwere Arthritis oder Kyphoskoliose, es erschweren, den Block auszuführen. Leichte Koagulationsanomalien, einschließlich der Anwendung von „low dose" Heparin, und Atemwegserkrankungen können bei einigen Patienten ebenfalls als Kontraindikationen angesehen werden. Neurologische Krankheiten, wie zum Beispiel multiple Sklerose oder amyotrophische Lateralsklerose, können sich während einer spinalen Anästhesie verschlimmern. Mangelnde Geschicklichkeit seitens des Operateurs ist ebenfalls eine bedingte Kontraindikation für eine Regionalanästhesie.

C. Es gibt außerdem blockspezifische Kontraindikationen. Ein „Bier"-Block (intravenöser Regionalblock) sollte nicht bei Patienten mit Sichelzellenanämie angewandt werden, da die Stauung und die Desoxydation des Blutes, das während des Aufblasens des Stauschlauchs in der Extremität verbleibt, zu einer Sichelzellenbildung führen können. Prilocain sollte nicht in Dosen > 600 mg verwendet werden, da sich eine starke Methämoglobinämie ergeben kann (siehe Tabelle 1). Bupivacain ist wegen seiner kardiotoxischen Wirkung nicht zur Anwendung bei intravenösen Regionalblocks geeignet.

Tabelle 1 Maximale Lokalanästhetikumsdosierungen

Medikament	Konzentration (%)	Maximale Dosis (%) (mg/kg bei Erwachsenen)
Procain	1–2	10–14
Chloroprocain	1–2	12–15
Tetracain	0,1–0,25	2
Lidocain	1–2	8–11
Mepivicain	1–2	8–11
Bupivacain	0,25–0,5	2,5–3,5
Etidocain	0,5–1	4–5,5

Literatur

Bridenbaugh PO, Greene NM. Spinal neural blockade. In: Cousins MJ, Bridenbaugh Po, eds. Neural blockade in clinical anesthesia and management of pain. 2nd ed. Philadelphia: JB Lippincott, 1988.

Covino BG, Lambert DH. Regional anesthesia. In: Barash PG, Cullen BF, Stoelting RK, eds. Clinical anesthesia. Philadelphia: JB Lippincott, 1989.

Patient für REGIONALANÄSTHESIE in Betracht ziehen

Bewertung des Patienten: ⟶ ⟵ Labordaten
    Ausschluß systemischer
       Erkrankungen
    Allergien
    Medikationen
    Art des geplanten
       Eingriffs
    Allgemeinuntersuchung

Ⓐ Absolute Kontraindikationen:
- Ablehnung durch den Patienten
- Lokalisierte Infektionen
- Koagulationsstörungen
- Sepsis
- Erhöhter intrakranieller Druck

Ⓑ Relative Kontraindikationen:
- Bestimmte Krankheitszustände
- Skelettanomalien
- Leichte Koagulationsanomalien
- Präexistente neurologische Dysfunktionen
- Mangel an Geschicklichkeit

Ⓒ Blockspezifische Kontraindikationen (Bier-Block):
- Anamnese einer Sichelzellenkrankheit
- Lokale Infektionen oder Neoplasmen

PERIPHERE NERVENSTIMULATOREN

Jay S. Ellis, Jr.

Periphere Nervenstimulatoren sind ein nützliches Hilfsmittel bei der Durchführung peripherer Nervenblockaden. Obwohl bei den meisten peripheren Nervenblockaden nur eine einfache Ausrüstung und eine gute Kenntnis der Anatomie erforderlich ist, kann die Lage peripherer Nerven durch den Einsatz peripherer Nervenstimulatoren präziser ermittelt werden, vor allem dann, wenn der Patient anästhesiert ist oder aus anderen Gründen keine Zusammenarbeit möglich ist. Außerdem kann die Anwendung eines peripheren Nervenstimulators die Möglichkeit verringern, eine Parästhesie herbeizuführen. Das Auslösen einer Parästhesie erhöht das Risiko neurologischer Komplikationen, die sich aus peripheren Nervenblockaden ergeben können.

Ob der Einsatz eines peripheren Nervenstimulators die Erfolgsrate peripherer Nervenblockaden erhöht, ist nicht klar. Der Erfolg bei axillären Blocks, die über traditionelle transarterielle oder Parästhesien auslösende Ansätze erzeugt werden, wird nicht erhöht. Andere Nervenblockaden lassen sich jedoch unter Umständen durch den Einsatz eines Nervenstimulators wesentlich leichter erzielen. Der Nervus obturatorius ist z. B. schwer genau zu lokalisieren, selbst wenn aktiv versucht wird, Parästhesien auszulösen. Mit einem peripheren Nervenstimulator kann der Anästhesist den Nervus obturatorius ermitteln, indem er die Muskelaktivität in den Adduktormuskeln der Hüfte beobachtet.

Soll ein peripherer Nervenstimulator für einen neuralen Block herangezogen werden, muß man sich vergewissern, daß das Gerät die meisten, wenn nicht alle der erwünschten Eigenschaften eines peripheren Nervenstimulators aufweist, die in dem Aufsatz von Pither u.a. aufgeführt werden. Der periphere Nervenstimulator sollte mindestens über einen Spannungsbereich von 1–10 V und eine Anzeige verfügen, die die Stromstärke in einem Bereich von 0,1 bis 1,0 mA anzeigt. Die meisten im Handel erhältlichen Geräte zur peripheren Nervenstimulation, die für eine neurale Blockade ausgelegt sind, entsprechen dem üblichen Standard. Die Nervenstimulatoren, die zur Überwachung einer neuromuskulären Blockade entwickelt worden sind, liefern keinen Strom in dem niedrigen Bereich von 0,1 bis 1,0 mA.

Danach muß festgelegt werden, ob eine isolierte Nadel oder der häufiger verwendete nicht isolierte Typ benutzt werden soll. Der Vorteil isolierter Nadeln liegt darin, daß die maximale Stromdichte an der Spitze der Nadel auftritt, während die maximale Stromdichte einer nicht isolierten Nadel proximal von der Nadelspitze auftritt. Dies bedeutet, daß die maximale Stimulation eines Nervs erzielt wird, nachdem die Nadelspitze den Nerv passiert hat. Wenn der Anästhesist diesen Unterschied kennt, kann er eine nicht isolierte Nadel effektiver einsetzen, indem er die Unterschiede berücksichtigt. Die Vorteile einer nicht isolierten Nadel liegen in ihren niedrigen Kosten und ihrer schnellen Verfügbarkeit.

A. Der Patient wird wie üblich für den Nervenblock vorbereitet.

B. Die Anodenableitung (+) wird am Patienten und die Kathodenableitung (–) an der Nadel befestigt. Dieser Schritt reduziert die Strommenge, die für die Stimulierung des Nervs erforderlich ist.

C. Wenn sich die Nadel der vermuteten Lage des Nervs nähert, wird der Nervenstimulator auf eine Stromstärke von max. 5 mA eingeschaltet. (Wenn sich das Muskelzucken verstärkt und dann wieder abklingt, während die Nadel eingeführt wird, ist die Nadel am Nerv vorbeigeglitten und muß neu ausgerichtet werden. Wird eine nicht isolierte Nadel verwendet, muß berücksichtigt werden, daß die maximale Stimulierung durch den Strom eintritt, nachdem die Nadelspitze am Nerv vorbeigeglitten ist. Die Nadel muß 1–2 mm zurückgezogen werden, um diesen Unterschied auszugleichen.)

D. Während die Nadel in Richtung des Nervs vorgeschoben wird, fangen die Muskeln, die von diesem Nerv versorgt werden, an zu zucken (lokale Muskelkontraktionen ignorieren). Der Strom muß reduziert werden, während die Nadel weiter eingeführt wird.

E. Das Ziel bei der Plazierung der Nadel ist, einen Punkt zu erreichen, an dem sich die Muskelkontraktionen bei einer Stromstärke von < 1,0 mA immer noch auf ihrem Maximum befinden. Eine Stromstärke von max. 0,5 mA ist ideal, sie zeigt die Lage des Nervs sehr genau an. Wird eine höhere Stromstärke benötigt, so ist dies ein Zeichen dafür, daß die Nadel eventuell nicht optimal plaziert ist.

F. Wenn der Punkt ermittelt wurde, an dem mit einer minimalen Stromstärke eine Stimulierung herbeigeführt wird, wird eine Testdosis von 2 ml eines Lokalanästhetikums verabreicht.

G. Diese Testdosis müßte das Muskelzucken beenden; danach kann dann der Rest des Lokalanästhetikums verabreicht werden. Wenn die Testdosis das Muskelzucken nicht beendet, muß die Nadel neu positioniert werden, so daß die Mindeststromstärke, die zur Stimulierung des Muskelzuckens erforderlich ist, wieder bei max. 1,0 mA liegt.

Literatur

Bashein G, Ready LB, Haschke RH. Electrolocation: insulated versus noninsulated needles. Reg Anesth 1984; 9:31.

Goldberg ME, Gregg C, Larijani GE, et al. A comparison of three methods of axillary approach to brachial plexus blockade for upper extremity surgery. Anesthesiology 1987; 66:814.

Pither CE, Raj PP, Ford DJ. The use of peripheral nerve stimulators for regional anesthesia: a review of experimental characteristics: technique and clinical applications. Reg Anesth 1985; 10:49

Selander D, Edshage S, Wolf T. Paresthesiae or no paresthesiae? Nerve Lesions after axillary blocks. Acta Anaesth Scand 1979; 23:27.

Patient für PERIPHERE NERVENSTIMULATION

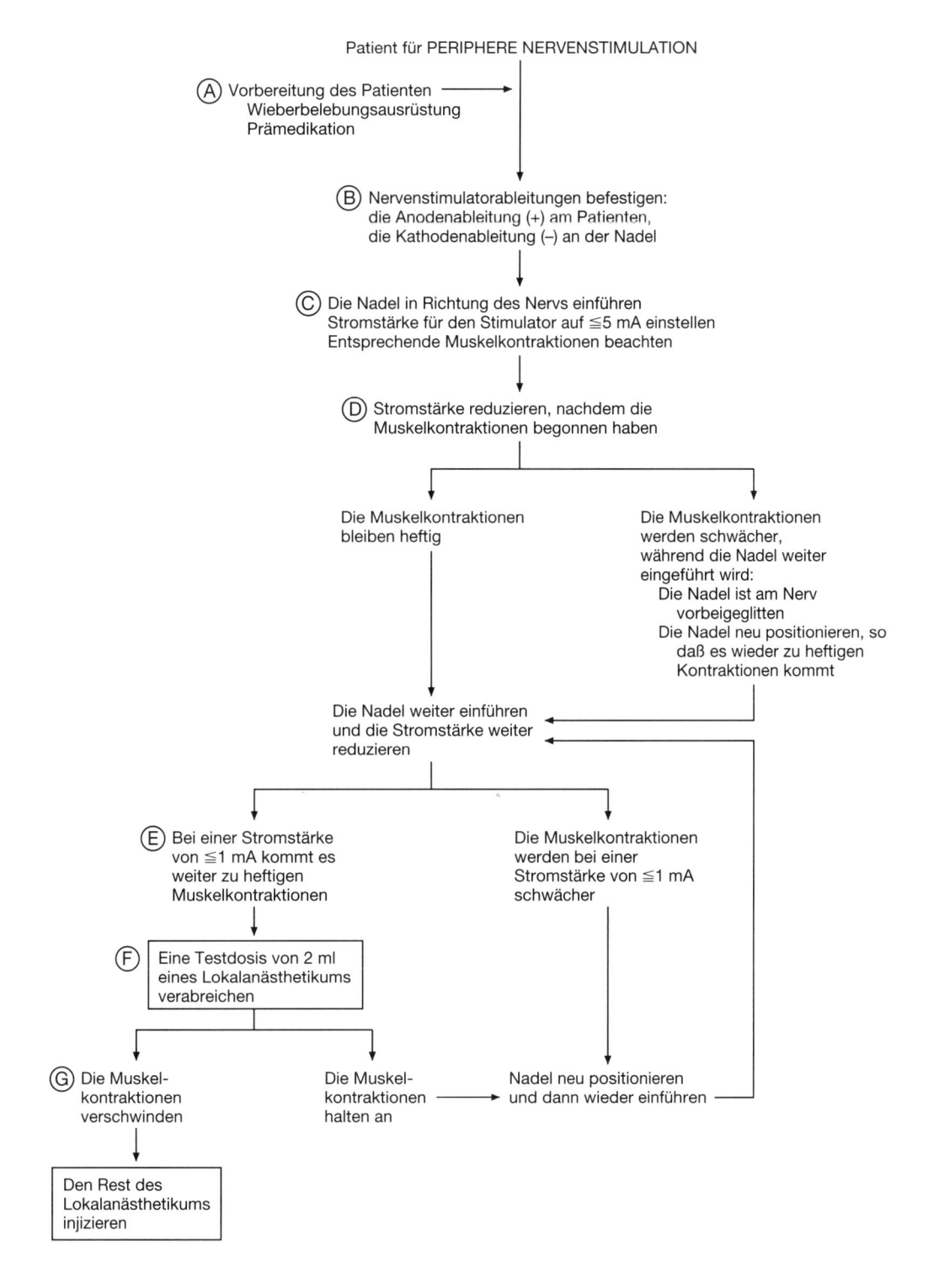

- (A) Vorbereitung des Patienten
  Wieberbelebungsausrüstung
  Prämedikation

- (B) Nervenstimulatorableitungen befestigen:
  die Anodenableitung (+) am Patienten,
  die Kathodenableitung (–) an der Nadel

- (C) Die Nadel in Richtung des Nervs einführen
  Stromstärke für den Stimulator auf ≦5 mA einstellen
  Entsprechende Muskelkontraktionen beachten

- (D) Stromstärke reduzieren, nachdem die
  Muskelkontraktionen begonnen haben

Die Muskelkontraktionen bleiben heftig

Die Muskelkontraktionen werden schwächer, während die Nadel weiter eingeführt wird:
   Die Nadel ist am Nerv vorbeigeglitten
   Die Nadel neu positionieren, so daß es wieder zu heftigen Kontraktionen kommt

Die Nadel weiter einführen und die Stromstärke weiter reduzieren

- (E) Bei einer Stromstärke von ≦1 mA kommt es weiter zu heftigen Muskelkontraktionen

Die Muskelkontraktionen werden bei einer Stromstärke von ≦1 mA schwächer

- (F) Eine Testdosis von 2 ml eines Lokalanästhetikums verabreichen

- (G) Die Muskelkontraktionen verschwinden

Die Muskelkontraktionen halten an

Nadel neu positionieren und dann wieder einführen

Den Rest des Lokalanästhetikums injizieren

RÖNTGENKONTRASTMITTEL

Scott D. Murtha

Die Zuhilfenahme von Röntgendurchleuchtungen bei Nervenblocks ist zu einem wichtigen Werkzeug in der Schmerzbekämpfung geworden. Eine korrekte Plazierung von Lokalanästhetika und neurolytischen Agenzien ist unbedingt erforderlich. Leider verwenden viele Ärzte tagtäglich Röntgenkontrastmittel, ohne viel über deren Eigenschaften zu wissen. Herkömmliche Mittel, wie beispielsweise Hypaque, Renografin und Conray, sind ionische trijodierte Benzoesäurederivate. Sie sind wasserlöslich und weisen eine hohe Osmolarität auf. Es stehen zwei Arten von Kontrastmitteln mit einer niedrigen Osmolarität zur Verfügung. Sie wurden in der Hoffnung entwickelt, die Anzahl der Reaktionen auf Kontrastmittel zu verringern. Zu dem ersten Typ zählen ionische monoazide Dimere, wie beispielsweise ioxaglate (Hexabrix). Der zweite Typ besteht aus nichtionischen Mitteln, wie beispielsweise Iopamidol (Isovue) und Iohexol (Omnipaque). Schwach osmolare Agenzien weisen eine Osmolarität auf, die nicht einmal halb so hoch ist wie die Osmolarität herkömmlicher ionischer Kontrastmittel. Diese Osmolarität ist jedoch immer noch mehr als doppelt so hoch wie die des Bluts.

A. Im allgemeinen sind die herkömmlichen ionischen Kontrastmittel sowohl in technischer Hinsicht als auch von der Sicherheit her für die meisten Schmerzbehandlungsverfahren geeignet. Sie sind aufgrund ihrer Neurotoxizität für eine Myelographie oder eine Epidurographie nicht zu empfehlen. Herkömmliche Mittel können epileptiforme Aktivitäten auslösen, wenn sie auf das kortikale Gewebe angewandt werden, wahrscheinlich aufgrund der freien salzbildenden Ionen; ihre Hyperosmolarität kann sich jedoch auf die Zusammensetzung des Liquor cerebrospinalis auswirken.

B. Es wird empfohlen, Kontrastmittel mit einer niedrigen Osmolarität wegen ihrer hohen Kosten selektiv zu verwenden. Sie haben sich als weniger neurotoxisch erwiesen und rufen seltener eine Arachnoiditis hervor. Sowohl Iopamidol als auch Iohexol sind für eine intrathekale Anwendung zugelassen und sollten auch bei einer Epidurographie oder jedem anderen Verfahren verwendet werden, bei dem eine Duralpunktion möglich ist (z. B. bei selektiven Nervenwurzelblocks). Bei den derzeitigen Empfehlungen wird besonders darauf hingewiesen, daß die intrathekale Dosis von Jod bei Erwachsenen auf weniger als 3 g (10 ml eines 300 mg/ml Agens) begrenzt werden sollte. Wenn diese Mittel intrathekal injiziert werden, können sie Kopfschmerzen, Übelkeit, Erbrechen, Vertigo oder die Verschlimmerung vorhandener Schmerzen verursachen.

C. Nichtionische Agenzien mit einer niedrigen Osmolarität sollten außerdem bei Patienten eingesetzt werden, bei denen nachweislich Reaktionen auf Kontrastmittel eintreten oder bei denen ein hohes Risiko einer anaphylaktoiden Reaktion gegeben ist (z. B. Asthmatiker oder Patienten mit mehreren Nahrungsmittel- bzw. Medikationsallergien). Mögliche Reaktionen auf konventionelle ionische Kontrastmittel sind in Tabelle 1 aufgeführt. Bei den neueren nichtionischen Mitteln kommt es 3–8 mal seltener zu Reaktionen. Es sind dabei vor allem die anaphylaktoiden Reaktionen, die seltener eintreten, obwohl in der radiologischen Literatur häufiger Fallmitteilungen von letalen Reaktionen auf intravaskuläre nichtionische Kontrastmittel auftauchen. Es sollte auch eine Steroidprophylaxe für Patienten in Betracht gezogen werden, bei denen ein hohes Risiko einer anaphylaktoiden Reaktion gegeben ist. Die aktuellen Empfehlungen für eine Prophylaxe werden in Tabelle 2 aufgeführt.

Tabelle 1 Häufigkeit negativer Reaktionen auf ionische Kontrastmittel

Reaktionen	Häufigkeit (in %)
Leichte Reaktionen: Übelkeit, Erbrechen, begrenzte Urtikaria, Benommenheit, leichte Dyspnoe	1/20 (5 %)
Mittelschwere Reaktionen: ausgedehnte Urtikaria, Dyspnoe, Bronchospasmus, leichte Schmerzen im Brustkorb	1/100 (1 %)
Schwere Reaktionen: laryngeale Ödeme, schwere Angina, Anfälle, refraktäre Hypotension	1/2000 (0,05 %)
Herzstillstand	1/6000 (0,017 %)
Tod	1/40.000 (0,0025 %)

Tabelle 2 Empfohlene Prophylaxe bei Patienten mit einem hohen Risiko einer anaphylaktoiden Reaktion auf Kontrastmittel

Steroide
Methylprednisolon: 32 mg peroral 12 Std. und 1 Std. vor dem Eingriff
oder
Prednison: 20 mg peroral 6-stündlich
oder
Hydrocortison: 100 mg intravenös 6-stündlich
Antihistamine*
Cimetidin: 300 mg peroral oder intravenös 1 Std. vor dem Eingriff
und Diphenhydramin: 50 mg peroral oder intravenös 1 Std. vor dem Eingriff

* Wenn die vorausgegangene Reaktion schwer war oder eine respiratorische Komponente aufwies.

Literatur

Cohan RH. Radiographic contrast media. In: Kadir S, ed. Current practice of interventional radiology. Philadelphia: BC Decker, 1991:14.
Curry NS, et al. Fatal reactions to intravenous non-ionic contrast material. Radiology 1991; 178:361.
Skucas J. Radiographic contrast agents. 2nd ed. Rockville: Aspen, 1989.
Slappendel R, et al. Spread of radiographic dye in the thoracic epidural space. Anaesthesia 1988; 43:939.
Sutton D. A textbook of radiology and imaging. 4th ed. New York: Churchill Livingstone, 1987.
Wang H, et al. Lumbar myelography with iohexol in outpatients: Prospective multicenter evaluation of safety. Radiology 1989; 173:239.

RÖNTGENOGRAPHISCHE ANWENDUNGSMÖGLICHKEITEN VON KONTRASTMITTELN

- (A) Schmerzbehandlungsmaßnahmen unter Durchleuchtung
  - Sympathikusblocks
  - Arthrographie
  - Bestätigung der Katheterplazierung außerhalb der Dura

- (B) Myelographie
  - Epidurographie

Patient weist kein Risiko einer Kontrastmittelreaktion auf

→ Herkömmliche ionische Kontrastmittel
  - Hypaque
  - Renografin
  - Conray

(C) Patient weist Risiko einer Kontrastmittelreaktion auf

→ Nichtionische Mittel mit einer niedrigen Osmolarität
  - Isovue
  - Omnipaque

EPIDURALBLOCK

Dale Solomon

Der Epiduralraum ist ein mit Fettgewebe, Lymphgefäßen und vaskulären Strukturen gefüllter potentieller Raum, der nach hinten durch das Ligamentum flavum und die Lamina vertebralis und nach vorn durch die Dura mater begrenzt wird. Er erstreckt sich vom Foramen magnum zum Hiatus sacralis. Er ist an jeder beliebigen Stelle entlang des Epiduralraums für eine Nadel zugänglich. Medikamente, die in diesen Raum eingebracht werden, werden vom Fettgewebe und den Blutgefäßen aufgenommen, so daß es zu einer beträchtlichen systemischen Absorption kommt. Ein Teil des Medikaments diffundiert jedoch durch die Dura mater oder breitet sich zu angrenzenden Nervenwurzeln aus, wo es sich auf die neurale Reizübertragung der Nerven auswirkt.

A. Ein Epiduralblock kann akute und chronische Schmerzen im Hals, in den Extremitäten und im Rumpf beeinflussen. Kandidaten für dieses Verfahren dürfen keine systemischen Infektionen, keine Koagulopathie und keine lokalen Entzündungen an der Stelle haben, an der die Injektion vorgenommen werden soll. Der betreffende Patient muß über eine stabile neurologische Funktion verfügen, und er muß in das Verfahren einwilligen. Patienten mit einem niedrigen Blutkreislaufvolumen reagieren mit einem verstärkten Blutdruckabfall, wenn die Lokalanästhesie zu einem Sympathikusblockade führt. Der Epiduralraum ist unter Umständen in Bereichen einer früheren spinalen Laminektomie schwer ausfindig zu machen.

B. Epidural verabreichte Medikamente werden so nahe wie möglich an den Nervenwurzeln, die die Schmerzimpulse übertragen, plaziert. Mit einer Injektion im thorakalen Epiduralraum können beispielsweise Schmerzen im oberen Abdomen behandelt werden, in der Lumbalregion Schmerzen in den unteren Extremitäten und im kaudalen Epiduralraum Schmerzen in der Beckengegend. Für die Lumbalregion wird ein medialer oder paramedialer Zugang gewählt. In der mittleren Thorakalregion der Wirbelsäule muß wegen der starken kaudalen Abwinkelung der Dornfortsätze in kaudaler Richtung ein paramedialer Zugang angewandt werden.

C. Es dürfen nur Medikamente in den Epiduralraum injiziert werden, die bei Anwendung an dieser Stelle nachweislich sicher sind. Sie müssen frei von Konservierungsmitteln sein. Es können Lokalanästhetika, Opiate und verschiedene andere Medikamente in den Epiduralraum eingebracht werden, um Schmerzen zu modulieren. Diese Medikamente werden durch intermittierende Bolusinjektionen oder durch eine kontinuierliche Infusion verabreicht. Lokalanästhetika sorgen für die intensivste Analgesie, beeinträchtigen jedoch die sympathische Nervenaktivität und können sich auf die motorische Funktion auswirken. Opiate erhalten die motorische und sympathische Nervenfunktion, können jedoch Atemdepressionen, Juckreiz, Harnverhaltung sowie Übelkeit und Erbrechen verursachen. Die Kombination aus niedrigen Konzentrationen von Lokalanästhetika und Opiatlösungen bietet eine hervorragende Analgesie mit wenigen Nebenwirkungen.

D. Die Dosis und das Volumen der Lösung, die zu injizieren sind, hängen ab von (1) den klinischen Aspekten des Patienten, (2) dem Abstand zwischen der Injektionsstelle und den entsprechenden Nervenwurzeln, (3) der Region der Wirbelsäule, in der die Injektion vorgenommen wird, und (4) den physikalisch-chemischen Eigenschaften des verabreichten Medikaments. So können zum Beispiel 20–30 ml einer Lokalanästhetikumslösung erforderlich sein, um das Dermatom T4 von der Lumbalregion aus zu erreichen, während sich 5 ml derselben Lösung in der Thoraxregion über mehrere Dermatomebenen ausbreiten können. 3–5 mg Morphin in der Lumbalregion können bei Schmerzen in den unteren Extremitäten ausreichen, während 5–10 mg erforderlich sind, um thorakale Schmerzen zu lindern, wenn die Injektion in derselben Region der Wirbelsäule erfolgt.

E. Aufgrund des Komplikationsrisikos müssen Wiederbelebungsgeräte und ein intravenöser Zugang vorhanden sein, bevor ein Epiduralblock gesetzt wird. Die Haut über der Wirbelsäule wird mit einem Desinfektionsmittel gereinigt, während der Patient sitzt oder sich in Seitlage befindet. Es wird eine kutane und subkutane Anästhesie mit einem Lokalanästhetikum vorgenommen und eine Epiduralnadel bis zum Ligamentum flavum eingeführt. Die Nadel wird langsam vorwärtsgeschoben, bis der Epiduralraum erreicht ist, zu erkennen am Nachlassen des Widerstandes oder mittels der Methode des „hängenden Tropfens". Nachdem eine Aspiration auf Liquor cerebrospinalis und Blut negativ ausgefallen ist, wird eine geeignete Testlösung – gewöhnlich 3 ml einer Lösung aus 2 %igem Lidocain mit 1:200.000 Epinephrin – durch die Nadel injiziert, um festzustellen, ob die Nadel intravenös oder subarachnoidal plaziert ist. Die Vitalfunktionen müssen alle fünf Minuten überprüft werden. Bei kurzen chirurgischen Eingriffen wird der Rest der Lokalanästhetikumlösung durch die Nadel injiziert und die Nadel dann herausgezogen. Bei längeren Eingriffen sowie bei kurz- und langfristiger Schmerzbehandlung wird ein Katheter durch die Nadel in den Epiduralraum eingeführt und in steriler Weise auf der Haut befestigt. Bei Verwendung über einen längeren Zeitraum kann der Katheter subkutan von der Einstichstelle weggeführt werden.

F. Zu den Komplikationen, die bei einem Epiduralblock mit Lokalanästhetika auftreten können, zählen (1) Blutdruckabfall, verursacht durch Sympathikusblocks, (2) toxische Reaktion durch intravaskuläre Injektion des Lokalanästhetikums oder Aufnahme aus dem Epiduralraum sowie (3) motorische Paralyse und Apnoe, verursacht durch eine hohe epidurale, subarachnoidale oder subdurale Injektion. Epidural verabreichte Narkotika können Atemdepression, Pruritus, Übelkeit und Erbrechen sowie Harnverhaltung verursachen. Bei Verwendung eines Katheters über einen längeren Zeitraum sind häufig Kontrollen und Verbandwechsel vorzunehmen, um Infektionen zu vermeiden. Bei zunehmenden Rückenschmerzen und fortschreitenden neurologischen Defiziten besteht Verdacht auf epidurale Hämatome. Eine versehentliche Durapunktion kann spinale Kopfschmerzen zur Folge haben.

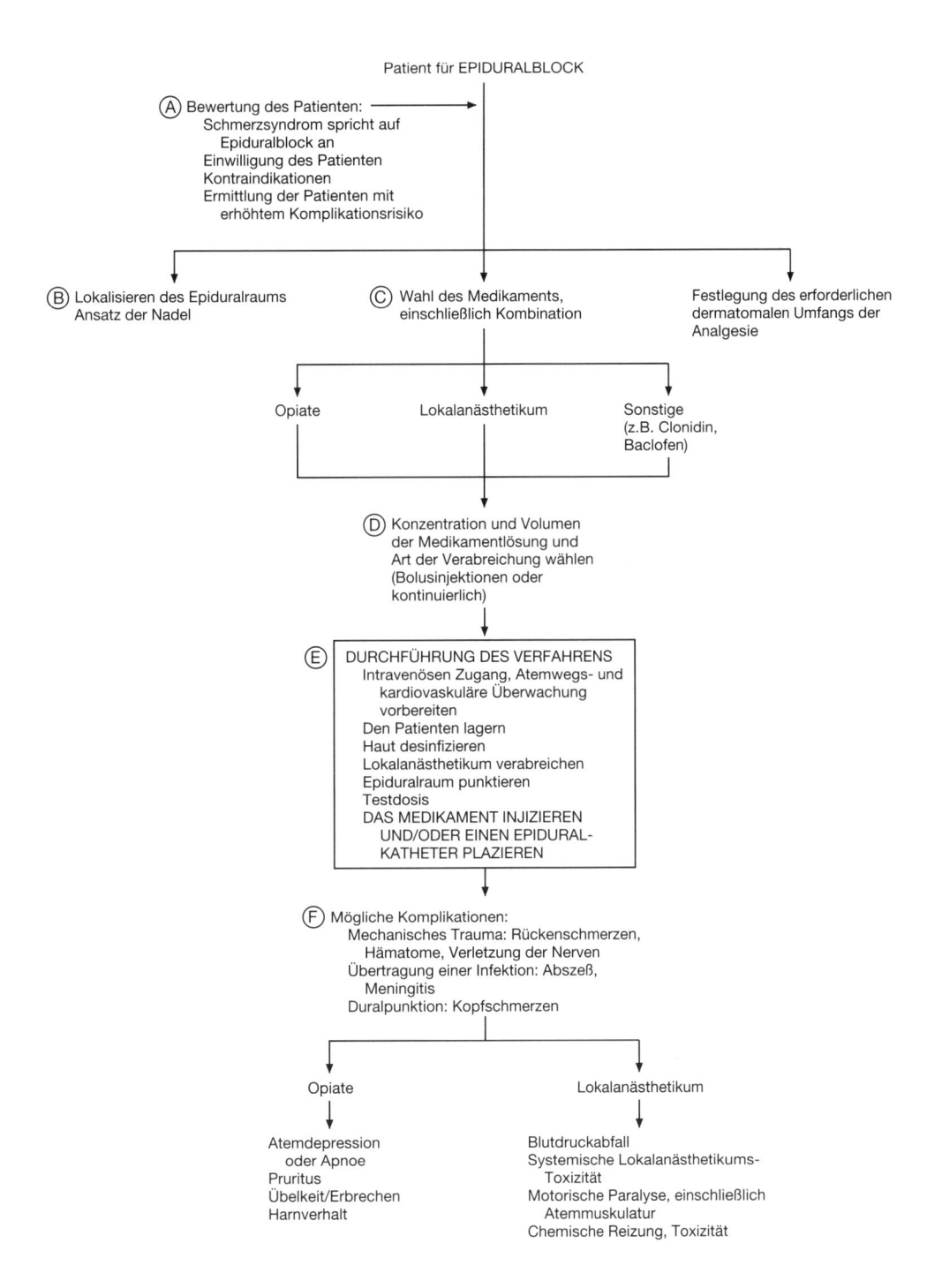

```
                            Patient für EPIDURALBLOCK
                                        │
        ┌───────────────────────────────┤
        │  (A) Bewertung des Patienten:
        │      Schmerzsyndrom spricht auf
        │      Epiduralblock an
        │      Einwilligung des Patienten
        │      Kontraindikationen
        │      Ermittlung der Patienten mit
        │      erhöhtem Komplikationsrisiko
```

- (A) Bewertung des Patienten:
  - Schmerzsyndrom spricht auf Epiduralblock an
  - Einwilligung des Patienten
  - Kontraindikationen
  - Ermittlung der Patienten mit erhöhtem Komplikationsrisiko

- (B) Lokalisieren des Epiduralraums / Ansatz der Nadel
- (C) Wahl des Medikaments, einschließlich Kombination
  - Opiate
  - Lokalanästhetikum
  - Sonstige (z.B. Clonidin, Baclofen)
- Festlegung des erforderlichen dermatomalen Umfangs der Analgesie

- (D) Konzentration und Volumen der Medikamentlösung und Art der Verabreichung wählen (Bolusinjektionen oder kontinuierlich)

- (E) **DURCHFÜHRUNG DES VERFAHRENS**
  - Intravenösen Zugang, Atemwegs- und kardiovaskuläre Überwachung vorbereiten
  - Den Patienten lagern
  - Haut desinfizieren
  - Lokalanästhetikum verabreichen
  - Epiduralraum punktieren
  - Testdosis
  - DAS MEDIKAMENT INJIZIEREN UND/ODER EINEN EPIDURAL-KATHETER PLAZIEREN

- (F) Mögliche Komplikationen:
  - Mechanisches Trauma: Rückenschmerzen, Hämatome, Verletzung der Nerven
  - Übertragung einer Infektion: Abszeß, Meningitis
  - Duralpunktion: Kopfschmerzen

Opiate:
- Atemdepression oder Apnoe
- Pruritus
- Übelkeit/Erbrechen
- Harnverhalt

Lokalanästhetikum:
- Blutdruckabfall
- Systemische Lokalanästhetikums-Toxizität
- Motorische Paralyse, einschließlich Atemmuskulatur
- Chemische Reizung, Toxizität

Literatur

Bromage PR. Epidural analgesia. Philadelphia: WB Saunders, 1978:8.

Cousins MJ, Mather LE. Intrathecal and epidural administration of opioids. Anesthesiology 1984; 61:276.

Eisenach JC. Pain relief in obstetrics. In: Raj PP, ed. Practical management of pain. St. Louis: Mosby-Year Book, 1992:391.

Elliott RD. Continuous infusion epidural analgesia for obstetrics: bupivacaine versus bupivacaine-fentanyl mixture. Can J Anaesth 1991; 38:303.

Loeser JD, Cousins MJ. Contemporary pain management. Med J Aust 1990; 153:208.

Mulroy MF. Regional anesthesia. Boston: Little, Brown, 1989:93.

Raj SP, Pai U. Techniques of nerve blocking. Conduction blocks. In: Raj P, ed. Handbook of regional anesthesia. New York: Churchill Livingstone, 1985:237.

SPINALE BLOCKADE

Dale Solomon

Der Subarachnoidalraum oder Spinalraum grenzt an die interkraniellen Bahnen des Liquor cerebrospinalis und endet bei Erwachsenen in der Spinalebene S2. Medikamente, die in den Liquor cerebrospinalis injiziert werden, wirken schnell auf die ungeschützten Nervenmembranen des Rückenmarks und der Nervenwurzeln. Subarachnoidalblocks (SAB) werden zur Behandlung verschiedener akuter und chronischer Schmerzsyndrome, zu Diagnosezwecken und zur Behandlung von Muskelkrämpfen angewandt, die in Verbindung mit zerebralen, motorischen oder Rückenmarks-Dysfunktionen auftreten.

A. Für eine spinale Blockade ist die Einwilligung der Patienten erforderlich. Sie müssen über stabile neurologische Funktionen und eine normale Blutgerinnungsfunktion verfügen und dürfen weder Anzeichen für eine systemische Sepsis noch Entzündungen oder Infektionen über der vorgesehenen Injektionsstelle aufweisen. Hypovolämische Patienten reagieren mit einem verstärkten Blutdruckabfall auf die durch Lokalanästhetika herbeigeführte Sympathikolyse. Wegen des Risikos einer hinteren Einklemmung darf die Dura nicht durchstochen werden, wenn sich der Druck des Liquor cerebrospinalis intrakraniell erhöht.

B. Ein Einstich mit einer Nadel kann an jeder beliebigen Stelle entlang des Verlaufs des Subarachnoidalraums erfolgen. Um jedoch eine Verletzung des Rückenmarks zu vermeiden, wird gewöhnlich eine Einstichstelle kaudalwärts zum Conus medullaris (L1–2 bei Erwachsenen, L2–3 bei Kleinkindern) gewählt. In der Lumbalregion kann entweder ein medialer oder ein paramedialer Ansatz angewandt werden, um den Subarachnoidalraum durch das Foramen intervertebrale zu erreichen. Da die Dornfortsätze in dieser Region fast senkrecht zur Längsachse der Wirbelsäule verlaufen, wird eine Spinalnadel, die in das Ligamentum interspinale plaziert wird, senkrecht ausgerichtet. Als Alternative kann die Nadel auch von einer Position aus, die 1 cm seitlich von der Medianlinie liegt, auf die Medianlinie hin gerichtet werden.

C. Die Wahl des zu injizierenden Medikaments und die zu verabreichende Menge hängen von den Eigenschaften des Patienten, dem angestrebten Ziel des Blocks sowie von der gewünschten Wirkungsdauer der Blockade ab. Das gewählte Medikament muß bei Anwendung im Liquor cerebrospinalis nachweislich sicher sein. Es muß frei von Konservierungsmitteln sein. Für kurze chirurgische Eingriffe wird meistens Lidocain gewählt. Bei längeren Eingriffen sollte Tetracain oder Bupivacain verwendet werden. Vasokonstringenzien (in der Regel Epinephrin, 1: 200.000) können die Analgesie verstärken und die Blockwirkung der meisten Lokalanästhetika verlängern. Das Lokalanästhetikum kann mit Wasser, einer Kochsalzlösung oder Dextrose verdünnt werden, um der fertigen Lösung ein geringeres, gleich hohes oder höheres spezifisches Gewicht als dem Liquor cerebrospinalis zu geben. Bei hypobaren oder hyperbaren Lösungen läßt sich die Verbreitung des Lokalanästhetikums im Liquor cerebrospinalis zu einem gewissen Grad durch die Lagerung des Patienten steuern. Bei isobaren Lösungen wird die Ausbreitung des Blocks in erster Linie durch die injizierte Menge (in mg) des Lokalanästhetikums beeinflußt, weniger durch das Volumen.

D. Der erforderliche dermatomale Ausgangspunkt einer Blockade hängt davon ab, in welcher Höhe des Rückenmarks die afferenten Schmerzimpulse einsetzen. So können beispielsweise afferente somatische Schmerzen bei operativen Eingriffen in der Bauchhöhle durch eine Blockade der unteren thorakalen Dermatome blockiert werden. Viszerale Schmerzen dagegen, die den Plexus coeliacus und die reizleitenden Fasern des Sympathikus durchlaufen, erfordern einen sehr viel höheren Ausgangspunkt für die Blockade. Es können neurolytische Agenzien in den Subarachnoidalraum eingebracht und auf die dorsalen Wurzelganglien gerichtet werden, während die motorischen Bahnen durch Verwendung hypobarer oder hyperbarer Lösungen erhalten bleiben.

E. Es muß ein kardiopulmonales Monitoring bereitstehen und ein intravenöser Zugang liegen, bevor ein spinaler Block durchgeführt wird. Die Haut wird über der vorgesehenen Einstichstelle desinfiziert, wobei der Patient entweder sitzt, sich in Seitlage befindet oder vornübergeneigt ist. Es wird eine Lokalanästhesie der Haut und des subkutanen Bereichs gelegt, und die Nadel in Richtung der Dura eingeführt, wobei die abgeschrägte Kante parallel zur Längsachse der Wirbelsäule ausgerichtet ist. Wenn die Dura durchstochen wird, ist häufig ein deutliches Knacken zu spüren, und der Liquor cerebrospinalis sollte ungehindert abfließen. Rote Blutkörperchen müßten schnell verschwinden. Vor oder während der Injektion sollte keine Parästhesie auftreten. Nach der Injektion eines Lokalanästhetikums kann der Patient sofort gedreht oder in derselben Lage gelassen werden. Die Vitalfunktionen werden nach der Injektion des Lokalanästhetikums alle fünf Minuten kontrolliert, und die Ausbreitung des Lokalanästhetikums wird genau verfolgt. Bei kurzen operativen Eingriffen können Lokalanästhetika mittels einer „one shot"-Methode injiziert werden. Bei längeren Eingriffen und zur Behandlung chronischer Schmerzen sollte ein Katheter durch die Spinalnadel eingeführt und für intermittierende oder kontinuierliche Injektionen im Subarachnoidalraum belassen werden. Der Katheter kann auch subkutan verlegt werden.

F. Zu den möglichen Komplikationen bei Subarachnoidalblocks mit Lokalanästhetika zählen (1) Rückenschmerzen bei bis zu 40 % der Patienten, (2) Blutdruckabfall, hervorgerufen durch Sympathiolyse, (3) durch die Durapunktion bedingte Kopfschmerzen, (4) Übelkeit, verursacht durch die ungehinderte Aktivität des Vagus, (5) Bradykardie aufgrund einer Blockade der kardialen Fasern des Sympathikus, (6) respiratorische Insuffizienz, verursacht durch Blutdruckabfall oder einen hohen motorischen Block, (7) Schädigung des Rückenmarks oder der Nervenwurzeln aufgrund mechanischer oder chemischer Reizungen, (8) chemisch oder bakteriell verursachte Meningitis sowie (9) spinale und/oder epidurale Hämatome und Abszesse. Subarachnoidal applizierte Opiate können außerdem dieselben Komplikationen verursachen wie epidural applizierte Opiate (S. 238).

Patient mit SPINAL- ODER SUBARACHNOIDALBLOCK

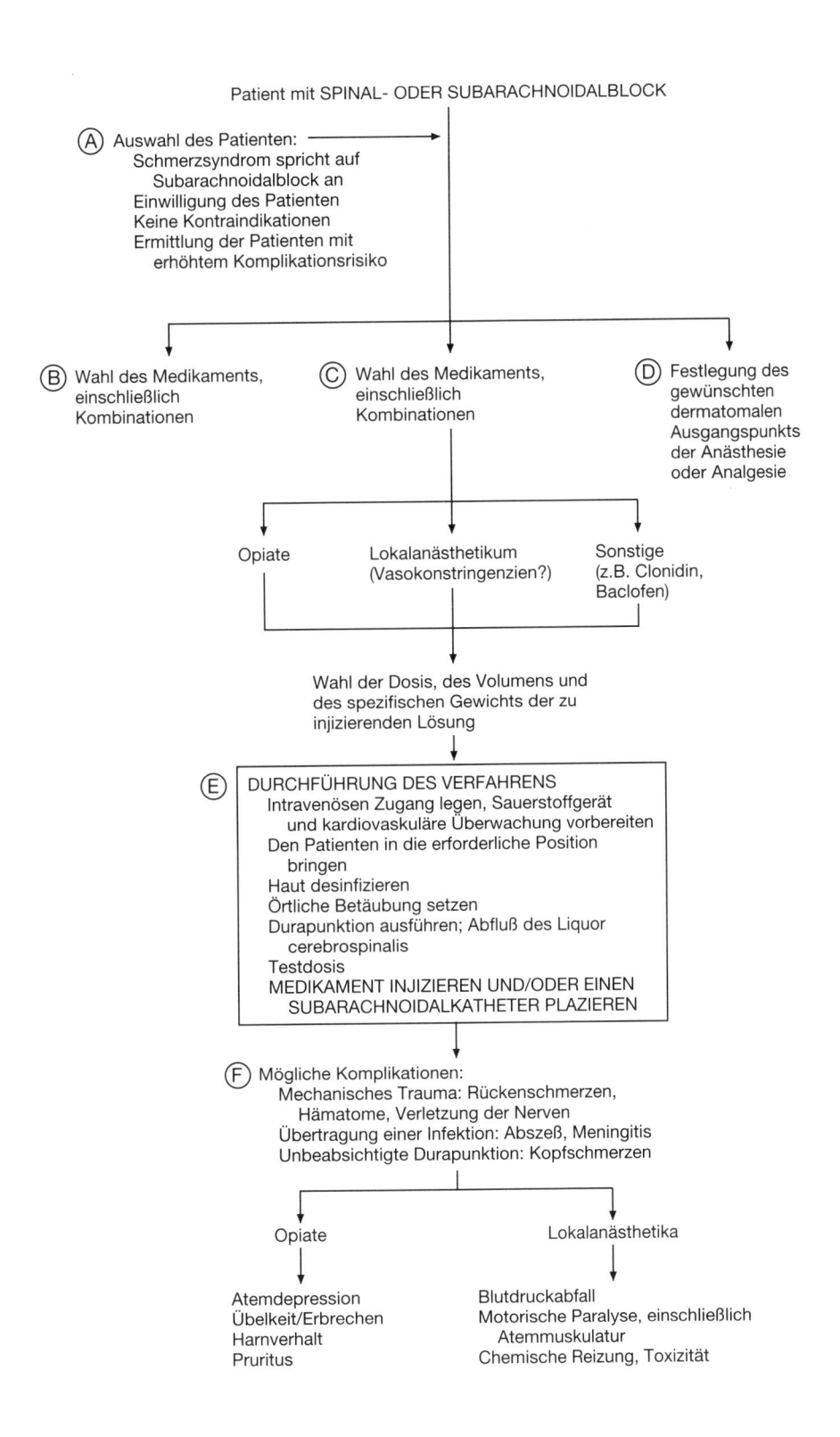

(A) Auswahl des Patienten:
- Schmerzsyndrom spricht auf Subarachnoidalblock an
- Einwilligung des Patienten
- Keine Kontraindikationen
- Ermittlung der Patienten mit erhöhtem Komplikationsrisiko

(B) Wahl des Medikaments, einschließlich Kombinationen

(C) Wahl des Medikaments, einschließlich Kombinationen

(D) Festlegung des gewünschten dermatomalen Ausgangspunkts der Anästhesie oder Analgesie

- Opiate
- Lokalanästhetikum (Vasokonstringenzien?)
- Sonstige (z.B. Clonidin, Baclofen)

Wahl der Dosis, des Volumens und des spezifischen Gewichts der zu injizierenden Lösung

(E) DURCHFÜHRUNG DES VERFAHRENS
- Intravenösen Zugang legen, Sauerstoffgerät und kardiovaskuläre Überwachung vorbereiten
- Den Patienten in die erforderliche Position bringen
- Haut desinfizieren
- Örtliche Betäubung setzen
- Durapunktion ausführen; Abfluß des Liquor cerebrospinalis
- Testdosis
- MEDIKAMENT INJIZIEREN UND/ODER EINEN SUBARACHNOIDALKATHETER PLAZIEREN

(F) Mögliche Komplikationen:
- Mechanisches Trauma: Rückenschmerzen, Hämatome, Verletzung der Nerven
- Übertragung einer Infektion: Abszeß, Meningitis
- Unbeabsichtigte Durapunktion: Kopfschmerzen

Opiate
- Atemdepression
- Übelkeit/Erbrechen
- Harnverhalt
- Pruritus

Lokalanästhetika
- Blutdruckabfall
- Motorische Paralyse, einschließlich Atemmuskulatur
- Chemische Reizung, Toxizität

Literatur

Albright AL, Cervi A, Singletary J. Intrathecal baclofen for spasticity in cerebral palsy. JAMA 1991; 265:1418.

Bonnet F, Brisson VB, Francois Y, et al. Effects of oral and subarachnoid clonidine on spinal anesthesia with bupivacaine. Reg Anesth 1990; 15:211.

Cousins MJ, Cherry DA, Gourlay GK. Acute and chronic pain: use of spinal opioids. In: Cousins MJ, Bridenbaugh PO, eds. Neural blockade in clinical anesthesia and management of pain. 2nd ed. Philadelphia: JB Lippincott, 1988:955.

Lee JA, Atkinson RS, Watt JM. Lumbar puncture and spinal analgesia: intradural and extradural. Edinburgh: Churchill Livingstone, 1985:60.

Mulroy MF. Regional anesthesia. Boston: Little, Brown, 1989:86.

Stienstra R, Greene NM. Factors affecting the subarachnoid spread of local anesthetic solutions. Reg Anesth 1991; 16:1.

STELLATUMBLOCK

Linda Tingle

Die sympathische Innervation des Kopfes, des Halses und der oberen Extremitäten erfolgt über dem zervikalen und dem oberen thorakalen Abschnitt des Sympathikus. Der Symphathikus verläuft in der unteren zervikalen Region auf der anterolateralen Seite des Wirbelkörpers, in der thorakalen Region grenzt er an die Colla costarum. Das erste thorakale Ganglion und das Ganglion cervicale inferius können getrennt oder verschmolzen sein, im zweiten Fall bilden sie das Ganglion stellatum.

Der zervikale Abschnitt des Sympathikus befindet sich im faszien Raum; er wird nach hinten durch die Faszie über den prävertebralen Muskeln und nach vorn durch die Hülle der Arteria carotis begrenzt. Das Ganglion stellatum befindet sich vor dem Caput collae der ersten Rippe und dem Querfortsatz des siebten zervikalen Wirbels. Es liegt hinter der Arteria subclavia, am Ursprung der Arteria vertebralis. Die Pleurakuppel liegt unterhalb des Ganglion stellatum, die Musculi scaleni liegen seitlich davon, und die Wirbelsäule liegt medial. Viele der beim Stellatumblock auftretenden Komplikationen sind durch seine Nähe zu wichtigen anatomischen Strukturen bedingt.

A. Zu den Indikationen zählen Insuffizienz des Blutkreislaufs im Arm (z. B. Raynaud-Syndrom, arterielle Embolie, Vasospasmus) oder Schmerzen, die durch Reflexdystrophie, Herpes zoster oder Phantomschmerzen verursacht werden. Stellatumblocks haben sich bei Sehstörungen, die in Verbindung mit einer Chininvergiftung auftraten, bei plötzlichem völligem Verlust der Hörfähigkeit und bei peripheren Fazialis-Paresen als nützlich erwiesen.

B. Am häufigsten wird der paratracheale oder vordere Ansatz angewandt. Der Patient liegt auf dem Rücken, wobei der Kopf durch ein kleines Kissen leicht gestreckt wird, um den Oesophagus vom Querfortsatz wegzustrecken. Ein leicht geöffneter Mund trägt dazu bei, die Halsmuskeln zu entspannen. Die Trachea und der Musculus sternocleidomastoideus werden palpiert. Indem der Sternocleidomastoideus seitlich zurückgezogen wird, werden die Arteria carotis interna und die Vena jugularis interna ebenfalls zur Seite gezogen. Der am weitesten vorstehende zervikale Querfortsatz, C6 (Tuberculum caroticum), liegt in Höhe der Cartilago cricoidea. Dieser Knorpel fühlt sich hart an, wie eine Murmel. C6 wird C7 als Orientierungshilfe vorgezogen, weil C7 nicht über ein Tuberculum anterior verfügt, das palpiert werden kann. Außerdem liegt C7 näher an der Pleura, und die Arteria vertebralis verläuft vor dem Querfortsatz von C7. Eine Hautquaddel wird über dem C6-Tuberculum gesetzt. Eine 1,5" (≈ 3,8 cm) lange 22er-Gauge-Nadel wird so weit eingeführt, bis sie auf den medial zum Tuberculum liegenden Querfortsatz trifft. Dann wird sie 2 mm aus dem prävertebralen Muskel herausgezogen. Nun wird ein Aspirationstest durchgeführt und eine Testdosis von 0,5 ml injiziert. Eine negative Aspiration bietet keine Garantie dafür, daß eine extravaskuläre Injektion gegeben ist. Ein starker Widerstand gegen die Injektion kann auf eine subperiostale Injektion hindeuten. Ein deutlicher, aber weniger starker Widerstand weist darauf hin, daß sich die Nadel im Musculus longus colli befindet. Zum Arm ausstrahlende Schmerzen bei der Injektion weisen darauf hin, daß eine Nervenwurzel durchstochen wurde und die Nadel zu tief sitzt. Es werden 10–20 ml eines Lokalanästhetikums injiziert. Der Patient darf nicht sprechen oder schlucken, während die Nadel an ihrem Platz sitzt, damit die benachbarten Strukturen im Hals nicht verletzt werden. Der Patient soll jedoch jede abnorme Empfindung nonverbal durch Anheben des kontralateralen Armes anzeigen. Wenn ein sympathischer Block der oberen Extremitäten erzeugt werden soll, sollte der Patient sich aufsetzen, um die Ausbreitung des Lokalanästhetikums kaudalwärts über das thorakale Ganglion zu erleichtern.

C. Das Eintreten des Horner-Syndroms (Ptosis, Miosis und Enophtalmus) deutet auf einen sympathischen Block im Kopf hin. Dies bedeutet jedoch nicht unbedingt, daß die oberen Extremitäten blockiert sind. Eine Messung der Temperatur vor und nach dem Setzen des Blocks, ausgeführt an der distalen Hand, läßt einen Block erkennen, der die oberen Extremitäten einschließt.

D. Zu den häufigsten Komplikationen eines Stellatumblocks zählen vorübergehende Heiserkeit (durch Blockieren des Nervus laryngens recurrens), Hämatome, das Horner-Syndrom und eine Blockade des Plexus brachialis. Es kann zu einer Blockade des Nervus phrenicus kommen, daher ist es ratsam, immer nur

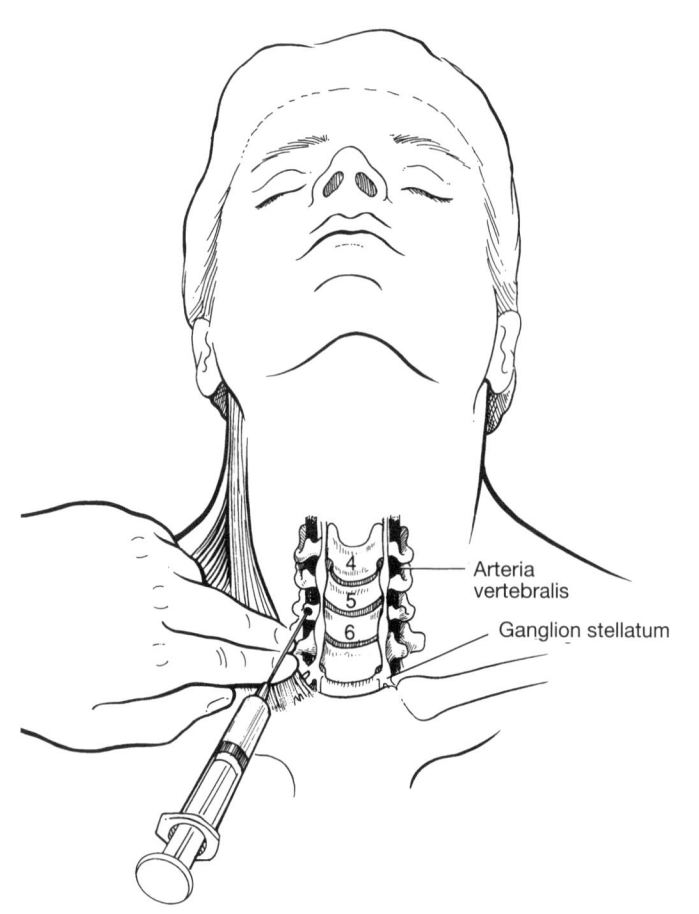

Abbildung 1 Plazierung des Stellatumblocks

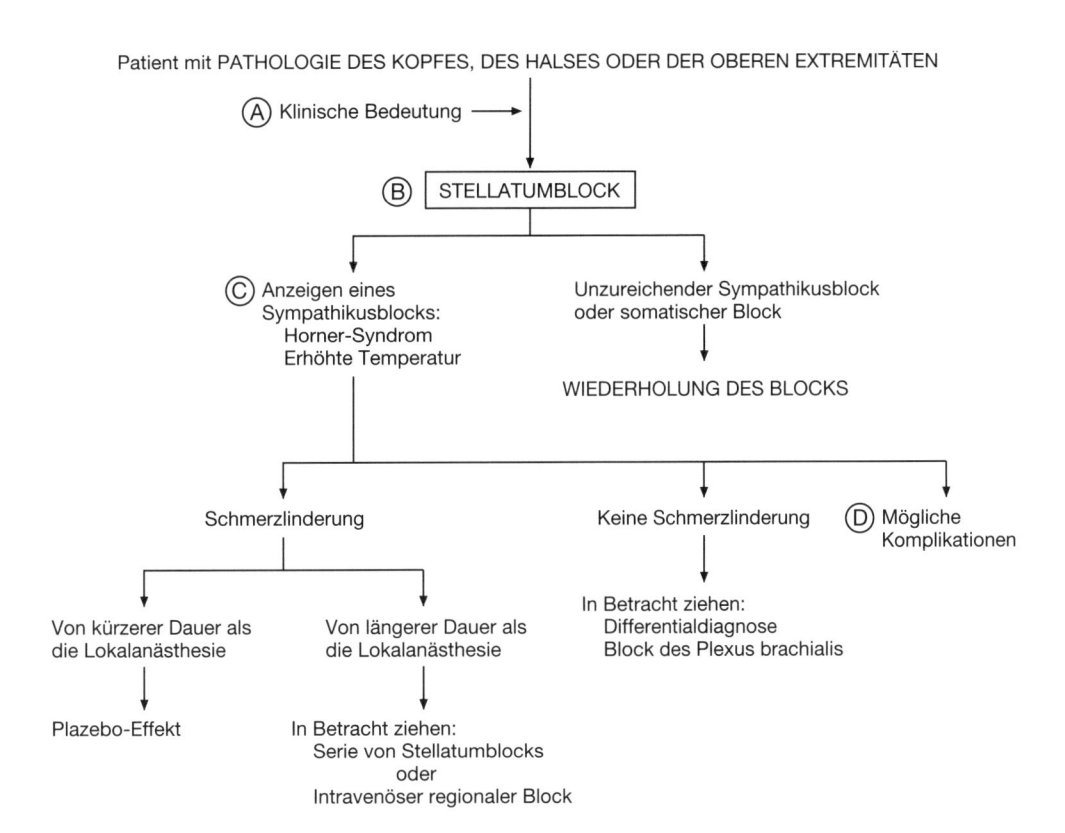

```
                    Patient mit PATHOLOGIE DES KOPFES, DES HALSES ODER DER OBEREN EXTREMITÄTEN
                         Ⓐ Klinische Bedeutung ──→
                                                 ↓
                                         Ⓑ ┌─────────────────┐
                                           │  STELLATUMBLOCK │
                                           └─────────────────┘
                              ┌──────────────────┴──────────────────┐
                              ↓                                     ↓
                    Ⓒ Anzeigen eines                   Unzureichender Sympathikusblock
                      Sympathikusblocks:                oder somatischer Block
                      Horner-Syndrom                               ↓
                      Erhöhte Temperatur                  WIEDERHOLUNG DES BLOCKS
                              │
              ┌───────────────┴───────────────┐         ┌──────────────────────┐
              ↓                               ↓         ↓                      ↓
         Schmerzlinderung              Keine Schmerzlinderung        Ⓓ Mögliche
                                                                       Komplikationen
     ┌────────┴────────┐                  In Betracht ziehen:
     ↓                 ↓                  Differentialdiagnose
Von kürzerer      Von längerer            Block des Plexus brachialis
Dauer als         Dauer als
die Lokal-        die Lokal-
anästhesie        anästhesie
     ↓                 ↓
Plazebo-Effekt    In Betracht ziehen:
                  Serie von Stellatumblocks
                         oder
                  Intravenöser regionaler Block
```

eine Seite zu blockieren. Es kann zu einem Pneumothorax und zu einer epiduralen oder subarachnoidalen Injektion kommen. Eine Injektion in die Arteria vertebralis führt zu Bewußtlosigkeit oder zu Krampfanfällen. Eine Blockade des Plexus brachialis kann die diagnostische Wertigkeit beeinflussen.

Literatur

Ellis JS, Ramamurthy S. Seizure following stellate ganglion block after negative aspiration and test dose. Anesthesiology 1986; 64:533.

Lofstrom JB, Cousins MJ. Sympathetic neural blockade of upper and lower extremity. In: Cousins MJ, Bridenbaugh PO, eds. Neural blockade in clinical anesthesia and management of pain. 2nd ed. Philadelphia: JB Lippincott, 1987:461.

Milligan NS, Nash TP. Treatment of post-herpetic neuralgia. A review of 77 consecutive cases. Pain 1985; 23:381.

Thomas D. Forced acid diuresis and stellate ganglion block in the treatment of quinine poisoning. Anaesthesia 1984; 39:259.

THORAKALER SYMPATHIKUSBLOCK

Linda Tingle

Von allen Sympathikusblockaden findet der thorakale Sympathikusblock die begrenzteste Anwendung. Er wird meistens für eine permanente Unterbrechung des Sympathikus in einem bestimmten Bereich der Arme oder des Brustkorbs reserviert. Ein Stellatumblock, der für eine sympathische Blockade der oberen Extremitäten angewandt wird, kann bei Verwendung neurolytischer Agenzien ein länger anhaltendes Auftreten unerwünschter Nebenwirkungen zur Folge haben. Der allgemeinere thorakale Epiduralblock wird häufig zur vorübergehenden Blockade des thorakalen Sympathikus angewandt.

Der thorakale Abschnitt des Sympathikus liegt posterolateral zu den Wirbelkörpern und vor den Colla costarum. Anders als in der zervikalen und lumbalen Region ist der Sympathikus in der Thoraxregion nicht durch eine Barriere aus Muskeln von der somatischen Wurzel getrennt. Die Pleura befindet sich unmittelbar seitlich nebem dem Sympathikus.

A. Es empfiehlt sich, eine Röntgenaufnahme anzufertigen, um zu ermitteln, in welcher Beziehung der Dornfortsatz eines Wirbels und die zu berührende Lamina auf der Querschnittsebene zueinander stehen.

B. Zu den Indikationen für einen Block der thorakalen sympathischen Ganglien zählen sympathische Reflexdystrophie (SRD) in einer thorakalen Verteilung und Hyperhidrosis. Ein solcher Block kann sich als nützliches diagnostisches Werkzeug für die Identifikation bestimmter nozizeptorischer Bahnen erweisen. Ein Block des thorakalen Sympathikus ist indiziert bei vor kurzem ausgebrochenem Herpes zoster, bei auf einen Herpes zoster folgender Neuralgie, bei chronischen okklusiven vaskulären Krankheiten und bei hartnäckigen kardialen Schmerzen. Ein thorakaler Sympathikusblock kann sich bei hartnäckigen Schmerzen als nützlich erweisen, die durch Aneurysmen der Aorta (T2-T6), Neoplasmen in den oberen zwei Dritteln des Oesophagus (T1-T8), Neoplasmen der Viscera oder chronische Pankreatitis (untere zwei Drittel des thorakalen Sympathikus) verursacht werden. Einige Patienten weisen eine anomale sympathische Bahn auf, den sog. Kuntz-Nerv, der das Ganglion stellatum umgeht. Bei solchen Patienten kann ein thorakaler Sympathikusblock erforderlich sein, um einen Block der oberen Extremitäten zu erzeugen.

C. Bei der klassischen Methode zum Blockieren der thorakalen Ganglien wird der Patient in Bauchlage auf dem Tisch positioniert, wobei die Arme herabhängen. Dann wird der Dornfortsatz T2 oder T3 bestimmt. 6 cm lateral vom Dornfortsatz wird eine Hautquaddel gelegt und eine 10-cm-Nadel in einer parasagittalen Ebene eingestochen, bis sie auf den Querfortsatz auf derselben Seite trifft. Die Nadel wird 0,5–1 cm zurückgezogen und so ausgerichtet, daß sie unmittelbar an der Unterseite der Rippe vorbeifährt. Während sich die Nadel in einer Sagittalebene befindet, wird sie weiter eingeführt, bis sie auf den ca. 1 cm tiefer liegenden Wirbelkörper trifft. Die Richtung muß ein wenig geändert werden, damit die Nadel den Wirbelkörper passieren kann. Nach Injektion eines Röntgenkontrastmittels wird die Position in der a.p. und der seitlichen Ebene durch Durchleuchtung überprüft. Es wird eine Aspiration durchgeführt und dann werden 1,5–2 ml eines Lokalanästhetikums oder eines neurolytischen Agens injiziert.

D. Bonica beschreibt eine paralaminare Technik, die ein geringeres Risiko der Beeinträchtigung des somatischen Spinalnervs oder einer Duralpunktion bergen soll. Der Patient wird in Seitlage positioniert, in der die Wirbelsäule gekrümmt ist. 2 cm seitlich vom Dornfortsatz wird eine Hautquaddel gelegt. Eine 8–10 cm lange, kurz abgeschrägte 22er-Nadel, die an einer 2-ml-Luer-Lok-Glasspritze mit einer Kochsalzlösung befestigt ist, wird so weit eingestochen, bis die Lamina berührt wird. Dann wird die Nadel zurückgezogen, bis sich ihre Spitze im subkutanen Gewebe befindet und die Haut 0,5 cm seitlich verschoben wurde. Die Nadel wird parallel zum ersten Einstich vorwärtsgeschoben. Wenn die Nadel bis in Höhe der Lamina eingeführt ist, trifft die Nadelspitze entweder auf die laterale Kante der Lamina oder auf das Ligamentum costotransversarium superius, das lateral zur lateralen Seite der Lamina verläuft und sich unmittelbar über dem Querfortsatz der darunterliegenden Vertebra befindet. Das Ligamentum bietet einen weit geringeren Widerstand als ein Knochen, aber einen größeren Widerstand als ein Muskel. Die Nadel wird langsam nach vorn geschoben, wobei ständiger Druck auf den Kolben der Spritze ausgeübt wird. Ein plötzliches Ausbleiben des Widerstandes weist darauf hin, daß sich die abgeschrägte Kante vor dem Ligamentum befindet. Die Nadel wird nochmals 7–10 mm weitergeschoben, so daß sich die abgeschrägte Kante in derselben koronaren Ebene befindet wie die vordere Oberfläche des Caput costae. 1 ml der Salzlösung wird injiziert, um Gewebe aus der Nadel zu lösen. In zwei Ebenen wird eine Aspiration vorgenommen und dann als Testdosis 1 ml 0,5 %iges Bupivicain injiziert. Wenn keine Anzeichen von Komplikationen eintreten, werden 2–3 ml 0,25 %iges Bupivicain oder ein neurolytisches Agens injiziert. Dadurch werden das Ganglion und die dazugehörigen oberen interganglionären Fasern blockiert. Dieser Vorgang wird auf den nachfolgenden tieferliegenden Ebenen wiederholt.

E. Zu den Komplikationen zählen somatische Nervenblocks, Pneumothorax, Kausalgie, eine Verletzung der Nerven, ein Durchstechen der interkostalen Arterien oder Venen sowie eine epidurale oder intradurale Injektion, verursacht durch ein Einstechen der Nadel in ein Foramen intervertebrale.

Literatur

Bonica JJ. Neurolytic blockade and hypophysectomy. In: Bonica JJ, ed. The management of pain. Philadelphia: Lea & Febiger, 1990:2012.

Lofstrom JB, Cousins MJ. Sympathetic neural blockade of upper and lower extremity. In: Cousins MJ, Bridenbaugh PO, eds. Neural blockade in clinical anesthesia and management of pain. 2nd ed. Philadelphia: JB Lippincott, 1987:482.

Stanton-Hicks M. Sympathetic blocks. In: Raj PP. Practical management of pain. Chicago: Year Book, 1986:663.

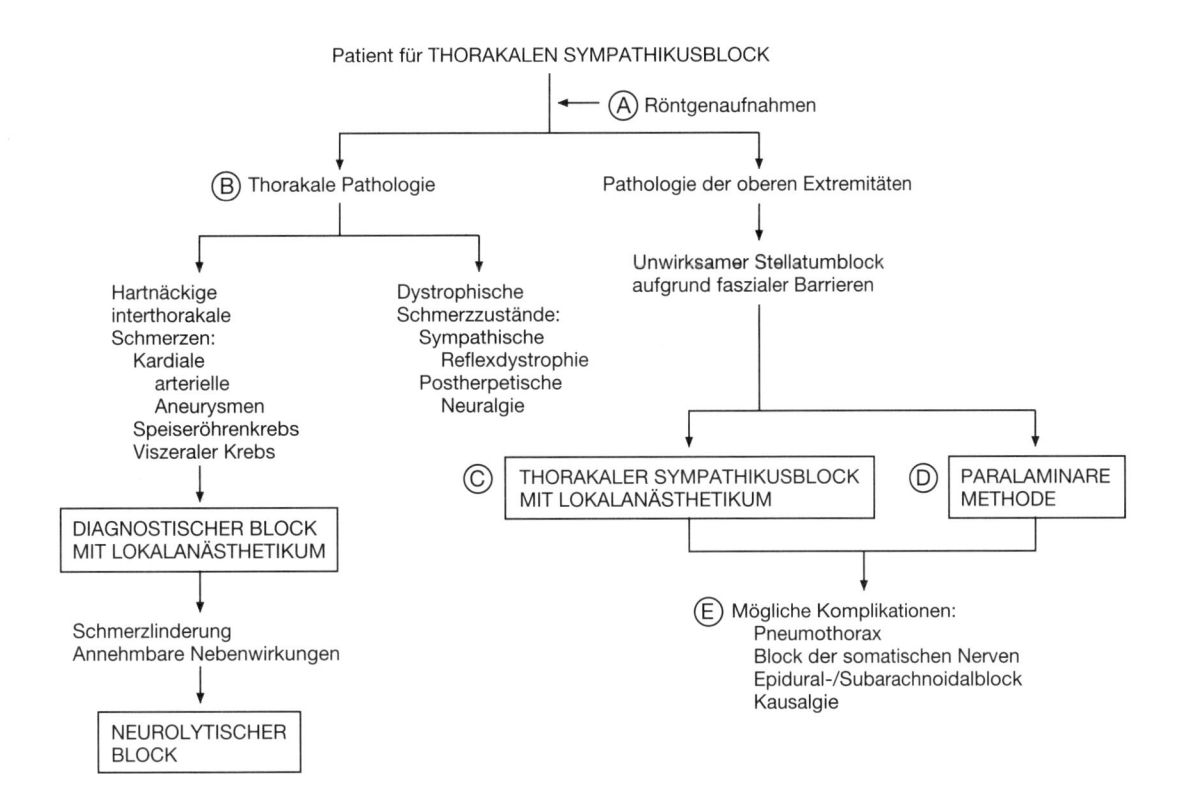

```
                    Patient für THORAKALEN SYMPATHIKUSBLOCK
                                        │
                                        │ ◄── (A) Röntgenaufnahmen
                        ┌───────────────┴───────────────┐
                        ▼                               ▼
            (B) Thorakale Pathologie        Pathologie der oberen Extremitäten
                        │                               │
                        │                               ▼
                        │                   Unwirksamer Stellatumblock
                        │                   aufgrund faszialer Barrieren
                        │                               │
         ┌──────────────┴──────────┐          ┌─────────┴─────────┐
         ▼                         ▼          ▼                   ▼
   Hartnäckige              Dystrophische
   interthorakale           Schmerzzustände:
   Schmerzen:                 Sympathische
     Kardiale                   Reflexdystrophie
     arterielle               Postherpetische
     Aneurysmen                 Neuralgie
     Speiseröhrenkrebs
     Viszeraler Krebs
         │                              (C) THORAKALER SYMPATHIKUSBLOCK   (D) PARALAMINARE
         ▼                                  MIT LOKALANÄSTHETIKUM              METHODE
   ┌──────────────────┐                         │
   │ DIAGNOSTISCHER   │                         ▼
   │ BLOCK MIT        │                    (E) Mögliche Komplikationen:
   │ LOKALANÄSTHETIKUM│                        Pneumothorax
   └──────────────────┘                        Block der somatischen Nerven
         │                                     Epidural-/Subarachnoidalblock
         ▼                                     Kausalgie
   Schmerzlinderung
   Annehmbare Nebenwirkungen
         │
         ▼
   ┌──────────────┐
   │ NEUROLYTISCHER│
   │ BLOCK        │
   └──────────────┘
```

BLOCK DES PLEXUS COELIACUS

Linda Tingle

Die Ganglia coeliaca liegen medial in der prävertebralen Region des L1, und zwar vor der Aorta, unmittelbar über dem Pankreas und in unmittelbarer Nähe der Nebennieren. Der Plexus coeliacus, der sich aus autonomen Fasern und den Ganglia coeliaca zusammensetzt, umgibt die Aorta sowie den Ursprung der Arteria coeliaca und der Arteria mesenterica superior. Die Vena cava liegt rechts davor. Die Nieren liegen lateral.

A. Ein Block des Plexus coeliacus ist indiziert bei der Identifikation viszeraler Schmerzen im Abdomen, bei der Behandlung akuter Pankreatitis und bei der Behandlung chronischer Pankreatitis (umstritten). Er ist meistens indiziert zur Linderung hartnäckiger, krebsbedingter Schmerzen, die durch Metastasen im oberen Abdomen verursacht werden. Ein Block des Plexus coeliacus kann außerdem angewandt werden, um zusammen mit interkostalen Nervenblocks eine Anästhesie für Eingriffe im Abdomen vorzunehmen. Er kann radiologische Eingriffe im biliären Trakt erleichtern.

B. Man sollte ein EKG zur Verfügung haben und den Blutdruck des Patienten sowohl in sitzender Position als auch in Bauchlage messen, bevor der Block gesetzt wird, da es nach dem Block zu einem Blutdruckabfall kommen kann. Die Basiswerte können dann bei der Beurteilung helfen. Ein intravenöser Katheter ermöglicht Volumengabe.

C. Der klassische posterolaterale Ansatz, definiert von Kappis und neu definiert von Moore, ist der am häufigsten angewandte und bewährteste Weg. Der Patient befindet sich in Bauchlage, mit einem Kissen unter dem Abdomen, wobei die Arme seitlich herabhängen. Folgende Orientierungspunkte sollten auf der Haut markiert werden: die Unterkanten der zwölften Rippen 7–8 cm lateral zur Medianlinie sowie die Unterseiten der Dornfortsätze des T12 und L1. Nach einer Verbindung bilden die Punkte ein flaches gleichschenkliges Dreieck, dessen gleiche Schenkel als Ausrichtungshilfen für die beiden Nadeln dienen. Die Haut wird desinfiziert und Hautquaddeln werden an den Schnittpunkten unter den zwölften Rippen gesetzt. Eine 6" (ca. 15 cm) lange 20-gauge-Spinalnadel wird in einem Winkel von 45 Grad zur Horizontalebene des Rückens des Patienten eingestochen und in Richtung des ersten Lumbalwirbels vorgeschoben, bis der Wirbelkörper berührt wird, gewöhnlich in einer Tiefe von 6–9 cm. Hält man die Nadel in Höhe der Haut fest, kann man im folgenden die Tiefe des Einstichs genauer steuern. Der Winkel wird auf 60 Grad vergrößert und die Nadel erneut eingeführt, bis sie auf den Knochen trifft, diesmal 2-3 cm tiefer als beim ersten Versuch. Die Nadel wird dadurch vom lumbalen Wirbelkörper weg bewegt. Eine korrekte Plazierung der Nadel auf der linken Seite läßt sich dadurch bestätigen, daß eine von der Aorta übertragene pulsierende Bewegung der Nadel beobachtet wird. Die Nadel auf der rechten Seite sollte in ähnlicher Weise ungefähr gleich tief eingeführt werden. Beide Nadeln sollten sich 1–1,5 cm vor dem vorderen Wirbelrand befinden. Eine CT oder eine Durchleuchtung in zwei Ebenen kann dazu beitragen, die korrekte Plazierung der Nadeln zu überprüfen. Nachdem eine Aspiration in vier Quadranten negativ ausgefallen ist, sorgt eine Injektion eines Röntgenkontrastmittels für eine Bestätigung der korrekten Plazierung der Nadeln. Bei der Injektion eines Lokalanästhetikums sollte ein geringer Widerstand gegeben sein.

Die Nervi splanchnici können in Höhe des T12 in ähnlicher Weise wie der Plexus coeliacus blockiert werden. Die Nadel wird hier jedoch so plaziert, daß sich die Spitze am anterolateralen Rand des Wirbelkörpers befindet. Es wird eine geringere Menge des Lokalanästhetikums benötigt, gewöhnlich 3–5 ml. Es können ähnliche Komplikationen wie beim Block des Plexus coeliacus auftreten, obwohl ein nachfolgender Blutdruckabfall wohl weniger Probleme bereiten wird. Der Splanchnikusblock

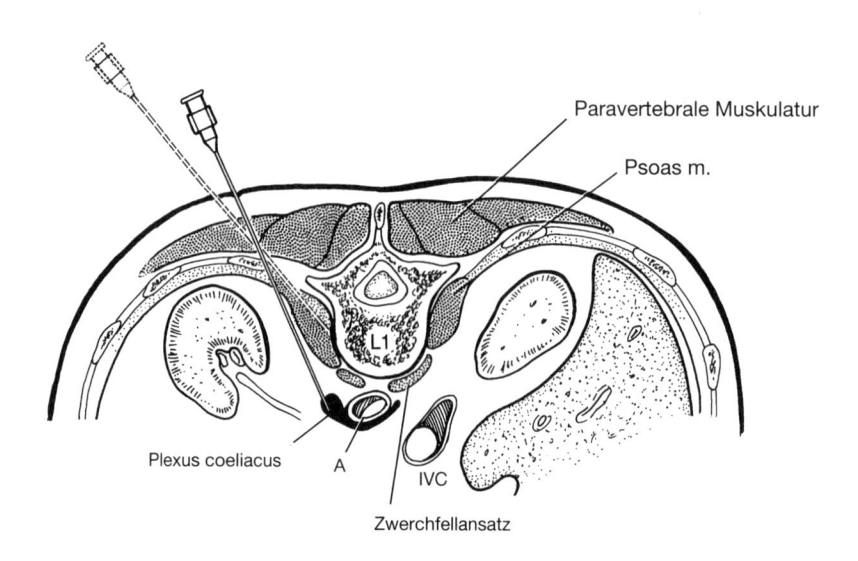

Abbildung 1 Plazierung des Plexus-coeliacus-Blocks. A = Arterie; IVC = Vena cava inferior

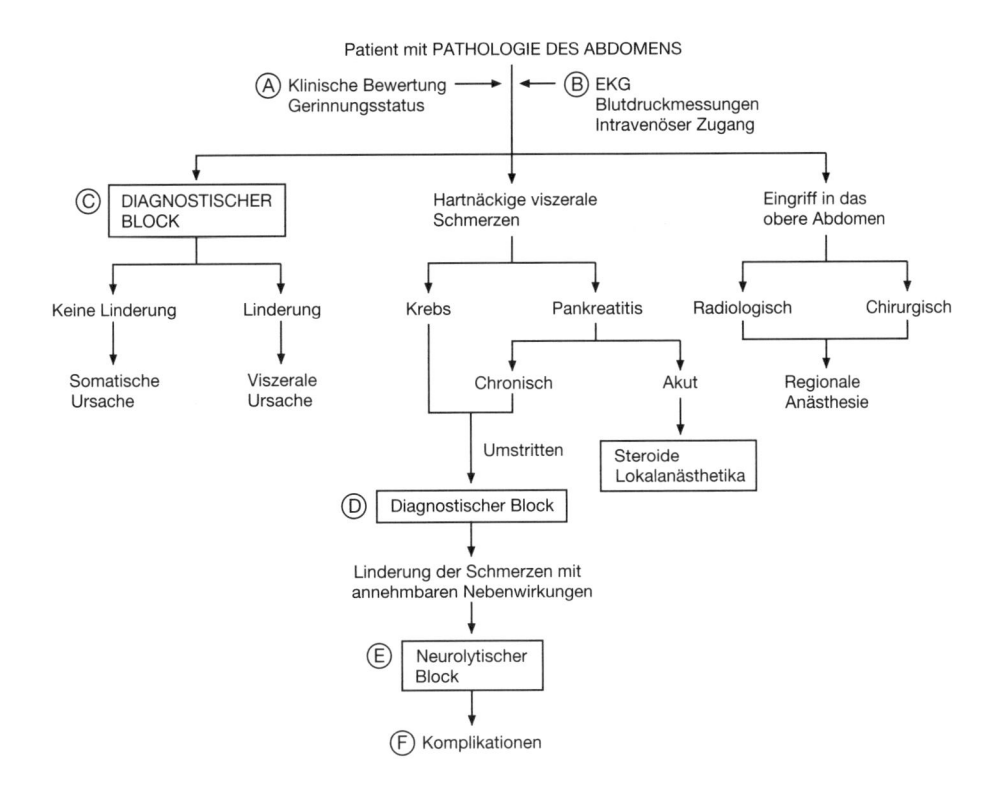

```
                    Patient mit PATHOLOGIE DES ABDOMENS
                    ⓐ Klinische Bewertung  →  ← ⓑ EKG
                       Gerinnungsstatus           Blutdruckmessungen
                                                  Intravenöser Zugang
         ↓                      ↓                        ↓
   ⓒ DIAGNOSTISCHER      Hartnäckige viszerale      Eingriff in das
      BLOCK               Schmerzen                 obere Abdomen
      ↓      ↓              ↓        ↓                ↓         ↓
  Keine    Linderung      Krebs   Pankreatitis    Radiologisch  Chirurgisch
  Linderung
    ↓         ↓             ↓      ↓                     ↓
  Somatische Viszerale    Chronisch Akut             Regionale
  Ursache    Ursache                                 Anästhesie
                           ↓        ↓
                        Umstritten  Steroide
                           ↓        Lokalanästhetika
                    ⓓ Diagnostischer Block
                           ↓
                    Linderung der Schmerzen mit
                    annehmbaren Nebenwirkungen
                           ↓
                    ⓔ Neurolytischer
                       Block
                           ↓
                    ⓕ Komplikationen
```

führt in der Regel nicht zu einem parasympathischen Block des Abdomens. Das Risiko eines Pneumothorax ist hier höher als beim Block des Plexus coeliacus.

D. Diagnostische Blocks können mit 10–15 ml Lidocain, 0,5–1 % je Seite, ausgeführt werden. Ein Einbringen von Epinephrin (1:200.000) in die Lösung dient zum Markieren einer intravaskulären Injektion. Es können 10–15 ml 0,25%iges Bupivacain oder 0,1%iges Tetracain hinzugefügt werden, um eine länger anhaltende Schmerzlinderung zu erzielen.

E. Mit 50-100%igem Alkohol durchgeführte neurolytische Blocks erzeugen anfangs einen tiefen Schmerz viszeraler Art, wodurch die Plazierung der Nadel bestätigt wird. Ein Zusatz von 20-25 ml 1%igem Lidocain auf jeder Seite schwächt diesen Schmerz ab. Alkohol ist nicht verträglich mit Röntgenkontrastmitteln. Dem Kontrastmittel können 15–20 ml 6%iges Phenol zugesetzt werden, wodurch eine Überwachung mittels Durchleuchtung während der Plazierung des neurolytischen Agens ermöglicht wird. Neurolytische Blocks werden gewöhnlich nur bei Patienten mit hartnäckigen krebsbedingten Schmerzen durchgeführt, obwohl auch von einer erfolgreichen Steuerung von Schmerzen, die durch chronische Pankreatitis verursacht wurden, mittels eines Plexus-coeliacus-Blocks berichtet worden ist. Der Block kann, falls erforderlich, in zwei- bis sechsmonatigen Abständen durchgeführt werden.

F. Ein im Zusammenhang mit einer Sympathektomie auftretender orthostatischer Blutdruckabfall verschwindet gewöhnlich innerhalb von 24–48 Stunden. Er läßt sich häufig durch eine Volumenerhöhung vor dem Block verbessern. In seltenen Fällen hatte eine Verletzung anderer Organe Pneumothorax, Chylothorax, renale Schäden und, aufgrund einer Verletzung der Adamkiewicz-Arterie, Paralyse zur Folge. Es ist von Plazierungen der Nadel in der Bandscheibe, im Epiduralraum und im Subarachnoidalraum sowie von versehentlichen Verletzungen der Aorta und der Vena cava berichtet worden. Eine inkorrekte Plazierung der Lösung hat Paralyse, sexuelle Dysfunktion und dysästhetische Veränderungen in den unteren Extremitäten aufgrund einer Ausbreitung der Lösung im Plexus lumbalis oder einer zentralen Ausbreitung zur Folge. Daher führen einige Kliniker neurolytische Blocks möglichst nur mit Hilfe einer Röntgenüberwachung durch.

Literatur

Bell SN, Cole R, Roberts-Thompson IC. Coeliac plexus block for control of pain in chronic pancreatitis. Br Med J 1980; 281:1604.

Brown DL, Moore DC. The use of neurolytic celiac plexus block for pancreatic cancer: Anatomy and technique. J Pain Symptom Management 1988; 3:206.

Cousins MJ, Bridenbaugh PO, eds. Neural blockade in clinical anesthesia and management of pain. 2nd ed. Philadelphia: JB Lippincott, 1988.

Feldstein GS, Waldman SD, Allen ML. Loss of resistance technique for transaortic celiac plexus block. Anesth Analg 1986; 65:1092.

Ischia S, Huzzani A, Ischia A, Faggian S. A new approach to the neurolytic block of the celiac plexus: The transaortic technique. Pain 1983; 16:333.

Kune GA, Cole R, Bell S. Observations on the relief of pancreatic pain. Med J Aust 1975; 2:789.

Moore PC. Regional block. A Handbook for use in the clinical practice of medicine and surgery. 4th ed. Springfield, IL: Charles C Thomas, 1965:145.

Sprague R, Ramamurthy S. Celiac plexus block. In: Rogers MC, ed. Current practice in anesthesiology. 2nd ed. Philadelphia: BC Decker, 1992:442.

Stanton-Hicks M. Sympathetic blocks. In: Raj PP, ed. Practical management of pain. Chicago: Year Book Medical Publishers, 1986.

Verill P. Sympathetic ganglion lesions. In: Wall PD, Melzack R, eds. Textbook of pain. New York: Churchill Livingstone, 1989.

LUMBALER SYMPATHIKUSBLOCK

Linda Tingle

Der lumbale Sympathikus enthält sowohl präganglionäre als auch postganglionäre Fasern, die die Viscera in der Beckengegend und die Gefäße der unteren Extremitäten versorgen, als auch afferente sensorische Fasern. Fast alle postganglionären Fasern zum Bein verlassen den Sympathikus in Höhe oder unterhalb des L2. Eine geringe Menge eines Lokalanästhetikums, das in Höhe der L2-Ebene der lumbalen Kette eingebracht wird, müßte die sympathische Reizleitung zu den unteren Extremitäten blockieren.

Bei anatomischen Sektionen sind die Ganglien am häufigsten auf der Ebene des unteren Drittels des L2, zwischen dem L2 und dem L3 und bilateral auf der Ebene des oberen Drittels des L3 zu finden. Die Nadelspitze wird am besten in das untere Drittel des L2 oder das obere Drittel des L3 plaziert, um den Arteriae lumbales auszuweichen, die den Sympathikus im mittleren Drittel des Wirbelkörpers des L2 und L3 kreuzen. Die Bandscheibenebene sollte gemieden werden, um ein Durchstechen der Bandscheibe zu vermeiden.

Der Sympathikus ist durch den Musculus psoas und die Faszie des Psoas von den somatischen Wurzeln getrennt. Die Vena cava inferior verläuft vor der rechten sympathischen Kette, während die Aorta leicht medial vor dem linken Sympathikus liegt. Die Nieren liegen hinter T11-L3 zwischen zwei vertikalen Linien, die einen Abstand von 2,5 bzw. 9,5 cm zur Medianlinie haben. Der Nervus genitofemoralis beginnt am ersten und zweiten Nervus lumbalis, durchquert den Musculus psoas und verläßt ihn in der Nähe des medialen Randes gegenüber L3 und L4.

A. Ein lumbaler Sympathikusblock kann zur Diagnose und zur Behandlung einer sympathischen Reflexdystrophie der unteren Extremitäten, einer zirkulatorischen Insuffizienz der unteren Extremitäten, eines Herpes zoster, einer auf einen Herpes folgenden Neuralgie lumbaler Dermatome, von Phantomschmerzen, von Stumpfschmerzen oder renaler Kolik eingesetzt werden.

B. Der klassische Ansatz (Mandel) ist auf eine Methode reduziert worden, bei der zwei Nadeln, in Höhe des L2 und des L4, eingeführt werden. Der Patient befindet sich in Bauchlage, wobei die Arme vom Bett herabhängen. Die Dornfortsätze des L1 und des L4 werden markiert. L1 liegt auf gleicher Höhe mit der Linie zwischen den zwei Punkten, an denen die lateralen Seiten der Musculi erector spinae auf die zwölften Rippen treffen; eine Linie, die die Cristae iliacae posterior-superior miteinander verbindet, verläuft in Höhe des L4 durch den unteren Teil der Wirbelsäule. 8–10 cm lateral vom Mittelpunkt der Dornfortsätze des L2 und L4 wird eine subkutane Quaddel gelegt. Die Nadel wird lateral zu den Musculi erector spinae eingestochen, wobei der Weg, den die Nadel nimmt, vor dem Muskel liegt. Dadurch werden die Beschwerden des Patienten reduziert und ein Bewegen der Nadel durch eine Anspannung des Muskels verhindert. Eine 12 cm lange 20-gauge-Nadel wird so weit eingestochen, bis sie auf den Querfortsatz trifft. Der Abstand zur lateralen Seite des Wirbelkörpers ist doppelt so groß wie der Abstand zwischen der Haut und dem Querfortsatz. Die Nadel wird nochmals eingeführt und leicht medial ausgerichtet, so daß sie zwischen den beiden Dornfortsätzen in Richtung der lateralen Seite des Wirbelkörpers hindurchgeführt wird. Die Neuausrichtung ermöglicht es, daß die Nadel von der Vertebra herabgleitet und den Sympathikus erreicht. Eine zweite Nadel wird am L4 plaziert, und zwar aufgrund der lumbalen Lordose am L4 etwas tiefer als am L2.

C. Die Reid-Methode wird häufig bevorzugt, da sie dem Querfortsatz ausweicht. Sie läßt sich schneller und leichter ausführen, ist für den Patienten weniger schmerzhaft, und sie gibt praktisch Gewißheit darüber, ob die Nadel in der richtigen Gewebeebene plaziert ist. Der Patient befindet sich in derselben Stellung. Die Dornfortsätze des L2 und des L4 müssen lokalisiert werden. Der Lumbalbereich wird vorbereitet und 8–10 cm lateral vom oberen Teil der gewünschten Vertebra lumbalis eine Hautquaddel gelegt. Eine 12–15 cm lange 20-gauge-Nadel wird in anteromedialer Richtung ungefähr 45 Grad von der Sagittalebene aus eingeführt, bis sie in einer Tiefe von ungefähr 9 cm auf das Periost trifft. Die Nadel wird 2 cm oberhalb der Haut angefaßt und so weit herausgezogen, bis sich die Spitze im subkutanen Gewebe befindet. Dann wird die Nadel in einem spitzeren Winkel ausgerichtet, so daß sie von der anterolateralen Seite des Periost weg bewegt wird. Ein Durchstechen des Musculus psoas sollte einen Widerstandsverlust zur Folge haben. Nun werden eine Aspiration auf Blut oder Liquor cerebrospinalis durchgeführt und dann 10 ml 2%iges Lidocain injiziert. Wenn innerhalb der nächsten 5–10 Minuten keine sensorischen oder motorischen Veränderungen eintreten und die Hauttemperatur ansteigt, werden 10 ml 0,5%iges Bupivicain injiziert. Eine Abschwächung der Schmerzen bei ansteigender Temperatur und Ausbleiben eines sensorischen Blocks läßt zwar auf eine autonome Ursache schließen, bietet aber keine Garantie dafür. Kontinuierliche Katheter können sich als praktisch erweisen; sie können bei dieser Methode in Höhe des L2 und des L4 plaziert werden. Die Radiologie ist ein hervorragendes Werkzeug zur korrekten Plazierung der Nadeln, insbesondere, wenn kleine Mengen eines Agens für einen diagnostischen oder neurolytischen Block verwendet werden. Laterale und posterior-anteriore Aufnahmen bestätigen, ob sich die Nadelspitze an der anterolateralen Seite des vertikalen Mittelpunkts des Wirbelkörpers befindet. Bei Injektion eines Kontrastmittels

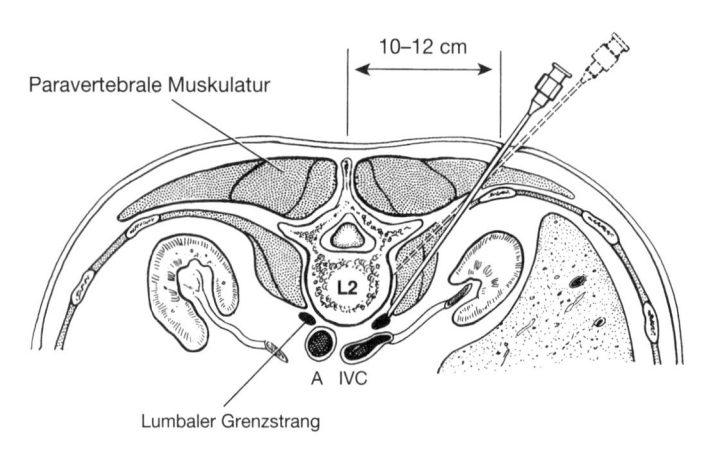

Abbildung 1 Plazierung des lumbalen Sympathikusblocks. A = Arterie; VCI = Vena cava inferior

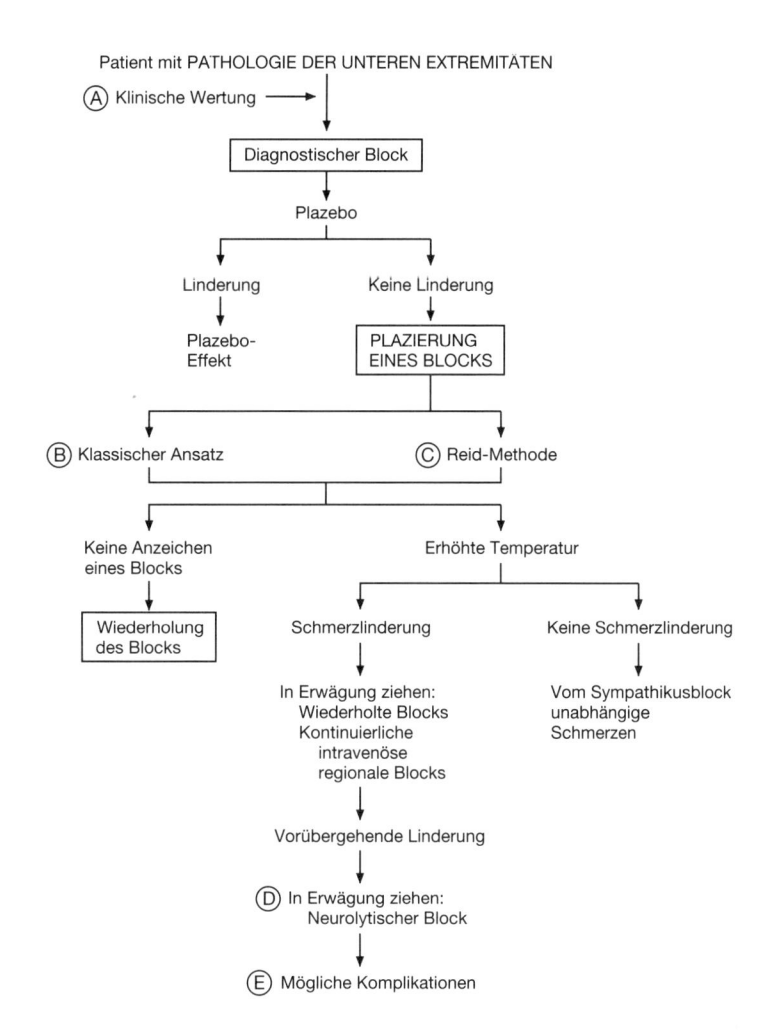

```
                    Patient mit PATHOLOGIE DER UNTEREN EXTREMITÄTEN
                  Ⓐ Klinische Wertung ──→
                                      ↓
                              ┌─────────────────┐
                              │ Diagnostischer Block │
                              └─────────────────┘
                                      │
                                   Plazebo
                              ┌──────┴──────┐
                         Linderung      Keine Linderung
                              ↓              ↓
                         Plazebo-      ┌─────────────┐
                          Effekt       │ PLAZIERUNG  │
                                       │ EINES BLOCKS│
                                       └─────────────┘
                                      │
                              ┌───────┴────────┐
                         Ⓑ Klassischer Ansatz  Ⓒ Reid-Methode
                              ↓                    ↓
                    Keine Anzeichen          Erhöhte Temperatur
                      eines Blocks          ┌──────┴──────┐
                              ↓        Schmerzlinderung  Keine Schmerzlinderung
                    ┌─────────────┐          ↓                 ↓
                    │ Wiederholung│   In Erwägung ziehen:  Vom Sympathikusblock
                    │  des Blocks │   Wiederholte Blocks   unabhängige
                    └─────────────┘   Kontinuierliche      Schmerzen
                                      intravenöse
                                      regionale Blocks
                                              ↓
                                      Vorübergehende Linderung
                                              ↓
                                      Ⓓ In Erwägung ziehen:
                                      Neurolytischer Block
                                              ↓
                                      Ⓔ Mögliche Komplikationen
```

in den Musculus psoas werden die charakteristischen Längslinien entlang der Muskelbündel erzeugt. Beim Vorschieben der Nadel spannt sich der Musculus psoas an, bis die Nadel die Faszie des Psoas durchsticht. Dieser Umstand läßt sich dazu nutzen, die Plazierung der Nadel zu korrigieren. Wenn die Nadel in ein Gefäß eingestochen wurde, verliert sich das Kontrastmittel schnell, weil es weggespült wird. Wenn der Block aus therapeutischen Gründen mit einem verhältnismäßig großen Volumen eines Anästhetikums gesetzt wird, ist eine radiologische Überwachung nicht erforderlich.

D. Neurolytische Blocks können für Patienten in Betracht gezogen werden, die zwar positiv, aber nur vorübergehend auf einen lumbalen Sympathikusblock mit Lokalanästhetika reagieren. Eine Injektion von 0,1 ml eines Kontrastmittels sollte anfangs eine spitzwinklige, beinahe vertikale lineare Ausbreitung zeigen, die die mediale Seite des Musculus psoas umreißt. Unter Überwachung mittels Röntgendurchleuchtung wird ein neurolytisches Agens, wie z. B. Phenol vermischt mit einem Kontrastmittel injiziert, um die Einbringung in den Sympathikus zu bestätigen; 2-4 ml Lösung reichen aus. Vor Entfernung der Nadel wird ein wenig Kochsalzlösung (0,5-1 ml) injiziert, um zu vermeiden, daß sich das neurolytische Agens beim Entfernen der Nadel in den somatischen Nervenwurzeln ablagert.

E. Zu den Komplikationen zählen Schmerzen in der Leistengegend bei einer Ausbreitung im L1/L2-Bereich, die vermutlich auf eine Neuralgie des Nervus genitofemoralis folgen und 2-5 Wochen anhalten können. Sie könnten auf eine transkutane elektrische Nervenstimulierung reagieren. Zu den seltener auftretenden Komplikationen gehören eine Subarachnoidalpunktion, ein lumbaler sympathischer Nervenblock, eine Perforation der Bandscheibe, orthostatischer Blutdruckabfall, eine epidurale Ausbreitung des Blocks, ein bilateraler Block nach Versuch eines einseitigen Blocks und renales Trauma. Weitere Komplikationen, die nach einem neurolytischen Block beobachtet wurden, sind Ejakulationsschwierigkeiten nach einem bilateralen neurolytischen Block sowie retroperitoneale Hämorrhagie in Verbindung mit Antikoagulation nach einem neurolytischen Block.

Literatur

Boas RA. Sympathetic blocks in clinical practice. Int Anesthesiol Clin 1978; 16:149.

Hatangdi VS, Boas RV. Lumbar sympathectomy: A single needle technique. Br J Anaesth 1985; 57:285.

Lofstrom JB, Cousins MJ. Sympathetic neural blockade of upper and lower extremity. In: Cousins MJ, Bridenbaugh PO, eds. Neural blockade in clinical anesthesia and management of pain. 2nd ed. Philadelphia: JB Lippincott, 1987.

Reid W, Watt JK, Gray TG. Phenol injection of the sympathetic chain. Br J Surg 1970; 57:45.

Sprague RS, Ramamurthy S. Identification of the anterior psoas sheath as a landmark for lumbar sympathetic block. Reg Anesth 1990; 15:253.

Stanton-Hicks M. Sympathetic blocks. In: Raj PP, ed. Practical management of pain. Chicago: Year Book Medical Publishers, 1988.

Umeda S, Arai T, Hantano Y, et al. Cadaver anatomic analysis of the best site for chemical lumbar sympathectomy. Anesth Analg 1987; 66:643.

Verrill P. Sympathetic ganglion lesions. In: Wall PD, Melzack R, eds. Textbook of pain. New York: Churchill Livingstone, 1989.

INTERPLEURALE ANALGESIE

Eric. B. Lefever

Die interpleurale Analgesie ist eine relativ neue Methode der Schmerzlinderung, die zum ersten Male 1984 von Reiestad beschrieben wurde. Diese Methode sorgt für einen unilateralen Block mehrerer interkostaler Nerven, indem eine Lokalanästhetikumslösung in den potentiellen Raum zwischen der Pleura parietalis und der Pleura visceralis eingebracht wird. Zu den Vorteilen dieser Methode zählen ein Einstich mit nur einer Nadel, die Möglichkeit, mehrere Dosen eines Lokalanästhetikums zu verabreichen, und eine niedrige Komplikationsrate.

A. Die Methode eignet sich hervorragend zur Behandlung sowohl akuter als auch chronischer Schmerzen in der thorakalen und der oberen abdominalen Region. Sie ist nach Thorakotomien, Cholezystektomien, einseitigen Brustoperationen und renalen Operationen wirksam eingesetzt worden. In diesem Rahmen kann sie die Quote pulmonaler Komplikationen erheblich reduzieren. Sie ist ebenfalls angewandt worden, um durch mehrfache Rippenbrüche verursachte Schmerzen zu lindern. Chronische Schmerzzustände, die auf eine postherpetische Neuralgie thorakaler Dermatome, auf eine sympathische Reflexdystrophie einer oberen Extremität und auf Pankreaskarzinome zurückzuführen waren, sind mit guten Ergebnissen behandelt worden.

B. Zu den Kontraindikationen der interpleuralen Methode zählen eine fehlende Kooperation oder Einwilligung von seiten des Patienten, Gerinnungsstörungen, lokale Infektionen oder Tumoren an der Einstichstelle sowie Sepsis. Eine Pleurafibrose oder fokale Pleuraschwarte an der Einstichstelle als Folge einer in jüngster Zeit durchgeführten Röntgenbestrahlung des Thorax sind bedingt Kontraindikationen, da es sich unter Umständen als schwierig erweisen kann, den interpleuralen Raum zu ermitteln. Durch das Vorhandensein von Flüssigkeit im interpleuralen Raum, verursacht entweder durch einen Hämatothorax oder einen Pleuraerguß, kann das Lokalanästhetikum auf ein unwirksames Niveau verdünnt werden. Entzündungsvorgänge, die die Pleura betreffen, können zu einer Lokalanästhetikumtoxität beitragen, indem die Absorption aus dem Pleuraraum beschleunigt wird.

C. Der interpleurale Katheter kann während einer spontanen oder einer kontrollierten Ventilation plaziert werden, obwohl letztere mit einer höheren Komplikationsrate verbunden sein kann. Der Patient wird in Seitenlage gebracht, und zwar auf der gesunden Seite. Dann muß für eine angemessene Sedierung, Hautdesinfektion und Infiltration des subkutanen Bereichs mit dem Lokalanästhetikum gesorgt werden. Eine dünnwandige Tuohy-Nadel wird über der oberen Partie der fünften bis achten Rippen, ungefähr 8–10 cm von der Wirbelsäule entfernt, eingestochen. Daran wird eine mit Luft gefüllte, gut gleitfähige Glasspritze befestigt und die Nadel in medialer Richtung in einem Winkel von 30–40 Grad zur Haut weiter eingeführt. Der interpleurale Raum ist am Widerstandsverlust zu erkennen, wobei der Kolben der Spritze aufgrund des Unterdrucks im Pleuraraum spontan nach unten fällt. Die Nadel wird von der Spritze entfernt, ein Katheter 5–6 cm in den Pleuraraum eingeführt und mit einem sterilen Verband befestigt.

D. In den interpleuralen Katheter wird Lokalanästhetikum injiziert, nachdem eine sorgfältige Aspiration durchgeführt wurde, um sicher zu sein, daß der Katheter nicht in ein Blutgefäß oder das Parenchym der Lunge plaziert wurde. Für intermittierende Dosierungen sind 20–30 ml 0,25%iges Bupivacain mit Ephinephrin (1:200.000) verwendet worden. Kontinuierliche Infusionen sind ebenfalls möglich. Bei der Bekämpfung von Schmerzen, die nach einer Thorakotomie auftreten, kann es erforderlich sein, die thorakalen Drainagen unmittelbar nach der Dosierung des Katheters für 15 Minuten abzuklemmen.

E. Es können unerwünschte Nebenwirkungen auftreten, die auf eine systemische Lokalanästhetikumstoxizität – bedingt durch eine direkte intravaskuläre Injektion –, auf eine verstärkte Absorption im Rahmen einer pleuralen Entzündung oder auf eine versehentliche Injektion des Katheters in das Parenchym der Lunge zurückzuführen sind. Ein Pneumothorax ist eine naheliegende, aber selten auftretende Komplikation. Das Eindringen von Luft in den interpleuralen Raum sollte dadurch vermieden werden, daß die Nadel so stark wie möglich okkludiert wird, während der Katheter plaziert wird. Darüber hinaus kann eine spontane Respiration, obwohl der Patient angewiesen wird, beim Einführen der Nadel auszuatmen, oder ein vorübergehendes Anhalten des Atmens bei einer kontrollierten Atmung das Risiko eines Pneumothorax weiter verringern. Es sind einseitige Blockaden des Nervus phrenicus und das Horner-Syndrom beschrieben worden, sie verschwinden jedoch gewöhnlich wieder, ohne daß ein Eingreifen erforderlich wird.

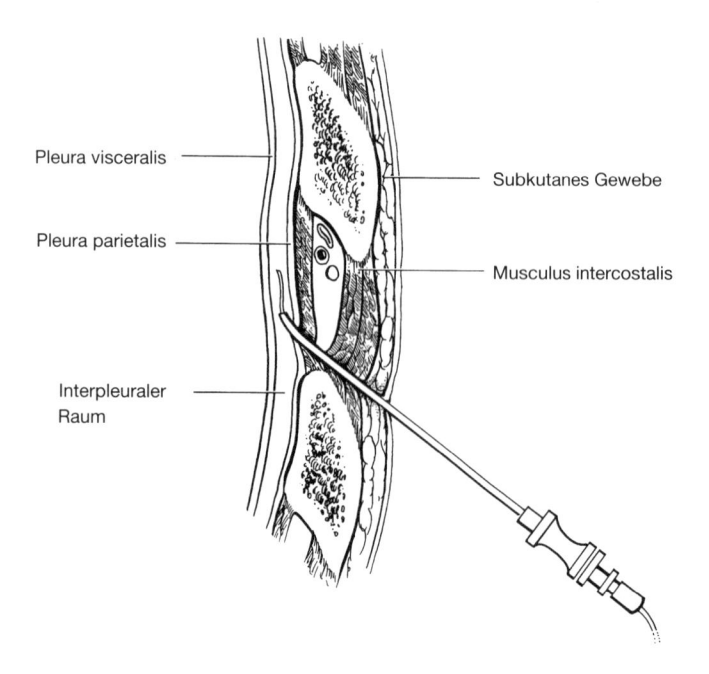

Abbildung 1 Anwendung der interpleuralen Analgesie

Patient für eine INTERPLEURALE ANALGESIE

(A) Indikation

Akute Schmerzen
Thorakotomie
Cholezystektomie
Nephrektomie
Rippenbrüche

Chronische Schmerzen
Postherpetische Neuralgie
Reflektorische sympatische
Dystrophie
Pankreatische Karzinome

(B) Kontraindikationen
Blutungen und Blutgerinnungsstörungen
Pleurafibrose
Pleuraerguß
Entzündung

(C) Plazierung des interpleuralen Katheters
Spontane Respiration
Den Patienten positionieren
Prämedikation

(D) LOKALANÄSTHETIKUM INJIZIEREN

(E) Mögliche Komplikationen

Verfahrensbedingt
Pneumothorax
Block des Nervus phrenicus
Horner-Syndrom

Lokalanästhetikumstoxizität
Intravaskuläre Injektion
Absorption

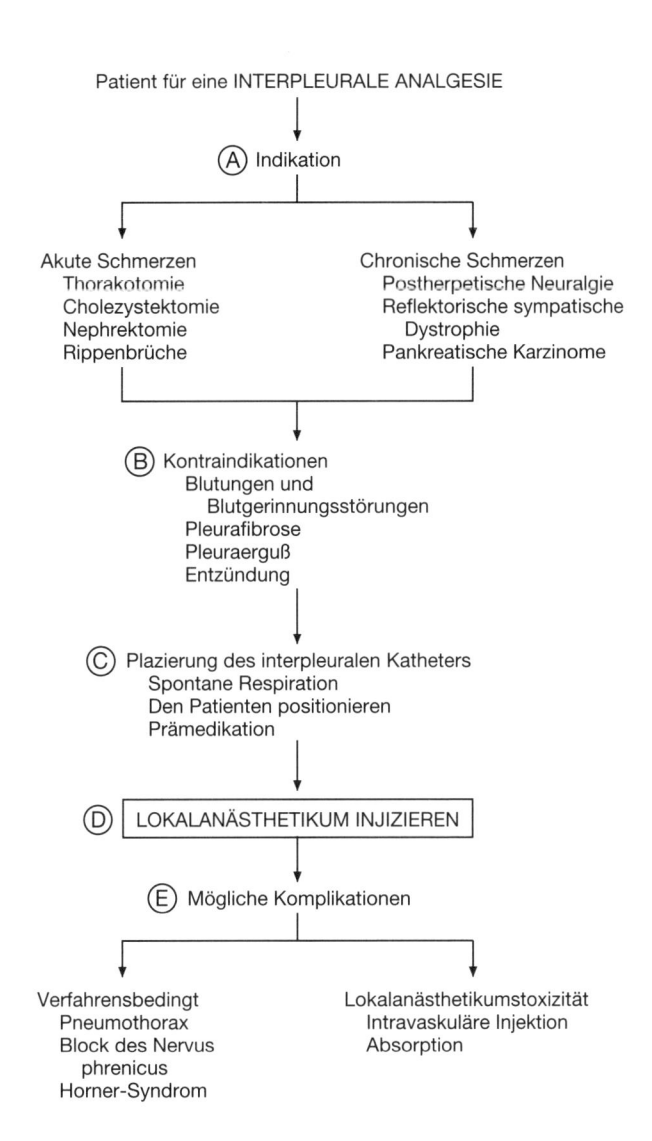

Literatur

Durrani Z, Winnie AP, Ikuta P. Interpleural catheter analgesia for pancreatic pain. Anesth Analg 1988; 67:479.

Reiestad F, Kvaleim L, McIllvaine WB, et al. Interpleural analgesia in the treatment of severe thoracic post-herpetic neuralgia. Reg Anesth 1990; 15:113.

Reiestad F, McIllvaine WB, Kvalheim L, et al. Interpleural analgesia in treatment of upper extremity reflex sympathetic dystrophy. Anesth Analg 1989; 69:671.

Reiestad F, Stromskag KE. Interpleural catheter in the management of postoperative pain. Reg Anesth 1986; 11:89.

Rocco A, Reiestad F, Gudman J, McKay W. Intrapleural administration of local anesthetics for pain relief in patients with multiple rib fractures. Reg Anesth 1987; 12:10.

INTERKOSTALER NERVENBLOCK

Jay S. Ellis, Jr.

Interkostale Nervenblocks stellen eine einfache und wirksame Methode dar, um eine Analgesie für schmerzhafte Störungen der Thoraxwand und der Bauchwand herbeizuführen. Trotz ihrer Vorteile und ihrer Einfachheit wird diese Methode der Schmerzbekämpfung verhältnismäßig selten angewandt, und zwar aus zwei Gründen. Zum ersten haben die Praktiker eine übertriebene Vorstellung von den Risiken, die mit diesen Blocks verbunden sind. Ein Pneumothorax, die am meisten gefürchtete Komplikation, tritt bei weniger als 1 % aller Patienten auf. Außerdem lassen sich die meisten Fälle von Pneumothorax, die in Zusammenhang mit einem interkostalen Nervenblock auftreten, leicht durch Aspiration von Luft, Zufuhr von zusätzlichen Sauerstoff und genaue Überwachung des Patienten behandeln. Nur symptomatische Pneumothorax-Fälle, die eine schwere Dyspnoe zur Folge haben, sowie ein Spannungspneu, erfordern eine Drainage. Ein weiteres, aber weniger besorgniserregendes Risiko stellt eine Lokalanästhetikumtoxität dar. Die Lokalanästhetikumkonzentration im Blut ist nach einem interkostalen Nervenblock höher als nach epiduralen, spinalen und sonstigen peripheren Nervenblocks. Eine Toxizität läßt sich jedoch leicht vermeiden, indem man die Gesamtdosis des Lokalanästhetikums auf eine als sicher bekannte Menge begrenzt und einer unbeabsichtigten intravenösen Verabreichung dadurch vorbeugt, daß (1) vor der Injektion auf Blut aspiriert und die Nadel entfernt wird, falls Blut aspiriert wird, und (2) die Lokalanästhetikumslösung in Teilmengen von weniger als 5 ml injiziert wird. Eine solche Injektion schützt den Patienten vor schweren toxischen Reaktionen, falls das Lokalanästhetikum trotz einer negativen Aspiration auf Blut intravenös injiziert wird (ein frustrierendes, aber häufig beschriebenes Vorkommnis). Der zweite Grund für die verhältnismäßig seltene Anwendung interkostaler Nervenblocks besteht darin, daß man wiederholte Injektionen in die Nervi intercostales für zu arbeitsintensiv hält, um von Nutzen zu sein. Es trifft zwar zu, daß selbst interkostale Nervenblocks mit 0,5%igem Bupivacain und Epinephrin selten länger als 12 Stunden anhalten. Dennoch ist die Analgesie, die mit diesen Blocks herbeigeführt wird, in der Regel besser als die Analgesie, die mit parenteralen Narkotika erzielt wird, vor allem dann, wenn es um die Anwendung bei Rippenbrüchen, subkostalen Inzisionsschmerzen oder anderen einseitigen Thorax- oder Bauchwandschmerzen geht. Darüber hinaus sind interkostale Nervenblocks nicht mit sedativer Wirkung, Übelkeit und Erbrechen verbunden, die so häufig bei der Verabreichung von Narkotika auftreten. Dieses lohnt den zusätzlichen Aufwand, insbesondere bei Risikopatienten.

Es gibt auch Methoden, mit denen der Aufwand verringert werden kann, der mit wiederholten Injektionen verbunden ist. Ein Katheter kann in den interkostalen Raum eingeführt und für wiederholte Injektionen verwendet werden. Es gibt Anzeichen dafür, daß sich eine einzelne große Injektion durch einen interkostalen Katheter entlang des subpleuralen Raums ausbreitet, so daß mehrere interkostale Nerven erreicht werden. Außerdem kann ein Katheter in den interpleuralen Raum eingeführt, 20 ml 0,5%iges Bupivacain injiziert und auf diese Weise eine gute Analgesie erzielt werden, die sich über ein großes Segment auf einer Seite der Thorax- und der Bauchwand erstreckt. Wenn sich die Kathetermethoden als unpraktisch oder unwirk-

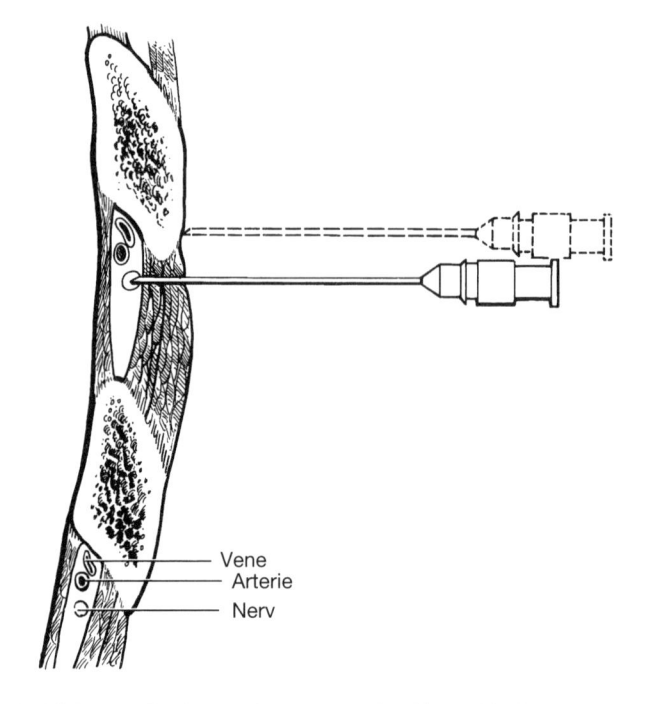

Abbildung 1 Plazierung des interkostalen Nervenblocks

sam erweisen, stellt eine Analgesie mit Lokalanästhetika und/oder anderen epiduralen Narkotika eine gute Alternative dar.

A. Ein Patient mit Schmerzen in der Thoraxwand oder im Abdomen wird ausgewählt. Es sollten keine Anzeichen einer Koagulopathie oder einer Allergie gegen die Art des zu verwendenden Lokalanästhetikums vorliegen.

B. Der Patient wird in Bauchlage plaziert; sollte er/sie nicht auf dem Bauch liegen können, kann eine Seitenlage angewandt werden. In diesem Fall liegt der Injektionspunkt auf der mittleren Axillarlinie. Bei einer Injektion auf der mittleren Axillarlinie kann zwar der laterale kutane Zweig des Nervus intercostalis verfehlt werden, ein Volumen von 5 ml stellt jedoch gewöhnlich eine ausreichende proximale Ausbreitung des Lokalanästhetikums sicher, so daß der laterale kutane Zweig betäubt wird, bevor er die Zwischenrippenfurche verläßt.

C. Jede der Rippen, an denen eine Injektion vorgenommen wird, wird wie erforderlich am Rippenwinkel oder entlang der mittleren Axillarlinie, wird markiert. Sind die Rippen nicht leicht zu palpieren, müssen eventuell andere Methoden (paravertebraler somatischer Nervenblock, Epiduralanalgesie) angewandt werden.

D. Nach Hautdesinfektion wird der Zeigefinger auf den interkostalen Raum plaziert und die Haut auf die Rippe geschoben; so kann die Nadel später von der Rippe weg bewegt werden.

E. Für die Injektion wird eine mit einem Lokalanästhetikum gefüllte 5-ml-Spritze mit einer 22-gauge-Nadel benutzt. Die

```
                    INTERKOSTALEN NERVENBLOCK in Betracht ziehen
                                    ↑
        Ⓐ  Wahl des Patienten ──────┘
            Schmerzen in der Thoraxwand
              oder im Abdomen
            Keine Koagulopathie
                    │
        ┌───────────┴───────────┐
        ↓                       ↓
   Rippen nicht          Ⓑ  Rippen palpierbar
   palpierbar                   │
        ↓                Ⓒ  Patienten positionieren
  Alternativen in Betracht          │
  ziehen (Epiduralblocks,     Injektionsstellen
  paravertebrale Blocks)       markieren
                                    │
                        ┌───────────┴───────────┐
                        ↓                       ↓
                   Seitenlage              Bauchlage
                        ↓                       ↓
                  Injektionsstelle        Injektionsstelle
                  auf mittlerer           auf oder seitlich
                  Axillarlinie            vom Rippenwinkel
                        └───────────┬───────────┘
                                    ↓
                        Ⓓ  Vorbereitung der Haut
                           Haut in der interkostalen
                           Furche auf die nächste
                           höhere Rippe schieben
                                    ↓
                        Ⓔ  Haut durchstechen
                                    ↓
                        Ⓕ  Die Nadel von der Rippe herabgleiten lassen
                           Die Neigung der Nadel beibehalten
                           (leicht kopfwärts)
                                    ↓
                        Ⓖ  Die Nadel 1–2 mm vorschieben, nachdem
                           sie unter der Rippe hindurchgeglitten ist
                           Aspirieren
                                    │
                        ┌───────────┴───────────┐
                        ↓                       ↓
                       Blut                 Kein Blut
                        ↓                       ↓
                 Die Nadel entfernen    Ⓗ  2–5 ML LOKAL-
                 Eine neue Injektions-      ANÄSTHETIKUMS-
                 stelle wählen              LÖSUNG INJIZIEREN
```

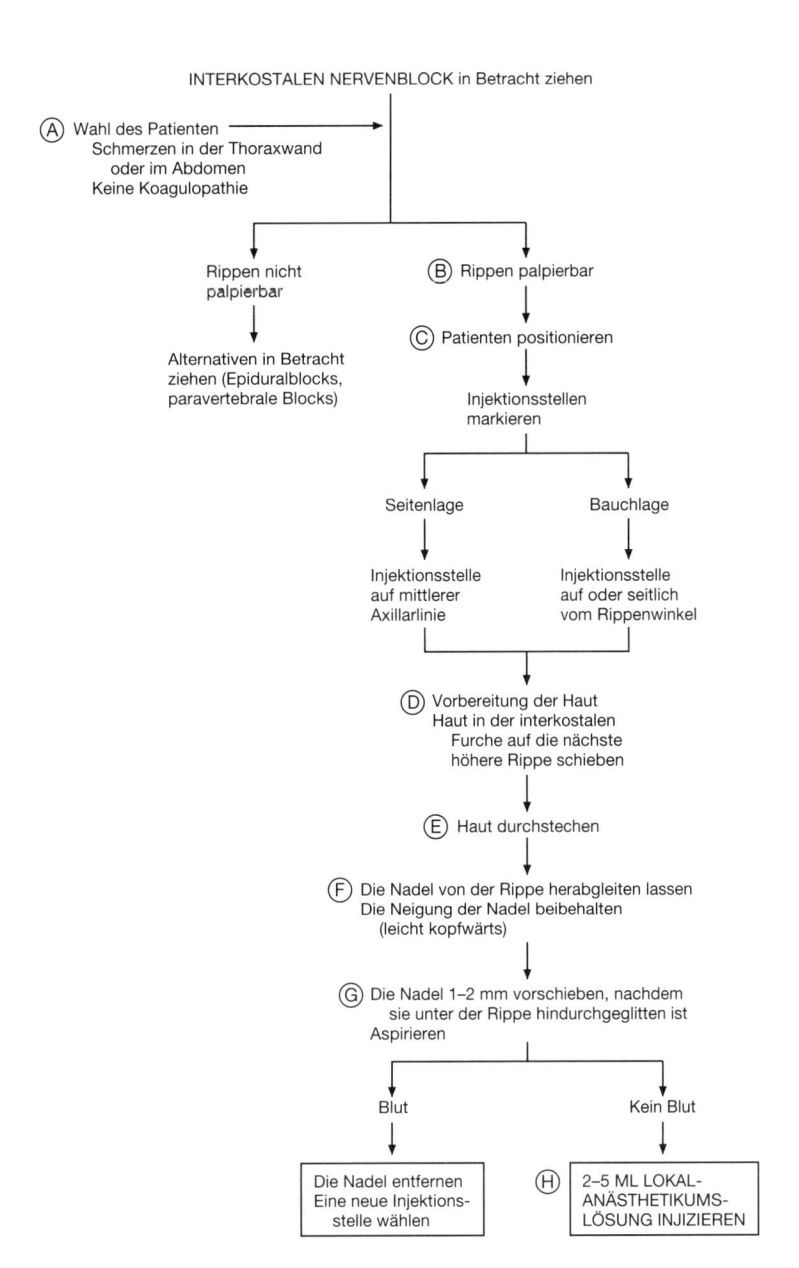

Haut (die vorher vom interkostalen Raum hierhergeschoben wurde) wird direkt über der Rippe durchstochen. Die Längsachse von Nadel und Spritze sollte leicht kopfwärts geneigt sein.

F. Nachdem die Nadel die Rippe berührt hat, wird die Nadel von der Unterkante der Rippe wegbewegt, indem die Nadel ins subkutane Gewebe zurückgezogen und die Haut wieder in ihre übliche Position über dem interkostalen Raum zurückgleiten gelassen wird. Die Nadel sollte nicht an der Rippe vorbeigeführt werden, indem die Längsachse der Spritze gedreht wird. Ein Kippen der Spritze führt dazu, daß die Nadel kaudalwärts zeigt, also weg von der Zwischenrippenfurche und dem Nerv.

G. Während die Nadel an der Rippe vorbeigleitet, wird die Nadelspitze 1–2 mm vorgeschoben. Mit der Hand, mit der die Rippen palpiert wurden, wird die Nadel am Nadelansatzstück angefaßt. Die Hand auf der Spritze wird zur Aspiration benutzt. Fällt die Aspiration negativ aus, werden 2–5 ml des Lokalanästhetikums injiziert. Einige Erfahrene wackeln leicht mit der Nadel, um die Ausbreitung des Lokalanästhetikums zu verbessern und das Risiko einer intravaskulären Injektion zu reduzieren.

H. Für die Wiederholung des Injektionsvorganges an der nächsten Rippe sollte eine neue Nadel verwendet werden. Ein wiederholtes Auftreffen der Nadel auf der Rippe kann dazu führen, daß die Nadelspitze zu einem Widerhaken verbogen wird. Wenn die Analgesie unvollständig ist, können weitere interkostale Nerven blockiert werden, oder aber Nerven, die nicht vollkommen blockiert sind, durch Wiederholungen der Injektion vollständig erfaßt werden. Die Gesamtdosis des Lokalanästhetikums muß natürlich innerhalb der sicheren Grenzen bleiben.

Literatur

Moore DC. Intercostal nerve block for postoperative somatic pain following surgery of thorax and upper abdomen. Br J Anaesth 1975; 47:284.

Murphy DF. Continuous intercostal nerve blockade: An anatomical study to elucidate its mode of action. Br J Anaesth 1984; 56:627.

Rauck RL. Techniques for postoperative pain control in 1990. Annual Refresher Course Lectures. Park Ridge, IL: American Society of Anesthesiologists, 1990.

Tucker GT, Moore DC, Bridenbaugh PO, et al. Systemic absorption of mepivacaine in commonly used regional block procedures. Anesthesiology 1972; 37:277.

BLOCK DER SPINAL-NERVENWURZELN

Jay S. Ellis, Jr.

Blocks der Spinal-Nervenwurzeln spielen bei der Behandlung von schmerzhaften Funktionsstörungen, die die Nervenwurzeln betreffen, eine nützliche Rolle. Ihre Wirkung ist analog zu interkostalen Nervenblocks, da sie eine Anästhesie eines Dermatoms erzeugen. Eine Indikation dieser Blocks ist vor allem bei Patienten gegeben, die einen interkostalen Block benötigen, aber aufgrund von Fettleibigkeit keine palpierbaren Rippen aufweisen. Schmerzhafte Funktionsstörungen in der Leistengegend oder in den unteren Extremitäten, die im Versorgungsgebiet eines oder mehrerer Spinal-Nervenwurzeln liegen, sprechen ebenfalls häufig auf paravertebrale Nervenblocks an. Jede Funktionsstörung, die auf einen interkostalen Nervenblock anspricht, kann auch mit paravertebralen Nervenblocks behandelt werden.

Komplikationen ergeben sich gewöhnlich aus einer Injektion des Lokalanästhetikums in die an den paravertebralen Raum angrenzenden Bereiche, beispielsweise den Epidural- oder Subarachnoidalraum. Selbst wenn sich die Nadelspitze außerhalb des Wirbelkanals befindet, kann sich das Lokalanästhetikum entlang der duralen Manschette einer Nervenwurzel ausbreiten, woraus sich ein Epidural- oder Subarachnoidalblock (oder auch spinal) ergibt. Wichtig ist, daß nur eine kleine Dosis des Lokalanästhetikums, und zwar nicht mehr als 2–3 ml, als Testdosis verabreicht wird. Wenn sich nach fünf Minuten keine Anzeichen oder Symptome einer subarachnoidalen Injektion eingestellt haben, ist es ungefährlich, das restliche Lokalanästhetikum zu injizieren. In der Thoraxregion kann es zu einem Durchstechen der Pleura parietalis und dadurch zu einem Pneumothorax kommen. In der Lumbalregion ist ein Einstich der Nadeln in retroperitoneale Organe, wie die Nieren, oder sogar abdominale Organe denkbar, wenn der Therapeut die anatomischen Details nicht beachtet.

Das Vorgehen bei einem paravertebralen sympathischen Nervenblock ähnelt dem Vorgehen beim interkostalen Nervenblock. Der Querfortsatz des Wirbelkörpers dient als Anhaltspunkt für die Tiefe der Nervenwurzeln. Eine präzise Lokalisierung des Querfortsatzes setzt eine gute Kenntnis der Lage des Dornfortsatzes im Verhältnis zum entsprechenden Querfortsatz voraus. In der Lumbalregion schneidet eine Linie, die entlang der Unterkante des rechten und linken Querfortsatzes gezogen wird, den Dornfortsatz derselben Wirbel an dessen obersten Punkt. In der Thoraxregion erstrecken sich die Dornfortsätze über bis zu zwei Wirbelebenen, vor allem in der mittleren Thoraxregion.

Im folgenden wird zuerst das Vorgehen beim lumbalen Nervenblock besprochen, dann werden die Unterschiede in der Thoraxregion beschrieben.

A. Der Patient wird in Bauchlage gebracht.

B. Senkrecht zur Achse der Wirbelsäule wird eine Linie durch den oberen Teil des Dornfortsatzes gezeichnet.

C. Vom Dornfortsatz aus zur Seite hin werden 3–5 cm an der Linie abgemessen und an diesem Punkt mit einem Lokalanästhetikum eine Hautquaddel erzeugt. Dieser Punkt liegt über dem Querfortsatz.

D. Es wird eine 10 cm lange 22-gauge-Nadel verwendet, die durch den Punkt über dem Querfortsatz eingeführt und dabei senkrecht zur Haut gehalten wird. Die Nadel müßte in einer Tiefe von 3–5 cm auf den Querfortsatz treffen. Nach Ermittlung des Querfortsatzes muß auf die Tiefe der Nadel geachtet werden.

E. Die Nadel wird zurückgezogen und dann neu ausgerichtet, so daß sie unter dem Querfortsatz hindurchgleitet.

F. Es wird auf Blut oder Liquor cerebrospinalis aspiriert. Wenn keine Flüssigkeit auftritt, werden 5–10 ml des Lokalanästhetikums injiziert. Diese Menge betäubt die vorgesehene Nervenwurzel und möglicherweise auch die nächsthöhere Nervenwurzel, da sie seitlich vorbeiläuft. In der Thoraxregion ist es schwieriger, den Querfortsatz genau zu lokalisieren. Die Dornfortsätze sind stärker kaudalwärts geneigt, daher sollte am besten ein anatomisches Modell angesehen werden, bevor ein Blockversuch durchgeführt wird. Dadurch wird sichergestellt, daß der Therapeut eine klare Vorstellung davon hat, in welchem Lageverhältnis der Dornfortsatz zum Querfortsatz steht. Wenn Ungewißheit darüber besteht, wie tief der thorakale Querfortsatz liegt, wird folgender Alternativansatz angewandt: Die Nadel wird 1 cm neben der Medianlinie eingestochen und sie so weit vorwärtsgeführt, bis sie auf die Lamina der Vertebra thoracica trifft. Auch hier muß die Tiefe der Nadel beachtet werden. Die Nadel wird nun zurückgezogen und dann an der Lamina vorbeigeführt, bis sie ungefähr 1–2 cm tiefer sitzt, als es bei dem letzten Punkt der Fall war, an dem sie die Lamina berührt hat. Eine Injektion von 10 ml eines Lokalanästhetikums betäubt gewöhnlich den paravertebralen Nerv. Es ist unbedingt erforderlich, vor der Injektion des Lokalanästhetikums eine sorgfältige Aspiration durchzuführen. Auch hier werden 2 ml des Lokalanästhetikums als Testdosis injiziert. Bevor die volle Dosis injiziert wird, sollte der Patient auf Anzeichen einer subarachnoidalen Injektion beobachtet werden.

Literatur
Bridenbaugh PO. Complications of local anesthetic neural blockade. In: Cousins MJ, Bridenbaugh Po, eds. Neural blockade in clinical anesthesia and managment of pain. 2nd ed. Philadelphia: JB Lippincott, 1988:695.

Moore D. Regional block. 4th ed. Springfield, IL: Charles Thomas, 1965.

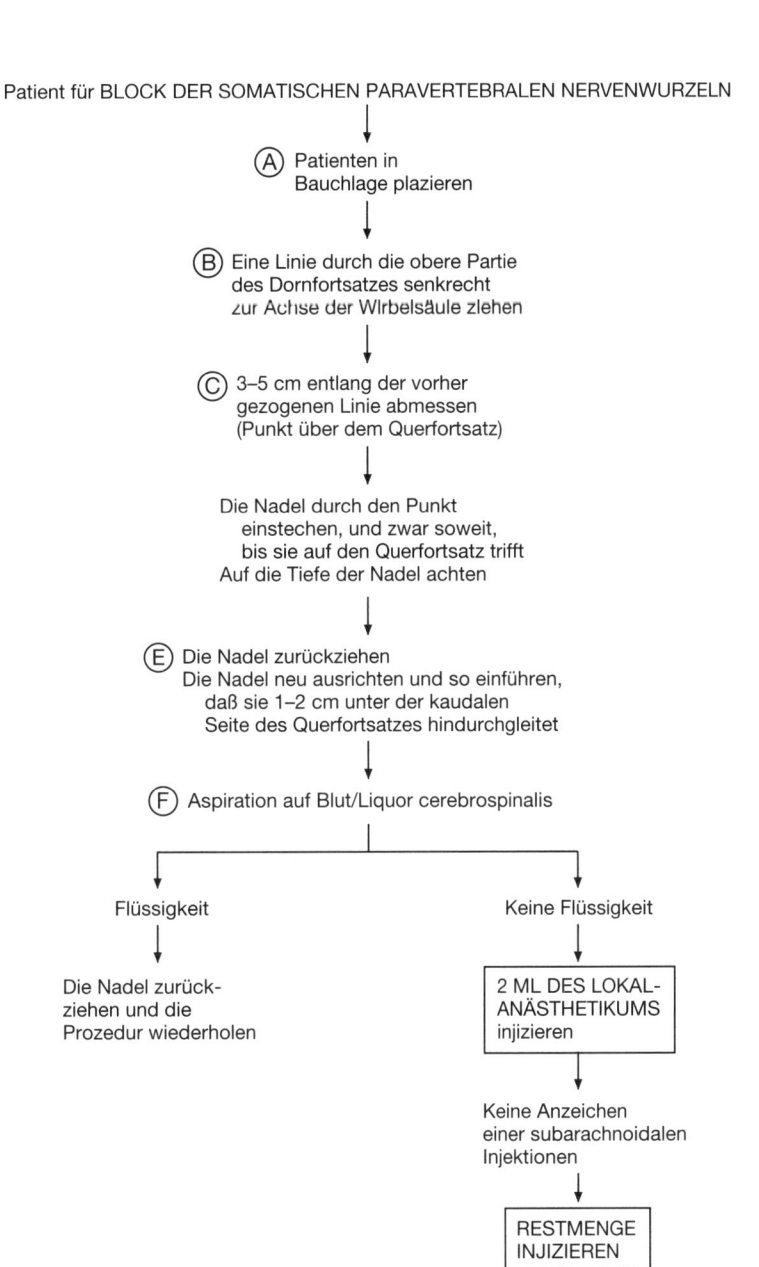

Patient für BLOCK DER SOMATISCHEN PARAVERTEBRALEN NERVENWURZELN

(A) Patienten in Bauchlage plazieren

(B) Eine Linie durch die obere Partie des Dornfortsatzes senkrecht zur Achse der Wirbelsäule ziehen

(C) 3–5 cm entlang der vorher gezogenen Linie abmessen (Punkt über dem Querfortsatz)

Die Nadel durch den Punkt einstechen, und zwar soweit, bis sie auf den Querfortsatz trifft. Auf die Tiefe der Nadel achten

(E) Die Nadel zurückziehen
Die Nadel neu ausrichten und so einführen, daß sie 1–2 cm unter der kaudalen Seite des Querfortsatzes hindurchgleitet

(F) Aspiration auf Blut/Liquor cerebrospinalis

Flüssigkeit

Die Nadel zurückziehen und die Prozedur wiederholen

Keine Flüssigkeit

2 ML DES LOKALANÄSTHETIKUMS injizieren

Keine Anzeichen einer subarachnoidalen Injektionen

RESTMENGE INJIZIEREN

TRIGEMINUSBLOCK

David Vanos

Das Ganglion trigeminale (oder Ganglion Gasseri) bildet den Ursprung dreier wichtiger Nerven, Nervus ophthalmicus (V1), Nervus maxillaris (V2) und Nervus mandibularis (V3), die für die Sinneswahrnehmungen der vorderen Hälfte der Kopfhaut, des gesamten Gesichts, der Conjunctiva, der Cornea, der Iris und des Corpus ciliare sorgen. Weitere Strukturen, die versorgt werden, sind die Glandula lacrimalis, die tieferen Strukturen des Auges, der Schädel, die Zähne, die Mandibula, die Maxilla, die Zunge, die Kaumuskeln, die Falx cerebri und das Tentorium cerebelli. Eine Blockierung dieses Ganglions ist bei chronischen schmerzhaften Beschwerden in den oben erwähnten Versorgungsgebieten von Nutzen gewesen, nachdem andere Ansätze zur Schmerzbekämpfung fehlgeschlagen waren oder sich als nicht anwendbar erwiesen hatten (z. B. bei chronischen, durch Krebs verursachten Schmerzen und Trigeminus-Neuralgie). Gegenwärtig kommen sowohl diagnostische Blocks mit Lokalanästhetika als auch therapeutische Blocks mit lokal wirkenden und/oder neurolytischen Agenzien zur Anwendung.

Das Ganglion selbst liegt im Foramen ovale über der Pars petrosa ossis temporalis, ungefähr an der Verbindung zwischen der Fossa cranii media und der Fossa cranii posterior. Die hinteren zwei Drittel des Ganglion sind von einer Falte der Dura Mater umgeben, der sogenannten Meckel-Höhle oder Cavum trigeminale. Die mediale Begrenzung des Ganglion bildet der Sinus cavernosus, an dem die Arteria carotis und der 3., 4. und 6. Nervus cranialis vorbeilaufen. Über dem Ganglion befinden sich die untere Gehirnoberfläche sowie der Lobus temporalis, und dahinter ist der Truncus cerebri gelegen.

A. Der Ansatz von Hartel wird am häufigsten angewandt. Dabei wird eine 8–10 cm lange 22-gauge-Nadel mit Hilfe einer Durchleuchtung 1 cm seitlich hinter dem lateralen Mundwinkel eingestochen und kopfwärts nach hinten ausgerichtet, um das untere Periost der Fossa infratemporalis zu erreichen. Die Nadel darf beim Einführen nicht in die Mundhöhle eindringen, um so eine Kontamination der intrakraniellen Strukturen zu vermeiden. Mit einem behandschuhten Finger in der Mundhöhle kann die Nadel entsprechend dirigiert werden. Die anteroposteriore Ebene der Abwinkelung sollte parallel zu der Ebene liegen, die von der ipsilateralen Pupille und der Einstichstelle auf der Haut gebildet wird. Die laterale Positionierung sollte so sein, daß die Nadelspitze den Mittelpunkt des Arcus zygomaticus im Querschnitt schneidet. Die Nadel kann dann etwas mehr nach hinten abgewinkelt werden, so daß sie in das Foramen ovale eindringt, gewöhnlich an einer Parästhesie des Nervus mandibularis zu erkennen. Die Nadel sollte nur noch höchstens 1 cm weiter eingeführt werrden; eine richtige Plazierung nahe am Ganglion wird durch eine Parästhesie des ersten oder zweiten Versorgungsgebietes bestätigt. Bevor irgendeine Substanz injiziert wird, ist natürlichen eine Aspiration unerläßlich, um eine intravenöse oder subarachnoidale Ausbreitung zu vermeiden. Eine leichte Sedierung oder Analgesie mit intravenösen Benzodiazepinen und Narkotika kann bei dieser unangenehmen Prozedur angebracht sein. Nervenstimulantia können sich als hilfreich erweisen, um die gesuchten Strukturen zu lokalisieren, wenn sich keine Parästhesie erzeugen läßt.

B. Zuerst wird ein Block mit einem Lokalanästhetikum durchgeführt, um die Qualität der Schmerzlinderung durch den Block einzuschätzen und dem Patienten die Möglichkeit zu geben, festzustellen, ob sich das daraus ergebende Taubheitsgefühl im Gesicht in erträglichen Grenzen hält. Es können Lokalanästhetika, wie 1%iges Lidocain, in kleinen Mengen (z. B. jeweils 0,25 mg) verabreicht werden, bis eine Analgesie eintritt. Wenn es zu einer deutlichen Schmerzlinderung kommt und der Patient die Nebenwirkungen verträgt, kann ein neurolytischer Block in Betracht gezogen werden.

C. Es sind Neurolytika wie absoluter Alkohol, Phenol und Glycerol verwendet worden. Glycerol hat den Vorteil, daß es eine geringere Beeinträchtigung der Sinneswahrnehmungen der Gesichtshaut verursacht. Blocks unter Verwendung von Alkohol sind mit einer so hohen Morbidität und Mortalität verbunden, daß durch andere zur Verfügung stehende Agenzien beinahe eine Kontraindikation zu ihrer Anwendung gegeben ist. Stender berichtet über eine Letalitätszahl von 0,9 % bei Trigeminusblocks unter Anwendung von Alkohol. Glycerol, in einer Menge von 0,2–0,4 ml verabreicht, hat sich als wirksamer erwiesen. Insgesamt 86 % der Patienten waren Berichten zufolge anfangs schmerzfrei, wobei die Häufigkeit von Begleiterscheinungen geringer war als bei der Anwendung von Alkohol. Nachuntersuchungen haben eine Wiedereintrittsrate von 31 % in einem Zeitraum von 1–6 Jahren nach der Anwendung von Glycerol ergeben.

D. Zu den möglichen Komplikationen zählen Hämorrhagie, eine vorübergehende oder permanente Dysfunktion der Nervi craniales, das Horner-Syndrom, Ulcus corneae, Keratitis (als Folge einer kornealen Denervierung und fehlender Tränenbildung), Blindheit, trophische Störungen (z. B. Hautgeschwüre), Anaesthesia dolorosa, Herpes simplex, eine verzögerte Gesichtslähmung, Dysphagie (Dysfunktion des 9. Nervus cranialis) und Osteomyelitis der Mandibula.

E. Weitere Methoden zur Durchführung einer Neurolyse, die sich als wirksame Alternativen zur chemischen Neurolyse erwiesen haben, sind die Ballonkompression und die Thermokoagulation. Eine operative Rhizotomie ist ebenfalls sehr wirksam.

Literatur

Hakanson S. Trigeminal neuralgia treated by the injection of glycerol into the trigeminal cistern. Neurosurgery 1981; 9:638.

Henderson WR. Trigeminal neuralgia: The pain and its treatment. Br Med J 1967; 1:7.

Loeser JD. Tic douloureux and atypical facial pain. In: Wall PD, Melzack R, eds. Textbook of pain. London: Churchill Livingstone, 1986:426.

Murphy TM. Somatic blockade of the head and neck. In: Cousins MJ, Bridenbaugh PO, eds. Neural blockade in clinical anesthesia and management of pain. Philadelphia: JB Lippincott, 1988:536, 541, 726, 1066.

Sweet WH, Wepsic JG. Controlled thermocoagulation of the trigeminal ganglion and rootlets for a differential destruction of pain fibers. I. Trigeminal neuralgia. J Neurosurg 1974; 39:143.

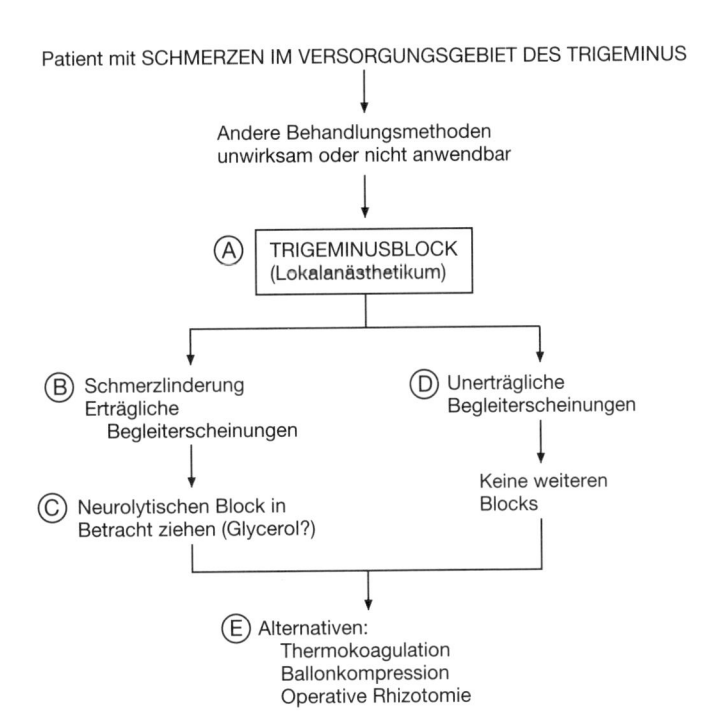

Patient mit SCHMERZEN IM VERSORGUNGSGEBIET DES TRIGEMINUS
↓
Andere Behandlungsmethoden unwirksam oder nicht anwendbar
↓
Ⓐ TRIGEMINUSBLOCK (Lokalanästhetikum)

- Ⓑ Schmerzlinderung Erträgliche Begleiterscheinungen
  ↓
  Ⓒ Neurolytischen Block in Betracht ziehen (Glycerol?)

- Ⓓ Unerträgliche Begleiterscheinungen
  ↓
  Keine weiteren Blocks

↓
Ⓔ Alternativen:
Thermokoagulation
Ballonkompression
Operative Rhizotomie

BLOCK DES GANGLION PTERYGOPALATINUM

Jeffery T. Summers
Emil J. Menk

Eine Anästhesierung des Ganglion pterygopalatinum zur erfolgreichen Behandlung schmerzhafter Beschwerden wurde zum ersten Mal 1903 von Sluder beschrieben, der das Ganglion pterygopalatinum zur Behandlung von Kopfschmerzen anästhesierte. Seither ist dieser Block angewandt worden, um Kopfschmerzen, Augenschmerzen, Schmerzen im Mund, Ohrschmerzen, Schmerzen im Abdomen, Asthma, Angina pectoris, Schmerzen in der unteren Rückenregion, Diarrhoe, Trigger points und zahlreiche andere Beschwerden zu behandeln. Obwohl viele dieser Anwendungen vor Jahrzehnten nur in der Kasuistik beschrieben wurden, legen zahlreiche Erfolge, die von angesehenen Klinikern berichtet wurden, die Anwendung von Blocks des Ganglion pterygopalatinum bei refraktären Schmerzen nahe.

Die neuralen Verbindungen des Ganglion pterygopalatinum erstrecken sich über einen weiten Bereich und beeinflussen wahrscheinlich viele Regionen des ZNS. Das Ganglion pterygopalatinum selbst setzt sich aus drei Arten von Nervenfasern zusammen: sensorische, sympathische und motorische. Die sensorischen Fasern stellen die Verbindung zum Nervus trigeminus über dessen maxillären Zweig her. Die sympathischen Fasern verbinden das Ganglion pterygopalatinum über den Nervus petrosus major bzw. Nervus petrosus profundus mit dem Nervus facialis (zur hinteren Kopfhaut, dem Hals und dem äußeren Ohr), dem Plexus caroticus internus und dem Ganglion cervicale superius. Die motorischen Fasern haben parasympathische (viszerale motorische) Verbindungen. Das Ganglion pterygopalatinum steht außerdem in direktem Kontakt mit dem Vorderhorn des Rückenmarks und der neurohumoralen Achse (über eine Verbindung zum Hypophysenvorderlappen). Diese mehrfachen, verschiedenen Nervenverbindungen könnten der Grund für viele der ansonsten anscheinend in keinem Zusammenhang dazu stehenden „Anwendungen" eines Ganglion-pterygopalatinum-Blocks sein, von denen berichtet wurde.

A. Es muß eine vollständige Diagnose für die eingetretenen Beschwerden und die betroffene anatomische Region gestellt werden.

B. Berichten zufolge sind weitere schmerzhafte Beschwerden erfolgreich mit einem Block des Ganglion pterygopalatinum behandelt worden; diese gehen jedoch über den Rahmen dieses Kapitels hinaus. Viele dieser in Fallberichten beschriebenen anderen Anwendungen betrafen nur ein oder zwei Patienten. Eine Beschreibung dieser zusätzlichen Anwendungen findet sich in dem Aufsatz von Byrd und Byrd.

C. Eine konservative Behandlung sollte die übliche Therapie für die jeweils vermuteten Erkrankungen einschließen. Ein Block des Ganglion pterygopalatinum wird typischerweise angewandt, um die Schmerzen zu behandeln, die im Zusammenhang mit einer bestimmten Erkrankung auftreten, ist aber gewöhnlich nicht die Ursache für den Schmerz an sich. Es kann jedoch ein Block des Ganglion pterygopalatinum zur Schmerzbekämpfung in Betracht gezogen werden, während geeignete Maßnahmen eingeleitet werden, um die Ursache der Beschwerden zu behandeln. Es sollte jedoch daran gedacht werden, andere Ansatzpunkte als die Ausschaltung der Schmerzen für eine erfolgreiche Behandlung der Beschwerden in Betracht zu ziehen; anderenfalls könnte die Schmerzbekämpfung als Folge von Nervenblocks fälschlich als Lösung der Beschwerden gedeutet werden.

D. Das Ganglion pterygopalatinum befindet sich an den lateralen Wänden der Fossa pterygopalatina. Dadurch ist es über eine „nasale" Route für die Anästhesierung zu erreichen. Dieser Ansatz wird im allgemeinen bevorzugt, weil er technisch relativ einfach durchzuführen ist und, relativ gesehen, keine nennenswerten Begleiterscheinungen aufweist. Um den Block auszuführen, wird ein mit einem Lokalanästhetikum getränkter Applikator mit Wattespitze in eines der Nasenlöcher eingeführt und entlang der Concha nasalis inferior nach unten und hinten geschoben, bis er auf die Hinterwand des Nasopharynx trifft. Diese Prozedur kann dann auf der anderen Seite wiederholt werden. Ein wirksamer Block läßt sich gewöhnlich erzeugen, indem die Applikatoren ungefähr 10 Minuten an dieser Stelle belassen werden und die Prozedur dann wiederholt wird. Wenn es sich um akute Beschwerden handelt, sollten ein bis zwei Blocks eine sichtliche Besserung herbeiführen. Handelt es sich um chronische Beschwerden, können tägliche Blocks (1–2 pro Tag) über einen Zeitraum von 2–3 Wochen erforderlich sein, um eine Reaktion festzustellen. Wenn die Ganglion-pterygopalatinum-Blocks zwar eine beständige, aber nur vorübergehende Linderung bewirken, kann eine Gangliennneurolyse in Betracht gezogen werden.

E. Zu den bekannten Begleiterscheinungen zählen Zuckungen der Alae nasi, Lakrimation, Niesen und ein leicht unangenehmes Gefühl in der Nase – gewöhnlich als das Gefühl eines tiefen „Drucks" beschrieben. Signifikantere Nebenwirkungen, die mit einem Trauma der internasalen Strukturen verbunden sind, können vermieden werden, indem die Applikatoren nicht gewaltsam eingeführt werden, wenn sie beim Hineinschieben auf einen deutlichen Widerstand treffen.

Literatur

Amster JL. Sphenopalatine ganglion block for relief of painful vascular and muscular spasm with special reference to lumbosacral pain. NY State J Med 1948; 48:2475.

Berger JJ, Pyles ST, Saga-Rumley SA. Does topical anesthesia of the sphenopalatine ganglion with cocaine or lidocaine relieve low back pain? Anesth Analg 1986; 65:700.

Byrd H, Byrd W. Sphenopalatine phenomena: present status of knowledge. Arch Intern Med 1930; 46:1026.

Murphy TM. Somatic blockade of head and neck. In: Cousins MJ, Bridenbaugh Po, eds. Neural blockade in clinical anesthesia and management of pain. 2nd ed. Philadelphia: JB Lippincott, 1988:543.

Reder M. Sphenopalatine ganglion block in treatment of acute and chronic pain. In: Hendler NH, Long DM, Wise TN, eds. Diagnosis and treatment of chronic pain. Boston: John Wright, 1982:104.

Patient für BLOCK DES GANGLION PTERYGOPALATINUM

(A) Ausarbeitung einer vollständigen Diagnose

- Augenschmerzen
  - (B) Erkrankung: Iritis, Keratitis, Ulcus corneae, Herpes opthalmicus
- Kopfschmerzen
  - (B) Erkrankung: Histaminkopfschmerz, eine Variante der Migräne, Spannungskopfschmerz
- Schmerzen im Gesicht
  - (B) Erkrankung: Fazialisneuralgie, Schmerztic, Sinusitis
- Schmerzen in der unteren Rückengegend
  - (B) Erkrankung: durch Muskeln verursacht, durch Bandscheiben verursacht, Arthiritis, durch Metastasen verursacht, Ischias

- Behandlung der eigentlichen Ursache
  - Linderung der Schmerzen
  - (C) Schmerzen halten trotz der normalen, gewohnten Behandlung an
- Keine Behandlung der eigentlichen Ursache
  - Entsprechende Behandlung

(D) Block des Ganglion pterygopalatinum in Betracht ziehen

(E) Mögliche Komplikationen:
Blutungen
Lakrimation
Unwohlsein

Ruskin AP. Sphenopalatine (nasal) remote effects including „psychosomatic" symptoms, rage reaction, pain and spasm. Arch Phys Med Rehabil 1979; 60:353.

Ruskin SL. Herpes zoster oticus relieved by sphenopalatine ganglion treatment. Laryngoscope 1925; 35:301.

Ruskin SL. Neurologic aspects of nasal sinus infections, headaches and systemic disturbances of nasal ganglion origin. Arch Otolaryngol 1929; 10:337.

Sluder G. Nasal neurology, headaches and eye disorders. St Louis: CV Mosby, 1927.

BLOCK DES PLEXUS BRACHIALIS

Rosemary Hickey

Eine Anästhesie für Behandlungsverfahren der oberen Extremitäten und der Schultern kann durch verschiedene Methoden eines Plexus-brachialis-Blocks durchgeführt werden. Zu den Vorteilen zählen eine geringere Beeinträchtigung der allgemeinen Körperphysiologie, eine Verhinderung reflektorischer Reaktionen auf Schmerz (Blockierung der afferenten Reizübertragung von der Region des Eingriffs zum ZNS), ein geringeres Risiko einer pulmonalen Aspiration und die Möglichkeit, eine postoperative Analgesie zu gewährleisten.

A. Zu den Kontraindikationen zählen Blutungen und Blutgerinnungsstörungen, Infektionen oder Tumore an der für den Block vorgesehenen Stelle und eine Ablehnung durch den Patienten. Präexistente neurologische Defizite in der zu blockierenden Extremität veranlassen einige Anästhesisten, aus medizinisch-rechtlichen Überlegungen heraus keine regionale Anästhesie durchzuführen. Es ist jedoch möglich, bei diesen Patienten Blocks des Plexus brachialis anzuwenden, wenn die Defizite vor der Operation sorgfältig dokumentiert werden.

B. Eine Prämedikation des Patienten verringert die Angst, setzt die Anfallschwelle herauf und verringert die Schmerzen, die beim Plazieren der Nadel eintreten können. Der Patient sollte nicht zu stark sediert werden, da sonst keine Kooperation möglich ist oder die ZNS-Zeichen einer Lokalanästhetikumtoxität übersehen werden können.

C. Bei der Wahl des Typs des Plexus-brachialis-Blocks sollte die zu blockierende Region der oberen Extremität bzw. Schulter und die Sachkenntnis des behandelnden Arztes in bezug auf diese spezielle Technik als Auswahlkriterien zugrundegelegt werden. Interskalenusblockaden (ISB) eignen sich am besten für Behandlungen der Schulter und der proximalen Regionen der oberen Extremitäten, blockieren jedoch nicht unbedingt das Versorgungsgebiet des C8 und T1 (Nervus ulnaris, Nervus cutaneus brachii medialis und Nervus cutaneus antebrachii). Subklavikuläre perivaskuläre Blocks (SPB) und supraklavikulare Blocks (SCB) wirken am besten bei Behandlungen der mittleren Regionen der oberen Extremitäten, und axillare Blocks (AB) sind am wirksamsten bei Operationen am distalen Unterarm, der distalen Hand und dem distalen Handgelenk.

D. Um einen ISB durchzuführen, wird der Patient in Rückenlage gebracht, wobei der Kopf auf die der Injektionsstelle gegenüberliegende Seite gedreht ist. Der laterale Rand des subklavikularen Kopfes des Musculus sternocleidomastoideus im Bereich des C6 wird lokalisiert (zu ermitteln, indem der Bereich der Cartilago cricoidea ertastet wird). Mit dem Zeigefinger und dem Mittelfinger der palpierenden Hand wird lateral über den Musculus scalenus anterior gefahren, bis die Skalenuslücke zwischen dem Musculus scalenus anterior und dem Musculus scalenus medius palpiert wird. Senkrecht zur Haut wird eine 4 cm lange 22-gauge-Regionalblocknadel (mit kurzer Schrägkante) eingeführt und dann in allen Ebenen leicht kaudalwärts ausgerichtet, um eine Injektion in die Arteria vertebralis, den Epiduralraum oder den Subarachnoidalraum zu vermeiden.

E. Für einen SPB wird der Patient wie beim ISB in Rückenlage gebracht und die Skalenuslücke im Bereich des C6 ermittelt. Es wird der Skalenuslücke so weit nach unten gefolgt (in Richtung der Clavicula), wie sie sich leicht palpieren läßt und dann eine 22-gauge-Regionalblocknadel kaudalwärts in die Skalenuslücke eingestochen. Sollte die Arteria subclavia getroffen worden sein, wird die Nadel erneut in einer dorsaler gelegenen Ebene eingeführt.

F. Um einen SCB durchzuführen, wird der Patient in dieselbe Stellung wie für einen ISB oder SPB gebracht. Eine 22-gauge-Regionalblocknadel 0,5 cm wird über dem Mittelpunkt der Clavicula durch die Haut eingeführt und die Nadel vorwärtsgeschoben, bis sie auf die erste Rippe trifft. Entlang der ersten Rippe wird die Nadel von der lateralen Grenze des Musculus scalenus anterior zur vorderen Grenze des Musculus scalenus medius geführt.

G. Für einen AB wird der Patient in Rückenlage plaziert, den Arm um 90 Grad nach außen gezogen und den Unterarm um 90 Grad flektiert. Dann wird der Puls der Arteria axillaris ermittelt und ihm so weit wie möglich in proximaler Richtung gefolgt, im Idealfall bis zu dem Punkt, an dem der Puls unter dem Musculus pectoralis major verschwindet. Indem der Zeigefinger der palpierenden Hand auf dem Puls behalten wird, wird eine 22-gauge-Regionalblocknadel in Richtung des Apex der Axilla eingeführt und dem neurovaskulären Bündel in einem Winkel von 10–20 Grad angenähert.

H. Um die korrekte Plazierung der Nadel zu prüfen, bevor das Lokalanästhetikum injiziert wird, können verschiedene Orientierungspunkte gewählt werden. Bei einem ISB wird unterhalb der Schulterebene eine Parästhesie ausgelöst. Als Alternative kann mit einem Nervenstimulator eine Muskelkontraktion im Arm oder in der Hand erzeugt werden, indem die neutrale Elektrode auf der gegenüberliegenden Schulter und die andere Elektrode an der Regionalblocknadel befestigt wird. Wird ein SPB ausgeführt, sollten Parästhesien am Arm oder an der Hand oder mit einem Nervenstimulator erzeugte Muskelkontraktionen zu Hilfe genommen werden, um festzustellen, ob die Nadel korrekt plaziert ist. Bei einem SCB sollte versucht werden, eine Parästhesie an vier bis fünf verschiedenen Stellen auf dem Arm auszulösen und bei jeder Parästhesie das Lokalanästhetikum injiziert werden. Wird ein AB ausgeführt, sollte man die endgültige Position der Nadel lokalisieren, indem man (1) den Fascienklick erkennt, der auf ein Eindringen in die Hülle des Plexus brachialis hinweist; (2) eine Parästhesie auslöst; (3) einen Nervenstimulator verwendet, um eine Muskelkontraktion im Arm oder in der Hand zu erzeugen; oder (4) eine transarterielle Injektion ausführt, indem man die Nadel durch die Hinterwand der Arteria axillaris hindurchführt. Bei einem ISB bzw. SPB werden als Gesamtmenge 30 ml des Lokalanästhetikums injiziert, bei einem SCB 40 ml und bei einem AB 40–50 ml. Die Gesamtdosis sollte unter dem als sicher empfohlenen Maximum gehalten und die Dosierung bei Kindern entsprechend angepaßt werden. Mit jeder der beschriebenen Methoden kann eine

Patient für BLOCK DES PLEXUS BRACHIALIS

- **A** Klinische Bewertung
  - Behandlung der oberen Extremitäten oder der Schulter
  - Keine Kontraindikationen
  - Einwilligung des informierten Patienten

- **B** Prämedikation
  - Verringern der Angst
  - Heraufsetzen der Anfallschwelle (Midazolam, Diazepam)
  - Verringern der Schmerzen (Opioide)

- **C** Den Block ausgehend von der Operationsstelle und der Kenntnis der speziellen Technik wählen

- **D** INTERSKALENUSBLOCK (ISB)
  - Die Skalenuslücke im Bereich des C6 ermitteln
  - Nadel senkrecht zur Haut einstechen und in allen Ebenen leicht kaudalwärts ausgerichtet einführen

- **E** SUBKLAVIKULARER PERIVASKULÄRER BLOCK (SPB)
  - Die Skalenuslücke im Bereich des C6 ermitteln
  - Der Skalenuslücke nach unten bis unmittelbar über der Clavicula folgen
  - Nadel in einer direkt kaudalwärtigen Richtung einstechen

- **F** SUPRAKLAVIKULARER BLOCK (SCB)
  - Den Mittelpunkt der Clavicula lokalisieren
  - Nadel 0,5 cm über dem Mittelpunkt einstechen

- **G** AXILLARER BLOCK (AB)
  - Den Puls der Arteria axillaris palpieren
  - Nadel in einem Winkel von 10–20 Grad zum neurovaskulären Bündel einstechen

- **H** Korrekte Plazierung der Nadel überprüfen
  - Eine Parästhesie auslösen (ISB, SPB, SCB, AB)
  - Mit einem Nervenstimulator angemessene Muskelkontraktionen erzeugen (ISB, SPB, AB)
  - Den Faszienklick der Hülle des Plexus brachialis (AB) registrieren
  - Eine transarterielle Injektion (AB) vornehmen

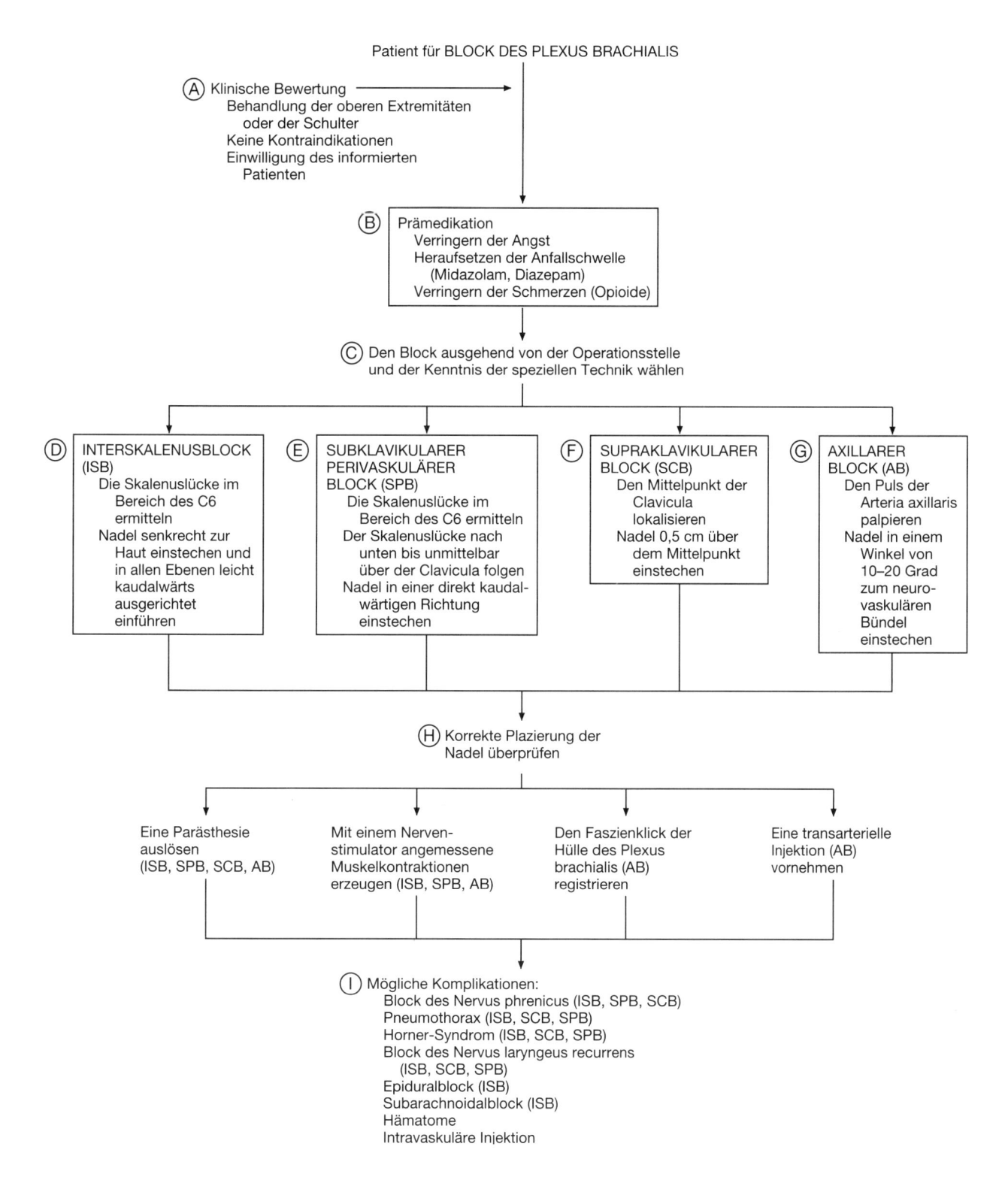

- **I** Mögliche Komplikationen:
  - Block des Nervus phrenicus (ISB, SPB, SCB)
  - Pneumothorax (ISB, SCB, SPB)
  - Horner-Syndrom (ISB, SCB, SPB)
  - Block des Nervus laryngeus recurrens (ISB, SCB, SPB)
  - Epiduralblock (ISB)
  - Subarachnoidalblock (ISB)
  - Hämatome
  - Intravaskuläre Injektion

Anästhesierung für die Plazierung eines Stauschlauchs (T2-Block) erzeugt werden, indem das Lokalanästhetikum (in einer Menge von 3–5 ml) subkutan über dem Puls der Arteria axillaris injiziert wird.

I. Bei Plexus-brachialis-Blockaden oberhalb der Clavicula kann sich als Folge ein Block des Nervus phrenicus, ein Pneumothorax, das Horner-Syndrom und ein Block des Nervus laryngeus recurrens einstellen. Bei einem ISB kann es zu einem Einführen der Nadel in die Arteria vertebralis, in den Epiduralraum oder in den Subarachnoidalraum kommen, wenn die leicht kaudalwärtige Ausrichtung der Nadel nicht beibehalten wird. Eine intravaskuläre Injektion wird vermieden, indem man sorgfältig aspiriert, bevor das Lokalanästhetikum injiziert wird.

Literatur

Ramamurthy S. Anesthesia. In: Green DP. ed. Operative hand surgery. New York: Churchill Livingstone, 1982.
Winnie AP. Plexus anesthesia. Vol 1. Philadelphia: WB Saunders, 1990.

BLOCK DES NERVUS ACCESSORIUS SPINALIS

Tara L. Chronister

Der Nervus accessorius, oder XI. Nervus cranialis, entspringt aus den Wurzelfäden der ersten fünf zervikalen Segmente des Rückenmarks. Diese Wurzelfäden vereinigen sich, steigen durch den Subarachnoidalraum empor und treten durch das Foramen magnum in das Cranium ein. Nachdem der Nerv sich mit seinem kranialen Abschnitt vereinigt hat, verläßt er das Cranium durch das Foramen jugularis an einer Stelle, die gewöhnlich vor der Vena jugularis interna liegt. Der kraniale Abschnitt trennt sich wieder von ihm und vereinigt sich mit dem Nervus vagus. Der Nerv durchdringt dann den Musculus sternocleidomastoideus, wobei er durch die Muskelsubstanz hindurchläuft und an der Grenze zwischen dem oberen und dem mittleren Drittel des Muskels wieder austritt. An diesem Punkt läuft er unter der faszialen Hülle des hinteren Halsdreiecks hindurch und erreicht dann 5 cm oberhalb der Clavicula den Musculus trapezius. Der Nervus accessorius spinalis kann an jedem beliebigen Punkt blockiert werden.

A. Einige der wenigen Indikationen für einen Block des Nervus accessorius spinalis sind gegeben, wenn Schmerzen zu behandeln sind, die im Zusammenhang mit einer akuten oder chronischen Torticollis auftreten (S. 90), wenn das Vorhandensein mehrerer Trigger points behandelt werden soll oder wenn Krämpfe des Musculus trapezius kontrolliert werden sollen.

B. Dieser Block kann außerdem als zusätzliche Maßnahme zu anderen regionalen Behandlungen eingesetzt werden, beispielsweise in Verbindung mit einem Plexus-cervicalis-Block für Eingriffe an der Arteria carotis oder zusammen mit einem Interskalenusblock des Plexus brachialis für Operationen an der Schulter. Ein Interskalenusblock erzeugt zwar eine ausreichende Analgesie für eine Schulteroperation, die motorische Funktion des Musculus trapezius bleibt jedoch erhalten, so daß der Patient den chirurgischen Eingriff stören könnte, indem er mit der Schulter zuckt. Mittels eines Blocks des Nervus accessorius spinalis läßt sich der Musculus trapezius paralysieren, so daß die Operation erleichtert wird. Eine Blockierung dieses Nervs verringert außerdem das Unbehagen des Patienten, da eine geringere Notwendigkeit für eine Retraktion gegeben ist und es seltener zu einem „Ziehen" kommt, wenn der Kopf für längere Zeit auf eine Seite gedreht wird.

C. Es sind verschiedene Methoden beschrieben worden, mit denen der Nervus accessorius spinalis entlang seiner Bahn blockiert werden kann. Die Verwendung eines Nervenstimulators zum Lokalisieren der Nerven erhöht die Genauigkeit. Proximale Blocks waren mit Heiserkeit, verursacht durch einen anschließenden Block des Nervus vagus, oder der Entwicklung des Horner-Syndroms aufgrund eines Blocks der sympathischen Kette verbunden. Ramamurthy hat eine Methode zur Blockierung des Nervus accessorius spinalis beschrieben, die den Nerv in dem Abschnitt blockiert, in dem er den Musculus sternocleidomastoideus durchläuft; diese Methode schaltet das oben erwähnte Risiko aus.

D. Der Patient befindet sich in Rückenlage. Ein Anheben des Kopfes ermöglicht es, die hintere Grenze des Musculus sternocleidomastoideus zu ermitteln. Sie 5–10 ml eines Lokalanästhetikums werden in den Bauch des Musculus sternocleidomastoideus eingebracht, und zwar 2 cm unter der Spitze des Processus mastoideus. Dazu wird eine 2,5 cm lange 23-g-Nadel verwendet. Welches Lokalanästhetikum für den Block gewählt wird, hängt von der klinischen Situation ab. Es sind Anwendungen von 1%igem oder 2%igem Mepivacain, 0,5%igem oder 0,75%igem Bupivacain und 1%igem oder 2%igem Chloroprocain beschrieben worden. Ein neurolytischer Block kann mit 3 ml 3-6%igem Phenol oder 50%igem Alkohol erzeugt werden.

E. Ein erfolgreicher Block wird dadurch bestätigt, daß die Kontraktion des Musculus sternocleidomastoideus ausbleibt, wenn der Patient den Kopf auf die kontralaterale Seite dreht, und der Musculus trapezius schwach reagiert, wenn der Patient versucht, mit den Schultern zu zucken.

F. Zu den Nebenwirkungen zählen Schwierigkeiten beim Anheben des Armes um einen Winkel von mehr als 90 Grad, leichte Schwierigkeiten beim Drehen des Kopfes auf die gegenüberliegende Seite und ein Taubheitsgefühl hinter dem Ohr, verursacht durch einen Block des Nervus occipitalis minor. Alle diese Nebenwirkungen verschwinden mit der Lösung des Blocks. Je nachdem, welche Technik angewandt wird, kann der Nervus accessorius spinalis versehentlich durch einen Block des oberflächlichen Astes des Plexus cervicalis blockiert werden und umgekehrt.

Literatur
Murphy TM, Raj PP, Stanton-Hicks M. In: Raj PP, ed. Practical management of pain. Chicago: Year Book, 1986:601.
Ramamurthy S, Akkineni SR, Winnie AP. A simple technic for block of the spinal accessory nerve. Anesth Analg 1978; 57:591.
Woodburne RT. Essentials of human anatomy. New York: Oxford University Press, 1983:50.

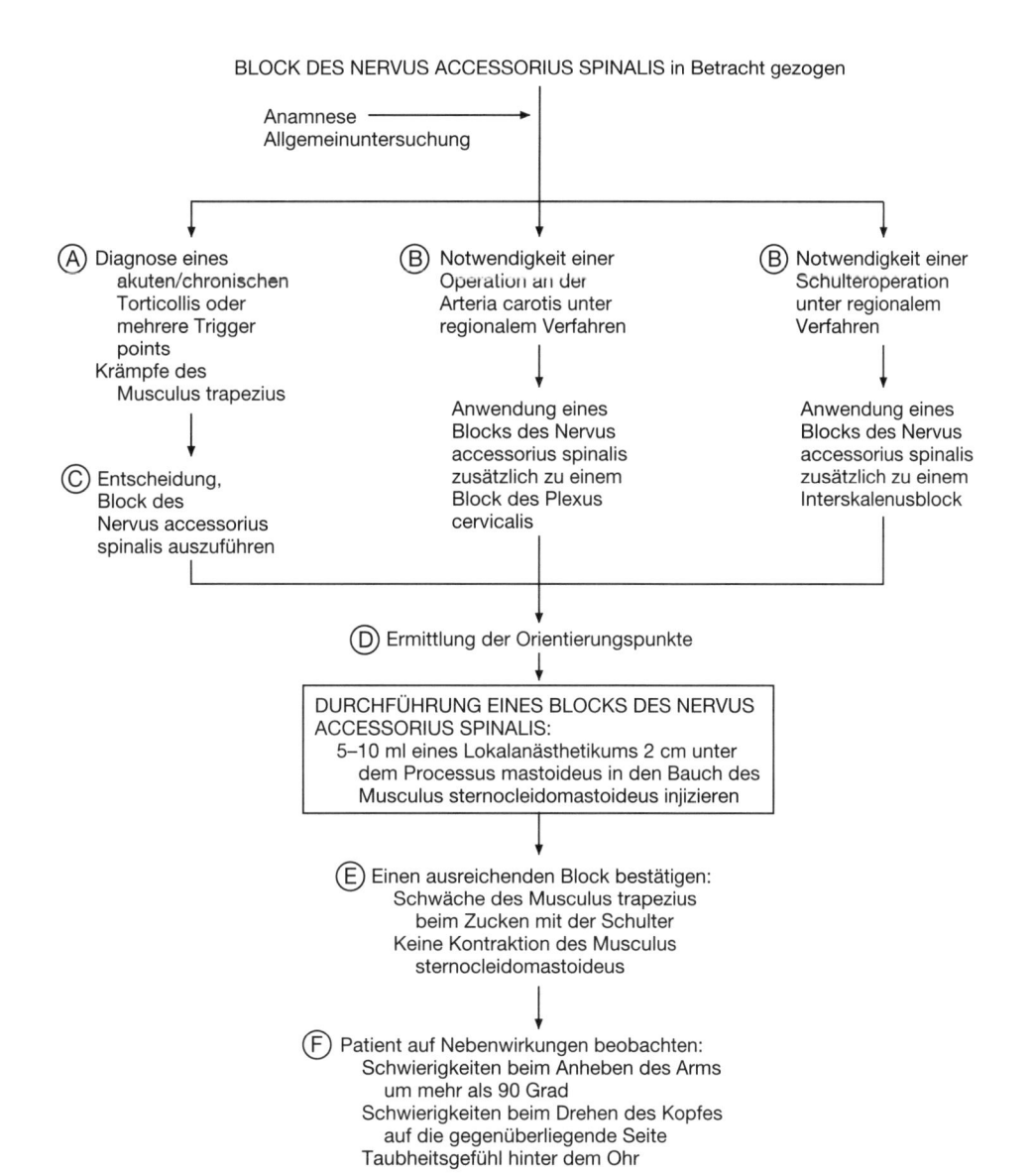

BLOCK DES NERVUS ACCESSORIUS SPINALIS in Betracht gezogen

Anamnese
Allgemeinuntersuchung

(A) Diagnose eines akuten/chronischen Torticollis oder mehrere Trigger points Krämpfe des Musculus trapezius

(B) Notwendigkeit einer Operation an der Arteria carotis unter regionalem Verfahren

(B) Notwendigkeit einer Schulteroperation unter regionalem Verfahren

(C) Entscheidung, Block des Nervus accessorius spinalis auszuführen

Anwendung eines Blocks des Nervus accessorius spinalis zusätzlich zu einem Block des Plexus cervicalis

Anwendung eines Blocks des Nervus accessorius spinalis zusätzlich zu einem Interskalenusblock

(D) Ermittlung der Orientierungspunkte

DURCHFÜHRUNG EINES BLOCKS DES NERVUS ACCESSORIUS SPINALIS:
5–10 ml eines Lokalanästhetikums 2 cm unter dem Processus mastoideus in den Bauch des Musculus sternocleidomastoideus injizieren

(E) Einen ausreichenden Block bestätigen:
Schwäche des Musculus trapezius beim Zucken mit der Schulter
Keine Kontraktion des Musculus sternocleidomastoideus

(F) Patient auf Nebenwirkungen beobachten:
Schwierigkeiten beim Anheben des Arms um mehr als 90 Grad
Schwierigkeiten beim Drehen des Kopfes auf die gegenüberliegende Seite
Taubheitsgefühl hinter dem Ohr

BLOCK DES NERVUS THORACICUS LONGUS

Rosemary Hickey

Schmerzen, die durch einen Krampf des Musculus serratus anterior entstehen, können Schmerzen in der lateralen Thoraxwand unter der Axilla zur Folge haben. Ein solcher Krampf kann abgebaut werden, indem der Nervus thoracicus longus blockiert wird, der aus den vorderen Ästen der Nervenwurzeln des C5, C6 und C7 gebildet wird und für die motorische Innervation des Musculus serratus anterior sorgt.

A. Vor der Durchführung des Blocks muß die Anamnese sorgfältig aufgenommen werden, um andere Ursachen für die Schmerzen in der Thoraxwand auszuschließen. Bei der Allgemeinuntersuchung wird die Kraft des Musculus serratus anterior geprüft, wobei darauf geachtet werden sollte, ob ein „Abstehen" der Schulterblätter vorliegt, das betont wird, wenn der Arm gegen eine Wand gedrückt und versucht wird, den Körper von der Wand wegzustoßen. Vor dem Block wird eine Thoraxaufnahme erstellt, um sicherzugehen, daß keine Rippenbrüche vorliegen.

B. Um den Block durchzuführen, wird der Patient in Rückenlage plaziert, ohne ein Kissen unterzulegen, und angewiesen, den Kopf anzuheben, um das Palpieren des Musculus sternocleidomastoideus zu erleichtern, indem man ihn weiter hervortreten läßt. Nachdem die hintere Grenze des Musculus sternocleidomastoideus mit dem Zeigefinger palpiert wurde, wird der Patient angewiesen, die Halsmuskeln zu entspannen. Nun wird der Musculus scalenus anterior, die Skalenuslücke und den Musculus scalenus medius ermittelt, indem mit dem Zeigefinger und dem Mittelfinger der palpierenden Hand lateral vom Musculus sternocleidomastoideus weggestrichen wird. Es wird eine 3 cm lange 22-gauge-Regionalblocknadel (mit kurzer Schrägkante), die an einem Nervenstimulator befestigt ist, in den Musculus scalenus medius eingeführt, und zwar in einer Richtung, die parallel zur Längsachse des Musculus scalenus medius liegt (Abb. 1). Die Nadel sollte unmittelbar oberhalb der C6-Ebene in den Muskel eintreten. Diese Ebene läßt sich ermitteln, indem der Bereich der Cartilago cricoidea lokalisiert wird. Die laterale Thoraxwand wird über dem Musculus serratus anterior beleuchtet, um Muskelkontraktionen beobachten zu können, wobei ein Assistent die Muskelkontraktionen feststellen sollte, die mit dem Nervenstimulator hervorgerufen werden, indem er bzw. sie die Hand über die Muskelregion legt. Als endgültige Nadelposition wird die Stellung beibehalten, in der die stärkste Kontraktion des Musculus serratus anterior eintritt. Wenn eine Aspiration negativ ausgefallen ist, werden 5 ml einer Lokalanästhetikumslösung (0,5%iges Bupivacain) injiziert.

C. Um die Wirkung des Blocks auf die Motorik zu bewerten, wird die Kraft des Musculus serratus anterior nach dem Block überprüft. Wenn die Muskelfunktion herabgesetzt ist, ragt die vertebrale Grenze der Skapula dorsomedial heraus, wodurch

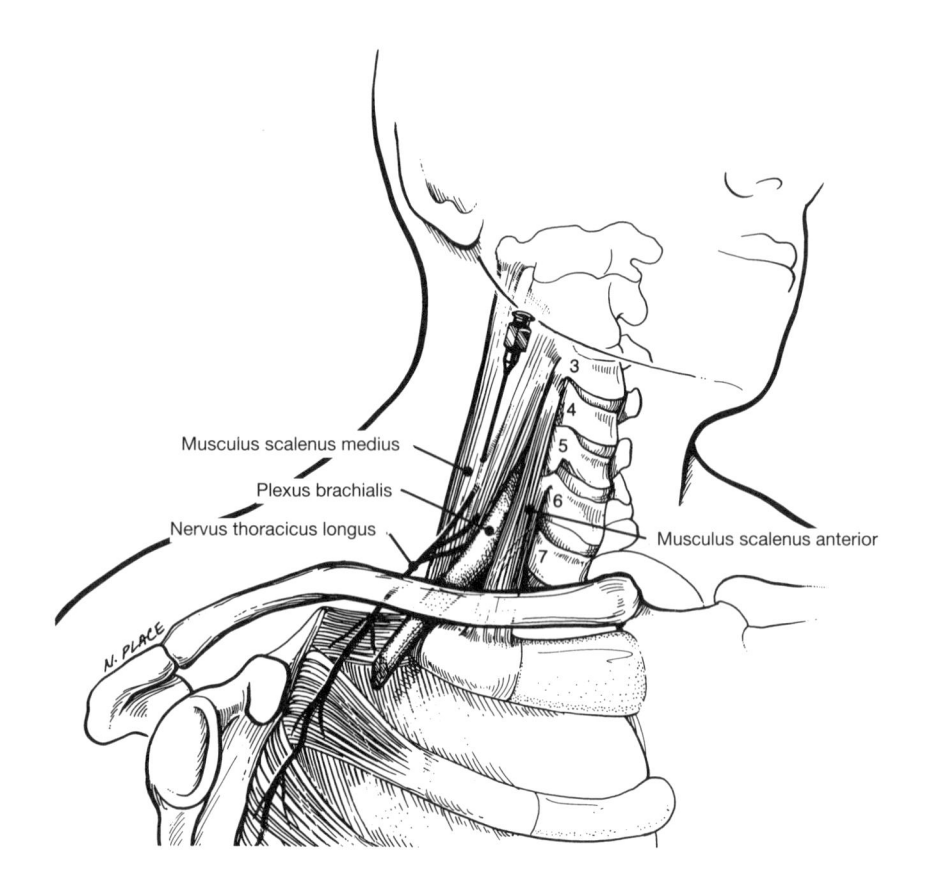

Abbildung 1 Der Nervus thoracicus longus, der den Musculus serratus anterior inneviert, wird in dem Bereich blockiert, in dem er den Musculus scalenus durchläuft. (Aus: Ramamurthy S, Hickey R, Maytorena A, et al. Long thoracic nerve block. Anesth Analg 1990; 71:197–199; mit Genehmigung.)

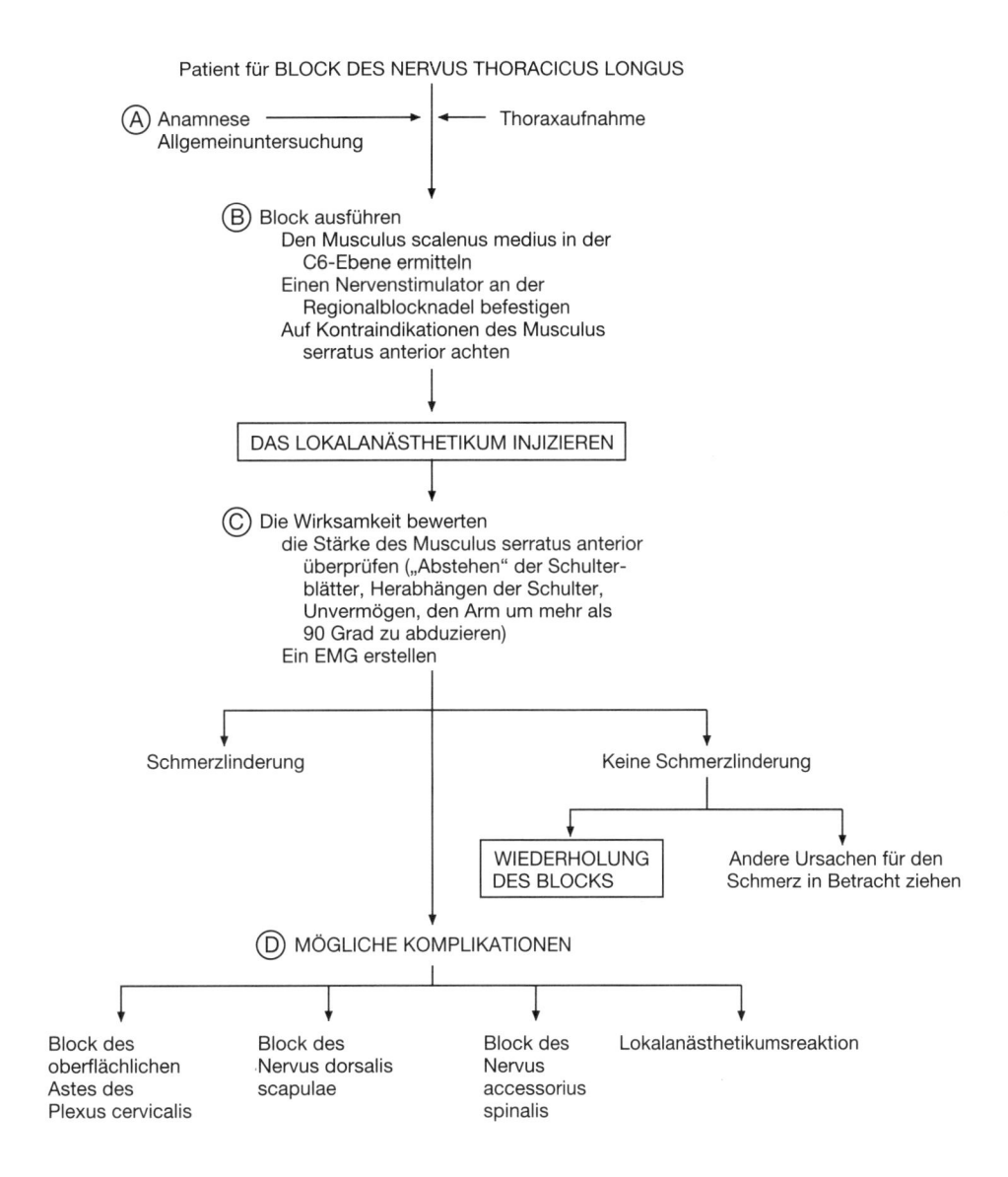

```
                    Patient für BLOCK DES NERVUS THORACICUS LONGUS
            Ⓐ Anamnese ─────────────→  ←───────── Thoraxaufnahme
               Allgemeinuntersuchung
                                   ↓
                    Ⓑ Block ausführen
                       Den Musculus scalenus medius in der
                         C6-Ebene ermitteln
                       Einen Nervenstimulator an der
                         Regionalblocknadel befestigen
                       Auf Kontraindikationen des Musculus
                         serratus anterior achten
                                   ↓
                    ┌─────────────────────────────┐
                    │ DAS LOKALANÄSTHETIKUM INJIZIEREN │
                    └─────────────────────────────┘
                                   ↓
                    Ⓒ Die Wirksamkeit bewerten
                       die Stärke des Musculus serratus anterior
                         überprüfen („Abstehen" der Schulter-
                         blätter, Herabhängen der Schulter,
                         Unvermögen, den Arm um mehr als
                         90 Grad zu abduzieren)
                       Ein EMG erstellen
                       ↙                          ↘
            Schmerzlinderung              Keine Schmerzlinderung
                                          ↙                  ↘
                              ┌──────────────────┐    Andere Ursachen für den
                              │  WIEDERHOLUNG    │    Schmerz in Betracht ziehen
                              │   DES BLOCKS     │
                              └──────────────────┘
                                   ↓
                    Ⓓ MÖGLICHE KOMPLIKATIONEN
              ↙           ↓              ↓              ↘
        Block des      Block des       Block des      Lokalanästhetikumsreaktion
        oberflächlichen Nervus dorsalis Nervus
        Astes des      scapulae        accessorius
        Plexus cervicalis              spinalis
```

ein „Abstehen" der Schulterblätter hervorgerufen wird; die Schulter hängt herab, und der Arm kann nicht über 90 Grad hinaus abduziert werden. Wenn ein EMG verfügbar ist, wird es benutzt, um zu dokumentieren, daß der Block die Innervation des Musculus serratus anterior unterbrochen hat. Dem Patienten werden leichte Dehnübungen gezeigt, mit denen er versuchen kann, eine erneute Verkrampfung zu verhindern. Wenn keine Schmerzlinderung erzielt wird, sollte eine Wiederholung des Blocks in Betracht gezogen oder andere mögliche Ursachen des Schmerzes ausgeschlossen werden.

D. Zu den möglichen Komplikationen zählen eine Blockierung angrenzender Nerven, wie zum Beispiel des oberflächlichen Astes des Plexus cervicalis, des Nervus dorsalis scapulae (dient der Innervation der Musculi rhomboidei und des Muscu-

lus levator scapulae) und des Nervus accessorius spinalis (dient der Innervation des Musculus sternocleidomastoideus und des Musculus trapezius). Wie bei jedem anderen Regionalanästhetikum ist eine Lokalanästhetikumsreaktion möglich. Es sollten daher Vorsichtsmaßnahmen ergriffen werden, um diese Gefährdung zu minimieren (Aspiration vor der Injektion, Begrenzung der Gesamtdosis des Lokalanästhetikums, Anwendung geeigneter Überwachungsgeräte).

Literatur

Martin JT. Postoperative isolated dysfunction of the long thoracic nerve: A rare entity of uncertain etiology. Anesth Analg 1989; 69:614.

Ramamurthy S, Hickey R, Maytorena A, et al. Long thoracic nerve block. Anesth Analg 1990; 71:197.

GELENKFACETTENINJEKTION

Emil J. Menk

Die Injektion einer Lokalanästhetikumslösung in die Gelenkfacette bildet weiterhin die einzige Möglichkeit, das Facettensyndrom genau zu diagnostizieren. Eine Injektion von Steroiden in die Gelenkfacette kann ebenfalls als eine der nützlichsten therapeutischen Behandlungsmethoden betrachtet werden, die verfügbar sind. Sollte es Gründe dafür geben, eine Denervierung durchzuführen, haben sich die Kryoanalgesie, die Hochfrequenzneurolyse sowie die chemische Neurolyse als wirksam erwiesen. Die Anzeichen und Symptome werden in dem Kapitel „Facettensyndrom" (S. 140) beschrieben.

A. Die Durchführung eines diagnostischen Gelenkfacettenblocks ist ebenfalls in dem Kapitel „Facettensyndrom" beschrieben worden. Aus naheliegenden Gründen ist es dringend zu empfehlen, während eines diagnostischen Verfahrens eine Durchleuchtung zu Hilfe zu ziehen. Die genaue Lage der Nadel läßt sich bestätigen und festhalten, indem 0,5 ml eines Kontrastmittels injiziert werden und dann eine Röntgenaufnahme in Form eines Arthrogramms erstellt wird. Die Diagnose wird bestätigt, wenn eine Injektion von 1 ml einer Lokalanästhetikumslösung (0,5%iges Bupivacain) in die Gelenkfacette mit einer deutlichen Verbesserung der Symptome verbunden ist.

B. Steroide in mäßigen Dosierungen (z. B. 40 mg Methylprednisolonacetat) wurden mit Lokalanästhetikumslösungen kombiniert, um eine langanhaltende Linderung der Symptome zu erzielen. Es mangelt zwar an prospektiven Doppelblindversuchen, aber klinische Berichte haben weit voneinander abweichende Erfolgsziffern beschrieben. Die Unterschiede in den Untersuchungsprotokollen, den Diagnosekriterien und den Kriterien, die für die Gegenüberstellung von Erfolgen und Mißerfolgen herangezogen wurden, machen eine Gesamtbeurteilung der veröffentlichten Ergebnisse unmöglich. Nach eigenen Erfahrungen haben sich Steroide bei ausgewählten Patienten als sehr wirksam erwiesen.

C. Wenn therapeutische Blocks mit Steroiden zwar kurzfristig erfolgreich sind, aber keine zufriedenstellenden Ergebnisse für einen Zeitraum von mehr als 30 Tagen hervorbringen, könnten Denervierungsverfahren angebracht sein. Obwohl sie von Natur aus ein größeres Risiko bergen, haben sie sich als wirksam und sicher erwiesen, wenn sie von einem erfahrenen Arzt durchgeführt werden. Jede Gelenkfacette wird von zwei medialen Ästen der lumbalen Rami dorsales sensorisch innerviert. Um eine wirksame Analgesie zu erzielen, müssen die medialen Äste der Nerven sowohl über als auch unter dem gewählten Gelenk blockiert werden. Der Block wird häufig lateral zum Gelenkfortsatz an der Verbindungsstelle zwischen der Oberkante des Querfortsatzes und dem lumbalen Dornfortsatz des Wirbelbogens ausgeführt. Es sollten diagnostische Nervenblocks mit Lokalanästhetika durchgeführt werden, bevor neurolytische Blocks in Erwägung gezogen werden. Wie bei jedem denervierenden Block, sei es in Form einer Kälteanalgesie oder Hochfrequenztherapie oder unter Anwendung von Phenol, sollte die korrekte Plazierung geprüft werden, indem der Nerv elektrisch stimuliert wird, bevor die Denervierung erfolgt. Dies hilft, nahegelegene motorische Nerven zu erkennen. Interessanterweise haben die Denervierungsmethoden gewöhnlich keine permanente Wirkung. Die Regeneration des Nervs tritt normalerweise nach ungefähr sechs Monaten ein, begleitet von einem erneuten Auftreten der Symptome. Zu diesem Zeitpunkt könnte der Block dann wiederholt werden.

D. Wiederholte therapeutische Injektionen könnten sich bei vielen Patienten, denen die erste Serie von Injektionen in der Regel mehr als 30 Tage hilft, als sinnvoller erweisen. Ungeachtet des gewählten Ansatzes sollte die Therapie mit NSARs und einem Übungsprogramm kombiniert werden.

E. Obwohl selten Komplikationen auftreten, wenn die Injektionen von einem erfahrenen Arzt ausgeführt werden, kann es zu einer intravaskulären, epiduralen oder subduralen Injektion, zu einer Ruptur der Gelenkkapsel, zu sensorischen/motorischen Nervenblocks und zu Infektionen kommen. Es müssen bei einem sensorischen oder therapeutischen Block stets geeignete Vorsichtsmaßnahmen getroffen werden. Bei den Denervierungsverfahren besteht außerdem das Risiko eines langanhaltenden sensorischen/motorischen Nervenblocks oder einer Neuritis.

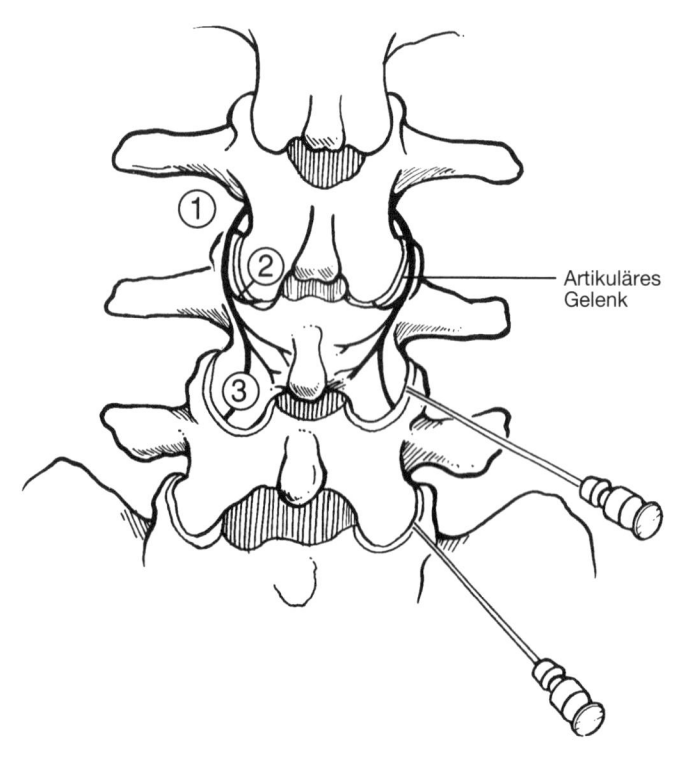

Abbildung 1 Wirbelbogengelenk. Innervation der Facette: 1, medialer Ast des dorsalen Astes des Nervus spinalis; 2, unterer artikulärer Ast des medialen Astes; 3, oberer artikulärer Ast des medialen Astes.

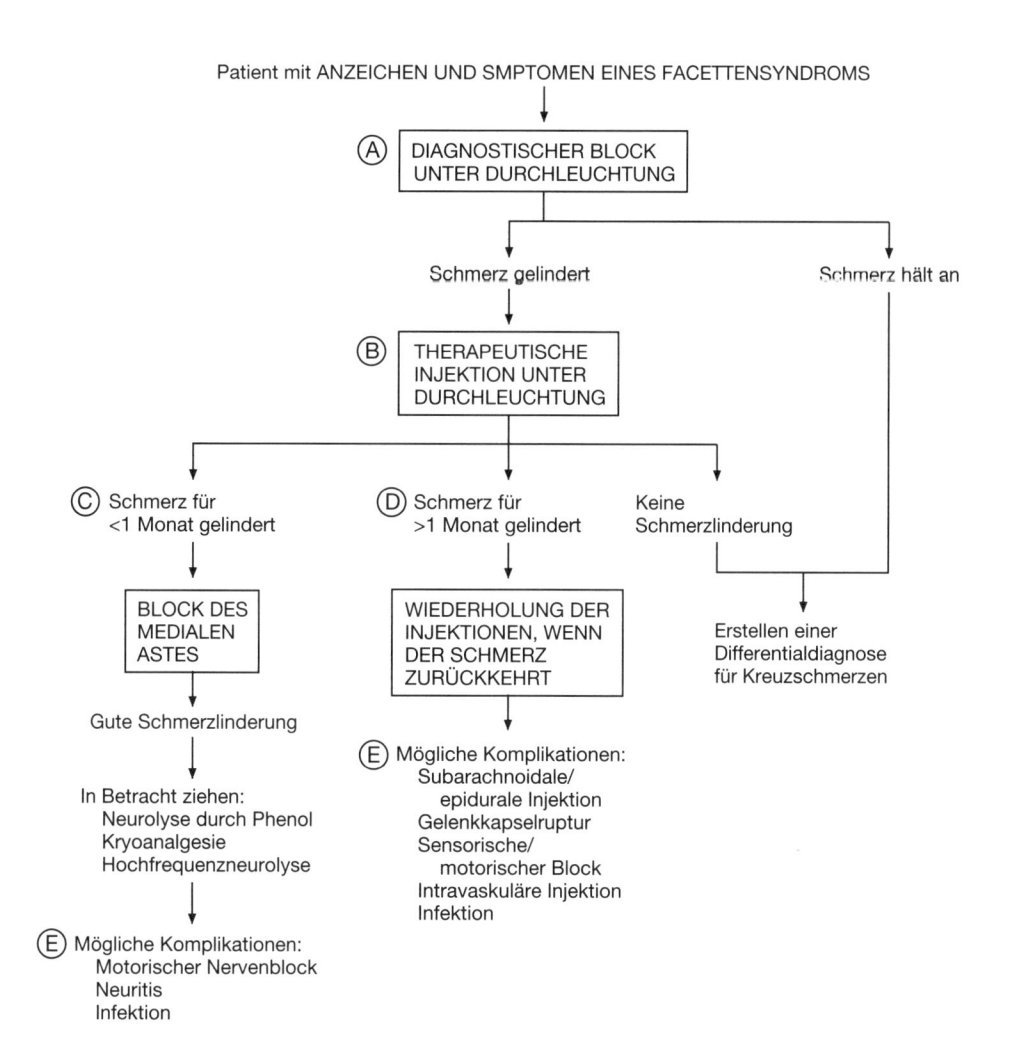

```
Patient mit ANZEICHEN UND SYMPTOMEN EINES FACETTENSYNDROMS
                              │
                              ▼
              (A) DIAGNOSTISCHER BLOCK
                  UNTER DURCHLEUCHTUNG
                   │              │
          Schmerz gelindert    Schmerz hält an
                   │              │
              (B) THERAPEUTISCHE
                  INJEKTION UNTER
                  DURCHLEUCHTUNG
```

- (A) DIAGNOSTISCHER BLOCK UNTER DURCHLEUCHTUNG
  - Schmerz gelindert → (B) THERAPEUTISCHE INJEKTION UNTER DURCHLEUCHTUNG
  - Schmerz hält an → Erstellen einer Differentialdiagnose für Kreuzschmerzen

- (B) THERAPEUTISCHE INJEKTION UNTER DURCHLEUCHTUNG
  - (C) Schmerz für <1 Monat gelindert → BLOCK DES MEDIALEN ASTES
    - Gute Schmerzlinderung
    - In Betracht ziehen:
      - Neurolyse durch Phenol
      - Kryoanalgesie
      - Hochfrequenzneurolyse
    - (E) Mögliche Komplikationen:
      - Motorischer Nervenblock
      - Neuritis
      - Infektion
  - (D) Schmerz für >1 Monat gelindert → WIEDERHOLUNG DER INJEKTIONEN, WENN DER SCHMERZ ZURÜCKKEHRT
    - (E) Mögliche Komplikationen:
      - Subarachnoidale/epidurale Injektion
      - Gelenkkapselruptur
      - Sensorische/motorischer Block
      - Intravaskuläre Injektion
      - Infektion
  - Keine Schmerzlinderung → Erstellen einer Differentialdiagnose für Kreuzschmerzen

Literatur

Boas RA. Facet joint injections. In: Stanton-Hicks M, Boas R, eds. Chronic low back pain. New York: Raven Press, 1982:207.

Bogduk N. Back pain: Zygapophysial blocks and epidural steroids. In: Cousins MJ, Bridenbaugh PO, eds. Neural blockade in clinical anesthesia and management of pain. 2nd ed. Philadelphia: JB Lippincott, 1988:935.

SAKROILIAKALGELENKINJEKTION

Timothy Castro, Jr.

Eine Entzündung im Sakroiliakalgelenk kann eine der Hauptursachen für Kreuzschmerzen sein, wobei die Symptome entweder unilateral oder bilateral auftreten können. Eine solche Entzündung ist selten mit neurologischen Defiziten verbunden, es tritt jedoch häufig ein in die hintere Schenkelregion ausstrahlender Schmerz ein. Bei einem Patienten mit Kreuzschmerzen sollte eine gründliche Allgemeinuntersuchung des Sakroiliakalgelenks durchgeführt werden, bevor möglicherweise fruchtlose röntgenographische Untersuchungen vorgenommen werden. Die physikalische Behandlung des Sakroiliakalgelenks bildet nach wie vor die Stütze der Therapie; die Injektion eines einfachen Lokalanästhetikums in das Sakroiliakalgelenk oder seine Umgebung kann jedoch sowohl als nützliches Diagnosehilfsmittel dienen als auch von therapeutischer Wirkung für den Patienten sein. Praktisch alle Patienten, die unter Kreuzschmerzen leiden, aber keine neurologischen Defizite aufweisen, sollten auf einen pathologischen Befund des Sakroiliakalgelenks untersucht werden.

A. Akute Ursachen sind gewöhnlich auf mechanische Veränderungen, wie beispielsweise ein Trauma, oder Veränderungen in der Haltung oder im Gang zurückzuführen.

B. Zu den chronischen Ursachen können entzündliche Darmerkrankungen, rheumatische Krankheiten, eine Dauerbelastung des Gelenks oder eine Osteoarthritis zählen. Eine Steifigkeit am frühen Morgen in Verbindung mit einer lokalisierten Empfindlichkeit ist eine häufig auftretende Beschwerde.

C. Eine sorgfältige Anamnese ist nötig, um bakterielle Entzündungen im Sakroiliakalgelenk auszuschließen. Sowohl über den Darm als auch durch intravenösen Arzneimittelmißbrauch können Bakterien in das Gelenk gelangen. Auch wenn eine Allgemeinuntersuchung eine Entzündung des Gelenks ergibt, sollte die Behandlung eher auf die zugrundeliegende Ursache als auf eine Linderung des Symptoms gerichtet werden.

D. Eine lokalisierte Empfindlichkeit über der Spina iliaca posterior inferior ist das sicherste Anzeichen für ein Sakroiliakalgelenksleiden. Der Untersucher kann auch beide Daumen benutzen, um die Spina iliaca anterior mit Gewalt in Richtung der Medianlinie zu drücken, während der Patient auf dem Rücken liegt. Wenn der Patient über Schmerzen in der Nähe des Sakroiliakalgelenks klagt, besteht Verdacht auf eine Erkrankung des Gelenks.

E. Obwohl es viele Tests gibt, bei denen das Sakroiliakalgelenk einer Belastung ausgesetzt wird, ist keine Methode so verläßlich wie das Palpieren auf eine lokalisierte Empfindlichkeit über dem Gelenk.

F. Bei Patienten, deren Kreuzschmerzen mehrere Ursachen haben, können sich mehrdeutige Untersuchungsergebnisse ergeben. Diese Patienten können sowohl eine allgemeine Schmerzempfindlichkeit aufweisen als auch eine Empfindlichkeit über dem Sakroiliakalgelenk. Eine Leeraufnahme kann in vielen Fällen Auskunft über einen Befall des Gelenks geben.

G. Wenn die Leeraufnahme normal aussieht und die Ursache der Kreuzschmerzen nicht ermittelt werden kann, sollte eine Computertomographie oder ein Knochenszintigramm durchgeführt werden, um den Befall des Sakroiliakalgelenks zu diagnostizieren. Beide Untersuchungen sind genauer als eine einfache Röntgenaufnahme, obwohl die Schwere der Strukturänderungen unter Umständen nicht mit den Symptomen des Patienten in Beziehung steht.

H. Die Injektion eines Lokalanästhetikums in die paravertebrale Muskulatur und die Ligamente über dem Sakroiliakalgelenk kann ein unbezahlbares Diagnoseinstrument sein, mit dem sich Organbefunde oder Röntgenbefunde bestätigen lassen. Bei Patienten mit leichten Symptomen läßt sich ein solcher diagnostischer Block jedoch nicht in jedem Fall rechtfertigen. Wenn der Block teilweise Linderung bringt oder wenn starker Verdacht auf einen Befall des Sakroiliakalgelenks besteht, kann sich eine mit Hilfe einer Durchleuchtung durchgeführte direkte Injektion in das Gelenk als nützlich erweisen.

I. Wenn die Diagnose gesichert ist, schließt die physikalische Behandlung Massagen, Gymnastik und eine Manipulation des Gelenks ein.

J. Leichte Symptome können gewöhnlich gut mit NSARs behandelt werden.

K. Eine Injektion von Steroiden und Lokalanästhetika in die paravertebrale Muskulatur und die Ligamente des Gelenks läßt den Patienten häufig von der physikalischen Behandlung profitieren. Die Injektion kann mit ungefähr 5–10 ml eines verdünnten Lokalanästhetikums mit ungefähr 25 mg Triamcinolon oder 40 mg Methylprednisolon durchgeführt werden. Wenn ein Eindringen in das Gelenk angestrebt wird, ist eine Bestätigung mit 1 ml Röntgenkontrastmittel von Nutzen. Je nach den Symptomen des Patienten und der Gesamtmenge der in jüngster Zeit verabreichten Menge an Steroiden kann der Block nach 1–2 Wochen wiederholt werden.

L. Wenn die diagnostischen und therapeutischen Maßnahmen dem Patienten nicht helfen, sollten andere Ursachen für die Kreuzschmerzen in Betracht gezogen werden. Dabei kann eine psychologische Beurteilung mit eingeschlossen werden, um die Möglichkeit eines sekundären Krankheitsgewinns oder mitwirkende psychologische Faktoren zu erforschen.

Literatur

Boyle AC. Discussion of the clinical and radiological aspects of sacroiliac disease. Proc R Soc Med 1957; 50:847.

DonTigny RL. Anterior dysfunction of the sacroiliac joint as a major factor in the etiology of idiopathic low back pain syndrome. Phys Ther 1990; 70:250.

Fewins HE, Whitehouse GH, Bucknall RC. Role of computed tomography in the evaluation of suspected sacroiliac joint disease. J R Soc Med 1990; 83:430.

Guyot DR, Manoli A, Kling GA. Pyogenic sacroiliitis in i.v. drug users. AJR 1987; 146:1209.

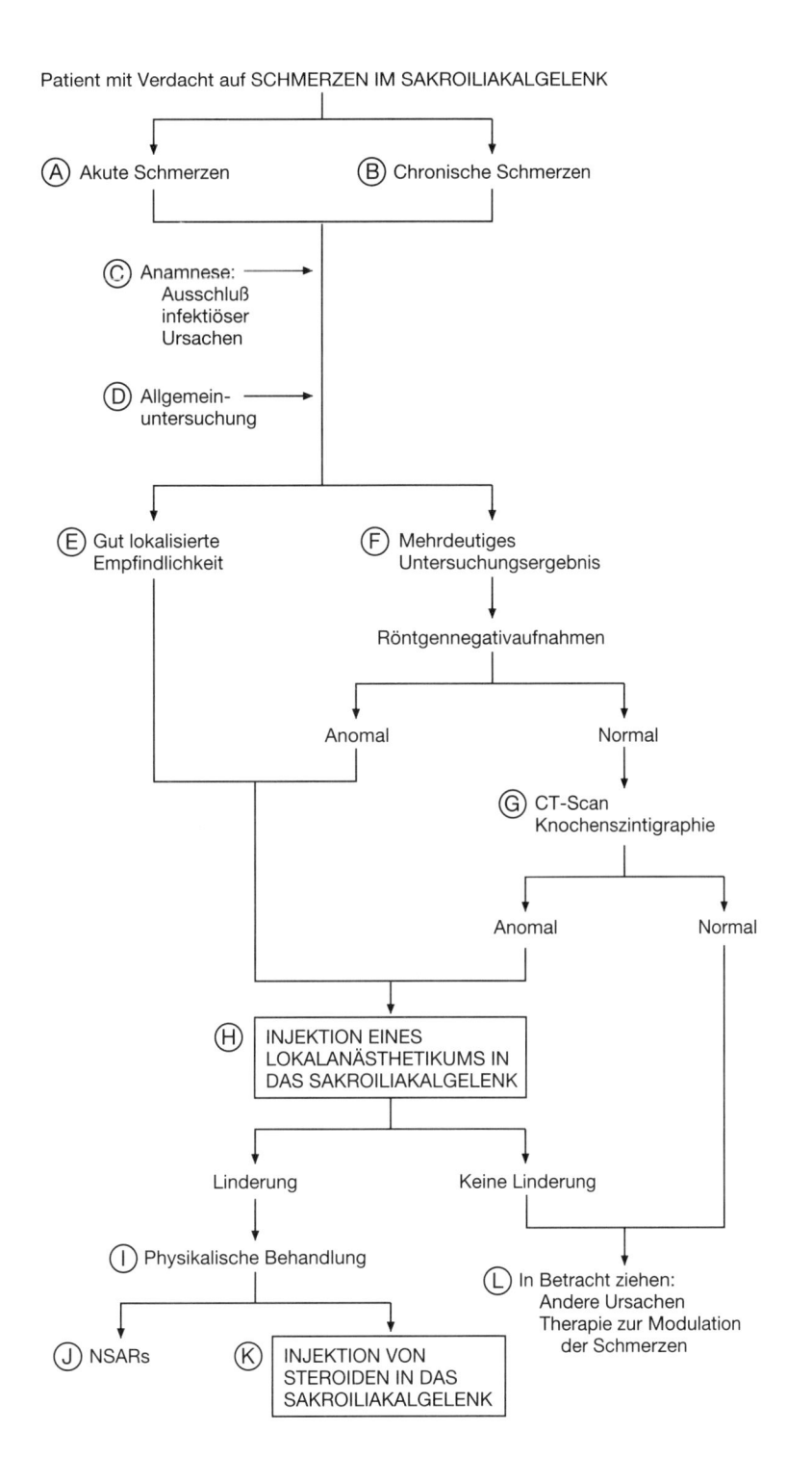

Patient mit Verdacht auf SCHMERZEN IM SAKROILIAKALGELENK

- (A) Akute Schmerzen
- (B) Chronische Schmerzen

(C) Anamnese: Ausschluß infektiöser Ursachen

(D) Allgemeinuntersuchung

- (E) Gut lokalisierte Empfindlichkeit
- (F) Mehrdeutiges Untersuchungsergebnis

Röntgennegativaufnahmen

Anomal / Normal

(G) CT-Scan Knochenszintigraphie

Anomal / Normal

(H) INJEKTION EINES LOKALANÄSTHETIKUMS IN DAS SAKROILIAKALGELENK

Linderung / Keine Linderung

(I) Physikalische Behandlung

(J) NSARs

(K) INJEKTION VON STEROIDEN IN DAS SAKROILIAKALGELENK

(L) In Betracht ziehen: Andere Ursachen Therapie zur Modulation der Schmerzen

TRIGGER-POINT-INJEKTION

Robert D. Culling

Patienten mit myofasziellen Schmerzen haben übermäßig leicht auf Reize ansprechende Trigger points innerhalb eines angespannten Muskelbandes oder der den Muskel umgebenden Faszie. Das Palpieren eines Trigger points erzeugt als Reaktion ein charakteristisches lokal ausstrahlendes Schmerzmuster. Triggerpoint-Injektionen unterbrechen den Schmerzzyklus, um eine Muskeldehnung und eine Reihe von Bewegungsübungen zu ermöglichen.

A. Die Trigger points ermitteln; aktive Trigger points reproduzieren das Schmerzmuster, wenn sie palpiert werden. Mit einem Hautstift werden die Stellen markiert. Bevor die Injektion durchgeführt wird, muß die Haut mit einer antiseptischen Lösung gesäubert werden.

B. Eine 2–5 cm lange 22-25-gauge-Nadel wird an einer Luer-Glasspritze befestigt. Der Trigger point wird nochmals palpiert, und die Nadel direkt in das angespannte Muskelband plaziert. Die Plazierung der Nadel müßte die Schmerzen und die Empfindlichkeit der Region, in die die Schmerzen ausstrahlen, verstärken, wodurch eine korrekte Plazierung im Trigger point bestätigt wird.

C. Trockenpunktionen, Kochsalzlösungen, steriles Wasser, Steroide und Lokalanästhetika haben sich als wirksam erwiesen. Lokalanästhetika reduzieren die lokalen Beschwerden, die mit der Injektion verbunden sind. Es können 2–5 ml Lidocain oder Bupivacain verwendet werden. Die korrekte Plazierung wird bestätigt, wenn die Injektion eine Schmerzlinderung zur Folge hat. Wenn keine Linderung erzielt wird, hat wahrscheinlich keine Injektion in den Trigger point stattgefunden; der Trigger point sollte nochmals ermittelt und die Injektion dann wiederholt werden.

D. Es können mehrere Trigger points behandelt werden, die Gesamtdosis des Lokalanästhetikums sollte jedoch unter der toxischen Grenze gehalten werden. Wenn der Patient blaß wird, in Schweiß ausbricht oder ohnmächtig wird, muß die Injektion abgebrochen werden.

Literatur
Travell JG, Simons DG. Myofascial pain and dysfunction. The trigger point manual. Baltimore: Williams & Wilkins, 1983.

Patient mit MYOFASZIALEN SCHMERZEN

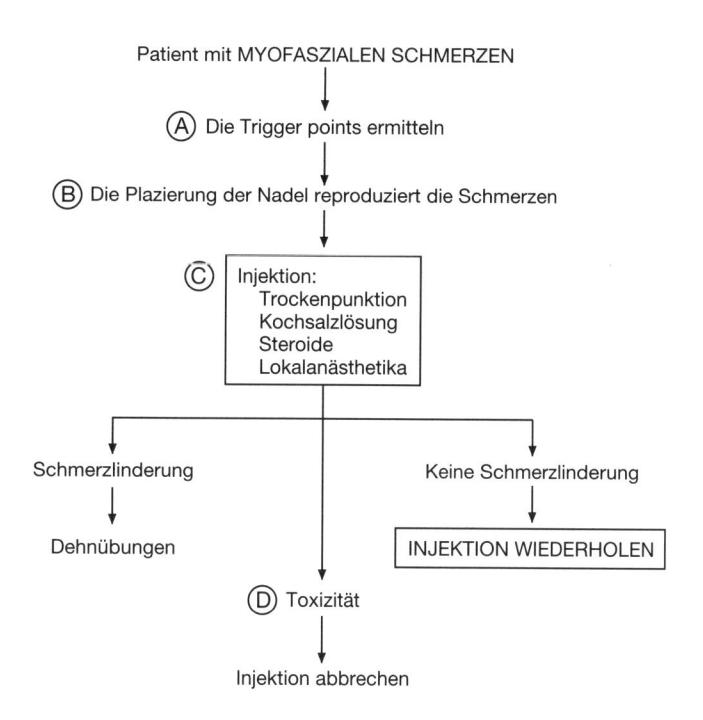

(A) Die Trigger points ermitteln

(B) Die Plazierung der Nadel reproduziert die Schmerzen

(C) Injektion:
   Trockenpunktion
   Kochsalzlösung
   Steroide
   Lokalanästhetika

Schmerzlinderung → Dehnübungen

Keine Schmerzlinderung → INJEKTION WIEDERHOLEN

(D) Toxizität → Injektion abbrechen

BLOCK DES NERVUS ISCHIADICUS

Mary Ann Gurkowski

Der Nervus ischiadicus ist der längste Nerv im Körper. Er kann an der Incisura ischiadica oder im Bereich des Tuber ischiadicum und des Trochanter major blockiert werden. Es sind Annäherungen von vorne, von hinten und von der Seite beschrieben worden. Der Nervus ischiadicus besteht aus zwei größeren Stämmen: einem lateralen Stamm (L4-S2), der den Nervus peronaeus bildet, und einem medialen Stamm (L4-S3), der den Nervus tibialis bildet.

A. Ein Block des Nervus ischiadicus ist unter anderem indiziert, wenn Malleolarfrakturen reponiert und Sehnen im Fuß oder Knöchel wiederhergestellt werden sollen. Ein alleiniger Block des Nervus ischiadicus sorgt für eine Anästhesie der Fußsohle und aller anderen Bereiche, mit Ausnahme des medialen Teils des Dorsums, das vom Nervus saphenus, einem Hautast des Nervus femoralis, versorgt wird. Kombiniert mit einem 3-in-1-Block kann eine vollständige Blockierung der gesamten unteren Extremität erzielt werden. Ein Block des Nervus ischiadicus kann von großem Nutzen sein, um die bei einer Tibiafraktur auftretenden Schmerzen beim Transport auf ein Minimum zu reduzieren.

B. Zu den Kontraindikationen zählen lokale Infektionen auf der Haut, Hämatome, Osteomyelitis des Femur, Koagulopathie und eine Ablehung von seiten des Patienten. Bedingt als Kontraindikationen anzusehen sind organische Funktionsstörungen des Nervensystems. Nachteile sind, daß große Mengen an Lokalanästhetika benötigt werden, eine Parästhesie oder Muskelkontraktion mit einem Nervenstimulator ausgelöst werden muß, um die korrekte Plazierung der Nadel zu bestätigen, und daß eine Kombination mit anderen Nervenblocks erforderlich ist.

C. Der Nervus ischiadicus verläuft vor dem Os sacrum und verläßt das Becken nach hinten durch die Incisura ischiadica major, vor dem Musculus piriformis und zwischen dem Tuber ischiadicum und dem Trochanter major des Femur. Er verläuft dann hinter der Femur und teilt sich an der oberen Partie der Fossa poplitea in den Nervus peronaeus communis und den Nervus tibialis.

D. Beim klassischen Ansatz vom Rücken her wird der Nervus ischiadicus an der Incisura ischiadica major blockiert. In diesem Bereich werden gleichzeitig der Nervus cutaneus femoris posterior und der Nervus pudendus blockiert. Der Patient wird in der lateralen Sims-Lage plaziert, und zwar mit der zu blockierenden Seite nach oben. Das obere Knie wird gebeugt, und der Rücken des Patienten leicht nach vorne gedreht. Es wird senkrecht zum Mittelpunkt einer Linie zwischen der Spina iliaca posterior superior und dem obersten Punkt des Trochanter major eine Linie nach unten gezogen. Die Nadel wird 3–4 cm kaudalwärts auf dieser Linie eingestochen. Eine 9 cm lange 22-g-Lumbalpunktionsnadel wird eingeführt, bis eine Parästhesie oder eine Muskelkontraktion im Versorgungsgebiet des Nervus ischiadicus eintritt. Wenn die Nadel auf einen Knochen trifft, wird sie medial vorbei- oder darüber hinweggeführt. Es werden 15–20 ml des Lokalanästhetikums injiziert. Es kann auch ein modifizierter Ansatz vom Rücken her ausgeführt werden, bei dem sich der Patient entweder in Seiten- oder in Bauchlage befindet. Dazu wird eine Linie vom Tuber ischiadicus zum Trochanter major gezogen und die Nadel am Mittelpunkt dieser Linie eingestochen. Auch hier wird eine Parästhesie oder eine Muskelkontraktion benutzt, um eine korrekte Plazierung der Nadel zu bestätigen.

E. Der von Winnie beschriebene Block des Nervus ischiadicus, der in Rückenlage ausgeführt wird, hat den Vorteil, daß der Patient nicht gedreht werden muß. Ein Bewegen des Beins kann jedoch für Patienten mit einem Trauma schmerzhaft sein. Die Hüfte ist flektiert. Die Orientierungspunkte und die Nadeleinstichstelle sind dieselben wie beim modifizierten Ansatz vom Rücken her (siehe D.).

F. Der Ansatz von vorne ist nützlich, wenn eine Bewegung der unteren Extremität schmerzhaft ist. Eine Sedierung ist wichtig, da dieser Ansatz unangenehm sein kann. Der Nervus cutaneus femoralis posterior wird mit dieser Methode nicht in jedem Fall blockiert. Entlang des Ligamentum inguinale wird eine Linie von der Spina iliaca anterior superior zum Tuberculum pubicum gezogen. Diese Linie wird in drei gleich große Segmente geteilt und senkrecht zum Verbindungspunkt wird zwischen dem medialen und dem mittleren Drittel eine Linie gezogen. Parallel zur ersten Linie wird nun eine weitere Linie gezogen, die am obersten Punkt des Trochanter major ansetzt. Die Nadel wird an der Schnittstelle der parallelen und der senkrechten Linie eingestochen. Dann wird eine 15 cm lange 22-gau-

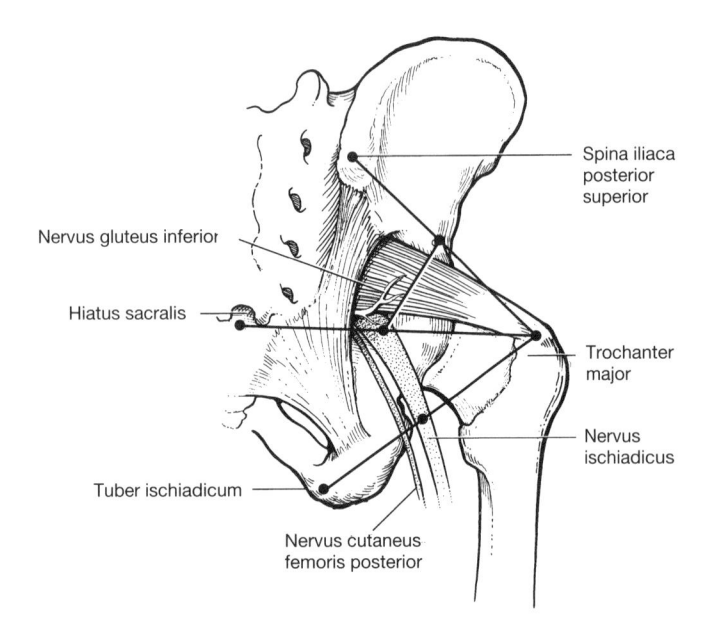

Abbildung 1 Plazierung der Nervus-ischiadicus-Blockade

```
                    BLOCK DES NERVUS ISCHIADICUS in Betracht ziehen
                                            │
                                            ▼
                                    (A) Wahl des Patienten
                                            │
                                            ▼
                                    (B) Kontraindikationen
                                            │
                                            ▼
                                    (C) Anatomie
                                        Annäherung
                                            │
                ┌───────────────────────────┼───────────────────────────┐
                ▼                           ▼                           ▼
        (D) Von hinten              (F) Von vorne               (G) Von der Seite
            Block des Nervus cutaneus       Patient wird nicht          Am besten zu ertragen
            femoris posterior und des       bewegt                      Rückenlage
            Nervus pudendus                 Rückenlage                  Patient wird nicht
            Sims-Lage                       Unangenehm                  bewegt
                │
                ▼
        (E) In Rückenlage
            Hüfte flektiert
            Patient in Rückenlage
                │                           │                           │
                └───────────────────────────┼───────────────────────────┘
                                            ▼
                                    (H) Komplikationen
                                            │
                        ┌───────────────────┴───────────────────┐
                        ▼                                       ▼
                Komplikationen                          Intravaskuläre Injektion
                    Mißlingen des Blocks                    Aspirieren
                    Eine Muskelkontraktion oder eine        Dosierung in Teilmengen
                    Parästhesie im Fuß oder im
                    Unterschenkel sicherstellen
```

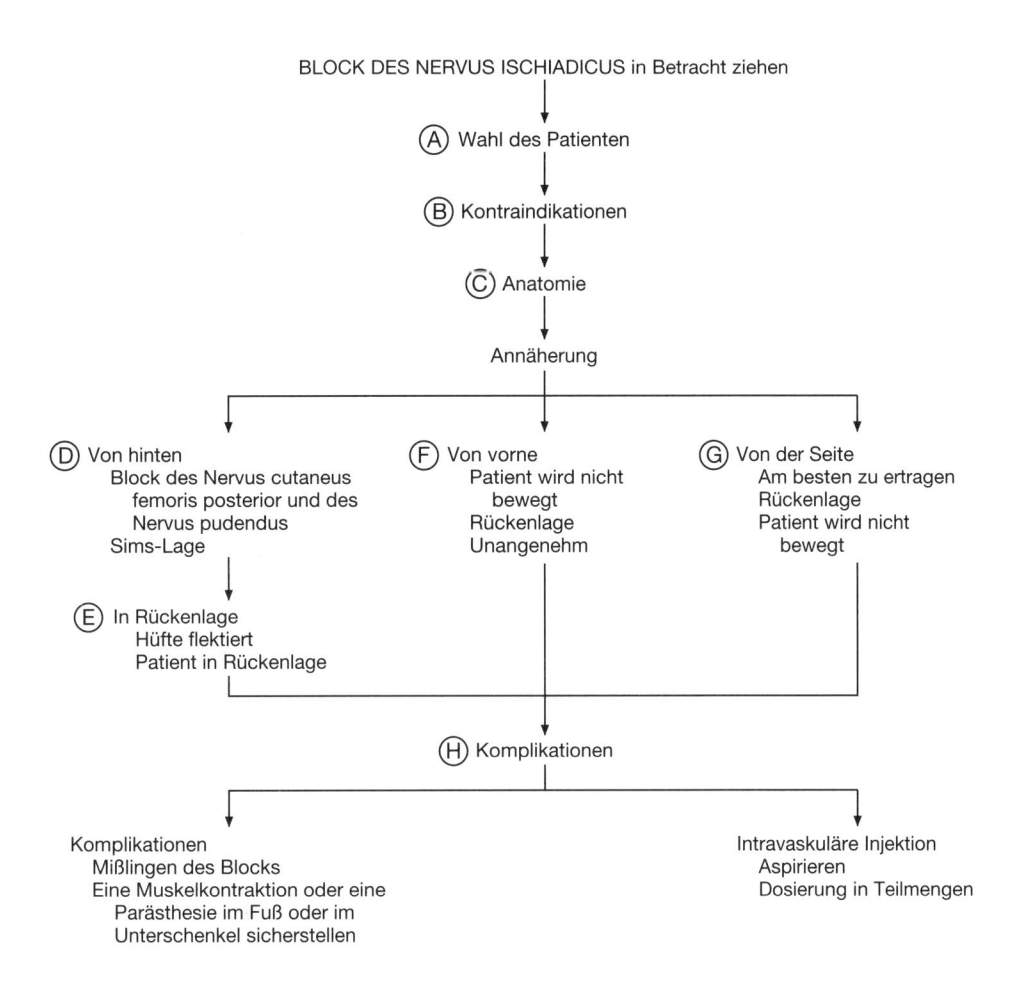

ge-Lumbalpunktionsnadel so weit eingeführt, bis sie auf einen Knochen trifft, gewöhnlich den Trochanter minor. Die Nadel wird dann medial nach hinten ausgerichtet, bis eine Parästhesie erzielt wird und nach einer negativen Aspiration werden 15–20 ml des Lokalanästhetikums injiziert.

G. Der laterale Ansatz hat den Vorteil, daß der Patient nicht bewegt werden muß, und er wird eventuell besser vertragen. Hier muß bei der Anwendung eines Nervenstimulators vorsichtig vorgegangen werden. Es können Kontraktionen im Schenkel hervorgerufen werden, so daß der Anästhesist die Nadel falsch plazieren kann. Es sollten Kontraktionen in der Wadenmuskulatur oder den Muskeln des vorderen Compartments ausgelöst werden, bevor das Lokalanästhetikum injiziert wird. Eine ca. 15 cm lange 22-gauge-Nadel wird distal zum größten lateralen Vorsprung des Trochanter major, nahe an dessen hinteren Rand, so weit eingestochen, bis sie auf den Knochen trifft. Dann wird die Nadel medial nach hinten ausgerichtet, bis eine Kontraktion in der Wadenmuskulatur oder den Muskeln des vorderen Compartments ausgelöst wird. Anschließend werden 15-20 ml des Lokalanästhetikums injiziert.

H. Zu den Hauptkomplikationen dieses Blocks zählen unbeabsichtigte intravaskuläre Injektionen sowie ein Ausbleiben des Blocks. Eine intravaskuläre Injektion ist unwahrscheinlich, wenn man zunächst eine Testdosis verabreicht und das Lokalanästhetikum dann in Teilmengen injiziert, wobei vor jeder Injektion eine Aspiration vorgenommen wird. Die Blockierung bleibt meistens dann aus, wenn die Injektion durchgeführt wird, ohne daß eine Parästhesie oder eine Muskelkontraktion im Fuß oder im Unterschenkel ausgelöst wurde.

Literatur

Dalens B, Tanquy A, Vanneuville G. Sciatic nerve blocks in children: Comparison of the posterior, anterior, and lateral approaches in 180 pediatric patients. Anesth Analg 1990; 70:131.

Guardini R, Waldron BA, Wallace WA. Sciatic nerve block: A new lateral approach. Acta Anaesthesiol Scand 1985; 29:515.

Magora F, Pessachovitch B, Shoham I. Sciatic nerve block by the anterior approach for operations on the lower extremity. Br J Anaesth 1974; 46:121.

Winnie AP, Ramamurthy S, Durrani Z, Radonjic R. Plexus blocks for lower extremity surgery. Anesthesiol Rev 1974; 1:11.

BLOCK DES NERVUS FEMORALIS

Alfonso Maytorena

Ein Block des Nervus femoralis ist leicht auszuführen, wenn die Anatomie bekannt ist. Der Nerv entspringt an den Nervenwurzeln L2-L4 und verläuft zwischen dem Musculus psoas major und dem Musculus iliacus. Er läuft unter dem Ligamentum inguinale hindurch, seitlich von der Arteria femoralis, und tritt dann in den Schenkel ein. Der Nerv liegt im Verhältnis sowohl zur Fascia lata als auch zur Fascia iliaca tief, während die Arterie nur im Verhältnis zur Fascia lata tief liegt. Der Nerv kann entweder allein oder in Verbindung mit dem Nervus cutaneus femoris lateralis und dem Nervus obturatorius blockiert werden, indem die von Winnie und anderen beschriebene 3-in-1-Technik angewandt wird.

A. Ein Block des Nervus femoralis wird am häufigsten eingesetzt, um starke posttraumatische oder postoperative Schmerzen zu bekämpfen. Im ersten Stadium der Behandlung eines gebrochenen Femurschafts lindert er Muskelkrämpfe und sorgt für eine sofortige Analgesie. Er kann außerdem als Diagnoseverfahren bei Patienten angewandt werden, die unter starken chronischen Schmerzen in der vorderen Schenkelpartie leiden.

B. Der Patient befindet sich in Bauchlage. Es wird eine Linie gezogen, die die Spina iliaca anterior superior mit dem Tuberculum pubicum verbindet. Der Mittelpunkt liegt gewöhnlich über der Arteria femoralis. Nachdem die Haut vorbereitet wurde, wird 1 cm lateral von der Verbindungsstelle der Arteria femoralis und des Ligamentum inguinale eine Quaddel gesetzt. Die Nadel wird kopfwärts in einem Winkel von 30 Grad eingeführt. Es ist zweimal ein Widerstandsverlust zu spüren, wenn eine kurz abgeschrägte Nadel verwendet wird. Wenn ein Nervenstimulator angewandt wird, tritt eine Parästhesie oder Muskelkontraktion am Knie ein. Nach einer negativen Aspiration auf Blut werden 8–10 ml eines Lokalanästhetikums injiziert. Ein Block des Nervus femoralis erzeugt einen sensorischen Block des anteromedialen Schenkels, der medialen Partie des Beins und des proximalen Fußes. Es tritt ein Extensionsverlust im Knie und ein gewisser Reaktionsverlust am Hüftgelenk ein.

C. Der von Winnie beschriebene 3-in-1-Block erfordert nur leichte Veränderungen. Der Eintrittspunkt liegt 1 cm lateral und 1 cm unter dem Ligamentum inguinale. Die Nadel wird kopfwärts, parallel zur Arterie eingeführt. Es werden 30 ml eines Lokalanästhetikums in die Gefäßscheide injiziert, wobei die Scheide distal zur Injektionsstelle abgedrückt wird. Das Lokalanästhetikum fließt proximal in der Scheide, diffundiert in Richtung der paravertebralen Region und blockiert den Nervus femoralis, den Nervus cutaneus femoris lateralis und den Nervus obturatorius. In Kombination mit einem Block des Nervus ischiadicus (S. 272) erzeugt der Block des Nervus femoralis eine Analgesie der gesamten unteren Extremität.

D. Während des oben beschriebenen Verfahrens kann ein Katheter eingeführt werden, wobei ein Winkel von 60 Grad allerdings das Einführen des Katheters erleichtern kann. Der Katheter wird ungefähr 3 cm in die Scheide eingeführt und auf diese Weise eine langanhaltende Analgesie erreicht. Es können Lokalanästhetika infundiert werden, gewöhnlich 5–10 ml/Stunde.

E. Zu den Komplikationen zählen unbeabsichtigte intraarterielle oder intravenöse Injektionen, eine Verletzung der Nerven sowie eine spätere Dysästhesie, Hämatome oder Infektionen.

Literatur
Berry FR. Analgesia in patients with fractures of neck of femur. Anesthesia 1979; 37:577.
Brands E, Callahan VL. Continuous lumbar plexus block. Analgesia for femoral neck fractures. Anaesth Intensive Care 1978; 6:265.
Cousins MJ, Bridenbaugh PO. Neural blockade in clinical anesthesia and management of pain. 2nd ed. Philadelphia: JB Lippincott, 1988.
Rosenblatt RM. Continuous femoral anesthesia for lower extremity surgery. Reg Anesth 1980; 4:2.
Winnie AP, Ramamurthy S, Durrani Z. The inguinal paravascular technique of lumbar plexus anesthesia: „The 3-in-1 block." Anesth Analg 1973; 52:989.

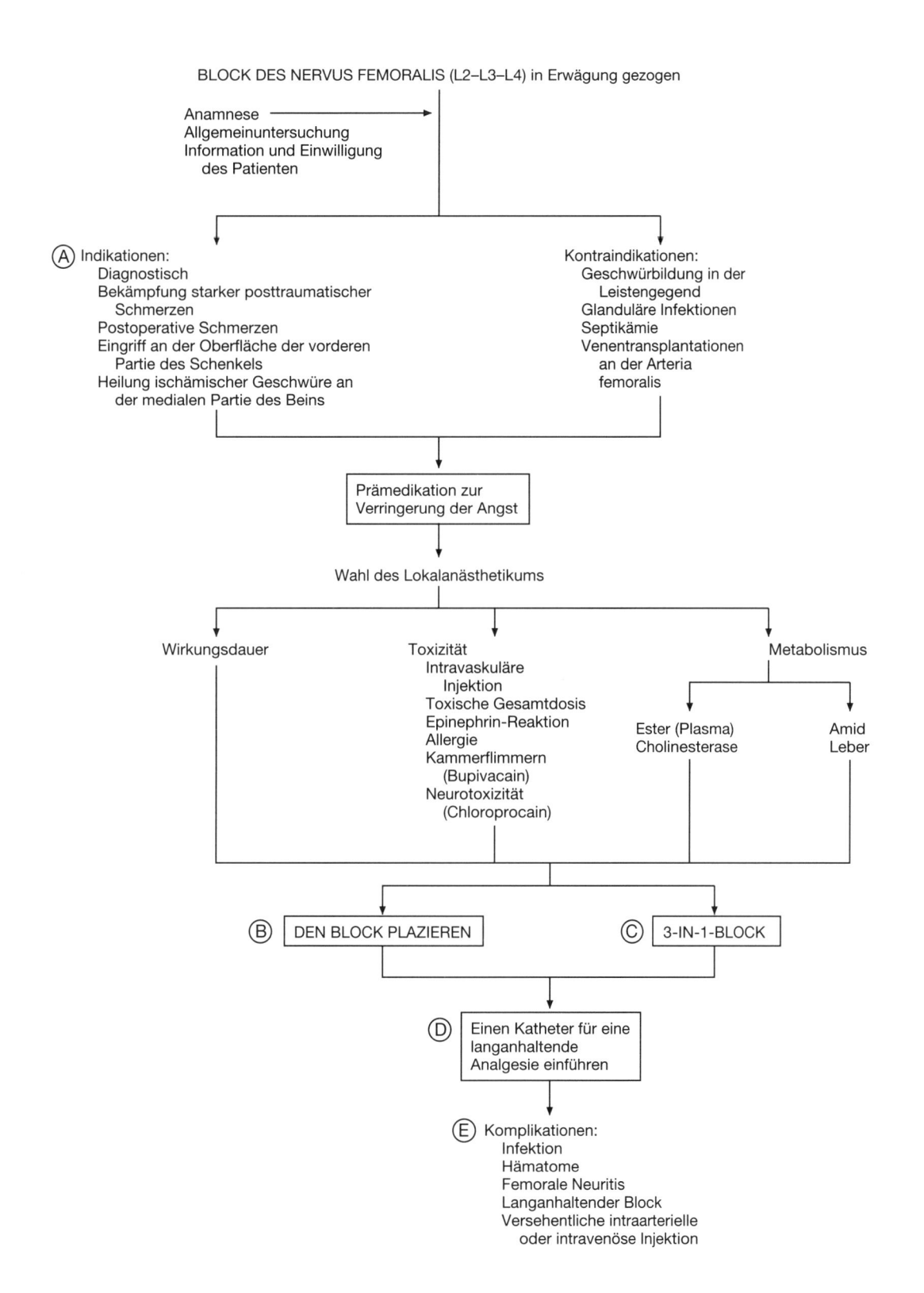

BLOCK DES NERVUS FEMORALIS (L2–L3–L4) in Erwägung gezogen

Anamnese
Allgemeinuntersuchung
Information und Einwilligung
des Patienten

Ⓐ Indikationen:
Diagnostisch
Bekämpfung starker posttraumatischer Schmerzen
Postoperative Schmerzen
Eingriff an der Oberfläche der vorderen Partie des Schenkels
Heilung ischämischer Geschwüre an der medialen Partie des Beins

Kontraindikationen:
Geschwürbildung in der Leistengegend
Glanduläre Infektionen
Septikämie
Venentransplantationen an der Arteria femoralis

Prämedikation zur Verringerung der Angst

Wahl des Lokalanästhetikums

Wirkungsdauer

Toxizität
Intravaskuläre Injektion
Toxische Gesamtdosis
Epinephrin-Reaktion
Allergie
Kammerflimmern (Bupivacain)
Neurotoxizität (Chloroprocain)

Metabolismus
Ester (Plasma) Cholinesterase
Amid Leber

Ⓑ DEN BLOCK PLAZIEREN   Ⓒ 3-IN-1-BLOCK

Ⓓ Einen Katheter für eine langanhaltende Analgesie einführen

Ⓔ Komplikationen:
Infektion
Hämatome
Femorale Neuritis
Langanhaltender Block
Versehentliche intraarterielle oder intravenöse Injektion

275

BLOCK DES NERVUS CUTANEUS FEMORIS LATERALIS

Alfonso Maytonera

Der Nervus cutaneus femoris lateralis entspringt aus den Nervenwurzeln L2-L3 und tritt an der lateralen Grenze des Musculus psoas aus, in einer Ebene, die unter der des Nervus ilioinguinalis liegt. Er verläuft schräg unter der Fascia iliaca hindurch, über den Musculus iliacus hinweg und tritt dann tief im Ligamentum inguinale in den Schenkel ein, an einem Punkt, der ungefähr 1–2 cm medial zur Spina iliaca anterior superior liegt. Er versorgt die Haut des anterolateralen Schenkels bis zum Knie und die Haut der lateralen Partie des Gesäßes unterhalb des Trochanter major und den oberen zwei Dritteln der lateralen Seite des Schenkels.

A. Ein Block des Nervus cutaneus femoris lateralis ist indiziert bei akuten Schmerzen, von denen das anatomische Versorgungsgebiet betroffen ist, also z. B. um eine Anästhesie für Hauttransplantationen zu setzen. Dieser Block wird häufig als Ergänzung zum Block des Nervus femoralis und des Nervus ischiadicus bei Knieoperationen eingesetzt und herangezogen, um eine Analgesie für Schmerzen zu erzeugen, die bei einem Stauschlauch auftreten. Ein Block des Nervus cutaneus femoralis lateralis ist außerdem bei Patienten, die unter chronischen Schmerzen in der anterolateralen Schenkelregion leiden, als diagnostischer Block nützlich, um eine Meralgia paraesthetica auszuschließen.

B. Zu den Kontraindikationen zählen lokale Infektionen, Septikämie und eine Ablehnung durch den Patienten.

C. Der Patient liegt auf dem Rücken, wobei sich der Schenkel in einer neutralen Stellung befindet. Als Orientierungspunkte werden die Spina iliaca anterior superior und das Ligamentum inguinale herangezogen. Nachdem die Haut vorbereitet worden ist, wird eine Quaddel 1,5 cm kaudalwärts von der Spina iliaca anterosuperior erzeugt. Eine 1,5 cm lange 22- oder 25-gauge-Nadel mit kurzer Schrägkante wird nach oben und lateral ausgerichtet eingestochen und so weit eingeführt, bis eine Parästhesie eintritt. Wenn die Nadel auf das Periost trifft, wird sie zurückgezogen und parallel zum Ligamentum inguinale eingeführt, bis eine Parästhesie eintritt. Anschließend werden 5-8 ml des Lokalanästhetikums injiziert. Wenn die Nadel von oben angesetzt wird, muß sie in vertikaler Richtung genau medial zur Spina iliaca anterosuperior plaziert werden. Es ist anfangs ein Widerstandsverlust zu spüren, während die Nadel durch die quer verlaufende, außen liegende Aponeurose hindurchtritt. Ein zweiter Widerstandsverlust ist zu spüren, während die Nadel aus dem quer verlaufenden, innen liegenden Muskel austritt. Die Nadel befindet sich jetzt innerhalb des Canalis fascialis, der den Nerv enthält, und das Lokalanästhetikum kann injiziert werden.

D. Komplikationen treten selten auf. In Fällen, in denen es versehentlich zu einer Nervenschädigung gekommen ist, kann eine vorübergehende Neuropathie eintreten.

Literatur

Bonica JJ. The management of pain. Vol II. 2nd ed. Philadelphia: Lea & Febiger, 1990.

Cousins MJ, Bridenbaugh PO. Neural blockade in clinical anesthesia and management of pain. Philadelphia: JB Lippincott, 1988.

Pansky B. Review of gross anatomy. 6th ed. New York: Macmillan, 1989.

Winnie AP, Ramamurthy S, Durrani Z. The inguinal paravascular technique of lumbar plexus anesthesia: The „3-in-1 block." Anesth Analg 1973; 52:989.

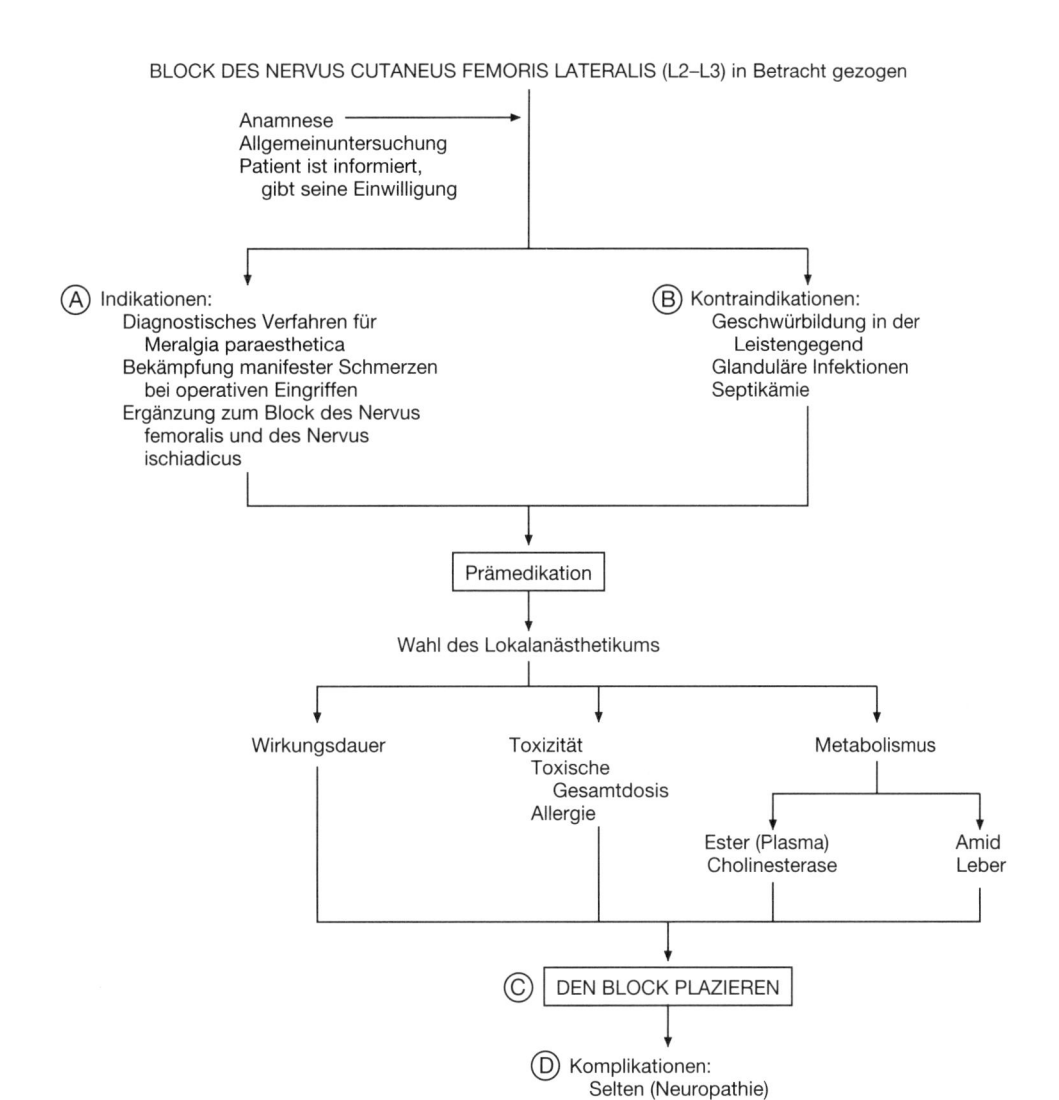

BLOCK DES NERVUS CUTANEUS FEMORIS LATERALIS (L2–L3) in Betracht gezogen

Anamnese
Allgemeinuntersuchung
Patient ist informiert,
 gibt seine Einwilligung

(A) Indikationen:
  Diagnostisches Verfahren für
   Meralgia paraesthetica
  Bekämpfung manifester Schmerzen
   bei operativen Eingriffen
  Ergänzung zum Block des Nervus
   femoralis und des Nervus
   ischiadicus

(B) Kontraindikationen:
  Geschwürbildung in der
   Leistengegend
  Glanduläre Infektionen
  Septikämie

Prämedikation

Wahl des Lokalanästhetikums

Wirkungsdauer

Toxizität
 Toxische
 Gesamtdosis
 Allergie

Metabolismus

Ester (Plasma) Cholinesterase

Amid Leber

(C) DEN BLOCK PLAZIEREN

(D) Komplikationen:
  Selten (Neuropathie)

BLOCK DES NERVUS OBTURATORIUS

Alfonso Maytorena

Ein Block des Nervus obturatorius kann als diagnostisches oder prognostisches Verfahren eingesetzt werden. Der Nervus obturatorius entspringt aus den Nervenwurzeln L2-L4. Er wird auf der Vorderseite von der Arteria iliaca externa und der Vena iliaca externa bedeckt, während er nach unten in Richtung des Beckens verläuft. Zusammen mit der Arteria obturatoria läuft er dann am Sulcus obturatorius ossis pubis entlang und tritt durch das Foramen obturatum in den Oberschenkel ein. Im Canalis obturatorius teilt er sich in einen Ramus anterior und einen Ramus posterior. Der Ramus anterior versorgt das Hüftgelenk, die vorderen Äste des Musculus adductor sowie die Haut des unteren Innenschenkels. Der Ramus posterior innerviert die tiefergelegenen Äste des Musculus adductor und häufig auch das Kniegelenk. Der Nervus obturatorius sorgt nur für eine minimale kutane Innervierung des Beins.

A. Der Nervus obturatorius kann zur Diagnose von Hüftschmerzen und, bei Patienten, die aufgrund einer Rückenmarkverletzung spastische Zustände aufweisen, zur Linderung von Adduktorkrämpfen der Hüfte blockiert werden. Ein solcher Block ist außerdem erforderlich, um in Kombination mit einem Block des Nervus ischiadicus, des Nervus femoralis und des Nervus cutaneus femoris lateralis eine vollständige Analgesie für Operationen oberhalb des Knies oder am Knie zu erzeugen.

B. Der Nerv ist aufgrund seiner tiefen Lage schwer zu finden. Der Patient befindet sich in Rückenlage, das Bein ist leicht abduziert. Das Tuberculum pubicum wird palpiert und 1-2 cm unter und 1-2 cm lateral zum Tuberculum eine Quaddel gesetzt. Eine 7-8 cm lange Nadel wird in leicht medialer Richtung eingeführt, bis sie auf den Ramus inferior ossis pubis trifft. Die Nadel wird zurückgezogen und dann in einem Winkel von 45 Grad kopfwärts eingeführt, um den oberen, knochigen Abschnitt des Kanals zu ermitteln. Die Nadel wird erneut zurückgezogen und in leicht lateraler und abwärts geneigter Richtung 2–3 cm tiefer in den Canalis obturatorius eingeführt. Die Plazierung der Nadel im Canalis obturatorius läßt sich entweder mittels einer Durchleuchtung oder mit Hilfe eines Nervenstimulators bestätigen, indem eine Bewegung des Musculus adductor ausgelöst wird. Nach einer negativen Aspiration werden 10–15 ml des Lokalanästhetikums injiziert.

C. Der 3-in-1-Block, angesetzt am Nervus femoralis, kann angewandt werden, um mit einer einzigen Injektion gleichzeitig den Nervus femoralis, den Nervus cutaneus femoris lateralis und den Nervus obturatorius zu blockieren.

D. Die Komplikationen sind nahezu identisch mit den Komplikationen beim Block des Nervus femoralis (S. 274). Es kann zu Hämatomen, Dysästhesien und intravaskulären Injektionen kommen.

Literatur
Bonica JJ. The management of pain. Vol II. 2nd ed. Philadelphia: Lea & Febiger, 1990.
Cousins MJ, Bridenbaugh PO. Neural blockade in clinical anesthesia and management of pain. 2nd ed. Philadelphia: JB Lippincott, 1988.
Pansky B. Review of gross anatomy. 6th ed. New York: Macmillan, 1989.
Winnie AP, Ramamurthy S, Durrani Z. The inguinal paravascular technique of lumbar plexus anesthesia: The „3-in-1 block." Anesth Analg 1973; 52:989.

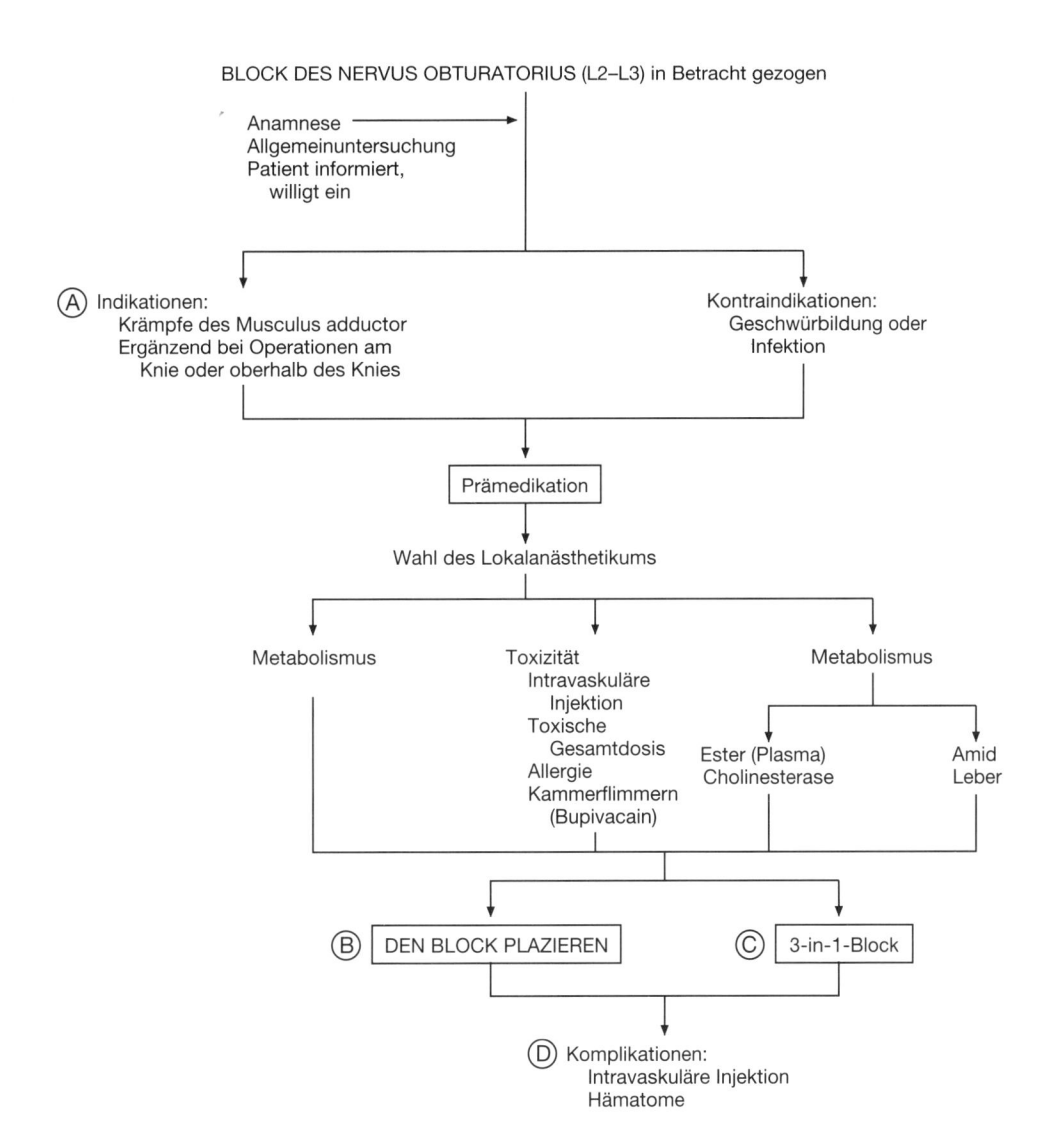

BLOCK DES NERVUS OBTURATORIUS (L2–L3) in Betracht gezogen

Anamnese
Allgemeinuntersuchung
Patient informiert,
willigt ein

(A) Indikationen:
　　Krämpfe des Musculus adductor
　　Ergänzend bei Operationen am
　　Knie oder oberhalb des Knies

Kontraindikationen:
　　Geschwürbildung oder
　　Infektion

Prämedikation

Wahl des Lokalanästhetikums

Metabolismus

Toxizität
　　Intravaskuläre
　　　Injektion
　　Toxische
　　　Gesamtdosis
　　Allergie
　　Kammerflimmern
　　　(Bupivacain)

Metabolismus

Ester (Plasma) Cholinesterase

Amid Leber

(B) DEN BLOCK PLAZIEREN　　(C) 3-in-1-Block

(D) Komplikationen:
　　Intravaskuläre Injektion
　　Hämatome

BLOCK DES NERVUS TIBIALIS

Alfonso Maytorena

Der Nervus tibialis ist der längere der beiden Äste des Nervus ischiadicus. Er liegt medial zum Nervus peronaeus communis. Der Nervus tibialis entspringt an der am weitesten kopfwärts gelegenen Partie der Fossa poplitea und teilt sich in einen Ast, der zur Muskelversorgung zur Rückseite des Beins läuft, sowie kutane Äste zur Rückseite des Beins, des Kniegelenks und der Fossa poplitea. Der Nerv versorgt den Musculus gastrocnemius, den Musculus soleus, den Musculus semimembranosus, den Musculus semitendinosus, den Musculus popliteus sowie das Caput longum des Musculus biceps. Er sorgt außerdem bis zu einem gewissen Grad für Sinneswahrnehmungen im Kniegelenk selbst. Der Nervus tibialis kann entweder an seinem Ursprung in der Fossa poplitea oder am Knöchel blockiert werden, wo er hinter der Arteria tibialis posterior liegt. Die Fossa poplitea ist mit Fettgewebe gefüllt, was bedeutet, daß das Lokalanästhetikum so nahe wie möglich am Nerv eingebracht werden muß. Dies kann durch Verwendung eines Nervenstimulators erreicht werden (S. 50).

A. Bevor ein Block des Nervus tibialis durchgeführt wird, ist eine sorgfältige Anamnese und Allgemeinuntersuchung erforderlich. Eine umfassende neurologische Untersuchung ist nötig, um alle präexistenten neurologischen Defizite zu dokumentieren. Nachdem der Patient informiert worden ist und seine Einwilligung gegeben hat, kann er eine Prämedikation erhalten, um seine Angst zu mindern und die Durchführung des Blocks weniger unangenehm zu gestalten.

B. Zu den Indikationen für einen Block des Nervus tibialis zählen Eingriffe am Unterschenkel und am Fuß, die Notwendigkeit einer postoperativen Schmerzlinderung oder chronische Schmerzzustände (wie beispielsweise eine sympathische Reflexdystrophie), von denen der Fuß betroffen ist. Ein Block des Nervus tibialis kann auch von Nutzen sein, um einen unzureichenden Epiduralblock oder Block des Nervus ischiadicus zu ergänzen.

C. Zu den Kontraindikationen eines Blocks des Nervus tibialis zählen die Ablehnung durch den Patienten, eine nachgewiesene Allergie gegen amidhaltige Lokalanästhetika sowie Entzündungen, von denen die Fossa poplitea betroffen ist. Patienten mit Blutungen und Blutgerinnungsanomalien sollten nach Möglichkeit keinen Nervenblock erhalten.

D. Der Patient wird gewöhnlich entweder in Bauchlage oder in eine seitliche Dekubituslage gebracht, wobei das Knie gestreckt ist. Als Orientierungspunkte zu ermitteln sind der mediale und der laterale Epikondylus des Femur, der mediale und der laterale Kopf des Musculus gastrocnemius, das laterale Caput longum des Musculus biceps femoris sowie die übereinander gelagerten Sehnen des Musculus semimembranosus und des Musculus semitendinosus in der medialen Partie. Die Injektion wird am Mittelpunkt einer Linie vorgenommen, die die Epikondyli femoris über dem Kniegelenk miteinander verbindet. Die Nadel wird ungefähr 1,5–3 cm vertikal zur Haut eingeführt, bis eine Parästhesie im distalen Bein oder an der Fußsohle erzeugt wird. Ein Nervenstimulator müßte eine klar erkennbare Plantarflexion des Fußes auslösen. Die Arteria poplitea liegt tiefer im Verhältnis zum Nerv; sie kann als zusätzlicher Orientierungspunkt dienen. 5–10 ml einer Lokalanästhetikumslösung werden nahe am Nerv injiziert; dies müßte ausreichen, um den Nervus tibialis zu blockieren.

E. Blocks des Nervus tibialis haben sich sowohl als wirksam als auch als sicher erwiesen. Zu den Komplikationen zählen intravaskuläre Injektionen und Hämatome.

Literatur

Bonica JJ, Buckley FP. Regional anesthesia with local anesthetics. In: Bonica JJ, ed. The management of pain. Vol II. 2nd ed. Philadelphia: Lea & Febiger, 1990:1883.

Bridenbaugh PO. The lower extremity: Somatic blockade. In: Cousins MJ, Bridenbaugh PO, eds. Neural blockade in clinical anesthesia and management of pain. 2nd ed. Philadelphia: JB Lippincott, 1988.

Kofoed H. Peripheral nerve blocks at the knee and ankle in operations for common foot disorders. Clin Orthop 1982; 168:97.

Pansky B. Review of gross anatomy. 6th ed. New York: Macmillan, 1989.

Patient für BLOCK DES NERVUS TIBIALIS (L4–L5, S1–S3)

- (A) Anamnese
  Allgemeinuntersuchung
  Einwilligung des
  aufgeklärten Patienten

- (B) Indikationen:
  Schmerzen im Knöchel
  und im Fuß
  Schwere Dekubitalgeschwüre
  an der Ferse
  Trauma

- (C) Kontraindikationen:
  Ablehnung durch den
  Patienten
  Allergie
  Infektionen der Fossa
  poplitea
  Blutungen und
  Blutgerinnungsanomalien

Prämedikation

Wahl des Lokalanästhetikums

- Wirkungsdauer
- Toxizität
  Intravaskuläre
  Injektion
  Toxische
  Gesamtdosis
  Allergie
  Kammerflimmern
  (Bupivacain)
- Metabolismus
  - Ester (Plasma) Cholinesterase
  - Amid Leber

(D) DEN BLOCK PLAZIEREN

(E) Komplikationen:
  Intravaskuläre Injektion
  Hämatome

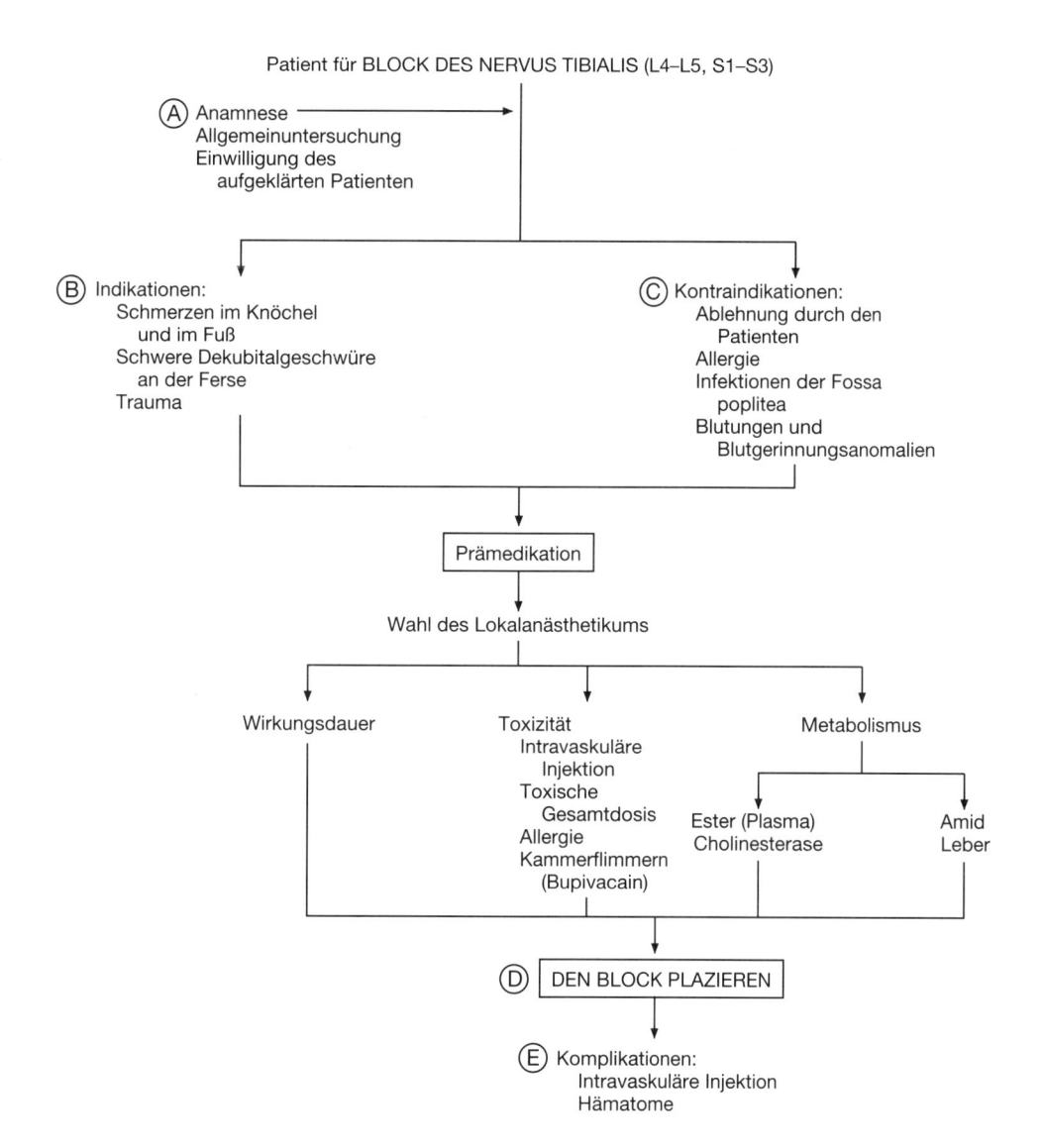

HANDGELENKBLOCK

Douglas E. Chapman

Ein Handgelenkblock besteht aus Einzelblocks der medialen, ulnaren und kutanen Äste des Nervus radialis im Bereich der Ossa metacarpalia. Diese Blocks sind schnell und technisch leicht auszuführen, relativ sicher und lassen sich gut ertragen, ohne daß der Patient sediert werden muß.

A. Die Hauptindikationen für einen Handgelenkblock sind intraoperative Anästhesie und postoperative Analgesie. Der Block ist bei kleineren Eingriffen, beispielsweise einem unblutigen Richten von Handfrakturen und Handgelenksluxationen sowie bei Exzisionen von Läsionen im Bereich des Versorgungsgebiets von Nutzen. Handgelenkblocks werden ergänzend zu unvollständigen Plexus-brachialis-Blocks angewandt. Dies ist häufig der Fall, wenn ein Interskalenusblock keine ausreichende Analgesie im Versorgungsgebiet des Nervus ulnaris erzeugt. Ein Blockieren des Nervus medianus, des Nervus ulnaris und des Nervus radialis am Handgelenk statt am Ellbogen ist leichter und zuverlässiger und schließt die gelegentlich auftretende ulnare Neuritis aus, die durch eine Enge am Ellbogen verursacht wird. Die unzureichende Anästhesie der Hand, die sich aus diesem Block ergibt, sowie die fehlende Anästhesie unter einem Stauschlauch schränken die Anwendungsmöglichkeiten des Handgelenkblocks bei Operationen ein.

B. Zu den Kontraindikationen zählen Entzündungen, Osteomyelitis, eine Neigung zu Blutungen sowie die Ablehnung durch den Patienten. Jeweils als Kontraindikationen anzusehen sind auch präexistente neurale Defizite und eine wahrscheinlich hohe Lokalanästhetikumskonzentration im Blut, die sich aus vorausgegangenen Injektionen aufgebaut hat (unzureichender Plexus-brachialis-Block). Die Anwendungsmöglichkeiten eines Handgelenkblocks bei chronischen Schmerzsyndromen sind begrenzt, da die meisten Syndrome mehr als nur die Hand betreffen. Injektionen in schmerzende Stellen lassen sich schlecht ertragen, und es gibt andere einfache Wege, um eine Sympathektomie herbeizuführen.

C. Am Handgelenk verläuft der Nervus radialis sehr nahe an der Oberfläche und sorgt nur für eine sensorische Innervation der Haut. Die radiale Innervation der Knochen, Gelenke und Muskeln in der Hand erfolgt über den Nervus interosseus superior, der in der Nähe des Ellbogens vom Nervus radialis abzweigt. Der Nervus radialis liegt lateral zum Sehnenansatz des M. brachioradialis und endet im Bereich der Handwurzelknochen in vielen verschiedenen Ästen.

D. Der Patient sollte sich in Rückenlage befinden, den Arm abduziert. Die Einstichstelle liegt unmittelbar seitlich neben der Arteria radialis im Bereich des Processus styloideus ulnae (die proximale Hautfalte am Handgelenk). Eine 25-gauge-Nadel wird subkutan durch die dorsale Oberfläche des Handgelenks hindurch in Richtung des Processus styloideus ulnal eingestochen. Ein Ring von Lokalanästhetikumsinjektionen, angefangen von der Arteria radialis bis zum Musculus extensor carpi radialis wird eingebracht. Es werden 5 ml 1%iges Lidocain oder ein entsprechendes Lokalanästhetikum verwendet.

E. Der Nervus medianus tritt an die Oberfläche heran, unmittelbar bevor er das Handgelenk erreicht. Im Bereich der proximalen Hautfalte liegt er zwischen den Sehnen des Musculus palmaris longus und des Musculus flexor carpi radialis. Er liegt tief im Retinaculum flexorum, aber selten tiefer als 1,0 cm unter der Hautoberfläche. Im Bereich des Handgelenks innerviert der Nervus medianus sowohl das tiefliegende als auch das Oberflächengewebe in der Hand.

F. Der Patient sollte sich in Rückenlage befinden, den Arm abduziert und supiniert. Die Einstichstelle befindet sich an der proximalen Hautfalte des Handgelenks zwischen den Sehnen des Musculus palmaris longus und des Musculus flexor carpi radialis. Wenn die Tendo palmaris longus nicht zu finden ist, wird die Nadel 1 cm ulnar zur Sehne des Musculus flexor carpi radialis eingestochen. Sie sollte 0,5–1,0 cm tief eingeführt werden, und zwar senkrecht zur Haut. Es kann eine Parästhesie auftreten, sie muß jedoch nicht angestrebt werden; auch ohne eine Parästhesie wird ein hervorragender Block erzeugt. Eine „fächerartige" Ausbreitung des Anästhetikums in einer Transversalebene trägt dazu bei, ein gutes Ergebnis zu erzielen. Eine subkutane Ablagerung von 1 ml des Lokalanästhetikums beim Entfernen der Nadel hat einen Block des Ramus cutaneus palmaris zur Folge. Es werden 3–5 ml 1%iges Lidocain oder ein gleichwertiges Anästhetikum durch eine 25-gauge-Nadel injiziert.

G. Am Handgelenk befindet sich der Nervus ulnaris unmittelbar dorsal und radial zur Tendo flexor carpi ulnaris. Er liegt ulnar zur Arteria ulnaris und tief im Retinaculum flexorum und innerviert sowohl das tiefliegende Gewebe als auch das Oberflächengewebe der Hand.

H. Der Patient sollte sich in Rückenlage befinden, den Arm abduziert und supiniert. Die Einstichstelle liegt an der proximalen Hautfalte des Handgelenks unmittelbar radial zum Musculus flexor carpi ulnaris. Während eine 25-gauge-Nadel vertikal (in dorsaler Richtung) 1–2 cm tief eingeführt wird, wird aspiriert. Es ist keine Parästhesie erforderlich. Wird keine Parästhesie ausgelöst, wird fortgefahren, bis die Nadel auf das Periost trifft. Es werden 5 ml 1%iges Lidocain oder ein gleichwertiges Lokalanästhetikum injiziert, während die Nadel zurückgezogen wird. Der Ramus cutaneus dorsalis kann mittels einer subkutanen Durchsetzung über die ulnare Hälfte des Handrückens blockiert werden.

I. Eine versehentliche intravaskuläre Injektion und eine additive systemische Absorption aus zuvor ausgeführten Plexusbrachialis- oder Ellbogenblocks können eine systemische Toxizität des Lokalanästhetikums zur Folge haben. Blutungen und die Bildung von Hämatomen sind unwahrscheinlich und gewöhnlich ohne wesentliche Folgen. Weitere Komplikationen sind Infektionen der Haut oder des Knochens, ein Mißlingen des Nervenblocks, eine allergische Reaktion auf das Lokalanästhetikum sowie eine Neuritis nach der Injektion. Die Verwendung einer 25-gauge-Nadel kann die Häufigkeit einer Neu-

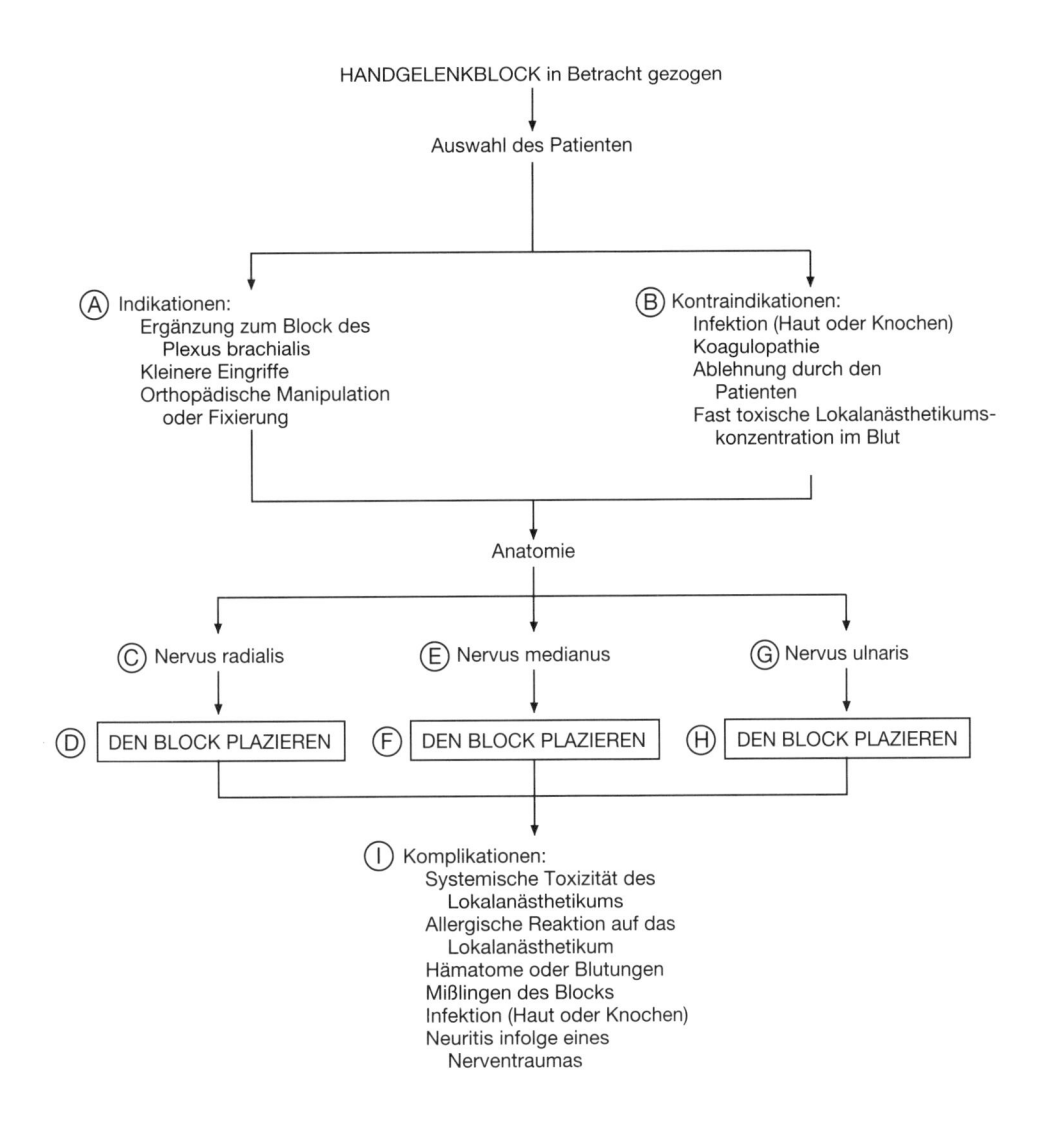

```
                    HANDGELENKBLOCK in Betracht gezogen
                                    │
                                    ▼
                          Auswahl des Patienten
                                    │
                   ┌────────────────┴────────────────┐
                   ▼                                 ▼
          Ⓐ Indikationen:                   Ⓑ Kontraindikationen:
             Ergänzung zum Block des            Infektion (Haut oder Knochen)
             Plexus brachialis                  Koagulopathie
             Kleinere Eingriffe                 Ablehnung durch den
             Orthopädische Manipulation           Patienten
             oder Fixierung                     Fast toxische Lokalanästhetikums-
                                                  konzentration im Blut
                   └────────────────┬────────────────┘
                                    ▼
                                Anatomie
                                    │
           ┌────────────────────────┼────────────────────────┐
           ▼                        ▼                        ▼
     Ⓒ Nervus radialis       Ⓔ Nervus medianus         Ⓖ Nervus ulnaris
           │                        │                        │
           ▼                        ▼                        ▼
     Ⓓ DEN BLOCK PLAZIEREN   Ⓕ DEN BLOCK PLAZIEREN    Ⓗ DEN BLOCK PLAZIEREN
           └────────────────────────┼────────────────────────┘
                                    ▼
                          Ⓘ Komplikationen:
                             Systemische Toxizität des
                               Lokalanästhetikums
                             Allergische Reaktion auf das
                               Lokalanästhetikum
                             Hämatome oder Blutungen
                             Mißlingen des Blocks
                             Infektion (Haut oder Knochen)
                             Neuritis infolge eines
                               Nerventraumas
```

ritis reduzieren. Indem die Nadel durch einen biegsamen Schlauch von der Spritze getrennt wird, kann eine bessere Steuerung der Nadel und eine bessere Fixierung erzielt werden, falls eine Parästhesie eintritt.

Literatur

Adriani J. Labat's regional anesthesia: Techniques and clinical applications. St. Louis: Warren H. Green, 1985:289.

Bridenbaugh L. The upper extremity: Somatic blockade. In: Cousins M, Bridenbaugh PO, eds. Neural blockade in clinical anesthesia and management of pain. 2nd ed. Philadelphia: JB Lippincott, 1988:406.

Covic D. Block of the peripheral nerves in the area of the wrist. In: Hoerster W, ed. Regional anesthesia. 2nd ed. St Louis: CV Mosby, 1990:94.

Scott D. Nerve blocks at the wrist. In: Techniques of regional anesthesia. Norwalk: Appleton & Lange, 1989:112.

KNÖCHELBLOCK

Douglas E. Chapman

Ein Knöchelblock besteht aus mehreren Einzelblocks, und zwar werden der Nervus tibialis, der Nervus peronaeus profundus, der Nervus suralis, der Nervus saphenus und der Nervus peronaeus superficialis in der Knöchelregion blockiert. Diese Blocks lassen sich schnell und technisch einfach durchführen, sind relativ sicher und auch ohne Sedierung gut zu ertragen.

A. Die Hauptindikationen für einen Knöchelblock sind intraoperative Anästhesie und postoperative Analgesie. Der Block ist für die verschiedensten chirurgischen Eingriffe von Nutzen und eignet sich für ambulante Patienten. Er ist bei Operationen am Fuß indiziert, wenn ein zentraler Nervenblock keine ausreichende Wirkung erzielt oder wenn eine Kontraindikation für einen zentralen Block gegeben ist. Ein Block des Nervus tibialis und des Nervus peronaeus profundus sorgt für eine völlige Analgesie der Knochen, der Sehnen und der Gelenke des Fußes. Alle fünf Nerven innervieren die Haut, aber nur die beiden eben erwähnten Nerven sorgen für eine Innervation der tiefergelegenen Strukturen. Bei den meisten chirurgischen Eingriffen ist eine Blockierung beider Nerven erforderlich.

B. Zu den Kontraindikationen zählen Zellgewebsentzündungen, Osteomyelitis, eine Neigung zu Blutungen sowie die Ablehnung durch den Patienten. Dies gilt auch für präexistente neurale Defizite und eine wahrscheinlich hohe Lokalanästhetikumskonzentration im Blut, verursacht durch vorausgegangene Injektionen (unzureichender Epiduralblock). Bei chronischen Schmerzsyndromen finden Knöchelblocks nur begrenzt Anwendung, da bei den meisten dieser Syndrome mehr als nur der Fuß betroffen ist. Injektionen in schmerzende Stellen werden nur schlecht ertragen, und es gibt andere, einfachere Wege, um eine Sympathektomie herbeizuführen.

C. Der Nervus peronaeus profundus erreicht den Knöchel neben der Arteria tibialis anterior. An dem Punkt, an dem er unter dem Retinaculum extensorum auftaucht, liegt er unmittelbar lateral zur Arteria dorsalis pedis. Der Nerv innerviert hauptsächlich die tiefergelegenen Strukturen. Ein kleiner Bereich der Haut an der dorsalen Oberfläche des großen und des zweiten Zehs wird von dem Nerv versorgt.

D. Der Patient wird in Rückenlage plaziert. Die Hüfte und das Knie sind flektiert; der Fuß liegt flach auf dem Tisch. Die Arteria dorsalis pedis wird lateral vom Musculus extensor hallucis longus und dem Musculus tibialis anterior palpiert, und zwar unmittelbar über dem Malleolus. Eine 25-gauge-Nadel wird senkrecht zur Haut unmittelbar lateral zur Arterie bis zum Periost der Tibia eingeführt. Maximal 1 cm vom Knochen entfernt werden 3–5 ml 1-2%iges Lidocain oder ein anderes gleichwertiges Lokalanästhetikum infundiert. Wenn sich die Anatomie leicht ermitteln läßt, kann das Lokalanästhetikum unmittelbar lateral von der Arterie injiziert werden. Epinephrin kann die Wirkungsdauer des Blocks sicher verlängern.

E. Der Nervus tibialis liegt neben der Arteria tibialis, unmittelbar hinter dem Malleolus medialis und zwischen dem Tendo calcaneus Achillis und dem Tendo flexor digitorum longus. Er versorgt die tiefergelegenen Strukturen und übernimmt die kutane Innervation des größten Teils der Ferse und des Fußrückens und der Zehen.

F. Der Patient wird in Rückenlage plaziert, wobei der Schenkel nach außen gedreht ist, oder in Bauchlage gebracht, und zwar mit einem Kissen unter dem Knöchel. Die Einstichstelle liegt unmittelbar hinter der Arteria tibialis posterior, über der Region des Malleolus medialis. Unter kontinuierlicher Aspiration wird eine 25-gauge-Nadel bis zum Periost eingeführt und max. 1 cm vom Knochen entfernt 3–5 ml 1–2%iges Lidocain oder ein entsprechendes anderes Lokalanästhetikum infundiert. Wenn die Arterie nicht palpiert werden kann, wird die Nadel unmittelbar über dem Malleolus medialis am medialen Rand des Tendo calcaneus Achillis eingeführt. Mit Epinephrin kann der Block sicher verlängert werden.

G. Der Nervus saphenus, der Nervus suralis und der Nervus peronaeus superficialis verlaufen im Bereich des Malleolus subkutan. Sie weisen eine Vielzahl von Verästelungen auf, und es treten teilweise Überlagerungen bei der Innervation auf. Diese Nerven versorgen nur kutane Strukturen. Die Äste des Nervus suralis liegen zwischen dem Tendo calcaneus Achillis und dem

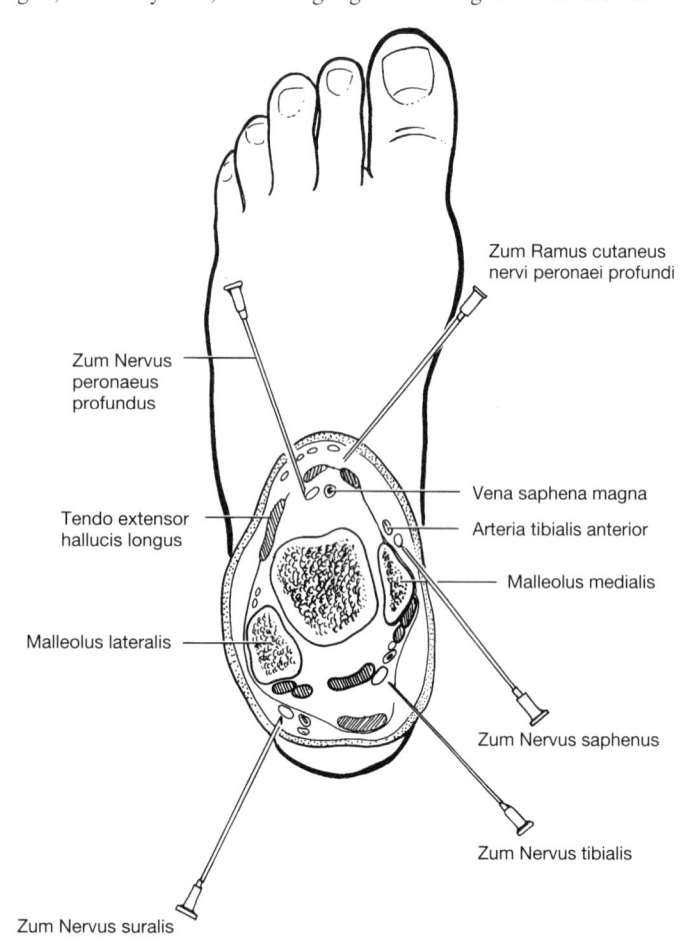

Abbildung 1 Plazierung des Knöchelblocks

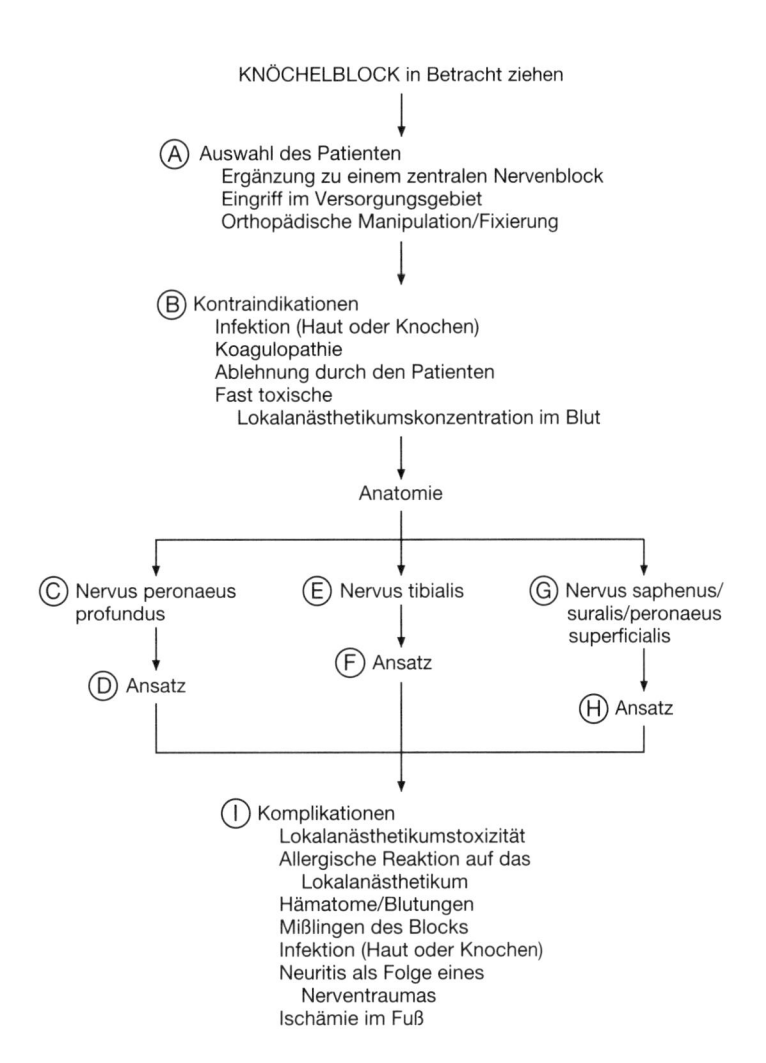

```
KNÖCHELBLOCK in Betracht ziehen
                │
                ▼
    Ⓐ Auswahl des Patienten
        Ergänzung zu einem zentralen Nervenblock
        Eingriff im Versorgungsgebiet
        Orthopädische Manipulation/Fixierung
                │
                ▼
    Ⓑ Kontraindikationen
        Infektion (Haut oder Knochen)
        Koagulopathie
        Ablehnung durch den Patienten
        Fast toxische
            Lokalanästhetikumskonzentration im Blut
                │
                ▼
            Anatomie
   ┌────────────┼────────────┐
   ▼            ▼            ▼
Ⓒ Nervus      Ⓔ Nervus    Ⓖ Nervus saphenus/
  peronaeus     tibialis      suralis/peronaeus
  profundus                   superficialis
   │            │             │
   ▼            ▼             ▼
Ⓓ Ansatz    Ⓕ Ansatz      Ⓗ Ansatz
   └────────────┼─────────────┘
                ▼
    Ⓘ Komplikationen
        Lokalanästhetikumstoxizität
        Allergische Reaktion auf das
            Lokalanästhetikum
        Hämatome/Blutungen
        Mißlingen des Blocks
        Infektion (Haut oder Knochen)
        Neuritis als Folge eines
            Nerventraumas
        Ischämie im Fuß
```

Malleolus lateralis; sie innervieren die Ferse und die laterale Oberfläche des Fußes bis zum kleinen Zeh. Der Nervus saphenus verläuft vom Knie an subkutan; er liegt neben der Vena saphena, zwischen dem Malleolus medialis und der Vorderseite der Tibia. Der Nervus saphenus versorgt die Haut über dem Malleolus medialis, dehnt jedoch manchmal sein Versorgungsgebiet bis zum Mittelfuß aus. Der Nervus peronaeus superficialis verläuft vom distalen Drittel der Fibula an subkutan. Er teilt sich zwischen der Tibia auf der Vorderseite und dem Malleolus lateralis in mehrere Äste und versorgt den größten Teil der Haut an der dorsalen Oberfläche des Fußes und den Zehen.

H. Diese Nerven können durch eine ringförmige subkutane Infiltration um den Knöchel herum blockiert werden, und zwar in einem Bereich, der sich von den Malleoli an 5 cm in proximaler Richtung erstreckt. Es können zwar auch die einzelnen Nerven mittels einer subkutanen Infiltration von 5 ml eines Lokalanästhetikums in den oben genannten Versorgungsgebieten blockiert werden, es lassen sich jedoch auch alle drei Nerven sicher und zuverlässig durch einen vollständigen Ring von Lokalanästhetikumsinjektionen blockieren, wofür 15–20 ml Lösung benötigt werden. Bei den individuellen Nervenblocks kann es zu einem Ausbleiben der Blockwirkung kommen, da in den Versorgungsgebieten Überlagerungen auftreten. Es wird empfohlen, eine lange 25-gauge-Nadel zu verwenden. Mit Epinephrin kann die Blockwirkung sicher verlängert werden.

I. Es sind keine wesentlichen Komplikationen eines Knöchelblocks bekannt. Eine versehentliche intravaskuläre Injektion und eine additive systemische Absorption, verursacht durch zuvor plazierte zentrale Nervenblocks, können eine systemische Lokalanästhetikumstoxizität zur Folge haben. Blutungen und die Bildung von Hämatomen sind eher unwahrscheinlich und haben gewöhnlich keine schwerwiegenden Folgen. Andere mögliche Komplikationen sind Infektionen der Haut oder der Knochen, ein Mißlingen des Versuchs, den vorgesehenen Nerv zu blockieren, sowie eine allergische Reaktion auf das Anästhetikum und eine Neuritis nach der Injektion. Die Verwendung einer 25-gauge-Nadel kann die Häufigkeit einer Neuritis verringern. Eine Ischämie im Fuß infolge einer vaskulären Okklusion, die in Verbindung mit einem kompletten Ring von Blocks um den Knöchel herum auftreten könnte, ist nicht bekannt und als eher unwahrscheinlich anzusehen. Indem die Nadel durch einen flexiblen Schlauch von der Spritze getrennt wird, kann eine bessere Steuerung der Nadel und eine bessere Fixierung erreicht werden, falls eine Parästhesie auftritt.

Literatur

Adriani J. Labat's regional anesthesia: Techniques and clinical applications. 4th ed. St Louis: Green, 1985:380.

Bridenbaugh P. Nerve blocks at the ankle. In: Cousins MJ, Bridenbaugh PO, eds. Neural blockade in clinical anesthesia and management of pain. 2nd ed. Philadelphia: JB Lippincott, 1988:434.

Hoerster W. Blocks in the area of the ankle (foot block). In: Hoerster W, ed. Regional anesthesia. 2nd ed. St Louis: CV Mosby, 1990:133.

Scott DB. Nerve block at the ankle. In: Techniques of regional anesthesia. East Norwalk: Appleton & Lange, 1989:134.

ANHANG

Definition gebräuchlicher Termini
Opioide
Nebenwirkungen von Opioiden und ihre Behandlung
Antidepressiva
Nichtsteroidale entzündungshemmende Medikamente

Anhang 1: Definition gebräuchlicher Termini

Allodynie Als Allodynie bezeichnen wir einen Schmerz, der durch einen Stimulus verursacht wird, der normalerweise keine Schmerzen verursacht.

Anästhesia dolorosa Schmerz in einer Gegend, die anästhetisch ist.

Analgesie Als Analgesie bezeichnet man das Fehlen von Schmerzempfindungen in bezug auf eine Stimulation, die normalerweise schmerzhaft ist.

Dysästhesie Dysästhesie bezeichnet eine unangenehme, von der Norm abweichende Empfindung, entweder spontan oder provoziert.

Dysästhesie Unangenehme, von der Norm abweichende Gefühlserfahrungen können auch als Schmerz erlebt werden, aber nicht zwangsläufig, weil sie -subjektiv- nicht die mit Schmerz überlicherweise verbundene sensible Qualifikation aufweisen.

Hyperästhesie Vermehrte Empfindlichkeit auf eine Stimulation hin.

Hyperalgesie Verstärkte Reaktion auf einen Reiz hin, der normalerweise schmerzhaft ist.

Hyperpathie Schmerzhaftes Syndrom, das durch verstärkte Reaktion auf einen Reiz, besonders einen wiederholten Reiz, und eine erniedrigte Reizschwelle charakterisiert ist.

Hypoästhesie Verminderte Empfindlichkeit auf einen bestimmten Reiz hin.

Hypoalgesie Vermindertes Schmerzempfinden auf einen normalerweise schmerzhaften Reiz.

Kausalgia Kausalgia bezeichnet ein Syndrom von anhaltenden brennenden Schmerzen, Allodynie und Hyperpathie nach einer traumatischen Nervenläsion, oft verbunden mit vasomotorischen und sudomotorischen Fehlfunktionen und späteren trophischen Veränderungen.

Neuralgie Schmerz im Versorgungsgebiet eines oder mehrerer Nerven
N.P. Eine Neuralgie muß nicht zwangsläufig anfallartig auftreten.

Neuritis Entzündung eines oder mehrerer Nerven.
N.P. Dieser Ausdruck sollte nur gebraucht werden, wenn eine Entzündung besteht (sich Entzündungsparameter nachweisen lassen).

Neuropathie Eine Funktionsstörung oder eine pathologische Veränderung des Nerven, in einem Nerv Mononeuropathie – in mehreren Nerven Mononeuropathie multiplex – bei diffuser oder beidseitiger Verteilung Polyneuropathie.

Parästhesie Eine von der Norm abweichende Empfindung, entweder spontan auftretend oder provoziert.

Schmerzschwelle Als Schmerzschwelle wird das niedrigste Schmerzerlebnis, das der Patient spüren kann, bezeichnet.

Schmerzgrenze Das höchste Schmerzerlebnis, das ein Patient toleriert.

Zentraler Schmerz Schmerz, der in Verbindung mit einer Verletzung im zentralen Nervensystem auftritt.

Die Bedeutungen einiger oben gegebener Definitionen können zur Übersicht summarisch aufgeführt werden:

Allodynie	reduzierte Schwelle	Reiz und Reizantwort divergieren
Hyperalgesie	vermehrte Reizantwort	Reiz und Reizantwort sind gleich
Hyperpathie	erniedrigte Schwelle, gesteigerte Reaktion	Reiz und Reizantwort können gleich sein oder divergieren
Hypoalgesie	erhöhte Reizschwelle	Reiz und Reizantwort sind gleich

Anhang 2: Opioide

	Zufuhr	Äquivalenzdosis (mg)	Wirkdauer	Halbwertszeit (Stunden)	Übliche Dosis (mg)	Dosierung bei Krebserkrankung (mg)
Schwache Opioide						
Codein	PO	30–200	3–4	3	30–40	32–128
Propoxyphen	PO	32–65	4–6	3,5	65	50–100
Starke Opioide						
Meperidin	IM	75–100	2–3	3,5	80	50–200
	PO	200–300			300	75–400+
Morphin	IM	10–15	3–5	2–3	10	5–35
	PO	30–60			30–60	10–200
Methadon	IM	8–10	4–8	15–30	10	5–35
	PO	10			20	10–200
Levorphanol	IM	2	5–8	12–16	2	1–6
	PO	4			4	2–12+
Oxymorphone	IM	1–1,5	3–5	2–3	1	
	PR				6	6–36+
Dilanclid®	IM	1–2	4–6	2–3	1–1,5	
	PO	2–4			2–4	6–12+
Oxycodon	PO	15	4–6	NB	30	30–120+
Gemischte Agonisten/Antagonisten						
Temgesic®	IM	0,3–0,6	6–9	NB	0,3	0,2–1
	SL	0,4–0,8			0,4	0,2–1
Fortral®	IM	40–60	3–4	2–3	60	40–300
	PO	50–200			180	120–400
Butorphanol	IM	2	4	3–4	1,5–2,5	1–6
Nubain®	IM	10–10	4–6	5	10	10–35

IM – intramuskulär, PO – oral, SL – sublingual, PR – rektal, NB – nicht bekannt

Anhang 3: Nebenwirkungen von Opioiden und ihre Behandlung

Übelkeit und Erbrechen	Phenotiazine, Butyrophenone (Chlorpromazin, Lecentan®, dystone Reaktionen können mit Antihistaminika behandelt werden)
Verstopfung	Laxantien, Abführmittel
Hautjucken	Antihistaminika
Schlafstörung (auch bei ausreichender Schmerzfreiheit)	niedrigdosierte trizyklische Antidepressiva (z. B. Tofranil 0,2–0,4 mg/kg KG oral, 1 h vor dem Schlafengehen; kann jeden 2.–3. Tag bis zu 1–3 mg/kg KG gesteigert werden)
Müdigkeit, Somnolenz	Opioid-Dosisreduzierung, Unterstützung durch Regionalanästhesien, Psychostimulanzien (Amphetamin, Ritalin®)
Leichte Atemdepression	Sauerstoff zuführen, Opioiddosis reduzieren, Kreislauf anregen, sorgfältige Überwachung
Schwere Atemdepression	Beatmung, Naloxongabe

Anhang 4: Antidepressiva

(mg)		a	b	c	d	e	f	g	h	i	j	k	l	m
	Trizyklisch													
25–100	Suroton	+	++	++	+	+	+	++	−			4	3	4
50–100	Tofranil	++						+	+−		+	3	3	3
50–100	Stungyl											3	3	4
25–100	Aponal		+		++					+		3	3	4
25–50	Anafranil	+										2	2	4
50–75	Perlofran											1	1	1
10–30	Protriptylin											1	1	3
25–100	Nortriptylin											2	1	3
1–200	Amoxapin											1	1	2
	atypisch													
50–200	Thombran											0,5	2	3
20	Fluctin											1	1	0
1–200	Bupropion											1	1	0
50–100	Ludiomil											2	1	3
	MAOIs													
15–45	Phenelzin		+			+						1	3	0
10–40	Isocarboxazid											1	2	0
10–20	Parnate											1	2	0

+ schmerzdistanzierender Effekt in Studie nachgewiesen; − schmerzdistanzierender Effekt in Studie nicht nachgewiesen
Nebenwirkungen: 0 = keine, 4 = maximale Nebenwirkungen

a) Gelenkentzündung
b) Migräne
c) Spannungskopfschmerz
d) psychogener Kopfschmerz
e) Gesichtsschmerz
f) postherpetischer Schmerz
g) diabetische Neuropathie
h) Rückenschmerz
i) multikausaler Schmerz
j) Tumorschmerz
k) anticholinerge Nebenwirkung
l) Butdruckabfall
m) Sedierung

Anhang 5: Nichtsteroidale entzündungshemmende Medikamente

Kevin L. Kenworthy

Gruppe/ Medikament	Übliche Dosis (mg PO)	Spitzen- effekt (h)	Plasma- halb- wertszeit (h)	Anal- getischer Effekt	Entzündungs- hemmender Effekt	Fieber- senkender Effekt	Thrombozyten- Aggregations- hemmung	Bemerkungen
Nichtsaure NSAID								
Para-aminophenol								
Acetaminophen	325–1000 mg alle 4–8 h	0,5–1 h	1–4 h	Ja +++	Keine 0	Ja +++	Keine 0	Minimale gastrointestinale Neben- wirkung, renale Nebenwirkung. Extensiver Lebermetabolismus. Überdosierung kann Leberschäden verursachen mit Ansteigen der Leberwerte.
Saure NSAID								
Salicylate								
Acetysalicylsäure (Aspirin)	325–1000 mg alle 4-6 h, höchste Einzeldosis: 300 mg	2 h	0,25 h	Ja +++	Ja +++	Ja +++	Ja +++	Acetylsalicylsäure wird zur aktiven Substanz der Salicylsäure durch Plasmaesterase hydrolisiert. Irre- versible Thrombozytenhemmung, sollte 7–14 Tage vor einem chirur- gischen Eingriff abgesetzt werden. Tinnitus, Hörminderung, Magen- verstimmung, Übelkeit/Erbrechen sind Zeichen einer Intoxikation.
Choline Magnesium Trisalicylat (Trisilat)	870–1740 mg alle 3–4 h	0,5–1 h	9–17 h	Ja +++	Ja +++	Ja +++	minimal +/–	Vorteil: minimale Thrombozytenhem- mung, weniger Nebenwirkungen
Salicylsalicylic Säure (Salsalate) (Disalcid)	500–750 mg alle 12 h			Ja +++	Ja +++	Ja +++	Ja +	Minimale gastrointestinale Neben- wirkungen und minimale Thrombo- zytenhemmung
Diflunisal (Dolobid)	200–500 mg alle 12 h	1–2 h	8–20 h	Ja +++	Ja ++	Ja +	Ja +	
Indolsäurederivate								
Indomethacin (Indocin)	25–75 mg alle 6 h	2 h	2–3 h	Ja +++	Ja ++++	Ja +++	Ja +++	Kontraindiziert bei Patienten mit psychiatrischen Erkrankungen, Epilepsie, Morbus Parkinson und Nierenerkrankung. Kopfschmerz, Verwirrtheit, Schwindel, epilepti- sche Anfälle, Übelkeit/Erbrechen, Synkopen sind Zeichen einer Intoxikation.
Sulindac	150–200 mg alle 2 h	1–2 h	7–18 h	Ja +++	Ja +++	Ja +++	Ja +++	Vorstufe wird durch Leberstoffwech- sel aktiviert. Minimale renale Nebenwirkung. Kann bei Patienten mit Nierenerkrankung angewandt werden.
Phenylsäurederivat								
Diclofenac (Voltaren)	50–75 mg alle 12 h	1,5–3	2 h	Ja +++	Ja +++	Ja ++	Ja ++	Hepatotoxisches Risiko. Zu Beginn Blutbildkontrolle und alle 8 Wochen Transaminasenkontrolle.
Pyrrolsäurederivat								
Tolmetin	200–400 mg alle 6-8 h	0,5–1 h	1–3 h	Ja ++	Ja +++	Ja ++	Ja ++	Häufig gastrointestinale Nebenwir- kungen; gesteigertes hepatotoxi- sches Risiko. Kontrolle der Trans- aminasen.

0 = keine Wirkung, +/– = minimale bis keine Wirkung, ++ = mäßige Wirkung, +++ = starke Wirkung, ++++ = maximale Wirkung

Fortsetzung S. 294

Gruppe/ Medikament	Übliche Dosis (mg PO)	Spitzen- effekt (h)	Plasma- halb- wertszeit (h)	Anal- getischer Effekt	Entzündungs- hemmender Effekt	Fieber- senkender Effekt	Thrombozyten- Aggregations- Hemmung	Bemerkungen
Pyrazol								
Phenylbutazon	100–200 mg alle 6 h	2 h	60–100 h	Ja ++	Ja ++++	Ja ++	Ja +++	Eingeschränkter Gebrauch in den USA wegen Toxizität, besonders Blutbildveränderungen
Fenamate								
Mefenamsäure	500 mg alle 6-8 h	2 h	3–4 h	Ja ++	Ja ++	Ja +	Ja ++	Nicht länger als eine Woche einzunehmen wegen Toxozität. Hämolytische Anämie
Propionsäure								
Ibuprofen	200-800 mg alle 6–8 h	1–2 h	2 h	Ja +++	Ja +++	Ja ++	Ja +++	Bei längerer Hochdosierung Überwachung wegen Lebertoxizität
Naproxen	250–500 mg alle 12 h	2 h	12–15 h	Ja +++	Ja +++	Ja +++	Ja +++	Häufig gastrointestinale Nebenwirkungen. Vorsicht bei Patienten mit Nierenerkrankung.
Fenoprofen	300–600 mg alle 6–8 h	2 h	2–3 h	Ja ++	Ja +++	Ja +	Ja +++	Überwachung wegen renaler Toxizität (monatliche Kontrolle von Blutharnstoffstickstoff und Kreatinin)
Ketoprofen	50–100 mg alle 6–8 h	1–2 h	1–35 h	Ja ++	Ja +++	Ja +	Ja +++	Häufig gastrointestinale Nebenwirkungen
Benzothiazine (Oxicam)								
Piroxicam (Felden)	20 mg alle 12–24 h	2–4 h	30—45 h	Ja +++	Ja +++	Ja +	Ja +++	Längste Halbwertszeit, geeignet für Patienten mit schlechter Compliance.

0 = keine Wirkung, +/– = minimale bis keine Wirkung, ++ = mäßige Wirkung, +++ = starke Wirkung, ++++ = maximale Wirkung

SACHWORTVERZEICHNIS

A

Abdominalschmerz, akut 36–37
Abhängigkeit, körperliche 188
Abstinenzsyndrom 184
    bei Migränekopfschmerzen 82
Abszesse, bei Schmerzen im Gesicht 88
Aciclovir, bei akutem Herpes zoster 28
Adson-Test, bei der Diagnose des Thoracic-Outlet-Syndroms 106
Äthylchlorid, bei Kältetherapie 190
Agonist-Antagonist-Gemisch 184
Agonisten, und Wechselwirkungen zwischen Medikamenten 172
Akupunktur 206–207
    bei Schmerzen in den unteren Extremitäten 32
Akupunkturpunkte 197
Akute Schmerzen 25
    abdominal 36–37
    in den oberen Extremitäten 30,31
    geburtshilflich 40–43
    Herpes zoster 28–29
    bei Kindern 158–159
    Pankreatitis 38–39
    patientenkontrollierte Analgesie 26–27
    primäre Behandlung 2–3
    thorakal 34, 35
    Ursachen 2
Akuttherapie
    bei Cluster-Kopfschmerzen 82
Alkohol
    und akute Pankreatitis 38
    beim neurolytischen Nervenblock 216
Allodynie
    Definition 298
    bei Postmastektomie-Schmerzen 114
    und Postthorakotomie-Schmerzsyndrom 116
    bei sympathischer Reflexdystrophie 102, 150
Alprazolam, in der Schmerztherapie 18
Aminophyllin, bei refraktärem Bronchospasmus 174
Amitryptilin 182, 292
    bei diabetischer Neuropathie 56
    bei Fibromyositis 70
    bei Kopfschmerz 80
    bei Schlafstörungen 10
    bei sympathischer Reflexdystrophie 52
    bei vaskulärem Kopfschmerz 82
Amoxapin 292
Amyotrophische Lateralsklerose 232
Anaesthesia dolorosa 228
    als Komplikation beim Trigeminusblock 256
    bei Trigeminusneuralgie 84
Anästhesie
    Lokal- 32
    Lokalanästhetikumstoxizität 176–177
    Untersuchung und Behandlung durch Lokal- 18–19
Analgesie/Analgetika
    bei Arthrose 74
    Definition 289
    Plazebo 204–205
Anaphylaktoide Reaktionen 174
Anaphylaxie 174–175
Aneurysma der Aorta 244
Angststörung 8–9
Ankylose 87
    echte 86–87
Antagonisten, und Wechselwirkungen zwischen Medikamenten 172
Anticholinergika, bei Tortikollis 90
Antidepressiva 182–183, 292
    beim Postthorakotomie-Schmerzsyndrom 116
    bei Schmerzen im Gesicht 88
    bei sympathischer Reflexdystrophie 52
    beim Syndrom der mißlungenen Laminektomie 136, 138
Antihistamine 174
Antikonvulsiva
    bei chronischen Kreuzschmerzen 126
    bei pädiatrischen Krebspatienten 168
    bei Rückenmarkverletzungen 68
    bei Schmerzen im Gesicht 88
    beim zentralem Schmerzsyndrom 138
Antinukleare Antikörper (ANA) 84
Aortoiliakale
    Endarteriektomie 154
    Erkrankungen 154
Aplastische Anämie 180
Arachnoiditis 236
    und Reaktion auf lumbale epidurale Steroidinjektionen 138
Arterielle Embolie 242
    als Indikation für einen Stellatumblock 242
Arterielles vaskuläres Thoracic-outlet-Syndrom 106
Arterienverschluß, akut 154
Arteriitis temporalis 86, 88
Arthritiden, destruierende 32
Arthritis 154, 232
    Arthrose 74–75
    Behandlung 182
    Gelenkentzündungen 92
    rheumatoide (chronische Polyarthritis) 72–73
Arthrose 74–75, 86–87
Aspirin 180, 293
    bei Arthrose 74
    bei rheumatoider Arthritis 72
Aspirin/Chloroform-Mischungen bei akutem Herpes zoster 28
Atherosklerotische Verschlußkrankheiten 154
Atrophie bei Wirbelsäulenstenose 132
Auskultation 2
Ausstrahlende viszerale Schmerzen, beim Schulter-Hand-Syndrom 104
Autoextension 190
Autonome Neuropathie 56
Azetylsalizylsäure 293

B

Baclofen, bei Trigeminusneuralgie 84
Bandscheibenprolaps 124, 138
    und Ischias 146
    und lubbosakrale Nervenwurzelerkrankung 130
Bandscheibenstörung, „interne" 146
Barbiturate, und Wechselwirkungen zwischen Medikamenten 172
Behandlung 70
Benzodiazepine
    bei Krampfanfällen 18
    bei posttraumatischem Belastungsstörungen 8
    bei Schlafstörungen 10, 70
    bei Schmerzen bei Krebsmetastasen 54
    bei Tortikollis 90
Benzothiazine 294
Beschäftigungstherapie, beim Syndrom der mißlungenen Laminektomie 136
Betarezeptorenblocker, bei vaskulärem Kopfschmerz 82
Bewertung
    diagnostische neurale Blockade 22–23
    differentialdiagnostische Anwendung epiduraler/spinaler Blockaden 20–21
    von Patienten mit chronischen Schmerzen 4–5
    posttraumatische Belastungsstörungen 8–9
    primäre Behandlung akuter Schmerzen 2–3
    psychologische Beurteilung 6–7
    Schlafstörungen und chronische Schmerzen 10–11
    Schmerzmessung 12–13
    Thermographie 14–15
    Thiopentaltest 16–17
    Untersuchung und Behandlung mit Lokalanästhetika 18–19
Biofeedback 202–203
    bei Kopfschmerz 80, 162
    bei myofazialen Schmerzsyndromen 46

bei Phantomschmerz 66
bei Schlafstörungen 10
bei sympathischer Reflexdystrophie 52
beim Syndrom der mißlungenen Laminektomie 138
bei Tortikollis 90
Biotransformationsreaktionen von Medikamenten, und Wechselwirkungen zwischen Medikamenten 172
Blindheit, Komplikation beim Trigeminusblock 256
Block
  des Ganglion pterygopalatinum 258–259
    Komplikationen 242
    konservative Behandlung 258
    Nebenwirkungen 258
  der Nervi splanchnici 246
  des Nervus accessorius spinalis 262–263
    Indikationen 262
    Methoden 262
    Nebenwirkungen 262
  des Nervus cutaneus femoris lateralis 276
    Indikationen 276
    Komplikationen 276
    Kontraindikationen 276
    Positionierung des Patienten 276
  des Nervus femoralis 274
    Komplikationen 274
    Positionierung des Patienten 274
  des Nervus laryngeus recurrens, als Komplikation eines Plexus-brachialis-Blocks 261
  des Nervus medianus 30
  des Nervus musculo cutaneus 30
  des Nervus obturatorius 278–279
    Anwendung 278
    Komplikationen 278
    Lokalisation des Nervs 278
  des Nervus phrenicus, als Komplikation eines Plexus-brachialis-Blocks 261
  des Nervus suprascapularis 30
  des Nervus suralis, beim Knöchelblock 284
  des Nervus thoracicus longus 264–265
    Komplikationen 265
    Methoden 264
    Wirkung des Blocks auf die Motorik 264
  des Nervus tibialis 280–281
    Indikationen 280
    und Knöchelblock 284
    Komplikationen
    Kontraindikationen 280
    Positionierung des Patienten 280
  des Nervus ulnaris 30
  des Plexus brachialis 260–261
    ergänzender Handgelenkblock 282
    in Form einer kontinuierlichen Katheterinfusion bei Schulter-Hand-Syndrom 104
    als Komplikation eines Stellatumblocks 242
    Komplikationen 208, 218, 260
    Kontraindikationen 260
    Positionierung des Patienten 260
    Prämedikationen 260
    bei Schmerzen in der Hand 22
    bei Schmerzen in den oberen Extremitäten 30
    Technik 260
    Überprüfung der Nadelplazierung 260
  des Plexus coeliacus 216, 246–147
    bei akuter Pankreatitis 38
    diagnostische Blocks 247
    Indikationen für 246
    neurolytische Blocks 247
    und orthostatischer Blutdruckabfall 247
    posterolater Zugang 246
  der Spinalnervenwurzeln 254–255
    Komplikationen 254
    Methode 254
Blutungsneigung, als Kontraindikation für einen Knöchelblock 284
  und die Anwendung eines Handgelenkblocks 282
Bromocriptin, bei Schlafstörungen 10
Bronchospasmus, mit Hypoxämie 174
Bupivacain 232

Buprenorphin 184, 290
Bupropion 292
Butorphanol 290

C

Calcitonin
  bei Osteoporose 120
  bei Wirbelsäulenstenose 132
Capsaicin
  bei Postmastektomie-Schmerz 114
  bei sympathischer Reflexdystrophie 52
Carbamazepin
  bei diabetischer Neuropathie 56
  bei metastatischem Krebsschmerz 54
  bei postherpetischer Neuralgie 48, 49
  bei Trigeminusneuralgie 84, 228
  beim zentralen Schmerzsyndrom 64
Cauda-Syndrom 124, 218
  und Ischiasschmerz 146
Cavum trigeminale 256
Chemische Hypophysektomie 216
Chemische Neurolyse, bei Facettensyndrom 140
Chininvergiftung, beim Stellatumblock
Chlorzoxazon, bei Kopfschmerz 80
Cholin-Magnesium-Salizylat, bei pädiatrischen Krebspatienten 166
Cholin-Magnesium-Trisalicylat 293
  bei Verbrennungsschmerzen 158
Cholin-Trisalicylat 180
Chordektomie 62, 228
  bei neurogenem Schmerz 62
Chronisch-obstruktive Lungenerkrankung 154
Chronisch okklusive vaskuläre Krankheiten, als Indikation für einen thorakalen Sympathikusblock 244
Chronischer Schmerz
  Beurteilung von Patienten 4–5
  Definition 4, 6
  multidisziplinärer Ansatz zur Bewertung 4
  psychologische Beurteilung 6–8
  und Schlafstörungen 10–11
Chronisches Schmerzsyndrom
  Arthrose 74–75
  diabetische Neuropathie 56–56
  Fibromyalgie 70–71
  Krebsmetastasen 54–55
  myofaziale Schmerzsyndrome 46–47
  neurogene Schmerzen 60–63
  nichtsomatische Schmerzen 76–77
  Pankreasschmerzen 58–59
  Phantomschmerzen 66–67
  postherpetische Neuralgie 48–49
  rheumatoide Arthritis 72–73
  Schmerzen beim rückenverletzten Patienten 68–69
  sympathische Reflexdystrophie 50–53
  Thoraxschmerz 112–113
  zentrales Schmerzsyndrom 64–65
Claudicatio intermittens , Beurteilung 154–155
Clinoril 293
Clomipramine 182
Clonazepam
  bei diabetischer Neuropathie 56
  bei postherpetischer Neuralgie 48, 49
  bei Schlafstörungen 10
Clonidin
  bei akutem Abdominalschmerz 37
  bei akutem Schmerz der unteren Extremitäten 33
  bei Schlafstörungen 70
  bei sympathischer Reflexdystrophie 52
Clusterkopfschmerzen 82, 86
Coccygodynie, und Behandlung durch Cryoanalgesie 226
Computertomographie
  bei der Diagnose einer lumbosakralen Nervenwurzelerkrankung 130
  bei Kreuzschmerzen 124
Conray 236

Cryoanalgesie 226–227
  beim Facettensyndrom 140
  beim Syndrom der mißlungenen Laminektomie 138
Cyclobenzaprin, bei Schlafstörungen 70
Cyproheptadin
  bei posttraumatischen Belastungsstörungen 8
  bei vaskulärem Kopfschmerz 82

D

Deafferentierungsschmerzen, bei Schmerzen bei Krebsmetastasen 54
Deafferentierungssyndrom 18
Degenerative
  Bandscheibenerkrankungen 154
  Gelenkerkrankungen 86–87
    epidurale Steroidinjektionen bei 212
  Spondylolisthesis 130
Dehnübungen
  bei Ischiasschmerz 146
  in der Physikalischen Therapie 191
  beim Piriformissyndrom 148
  bei Schmerzen im Gesicht 88
Dekubitalgeschwüre, Ultraschallbehandlung bei 190
Denervierungstechniken 266
  beim Facettensyndrom 140
Dermatomale somatosensible evozierte Potentiale 124
Destruierende Arthritiden 32
Diabetes mellitus 56, 154
  und Karpaltunnelsyndrom 108
Diabetische
  amyotrophe Lateralsklerose 56
  epidurale Opioidgabe bei nichtsomatischem Schmerz 76
  lumbosakrale Polyneuropathie 56
  neurale Blockade 22–23
  Neuropathie 56–67, 152
  Polyneuropathie, und lumbosakrale Nervenwurzel-
    erkrankung 130
Diathermie 190
Diazepam 182
Diazoxid, bei sympathischer Reflexdystrophie 150
Diclofenac 293
Differentialdiagnostische Anwendung epiduraler/spinaler Blockaden
  20–21
Diflunisal 293
Digitalnervenblock 30
Diphenhydramin 54
Disalcid 293
Distale symmetrische periphere Neuropathie 56
Dorsale
  Rhizotomie 228
    bei neurogenem Schmerz 62
  Rückenmarkswurzel
    Läsionen der Eintrittszone 62, 228
    thermale Ablation 68
Doxepin 182
Drei-in-eins-Technik 272, 274, 278
Dysästhesie 228
  Definition 289
  und Postthorakotomie-Schmerzsyndrom 116
  bei sympathischer Reflexdystrophie 102
Dyspareunie, beim Piriformissyndrom 148
Dysphagie, als Komplikation beim Trigeminusblock 256

E

Eismassage, bei myofazialen Schmerzsyndromen 46
Elektrische Stimulation 190
Elektrodiagnostische Untersuchungen
  bei der Diagnose lumbosakraler Nervenerkrankungen 130
  bei der Diagnose des Thoracic-Outlet-Syndroms 106
  bei Wirbelsäulenstenose 132
Elektromyographie
  bei der Diagnose des Thoracic-Outlet-Syndroms 106
  bei Wirbelsäulenstenose 132

Elektrophysiologische Untersuchungen
  zur Diagnose von lumbosakralen Nervenerkrankungen 130
  bei Fußschmerzen 152
  bei Kreuzschmerzen 124
EMG-Untersuchungen zur Nervenleitgeschwindigkeit 108
Entspannungsmethoden/-training 138
  bei Kopfschmerzen 162
  bei pädiatrischen Krebspatienten 166
  bei Schlafstörungen 10
Entzündung 72, 74
Enzephalisation 23
Epiduralblock 238–239
  bei Kompressionsfrakturschmerzen im Rücken, 120
  kontinuierlicher 38
  neurolytischer 216
  bei pädiatrischen Krebspatienten 168
  bei Wirbelsäulenstenose 132
Epidurale
  Anästhesie, bei geburtshilflichen Schmerzen 40
  Steroide, bei Schleudertrauma 92, 94
  Steroidinjektionen, 212–213
    bei Kreuzschmerzen 124
  Vernarbung, und Reaktion auf lumbale epidurale
    Steroidinjektionen 138
Epiduraler/spinaler Block 22
Epinephrin 174
  bei geburtshilflichen Schmerzen 40
  Reaktionen auf 176
Erbrechen, bei Migränekopfschmerzen 82
Extension, intermittierende mechanische 190
Extrapyramidale Symptome, bei neurogenem Schmerz 60
Eysenck-Personalinventar 16

F

Facettenanomalien, und epidurale Steroidinjektionen 212
Facettensyndrom 140–141
  Cryoanalgesie bei 226
  Diagnose 266
Fasciitis, plantare 153
Fazialis-Parese 56
  und Stellatumblock 242
Felden 294
Femoral-poplietale
  Bypass-Transplantation 154
  Venentransplantation 154
Fenoprofen 180, 284
Fentanyl
  und kontinuierlicher Nervenblock 208
  bei Verbrennungsschmerzen 158, 159
Feuchtwarme Packungen, bei myofazialen Schmerzsyndromen 46
Fibrinolytische Behandlung, bei Claudicatio intermittens 154
Fibromyalgie 10, 46, 70–71, 164
  und Schleudertrauma 92
Fibrositis 10, 46, 70
Fluorid, bei Osteoporose 120
Fluoxetin 182, 292
  bei Schlafstörungen 70
Fluphenazin
  bei diabetischer Neuropathie 56
  bei neurogenem Schmerz 60
Flutung 8
Fordyce-Tagebuch 12, 13
Freiberg-Zeichen, beim Piriformis-Syndrom 148
Fußschmerz 152–153

G

Ganglion pterygopalatinum, Anästhesierung 258
Geburtshilfliche Schmerzen 41–43
Gelenkentzündungen 92
Gelenkfacetten- und Kapseldysfunktionen 140–141
Gelenkfacetteninjektion 266–277
  Komplikationen 266
  und Steroide 266

Gelenkkrepitation 87
Geriatrische Patienten, und der Gebrauch von NSAIDs 180
Gerinnungsstörungen 30
Gewichtsabnahme, beim Thoracic-Outlet-Syndrom 106
Gicht
    und Schmerzen im Fuß 152
    und Schmerzen im Sakroiliakalgelenk 142
Gipsverbände, bei der Behandlung des Karpaltunnelsyndroms 108
Guanethidin 210
    bei sympathischer Reflexdystrophie 102
Gürtelrosen-Schmerzen 88

H

Hallux rigidus 152
Hallux valgus 152
Haloperidol
    bei neurogenem Schmerz 60
    bei Tortikollis 90
Hämochromatose, Diagnose 135
Hämolytische Anämie 180
Hämorrhagie, als Komplikation beim Trigeminusblock 256
Handgelenkblock 282–283
    Indikationen 282
    und Plexus-brachialis-Block 282
    Komplikationen 282
    Kontraindikationen 282
    Positionierung des Patienten 282
Herpes simplex, als Komplikation beim Trigeminusblock 256
Herpes zoster 84
    akut 28–29, 34
    und chronische Thoraxschmerzen 112
    und Entwicklung einer postherpetischen Neuralgie 48
    und epidurale Steroidinjektionen 212
    als Indikation für einen Stellatumblock 242
    als Indikation für einen thorakalen Sympathikusblock 244
    und lumbosakrale Nervenerkrankungen 130
    Schmerzen bei 88
Hexabrix 236
Hirndurchblutungsstörungen, bei sympathischer Reflexdystrophie 102
Histamine 174
Hochfrequenzverfahren
    beim Facettensyndrom 140
    beim Syndrom der mißlungenen Laminektomie 138
Hoffmann-Tinel-Zeichen
    bei der Diagnose des Karpaltunnelsyndroms 108
    und Schmerzen im Fuß 152
Horner-Syndrom als Komplikation
    eines Blocks des Plexus brachialis 261
    einer interpleuralen Analgesie 250
    eines neurolytischen Nervenblocks 218
    eines Stellatumblocks 242
    eines Trigeminusblocks 256
Hornschwielen, als Verursacher von Weichteilschmerzen 152
Hühneraugen, als Auslöser von Weichteilschmerzen 152
Hydralazin, bei sympathischer Reflexdystrophie 150
Hydroxyzin 184
Hypaque 236
Hyperabduktionstest, bei der Diagnose des Thoracic-Outlet-Syndroms 106
Hyperästhesie
    Definition 289
    bei Postmastektomieschmerz 114
    bei Postthorakotomieschmerz 116
    bei sympathischer Reflexdystrophie 150
Hyperalgesie
    Definition 289
    bei Postmastektomieschmerz 114
    bei sympathischer Reflexdystrophie 102
Hyperhidrosis, bei sympathischer Reflexdystrophie 150
Hyperpathie
    Definition 289
    bei sympathischer Reflexdystrophie 150
Hyperreflexie, bei Wirbelsäulenstenose 132
Hypersomnie 10
Hypnose 138, 200–201
    bei pädiatrischen Krebspatienten 166

    beim Syndrom der mißlungenen Laminektomie 138
    bei Tortikollis 90
Hypoalgesie, Definition 289
Hypoästhesie 289
Hypophysektomie 228
Hypotension, mit Tachykardie 174

I

Ibuprofen 180, 294
Idiopathische Schlafstörung 10
Idiopathischer spastischer Schiefhals 90
Ileitis regionalis, und Schmerzen im Sakroiliakalgelenk 142
Imagination, bei pädiatrischen Krebspatienten 266
Imipramin 182
Indocin 293
Indolsäurederivate 293
Indomethacin 180, 293
    bei Wirbelsäuleneinsteifung 134
Infraklavikulärer Block 208
Infusionspumpen, implantierbare 220–223
Injektionen in das Sakroiliakalgelenk 268–269
    Gründe 268
    Steroide 268
Insomnie, idiopathische 10
Interkostaler Nervenblock 252–253
    Komplikationen 252
    Methoden 252–253
Interkostale neurolytische Blocks, Komplikationen 218
Interpleurale Analgesie 250–251
    Kontraindikationen 250
    Methoden 250
    unerwünschte Nebenwirkungen 250
Interskalenusblock 262
    Verfahren 208
Intraorale Okklusionsschienen, bei kraniomandibulärer Erkrankung 87
Intrathekale Narkotika 214–215
Intravenöser Regionalblock 210–211
Intubationsnarkose, bei geburtshilflichen Schmerzen 42
Iohexol 236
Iopamidol 235
Ioxoglate (Hexabrix) 236
Ischämien 30
Ischias 146–147
Isovue 236
Isocarboxazid 292
IV-Lokalanästhetikumsinjektionen, bei sympathischer Reflexdystrophie 52
IV-Regionalblock, bei sympathischer Reflexdystrophie 52

J

Juvenile Polyarthritis 164

K

Kälteanwendung 190
Kältebehandlung, bei Schmerzen in den unteren Extremitäten 33
Kaiserschnitt, postoperative Analgesie bei 42
Kalziumhaltige Kanalblocker, bei sympathischer Reflexdystrophie 150
Kanalblocker, bei vaskulärem Kopfschmerz 82
Kardiovaskuläre Wirkungen, bei Lokalanästhetika 176–177
Karotidodynie 86
Karpaltunnelsyndrom 56, 108–109
    Thermographie bei 14
Katheterplazierung, interpleurale, bei sympathischer Reflexdystrophie 102
Kaudaler Block, bei pädiatrischen Patienten 158, 168
Kausalgie 88
    Definition 50
    als Komplikation beim thorakalen Sympathikusblock 244
Keratitis, Komplikation beim Trigeminusblock 256
Ketamin, bei geburtshilflichen Schmerzen 40

Ketoprofen 294
Kiefergelenk 86–87
    Störungen der Funktion 86, 86–87, 202
Kiefergelenksarthroskopie 86
Kieferpressen, nächtliches 10
Knieschmerz, gleichseitiger 32
Knöchelblock 284–285
    Indikationen 284
    Komplikationen 285
    Kontraindikationen 284
    Positionierung des Patienten 284
Knochenmarkpunktion, bei pädiatrischen Patienten 161, 166
Kodein 184, 154
    bei pädiatrischen Krebspatienten 166
Koffein-Natrium-Benzoat 208
Kolik 162
Kompartmentsyndrom 30, 32, 154
Kompressionsfrakturschmerzen im Rücken 118–121
Kompressive Mononeuropathien 56
Konservative Therapie, bei sympathischer Reflexdystrophie 52
Kontinuierliche epidurale Blockaden 38
Kontinuierlicher Nervenblock 208–209
Kopf- und Halsschmerzen
    Kopfschmerzen 80–81, 82–83, 86
    kraniomandibulare Erkrankungen 86–87
    Schleudertrauma 92–94
    Schmerzen im Gesicht 88–89
    Tortikollis 90–91
    Trigeminusneuralgie 84–85
    Zervikale Facettenschmerzen 96–97
Kopfschmerz
    Cluster- 82, 86
    gutartig 80
    bei Kindern 162
    Migräne 82
    Spannungs- 80, 202
    vaskulär 80, 82–83, 86, 202
Kortikosteroide
    und Anaphylaxie 174
    bei rheumatoider Arthritis 72
    bei Schmerzen im Gesicht 88
    bei sympathischer Reflexdystrophie 52, 102
Kraniale Nervenblocks 217
Kraniomandibulare Erkrankungen 86–87
Krebs
    und chronische Thoraxschmerzen 112
    und Postthorakotomie-Schmerzsyndrom 116
Krebsschmerz
    Bekämpfung von 184
    und intratuekale Narkotika
    metastatischer 54–55
    bei pädiatrischen Patienten 166–169
Kuntz-Nerv 244
Kurzwellendiathermie 190
Kyphose, und Kompressionsfrakturschmerzen im Rücken 118
Kyphoskoliose 232

L

Labetalol, bei sympathischer Reflexdystrophie 52
Lasègue-Zeichen, bei Kreuzschmerzen 124
Laterale Thoraxwand, akute Schmerzen der 34
Leberinsuffizienz, und NSAIDs 178
Levorphanol 290
Lidocain 18
    bei akutem Herpes Zoster 28
    beim Piriformissyndrom 148
Lithium, bei vaskulären Kopfschmerzen 82
Lumbalpunktionen bei pädiatrischen Patienten 161
Lumbaler Sympathikusblock 216, 248–249
    bei der Diagnose der sympathischen Reflexdystrophie 150
    diagnostische Anwendung 248
    bei geburtshilflichen Schmerzen 40
    klassischer Ansatz (Mandel) 248
    Komplikationen 249
    neurolytischer Block 249
    Reid-Methode 248–249
Lumbale Extension 190
Lumbosakrale Nervenwurzelerkrankungen 124, 130–131

M

Malignome, bei sympathischer Reflexdystrophie 102
Manipulation 191
Marie-Strümpell-Krankheit 134
Massage 191
Mastektomie, postoperativer Schmerz 34
McArdle-Syndrom 154
McGill-Schmerzfragebogen zur Schmerzmessung 12
Meckel-Höhle 256
Medikamentenentgiftung, beim Syndrom der mißlungenen Laminektomie 138
Mefenamsäure 294
Meningismus 218
Meperidin 182, 184, 208, 190
Metabolische Knochenleiden, bei lumbosakralen Nervenwurzelerkrankungen 130
Methadon 182, 184, 188, 290
Methämoblobinämie 177, 232
Methocarbamol, bei Kopfschmerzen 80
Methysergid, bei vaskulärem Kopfschmerz 82
Metoclopramid, bei geburtshilflichem Schmerz 42
Migräne-Kopfschmerzen 82, 86
    bei Kindern 162
Mikrovaskuläre Dekompression, bei Trigeminusneuralgie 84
Mikrowellendiathermie 190
Monoaminooxydasehemmer, Nebenwirkungen von 182
Monoradikuläre Krankheiten 130
Morphium 148, 208, 190
Morphinsulfat 184
Morton-Neurom 152
MRT, bei Kreuzschmerzen 124
Multiple Sklerose 232
    und Schmerzen im Gesicht 88
    und sympathische Reflexdystrophie 102
    Trigeminusneuralgie bei 84
Multiples Myelom, und Karpaltunnelsyndrom 108
Musculus
    Paget und lumbosakrale Nervenwurzelerkrankungen 130
    sternocleidomastoideus 264
Muskelkrämpfe 154
Muskelrelaxantien, bei Phantomschmerzen 66
Muskelrheumatismus 46
Muskuloskelettale Schmerzen, bei Kindern 164
Myalgie 46
Myelopathie, bei Wirbelsäulenstenose 132
Myelotomie 228
Myofaziale Schmerzen
    Charakteristika 88
    und Claudicatio intermittens 154
    und Postthorakotomie-Schmerzsyndrom 116
    und Schlafstörungen 10
    und Schleudertrauma ??
    und Schmerzen im Fuß 152
    Trigger-Point-Injektionen bei 270–271
Myofaziales Schmerz-Dysfunktions-Syndrom, und kraniomandibulare Erkrankungen 86
Myofaziales Schmerzsyndrom 46–47
    Diagnose 124
    Dokumentation von 15
    und Fibromyalgie 70
    und Ischias 146
    und Thoraxschmerzen 112
Myofasciitis 46
Myofibrositis 46
Myokardinfarkt
    akuter 34
    bei sympathischer Reflexdystrophie 102
Myokardiale ischämische Schmerzen, beim Schulter-Hand-Syndrom 104
Myositis 46
Myxödem, und Karpaltunnelsyndrom 108

N

Nächtliche Polysomnographie 10
Nächtliches Kieferprässen 10
Nalbuphin 184
Naloxon
    bei sympathischer Reflexdystrophie 102
    beim zentralen Schmerzsyndrom 64
Naproxen 294
Nebenhöhlen-Kopfschmerzen 80
Nebenhöhlenerkrankungen, und Schmerzen im Gesicht 88
Neoplasmen, bei Schmerzen im Gesicht 88
Nervenblocks
    interkostal 252–253
    N. accessorius spinalis 262–263
    N. cutaneus femoris lateralis 276–277
    N. femoralis 274–275
    N. ischiadicus 272–273
    N. obturatorius 278–279
    N. thoracicus longus 264
    N. tibialis 280–281
    bei neurogenem Schmerz 60
Nervenleitgeschwindigkeitstests 152
Nervenleitungsuntersuchungen, bei der Diagnose des Thoracic-Outlet-Syndroms 106
Nervenstimulator 280
Nervenverletzungen 30
    als Komplikation eines thorakalen Sympathikusblocks 244
Nervenwurzelblocks, bei Wirbelsäulenstenose 132
    lumbale, beim Syndrom der mißlungenen Laminektomie 138
Nervenwurzelkompression 138
Nervus accessorius spinalis 262
    intercostobrachialis, Einklemmung 114
    ischiadicus
        Ansatz von vorne 272
        Block 272
        Indikation 272
        klassischer Ansatz vom Rücken her 272
        Komplikationen 273
        Kontraindikationen 272
        lateraler Ansatz 273
    peronaeus, und Knöchelblock 284
    phrenicus, einseitige Blockade 25
    -radialis-Block 30
    saphenus, und Knöchelblock 284
Neuralgie
    postherpetische 88
    Trigeminus- 86, 88
Neurochirurgische Verfahren zur Schmerzbekämpfung 228–229
Neurogener Schmerz 60–63
Neurogenes Thoracic-Outlet-Syndrome 106
Neurologische Störungen, und Schmerzen im Gesicht 88
Neurolytische
    Injektion, bei Schmerzen im Sakroiliakalgelenk 142
    paravertebrale Sympathikusblocks, Komplikationen 218
    somatische Block, bei neurogenem Schmerz 60, 62
    Trigeminusblocks, Komplikationen 218
Neurolytischer
    Block 247
        bei chronischem Thoraxschmerz 112
        Komplikationen 218–219
        bei pädiatrischen Krebspatienten 168
        beim Syndrom der mißlungenen Laminektomie 138
    Plexus-coeliacus-Block , Komplikationen 218
    Stellatumblock, Komplikationen 218
    Sympathikusblock, bei sympathischer Reflexdystrophie 52
Neurom, bei Phantomschmerzen 66
Neuropathie 18
    vorübergehende 276
Neurapraxie 226
Neurostimulatorische/neurochirurgische Ansätze bei pädiatrischen Krebspatienten 168
Neurotomie 112
Nichtsomatischer Schemerz 76–77
Nierenversagen, und NSAIDs 178
Nifedippin, bei sympathischer Reflexdystrophie 52, 102
Nitrazepan, bei Schlafstörungen 10

Nitrosalbe, bei Phantomschmerz 66
Nozizeptoren 60
NSAIDs 178–181, 293–294
    bei Arthritis 74
    bei chronischen Rückenschmerzen 126
    bei chronischen Thoraxschmerzen 112
    bei Claudicatio intermittens 154
    beim Facettensyndrom 140
    bei akutem Herpes zoster 28
    bei kraniomandibularen Erkrankungen 87
    bei Kopfschmerz 80
    bei Krebsmetastasen 54
    bei Kreuzschmerzen 124
    bei pädiatrischen Krebspatienten 166
    beim Piriformissyndrom 153
    bei plantarer Fasciitis 153
    bei Postmastektomie-Schmerz 114
    bei Sakroiliakalgelenkentzündung 268
    bei Schlafstörungen 70
    bei Schmerzen im Fuß 152
    beim Schulter-Hand-Syndrom 104
    beim Syndrom der mißlungenen Laminektomie 136, 138
    bei Wirbelsäulenstenose 132
    bei Wirbelsäuleneinsteifung 134
Nortriptylin 292
    bei Kopfschmerz 80
    bei vaskulärem Kopfschmerz 82
Numerische Bewertungsskala zur Schmerzmessung 12

O

Okklusionsgleichgewicht, Wiederherstellung 86
Okularer Herpes zoster 28
Omnipaque 236
Operative Denervierung, bei Tortikollis 90
Opioide 184–185, 290
    bei chronischen Kreuzschmerzen 126
    intrathekal 214–215
    Nebenwirkungen und Behandlung 291
    bei pädiatrischen Krebspatienten 166, 168
    bei der Schmerzbekämpfung 18
Opioidentzug 188–189
Orale kalziumhaltige Kanalblocker, bei sympathischer Reflexdystrophie 150
Orthese
    bei rheumatoider Arthritis 72
    bei Schmerzen im Fuß 153
Orthodontie 86
Orthostatischer Blutdruckabfall
    und lumbaler Sympathikusblock 249
    im Zusammenhang mit Sympathektomie 247
Osteomyelitis
    und Anwendung eines Handgelenkblocks 282
    Diagnose 136
    als Komplikation beim Trigeminusblock 256
    als Kontraindikation für einen Knöchelblock 284
Osteoporose
    und Kompressionsfrakturschmerzen im Rücken 118, 120
    beim Schulter-Hand-Symdrom 104
Oxicam 294
Oxycodon 184, 290
Oxamorphon 284, 290

P

p-Azetaminophenol 178, 180, 293
    bei Kopfschmerzen 162
    bei Verbrennungsschmerzen 158
Pace-Zeichen 148
Palpation 2
Pankreatitis, akute 38–39
Pankreasschmerz, chronischer 58–59
Para-aminophenol 293
Parästhesie
    Definition 289
    und Postthorakotomie-Schmerzsyndrom 116

Paravertebrale Nervenblocks 254
Parazervikale Blockaden, bei geburtshilflichem Schmerz 40
Parenterale Narkotika 37
Parietale Schmerzen 36
Pars interarticularis, Fraktur der, Diagnose 124
Patientenkontrollierte
    Analgesie 2, 26–27
        Pumpen 26, 32, 37
    epidurale Analgesie 2
Pentazocin 184
Pentoxifyllin
    bei Claudiatio intermittens 154
    bei sympathischer Reflexdystrophie 52
periartikuläre Injektionen, bei Arthrose 74
perikardiale Tamponade, Diagnose 174
Periodische Beinbewegungen während des Schlafs 10
Periphere
    Nervenblocks
        bei der Diagnose lumbosakraler Nervenwurzelerkrankungen 130
        bei pädiatrischen Krebspatienten 168
    Nervenstimulatoren 234–235
    Neuropathie 60
    Sympathikusblocks, bei zentralem Schmerzsyndrom 64
Periventrikuläre Graustimulation 138
Perkutane Hochfrequenzrhizotimie, bei Trigeminusneuralgie 84
    transluminale Angioplastie 154
Perkutaner Sympathikusblock 154
Phalen-Test, bei der Diagnose des Karpaltunnelsyndroms 108
Phantomschmerz 18, 60, 66–67, 224
    als Indikation für einen Stellatumblock 264
    psychologische Komponenten 66
    durch Trigger Points verursacht 66
Pharmakologie
    Anaphylaxie 174–175
    Antidepressiva 182–183
    Lokalanästhetikumstoxizität 176–177
    nichtsteroidale entzündungshemmende Medikamente 178–181
    Opioide 184–185
    Wechselwirkungen zwischen Medikamenten 172–173
Pharmakotherapie
    bei posttraumatischen Belastungsstörungen 8
    bei rheumatoider Arthritis 72
Phenelzin 182, 292
Phenol, bei neurolytischen Nervenblocks 216
Phenotiazine
    bei chronischen Kreuzschmerzen 126
    beim zentralen Schmerzsyndrom 64
Phenoxybenzamin, bei sympathischer Reflexdystrophie 52, 103
Phenytoin
    bei diabetischer Neuropathie 56
    bei postherpetischer Neuralgie 48, 49
    und Schmerzen bei Krebsmetastasen 54
    bei Trigeminusneuralgie 84, 228
    und Wechselwirkungen zwischen Medikamenten 172
    beim zentralen Schmerzsyndrom 64
Phenylbutazon 294
Phenylsäurederivat 293
Phonophorese 191
Physikalische Therapie 190–191
    Beschäftigungstherapie bei Patienten mit dem Syndrom der mißlungenen Laminektomie 138
    bei chronischem Thoraxschmerz 112
    bei kraniomandibularen Erkrankungen 87
    bei Kreuzschmerzen 124
    beim Postthorakotomie-Syndrom 116
    beim Schulter-Hand-Syndrom 104
    bei sympathischer Reflexdystrophie 50
    beim Syndrom der mißlungenen Laminektomie 136
    bei Tortikollis 90
    bei Wirbelsäuleneinsteifung 134
Piriformissyndrom 146, 148–149
    Diagnose 124
Plazebo-Analgesie 204–205
Plexus-brachialis-Schädigung 114
Plexus cervicalis, neurolytische Blocks des 218
Plexuszerreißung 60

Pneumothorax
    und interkostaler Nervenblock 252
    als Komplikation eines Plexus-brachialis-Blocks 260
    als Komplikation eines thorakalen Sympathikusblocks 244
Polyzythämie 154
Postamputationsschmerzen, Ultraschall bei 190
Postherpetische Neuralgie 48–49
    und akuter Herpes zoster 28
    und chronische Thoraxschmerzen 112
    als Indikation für einen thorakalen Sympathikusblock 244
    und intravenöse Lokalanästhetika 18
    und neurogener Schmerz 60
    und Schmerzen im Gesicht 88
Postherpetischer Schmerz 86
Postlaminektomie-Schmerzen 60
    epidurale Steroidinjektion bei, 212
Postmastektomie
    Schmerz 114–115
    Syndrome, Diagnose 112
Postoperative
    Analgesie, nach Kaiserschnitt 42
    Schmerzen
        nach Mastektomie 34
        bei pädiatrischen Patienten 154
        nach Thorakotomie 34
Postthorakotomie,
    Diagnose 112
    Schmerzsyndrom 60, 116–117
Posttraumatische
    Belastungsstörungen 8–9
    zystische Myelopathie 68
Postvirale Syndrome 10
Prazosin, bei sympathischer Reflexdystrophie 52, 150
Prednison
    beim Schulter-Hand-Syndrom 104
    bei sympathischer Reflexdystrophie 52
    bei vaskulären Kopfschmerzen 82
Prilocain 177, 232
Promethazin 2, 33
Prophylaktische Stellatumblocks, beim Hand-Schulter-Syndrom 104
Prophylaxetherapie
    bei Migränekopfschmerz 82
    bei Spannungskopfschmerz 104
Propionsäure 294
Propranolol
    bei Kopfschmerzen 162
    bei sympathischer Reflexdystrophie 42, 104
    bei vaskulären Kopfschmerzen 82
Prostaglandine, bei sympathischer Reflexdystrophie 150
Protryptilin 292
Provokationstest, bei der Diagnose des Syndroms der mißlungenen Laminektomie 138
Pseudoclaudicatio 154
Pseudoradikuläre Symptomatik 130
Pseudothalamische Schmerzsyndrome 64
Psychogene Schmerzen 23
    bei pädiatrischen Patienten 164
    vs. somatisch bedingte Schmerzen 4
Psychologische Interventionen 188–189
    beim Postthorakotomie-Schmerzsyndrom 4
Psychologische Untersuchung 22
    bei der Beurteilung von Patienten mit chronischen Schmerzen 4
Psychische Abhängigkeit 188
Psychotherapie
    bei Schmerzen im Gesicht 88
    bei Tortikollis 90
Pudendusnervenblock bei geburtshilflichen Schmerzen 40
Pyrolsäurederivat 293

R

Radikuläre Schmerzen 68
Radionuklid-Szintigraphie, beim Facettensyndrom 140
Raynaud-Krankheit 202
Raynaud-Syndrom, als Indikation für einen Stellatumblock 242

Regionalanästhesie 32, 36–37
    Kontraindikationen 232–233
Rehabilitation, berufliche 192–193
Renografin 236
Reserpin, bei sympathischer Reflexdystrophie 102, 150
Respiratorische Depression 184
Restless-Legs-Syndrom 10
Reye-Syndrom 178
Rheumatoide Arthritis 72–73
    und Karpaltunnelsyndrom 108
    und kraniomandibulare Erkrankungen 86
Röntgenkontrastmittel 236–237
Röntgenologische Untersuchung 2
Rückenschmerzen
    akute Kreuzschmerzen 124–125
    chronische Kreuzschmerzen 126–129
    Facettensyndrom 140–141
    Lumbosakrale Nervenwurzelerkrankungen
    Schmerzen im Sakroiliakalgelenk
    Syndrom der mißlungenen Laminektomie 136–139
    Wirbelsäuleneinsteifung 134–135
    Wirbelsäulenstenose 132–133

S

Sakroiliakalgelenksyndrom, Diagnose 124
Salicylate 293
Salicylsalicylicsäure 293
Salsalate 293
Schlafstörungen
    und chronische Schmerzen 10–11
Schlafrestriktionsmethode, bei Schlafstörungen 10
Schleudertrauma 282–283
Schmerzbehandlung
    akute Schmerzen 2–3
    chronische Schmerzen 4–5
    diagnostische Neuralblockade 22–23
    differentialdiagnostische Anwendung epiduraler/spinaler
        Blockaden 20–21
    neurochirurgische Methoden 228–229
    psychologische Beurteilung 8–9
    Untersuchung und Behandlung mit intravenöser Lokalanästhesie
        18–19
Schmerzen
    in den Extremitäten
        akute Schmerzen in den oberen Extremitäten 30–31
        akute Schmerzen in den unteren Extremitäten 32–33
    in den oberen Extremitäten
        akut 30, 31
        Karpaltunnelsyndrom 108–109
        sympathische Reflexdystrophie der Hand 102–103
        Schulter-Hand-Syndrom 104–105
        Thoracic-Outlet-Syndrom 106–107
    in den unteren Extremitäten
        Beurteilung einer Claudicatio intermittens 154–155
        Ischias 146–147
        Piriformissyndrom 148–149
        Schmerzen im Fuß 152–153
        sympathische Reflexdystrophie der unteren Extremitäten 150–151
    bei Krebsmetastasen 54–55
    beim rückenmarkverletzten Patienten 68–69
    im Sakroiliakalgelenk 142–143
Schmerzmessung
    Fordyce-Tagebuch 12–13
    McGill-Schmerzfragebogen 12
    numerische Bewertungsskala 12
    University of Alabama Birmingham Schmerzverhaltensskala 12–13
    Verbale Beschreibungsliste 12
    Visuelle Analogskala 12
Schmerzsyndrome 18
Schmerztherapie bei Kindern
    akute Schmerzen 158–159
    chronische und wiederkehrende Schmerzen 162–165
    Durchführung schmerzhafter Verfahren 160–161
    bei Krebspatienten 166–169
Schmerzverhaltensskala 13

Schulter-Hand-Syndrom 104–105
Schultersteife, partiell 104
    Entstehung 104
    Ultraschall bei 190
Schwangerschaft
    und Karpaltunnelsyndrom 108
    und NSAIDs 178
Schwerkraftextension 190
Sedierende Muskelrelaxanzien, bei chronischen
    Kreuzschmerzen 126
Sedierung, bei pädiatrischen Patienten 160
Selbstentspannungsmethoden, bei Kopfschmerzen 80
Selektive Nervenwurzelblocks, zur Diagnose von lumbosakralen
    Nervenwurzelerkrankungen 130
Simulation 23
Sjögren-Syndrom 84
Skoliose
    epidurale Steroidinjektionen 212
    und Kompressionsfrakturschmerzen im Rücken 118
Sohlenwarzen 152
Somatische Nervenblocks 22
    als Komplikation beim thorakalen Sympathikusblock 244
    bei neurogenen Schmerzen 60
Somatischer Schmerz
    Bestätigung von 4
    und hysterischer Schmerz 4
Somatoforme Störung 76
Somatosensorische Reizpotentiale, bei Wirbelsäulenstenose 132
Spannungskopfschmerzen 202
Spannungspneumothorax, Diagnose 174
Spastik, bei Wirbelsäulenstenose 132
Spezifische Blocks
    Block
        des Ganglion pterygopalatinum 258–259
        des Nervus accessorius spinalis 262–263
        des Nervus cutaneus femoris lateralis 276–277
        des Nervus femoralis 274–275
        des Nervus ischiadicus 272–273
        des Nervus obturatorius 278–279
        des Nervus thoracicus longus 264–265
        des Nervus tibialis 280–281
        des Plexus brachialis 260–261
        des Plexus coeliacus 246–247
        der Spinal-Nervenwurzeln 254–255
    Epiduralblock 238–239
    Gelenkfacetteninjektion 266–267
    Handgelenkblock 282–283
    Interkostaler Nervenblock 252–253
    Interpleurale Analgesie 250–251
    Knöchelblock 284–285
    Kontraindikationen für die Regionalanästhesie 232–233
    Lumbaler Sympathikusblock 248–249
    Periphere Nervenstimulatoren 234–235
    Röntgenkontrastmittel 236–237
    Sakroiliakalgelenkinjektion 268–269
    Spinale Blockade 240–241
    Stellatumblock 242–243
    thorakaler Sympathikusblock 244–245
    Trigeminusblock 256–257
Spinale Blockade 240–241
    bei geburtshilflichen Schmerzen 42
    bei pädiatrischen Krebspatienten 168
    und unilaterale Schmerzen 216
Spondylarthrose 124
Spondylolisthesis 130
    Diagnose 146
    und epidurale Steroidinjektion 212
Spondylolyse, und epidurale Steroidinjektion 212
Stauschlauchschmerzen 210
Stauungsherzinsuffizienz 154
Stellatum 242
Stellatumblock 242–243, 244
    Indikationen 242
    und Horner-Syndrom 242
    paratrachealer/vorderer Ansatz 242
    Positionierung des Patienten 242
    bei Sakroiliakalgelenkinjektion 268

bei Schleudertrauma 92
und Schmerzen in der Hand 22
bei sympathischer Reflexdystrophie 150
Steroide
bei der Behandlung des Karpaltunnelsyndroms 108
epidurale Injektion 212–213
Gelenkfacetteninjektion 266
beim Piriformissyndrom 138
Sakroiliakalgelenkinjektion 268
beim Schulter-Hand-Syndrom 104
bei sympathischer Reflexdystrophie 150
Steroidinjektionen, lumbale epidurale, beim Syndrom der mißlungenen Laminektomie 138
Stimulation
der Hintersäule 224–225
bei chronischem Thoraxschmerz 112
bei neurogenem Schmerz 62
bei sympathischer Reflexdystrophie 102
beim Syndrom der mißlungenen Laminektomie 138
bei Tortikollis 90
beim zentralen Schmerzsyndrom 64
der Hinterstrangbahnen, bei chronischen Thoraxschmerzen 112
des medialen Thalamus, beim Syndrom der mißlungenen Laminektomie 138
Stimuluskontrollmethode, bei Schlafstörungen 10
Stützkorsetts
bei Arthrose 74
bei Kompressionsfrakturschmerzen im Rücken 120
Stylohyoid (Eagle's) Syndrom 86
Subarachnoidalpunktion, und lumbaler Sympathikusblock 249
Subklavikularer perivaskulärer Block 208
Subkondyläre Osteotomie, bei kraniomandibulären Erkrankungen 86
Subluxation des Os cuboideum 152
Sudeck-Atrophie 50
Sulindac 180, 293
bei Wirbelsäuleneinsteifung 132
Supraklavikulärer Block 208
Sympathektomie 228
und Claudicatio intermittens 154
Evaluierung der sympathischen Funktion nach 14
bei neurogenen Schmerzen 60
orthostatischer Blutdruckabfall im Zusammenhang mit 247
und Schmerzen in den oberen Extremitäten 30
bei sympathischer Reflexdystrophie 50, 52
Sympathikusblock 216
bei akutem Herpes zoster 28
bei der Diagnose der sympathischen Reflexdystrophie 116
und diagnostische Neuralblockaden 22
lumbal 248–249
bei neurogenem Schmerz 60
bei sympathischer Reflexdystrophie 102
thorakal 244–245
Sympathikus 242
Sympathikusblocks, bei sympathischer Reflexdystrophie 50–51
Sympathikusschmerzen 88
Sympathisch bedingte Schmerzen 4, 18, 138
Sympathische
Innervation 242
Reflexdystrophie 50–53
Definition 50
und diabetische Neuropathie 56
Diagnose 4
diagnostische Untersuchungen 50
als Indikation für einen thorakalen Sympathikusblock 244
IV-Lokalanästhetikumsinjektionen bei 52
IV-Reginalblock bei 52
konservative Therapie 52
und neurogene Schmerzen 60
und N.-tibialis-Block 280
neurolytische Sympathikusblocks bei 50, 190
bei pädiatrischen Patienten 164
physikalische Therapie bei 50, 190
und Postthorakotomie-Schmerzsyndrom 116
Schmerzen aufgrund von, Indikation für einen Stellatumblock 242
und Schmerzen im Fuß 152
und Schmerzen im Gesicht 88
Symptome 50

Sympathektomie bei 52
und durch den Sympathikus übertragene Schmerzen 138
Sympathikusblocks bei 50–52
Thermographie bei 14
der unteren Extremitäten 150–151
Sympathisches Nervensystem 68
Syndrom der
herabhängenden Schultern 106
mißlungenen Laminektomie 136–139
Syringomyelie 68
Systematische Desensivierung 8

T

Tachykardie 17
Tardive Dyskinesie
bei diabetischer Neuropathie 56
bei neurogenem Schmerz 60
Tarsale Koalition 153
Tarsaltunnelsyndrom 153
Tenotomie, muskuläre 90
Thalamisches Schmerzsyndrom 64
Thalamotomie 228
bei Tortikollis 90
Therapeutische Modalitäten
Akupunktur 206–207
berufliche Rehabilitation 192–193
Biofeedback 202–203
Cryoanalgesie 226–227
epidurale Steroidinjektionen 212–213
Hypnose 200–201
implantierbare Infusionspumpen 220–223
intrathekale Narkotika 214–215
intravenöser Regionalblock 210–211
kontinuierlicher Nervenblock 208–209
neurochirurgische Verfahren zur Schmerzbekämpfung 228–229
neurolytischer Nervenblock 216–217
Opioidentzug 188–189
Physikalische Therapie 190–191
Plazebo-Analgesie 204–205
psychologische Interventionen 198–199
Stimulation der Hintersäule 224–225
transkutane elektrische Nervenstimulation 194–195
Thermographie 14–15
Infrarot- 14
Kontakt- 14
Vorbereitung des Patienten 14
Thiopental 16
Thiopentaltest 4, 16–17
Thoracic-Outlet-Syndrom 104, 106–107
Thoraxschmerzen
akut 34, 35
chronisch 112–113
Kompressionsfrakturschmerzen im Rücken 118–121
Postmastektomie- 114–115
Postthorakotomie-Syndrom 114–115
Thorakaler Sympathikusblock 244–245
Durchleuchtung bei 244
Indikationen 244
klassische Methode 244
Komplikationen 244
paralaminare Technik 244
Thorakotomie, postoperativer Schmerz 34
Thromboangiitis obliterans 154
Tic douloureux 84 (s. auch Trigeminusneuralgie)
Cryoanalgesie 226
Tiefe Hirnreizung, bei neurogenem Schmerz 62
Tiefenmassage, bei myofazialen Schmerzsyndromen 46
Tolmetim 293
Tortikollis 90–91
angeborener 90
und Block des Nervus accessorius spinalis 262
pädiatrisch 90
Traktion
und physikalische Therapie 190
bei zervikalen Facettenschmerzen 96

Transdermales Fentanyl, bei Schmerzen in den unteren Extremitäten 32
Transkutane elektrische Nervenstimulation 194–197
    bei akutem Herpes zoster 28
    bei diabetischer Neuropathie 56
    beim Facettensyndrom 140
    bei Fibromyalgie 70
    und lumbaler Sympathikusblock 249
    bei myofazialen Schmerzsyndromen 46
    bei Phantomschmerzen 66
    beim Postthorakotomie-Schmerzsyndrom 116
    beim rückenmarkverletzten Patienten 68
    bei Schmerzen im Fuß 152
    bei Schmerzen in den unteren Extremitäten 32
    bei sympathischer Reflexdystrophie 52, 102
    beim Syndrom der mißlungenen Laminektomie 136
    beim zentralen Schmerzsyndrom 64
Transkutane elektrische neuromuskuläre Stimulation 191
Trazodon 182
Trigeminusblock 256–157
    Hartel-Ansatz 256
    Komplikationen 256
Trigeminusneuralgie 84–85, 228
    und kraniomandibulare Erkrankungen 86
    und neurogene Schmerzen 60, 62
    und Schmerzen im Gesicht 88
Trigger-Point-Injektionen 270–271
    bei chronischen Thoraxschmerzen 112
    bei Facettenschmerzen 96
    bei Ischiasschmerz 146
    beim Piriformsyndrom 88
    bei Schmerzen im Gesicht 88
    und transkutane elektrische Nervenstimulation 197
Trisilat 293
Trizyklische Antidepressiva 32, 37, 48, 68
    bei chronischen Kreuzschmerzen 126
    bei Kopfschmerzen 80, 82
    bei pädiatrischen Krebspatienten 168
    bei posttraumatischen Belastungsstörungen 8
    bei sympathischer Reflexdystrophie 102, 150
    bei Tortikollis 90
    bei Trigeminusneuralgie 84
    und Wechselwirkungen zwischen Medikamenten 172
    beim zentralen Schmerzsyndrom 64
Tuberculum caroticum 242

U

Übelkeit, bei Migräne 82
Übertragene Schmerzen 32, 36
Ulcus corneae, als Komplikation beim Trigeminusblock 256
Ultraschall 190
Ultrasonographie, bei myofazialen Schmerzsyndromen 46

V

Valproinsäure, bei postherpetischer Neuralgie 48, 49

Vaskuläre
    Kopfschmerzen 82–82, 86, 202
    Schmerzen im Gesicht 88
Vasodilatatoren, bei sympathischer Reflexdystrophie 52
Vasovagale Reaktionen, Diagnose 174
Venenpunktionen, bei pädiatrischen Patienten 161
Venöses vaskuläres Thoracic-Outlet-Syndrom 106
Verapamil, bei vaskulären Kopfschmerzen 82
Verbalbeschreibende Skalen zur Schmerzmessung 12
Verbale 10–Punkte-Skala 2
Verbrennungsschmerzen bei Kindern 158–159
Verhaltenstherapeutische Maßnahmen bei posttraumatischen Belastungsstörungen 8
Verrucae pedis 152
Vertebrale Keilresektion 134
Visuelle Analogskala 2, 6
    zur Schmerzmessung 12, 18
Viszerale
    Brustschmerzen 34
    Schmerzen 36
Voltaren 293
Von Frey Haartest 102

W

Wärmetherapie 190
Wechselwirkungen zwischen Medikamenten 172–173
Weichteiltumore 152
Wirbelsäuleneinsteifung 134–135, 232
    und Schmerzen im Sakroiliakalgelenk 142
Wirbelsäulenstenose 132–133
    und Claudicatio intermittens 154
    den lateralen Teil des Kanals betreffend 130
    als Ursache monoradikulärer und polyradikulärer Krankheiten 130
Wirbelsäulentumor, Diagnose 136

Z

Zähneknirschen 10
Zahnleiden 84
Zellgewebsentzündungen
    als Kontraindikation für einen Knöchelblock 284
    zentrale Deafferenzierungsschmerzen 68
Zentrale Schmerzen 18
Zentrales Schmerzsyndrom 4, 64–65
    Antikonvulsiva bei 138
Zervikale
    Extension 190
    Facettenschmerzen 96–99
    Läsionen, und Schmerzausstrahlung in den Kopf 104
    Rhizotomie, bei Tortikollis 90
    Spondylose 94
Zervikaler Abschnitt des Sympathikus 142
Zingulotomie 228
ZNS
    Schädigung 22
    Toxizität 18

Greene/Johnson/Maricic (Hrsg.)

Medizinische Entscheidungen

Vom Symptom zur Diagnose

(Entscheidungsfindung (Decision Making))
1995. 552 Seiten
Format 21.5 cm x 27.9 cm
Gebunden – ISBN 3-86126-071-9

Deutsche Übersetzung von „Decision Making in Medicine" (Mosby/BC Decker, 1993). Herausgegeben und bearbeitet von Prof. Günther Sachse, Ärztlicher Direktor der Deutschen Klinik für Diagnostik, Wiesbaden.

Zwischen der Theorie, wie sie in den meisten medizinischen Lehrbüchern dargestellt wird, und den diagnostischen und therapeutischen Anforderungen des ärztlichen Alltags klafft leider nur zu oft eine Lücke. Die neue Reihe „Entscheidungen" hilft durch eine besondere Didaktik dabei, die Kluft zwischen unanschaulicher Theorie und deren praktischer Anwendung zu schließen. Übersichtliche Flußdiagramme verdeutlichen Schritt für Schritt die diagnostischen Entscheidungsprozesse. Vom Symptom oder klinischen Zeichen zur korrekten Diagnose führt ein leicht nachvollziehbarer, logisch zwingender Weg bis zur korrekten Diagnose. Kurze, prägnante Texte erläutern und begründen die notwendigen Schritte auf dem Weg zur Diagnose und Therapie.

Die Internistischen Entscheidungen umfassen alle wichtigen Bereiche der Inneren Medizin. Das Spektrum reicht hierbei von den häufigsten Symptomen in der Allgemeinmedizin, in der Kardiologie, Dermatologie, Endokrinologie, Gastroenterologie, Hämatologie und Onkologie, Infektiologie, Nephrologie und Neurologie. Die Autoren behandeln ebenfalls Probleme aus den Bereichen Lungenheilkunde, Rheumatologie, Notfallmedizin, Gynäkologie, Urologie und Pharmakologie. Für über 220 Symptome und klinische Zeichen werden die Diagnosefindung und die therapeutischen Möglichkeiten erläutert.

ULLSTEIN MOSBY

Badtke/Mudra (Hrsg.)

Neuraltherapie

Lehrbuch und Atlas

Die Neuraltherapie behandelt funktionelle Erkrankungen mit Lokalanästhetika nach bestimmten Prinzipien und Injektionsarten. Sie ist ein fester Bestandteil der komplexen Schmerztherapie und der Naturheilverfahren. Voraussetzung für einen dauerhaften therapeutischen Erfolg der Neuraltherapie ist eine exakte neuraltherapeutische Diagnostik sowie die genaue Kenntnis der reflektorischen Regulationsmechanismen und Beherrschung der angewandten Injektionstechnik.

Das vorliegende Lehrbuch führt zunächst umfassend in die anatomischen und physiologischen Grundlagen der Neuraltherapie ein. Es zeigt die Kriterien einer neuraltherapeutischen Diagnostik auf und vermittelt das Verständnis für eine differenzierte Behandlungsstrategie. Ausführlich stellen die Autoren die neuraltherapeutischen Behandlungskonzepte dar, beschreiben umfassend die einzelnen Methoden und weisen auf häufige Fehlerquellen hin. Mit über 50 Photographien und mehr als 20 Zeichnungen ist das Buch außerdem ein praxisorientierter Atlas der Neuraltherapie.

Die Indikationen für die Neuraltherapie werden neu präzisiert und gleichzeitig das bisher umfassendste Indikationsverzeichnis für die wichtigen Fachrichtungen wie Neurologie, Orthopädie, HNO-Heilkunde, Gynäkologie, Innere Medizin und Augenheilkunde erstellt.

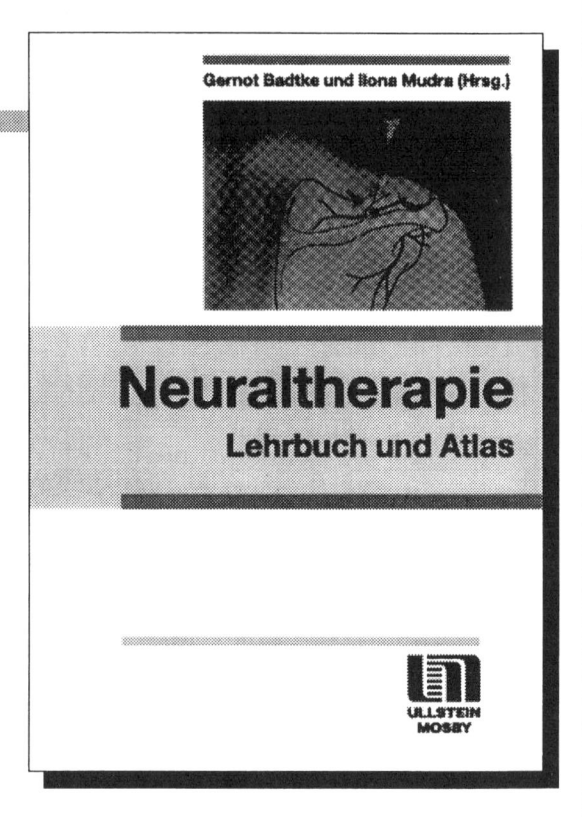

1994. 215 Seiten
36 s/w- und 40 Farbabbildungen
7 Tabellen
Format 17.0 cm x 24.0 cm
Gebunden – ISBN 3-86126-049-2

Ullstein Mosby GmbH & Co. KG

ULLSTEIN MOSBY